U0189601

临床护理研究与护理管理

Clinical Nursing Research and Nursing Management

主编 张 雪 刘 婷 任丽苹 朱林林
苏 方 王桂兰 郭 闯

中国海洋大学出版社
·青岛·

图书在版编目（CIP）数据

临床护理研究与护理管理 / 张雪等主编. 一青岛：中国海洋大学出版社，2021.10

ISBN 978-7-5670-2985-9

Ⅰ. ①临… Ⅱ. ①张… Ⅲ. ①护理学一管理学 Ⅳ. ①R47

中国版本图书馆CIP数据核字（2021）第218747号

出版发行	中国海洋大学出版社		
社　　址	青岛市香港东路23号	**邮政编码**	266071
出 版 人	杨立敏		
网　　址	http://pub.ouc.cdu.cn		
电子信箱	369839221@qq.com		
订购电话	0532-82032573（传真）		
策划编辑	韩玉堂		
责任编辑	韩玉堂	**电　　话**	0532-85902349
印　　制	朗翔印刷（天津）有限公司		
版　　次	2021年10月第1版		
印　　次	2021年10月第1次印刷		
成品尺寸	185 mm×260 mm		
印　　张	25		
字　　数	527千		
印　　数	1～1000		
定　　价	208.00元		

发现印装质量问题，请致电0535-5651533，由印刷厂负责调换。

编委会

主　编

张　雪　刘　婷　任丽苹　朱林林

苏　方　王桂兰　郭　闯

副主编

汪　薇　宋微微　刘亚平　杨　琳

李　琴　刘　滢　侯晓燕

编　委（按姓氏笔画排序）

王桂兰（山东省菏泽市定陶区中医医院）

朱林林（山东省临朐基督教爱德医院）

任丽苹（山东省单县东大医院）

名颜颜（山东省滨州医学院附属医院）

刘　娜（山东省滨州医学院附属医院）

刘　婷（山东省曹县中医医院）

刘　滢（湖北省襄阳市中心医院/湖北文理学院附属医院）

刘亚平（山东省金乡县人民医院）

刘钇彤（河南省郑州人民医院）

苏　方（山东省菏泽市定陶区人民医院）

李　倩（山东省滨州医学院附属医院）

李　琴（四川省德阳市人民医院）

杨　琳（湖北省襄阳市中医医院/襄阳市中医药研究所）

杨真真（山东省滨州医学院附属医院）

汪　薇（江苏省苏北人民医院）

宋微微（山东省金乡县人民医院）

张　雪（山东省德州市陵城区中医院）

周李平（湖北省恩施土家族苗族自治州中心医院）

孟青青（山东省滨州医学院附属医院）

侯晓燕（山东省梁山县人民医院）

侯敬翠（山东卫生公共临床中心）

秦晓萌（山东省滨州医学院附属医院）

郭　闯（河北省锦州医科大学附属第一医院）

韩艺晞（河南省妇幼保健院/郑州大学第三附属医院）

前言

FOREWORD

时代的进步要求护理人员，无论是在知识上、技术上，还是在个人修养上，都应具有更高的素质。高素质的护理人才应具备处理复杂临床问题的能力、指导健康生活方式的能力、与人有效合作的能力、与人沟通的能力、独立分析和解决问题的能力、获得信息和自学的能力、一定的科研能力。临床护理人员要想成为一名高素质的护理人才，必须从多渠道获取专业知识和技能，不断更新观念，完善自己，才能更好地为患者服务，帮助患者提高预后效果。为此，我们组织了多位护理专家广泛收集国内外的最新资料编成本书以加快培养高素质护理人才的步伐。

本书以临床各科具体病种为单元，结合编者长期护理实践经验，详细叙述了在临床常见病的治疗与护理过程中需要面临的所有常见问题，如护患沟通、病情观察、生命体征的护理、生活护理、标本采集、用药监护、并发症的护理、护理记录、健康教育等。本书内容系统全面、条理清晰、语言通俗易懂。不仅可作为临床护理人员必不可少的工作指南，还可供各专科医师及临床医学专业学生的临床参考用书。

限于编者资料搜集不足及专业水平欠缺等因素，书中可能存在不足、缺点甚至错误。我们真诚希望护理学界老前辈及所有热心的读者不吝批评指正，以便修订时加以完善。

《临床护理研究与护理管理》编委会

2021 年 8 月

目录

CONTENTS

第一章

常见护理工作模式

第一节　临床护理路径

临床护理路径(CNP)是一种科学高效的医学护理管理模式,是综合多学科的医疗护理管理计划,属于临床路径的范畴。临床护理路径和临床路径两者是相辅相成的,对临床路径的全面理解和学习能更好地促进对临床护理路径的掌握。

一、临床路径

临床路径的概念最早起源于美国。20 世纪 70 年代早期,美国高速发展的医疗技术和政府服务项目收费的医疗体制及不断增加的慢性疾病和老年人口等因素,导致医疗高费用和健康服务资源的不适当利用。美国政府为了降低医疗费用的增长,采用了一系列控制医疗资源适当利用的措施。在工业生产中应用广泛的关键路径技术遂被引入到临床工作中,临床路径因而诞生。其基本原则是,根据疾病严重程度的标准和医疗护理强度的标准,政府根据相应的疾病,只对医院提供的、适当的临床健康服务项目补偿医疗费用,以调控自身临床服务的适当性,控制过度利用。其基础是由耶鲁大学研发的"诊断关联群"。因此,医院只能改变内部结构和运作方式,不断寻求提高自身的营运效率,提高医疗服务质量,降低医疗成本的措施。

临床路径是经过医护人员仔细地调查、核准,经医疗专家科学论证并经多学科组成员共同商讨制定的疾病康复路径图,是针对某一个病种(或手术),以时间为横轴,以入院指导、诊断、检查、治疗、护理、教育和出院计划等手段为纵轴,制订标准化的治疗护理流程(临床路径表)。它以缩短平均住院日、减少医疗费用支出、节约医疗资源为目的,增强了诊疗活动的计划性,从而有效地降低医疗成本和有效运用资源;同时也有利于医疗服务质量的控制和持续改进。

医院拥有领导的重视和支持,并且做好充分的思想动员与培训后方可开展临床路径。开展临床路径应遵循以下步骤:①充分尊重患者的意见;②选择要推行的疾病或手术;③选择开展临床路径的团队人员;④制定临床路径图;⑤确定预期目标、建立评价标准;⑥资料的收集与记录;⑦阶段评估与分析。

随着中国医疗卫生事业的发展,以患者为中心的整体医疗与整体护理正在作为一种先进的服务理念广为应用。我国已于2009年12月试点启动临床路径,2010年1月—2011年10月组织开展试点实施,现已完成了评估总结工作,获得了丰富的经验。

二、临床护理路径

CNP是患者住院期间的护理模式,是有计划、有目的、有预见性的护理工作。它通过依据每天护理计划标准,为患者制订从入院到出院的一整套医疗护理整体工作计划和健康教育的路线图或表格,使护理工作更加标准化、规范化。

(一)CNP的产生和发展

1985年美国波士顿新英格兰医疗中心的护士Karen Zander和助手们最先运用护理程序与工业中关键路径的概念。之后,CNP逐渐在欧美等国家地区得以应用和推广,到20世纪80年代末,CNP已经成为美国开发的护理标准化工具。虽然CNP已于20世纪90年代传入中国大陆,但直到2002年在北京召开了临床路径研讨会后,临床路径才开始应用于医疗护理服务。随着CNP在国内许多医院不断推广和研究,CNP作为医院医疗质量与服务质量管理改革的一项重要工具,已取得了明显的效果。

(二)CNP的实施

1.CNP的制订

CNP是指导临床护理工作的有效工具,它的制订必须满足以下条件。

(1)体现以患者为中心的原则。

(2)由多学科组成的委员会共同制订护理路径。

(3)以取得最佳护理效果为基本水准。

(4)依据现有的国际、国内疾病护理标准。

(5)有委员会签署发布的文字资料,能结合临床实践及时予以修改。

(6)由委员会定期修订,以保证符合当前的护理标准。

2.CNP的内容

CNP通常包括查看前一天护理路径记录、实验室检查,实施治疗护理措施、用药、饮食、健康教育等。

3.CNP的步骤

(1)患者入院后由主管医师、责任护士对患者进行评估,建立良好的护患关系,解释CNP的有关内容、目的和注意事项等,患者和家属同意实施后与之签订知情同意书。

(2)护理小组长协同责任护士24 h内制订护理计划。

(3)CNP护理篇放于护理病历中,便于当班护士按照CNP上的参考时间落实措施,将CNP患者篇悬挂于床尾,告知患者在各时间段医师和护士将要为他们做的治疗和护理内容。

(4)护理小组长按每阶段内容认真执行和评估,病区医师、护士共同参与CNP实施,并得到科主任的指导。

(5)护士长通过每天的护理查房、督查是否达到预期目标并进行指导,科护士长不定时检查与指导。对不能达到预期目标者,质量控制小组人员共同分析,给予修改、补充或重新制订护理计划和措施,完善和更新CNP。

(6)出院前护士长对CNP成效指标进行总结评价。

（三）CNP 的作用

CNP 作为一种提高医疗护理质量、降低医疗护理成本的全新医疗护理服务模式，现已受到越来越多的医院管理者和医护人员的青睐并接受。CNP 主要有以下几个作用。

1.有利于健康教育的规范化，显著地提高护理效果

CNP 实施之后，护士有更多的时间深入病房，按设置好的程序有序执行，保证临床护理工作持续改进和提高，使健康教育做到有章可循，明显提高了整体护理质量。和以往对患者单纯的灌输式的单一教育不同，CNP 教育方式是通过个别指导、讲解、操作示范、观看录像等方法，使健康教育模式向多向式交流转化。

2.有利于提高患者的生活质量

CNP 的制订须遵循以患者为中心的原则，在具体的临床工作中护理人员也应以患者为中心指导、协调护理工作。CNP 以严格的时间框架为指导，使患者明确自己的护理目标，充分尊重了患者的知情权和监督权。不同的护理人员在 CNP 的帮助下也能很好地交流、传递信息，保证患者的护理工作的延续性。

3.有利于护理工作的标准化，提高护理质量

CNP 是经多学科委员会审定的科学、实用、表格化的护理路线图。护理人员有预见性、计划性、主动性、连续性地实施护理，帮助患者以最快的速度完成各项检查、诊疗，掌握好相关健康知识，对疾病发展、转归、预后进一步了解，使患者变被动为主动地配合治疗和护理，并能有效地减少护理疏漏。CNP 使记录简单、一目了然，减少了护理文件书写记录的时间，护士有更多的时间，按设置好的程序有序执行。CNP 克服了部分护理人员知识的缺陷，有章可循，明显提高了整体护理质量。

4.有利于增强医护人员团结协作精神

CNP 让护理人员能够全面、准确地观察患者病情，能及时向医师提供患者的全面、准确分析的信息，从而减少不必要的医疗处置，避免资源浪费，同时减少病患住院时因医护人员处理程序不同而产生的各种变异情况。医护人员团结协作精神得到增强，保证了患者住院期间医护工作的连续性和协调性，从而提高了服务质量和工作效率。

5.有利于有效地减少护理差错，提高患者对医院工作满意度

CNP 可使单病种的诊疗过程更加标准化、规范化、程序化，医务人员可以按照规程指导为患者提供医疗服务，以此来规范医疗行为。由于患者在住院期间能得到最有效、最有利的医疗护理服务，因此，在很大程度上能杜绝由于护理人员遗忘或个人疏忽造成的护理差错，从而避免医疗纠纷或医疗事故的发生。

CNP 已在我国很多地区进行了尝试，不少患者在其中接受人性化的护理服务，能真切感受到护士的关爱与亲情，无论是从生理还是心理上均能使其获得极大的满足感和安全感，充分体现了“以人为本”的护理内涵。

三、变异的处理

患者在住院期间不一定完全都能按照预先设计好的路径接受诊疗和护理，个别患者在假设的标准中出现偏差或在沿着标准临床路径接受医疗照护的过程中有所变化的现象称为变异。

根据引起变异因素的来源不同，临床路径研究人员将变异分为三类，即与医院系统相关的变异、与医务人员相关的变异和与患者相关的变异。

一旦出现负性变异，医务人员应迅速分析其原因，科学而全面地分析变异原因，结合客观实际，找出解决变异的最佳措施，不断修改、完善临床路径，积累经验。变异处理的成效如何，很大程度上取决于所有医疗服务人员对变异的认识和接受程度以及医院各个系统和部门的合作与协调。需特别强调的是，对于变异的处理应因人而异、因地制宜，任何情况下都不能偏离科学的论据与论断，只有这样，才能使临床路径得到不断的完善和发展。

（刘　婷）

第二节　系统化整体护理

系统化整体护理是于20世纪90年代早期发展的一种新的护理模式，是以现代护理观为指导，以护理程序为核心，将临床护理服务与护理管理科学地结合起来。其特点是按照护理程序的科学工作方法，以患者为中心，为患者解决问题，系统地实施整体护理的临床护理组织管理模式。

一、系统化整体护理的产生和发展

20世纪70年代，世界范围内的医学思想发生了巨大的变化，世界卫生组织对健康赋予了新的含义，而生物-心理-社会医学模式的诞生，使以疾病为中心的护理模式向以患者和人的健康为中心的系统化整体护理转变。1994年，护理学博士袁剑云教授将系统化整体护理引入我国。自此，我国护理界掀起了一场改革的浪潮——从功能制护理向系统化整体护理的转变。它是一项提高护理质量、改善护士形象，促进护理事业发展的新举措。系统化整体护理在我国的发展大致经历了以下3个阶段。

（一）引进学习阶段

1994年在卫生健康委员会医政司和中华护理学会的协助下，袁剑云博士先后在北京、山东、上海等10多个省市举办“系统化整体护理与模式病房建设”研习班，帮助大家学习和理解系统化整体护理的内涵和实质。

（二）模式病房试点阶段

受过培训的护理管理者及护理骨干们回院后纷纷以不同的方式、最快的速度宣传、推广系统化整体护理。1995－1996年整体护理模式病房的试点工作在全国各大医院相继开展起来。

（三）模式病房全面推广阶段

模式病房的试点工作取得了显著成效后，卫生健康委员会加大了对模式病房建设的支持。卫生健康委员会还成立了全国整体护理协作网及全国整体护理专家指导组，对具体工作进行指导，以确保整体护理的顺利进行。

二、系统化整体护理的内涵

系统化整体护理是以现代护理观为指导、以护理程序为核心，将护理临床业务和护理管理的各个环节系统化的工作模式。其核心是护理程序，以“整体性、系统化”为基础，为患者解决问题的一种科学方法。

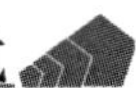

（一）整体性

狭义的整体性是指护理应把服务对象视为生物的、社会的、文化的、发展的人，强调以“人”为中心，护理就是要解决人的整体的健康问题。广义的整体性是指护理专业的整体性，系指护理行政与业务、护理管理与品质保证、护理教育与研究以及临床护理业务等环节都应紧密联系，相互配合，协调一致，以保证整体护理水平的提高。其内涵包括以下 4 点：①应把患者作为一个整体；②人的一生的整体；③社会的人的整体；④护理制度、护理管理、服务质量、护士素质等是一个整体。

（二）系统化

护理本身是由一些相互关联和相互作用的部分组成的一个系统的整体。护理业务和护理管理的各个环节、护理程序的各个步骤及护理人员之间的沟通网络的协调一致，连续且环环相扣的完整统一。“系统化”可分 3 个层次来理解。第一个层次是临床的工作上，“护理程序”必须系统化，护士对每个工作环节都要做到以护理程序为框架，环环相扣。第二个层次是在医院管理上系统化，在确立护理管理制度、护理职责与护士行为考核标准、考虑护理人员调配与组织、进行护理质量评价都应以护理程序为框架。第三个层次是在实施系统化整体护理时，为使中国护理改革向前推进，必须在国家政策法规和各级行政管理方面的系统化，有国家层面、省市层面、机构层面和个人层面。

三、系统化整体护理的影响

（一）转变了护士单纯执行医嘱的从属地位

系统化整体护理是以护理程序为核心，护理程序包括评估、诊断、计划、实施和评价 5 个步骤。它的出现标志着护理人员从单纯的“操作者”转变为“思考者”。实施整体护理后，护士有了自己的护理诊断，有了自己的工作模式——护理程序，除了执行医嘱外，把更多的时间用于患者的诊断和健康问题的解决上。

（二）将健康教育纳入护士的日常工作，密切了护患关系

系统化整体护理要求护理人员把健康教育贯穿于护理操作的全过程。通过健康教育使护理人员更好地了解患者，正确地评估、照顾患者，建立良好的护患关系。

（三）规范了护理表格，便于评价护理效果

系统化整体护理以护理程序为框架设计各种护理表格，如患者入院评估表、健康教育表、住院评估表等。每一份表格都有自己的作用，各表相互联系，环环相扣。它不仅详细地记录了患者住院期间的护理全过程，及时准确地反映了患者情况，而且在护理记录中把患者的问题、护理措施与结果评价联系起来，以体现出患者经护理后的最终效果。

四、责任制护理与系统化整体护理异同点

（一）共同点

责任制护理与系统化整体护理均以现代护理观为指导，按照护理程序的理论与方法开展工作。它们强调护士不是被动的执行者，而是主动的思想者；护士应对患者负责，而不是仅对医师负责；护理不是单纯的技术操作和疾病护理，而是涉及生理、心理、社会等层面的整体护理；恢复健康的过程不是医护人员单方面的活动，而是医护及其亲属共同参与和合作的活动过程。

(二)区别点

1.责任制护理的特点

强调责任护士应由业务水平高、临床经验丰富的护士承担,强调对患者的护理应有连续性。

2.系统化整体护理的特点

认为每个护士都可以做责任护士;重视健康教育,视护理为护患合作性活动;采用标准化护理表格,以减少护士用于病历书写的工作时间。

(刘　婷)

第三节　循证护理

循证护理是20世纪90年代受循证医学影响而产生的一种新的护理理念,直译为"以证据为基础的护理"。Muhall将其定义为"护理人员在计划其护理活动时,将科研结论与临床经验、患者需要相结合,获取实证,作为临床护理决策的过程"。

一、循证护理的产生与发展

循证护理的产生源于循证医学。1991年加拿大Mc Master大学的内科医学Guyatt博士在前人的基础上最先提出了"循证医学"这一术语。同校的大学护理系的Alba Dicenso教授最早将循证医学应用于护理工作,提出循证护理的概念,之后其观点迅速得到了广泛的关注和研究。循证护理在20世纪90年代迅速兴起和发展得益于两个条件:信息与网络技术的发展和政府的重视。

循证护理是20世纪90年代伴随着循证医学的发展而产生的一种护理新理念、新概念、新观点和新思维。如今循证观念正在向许多其他学科渗透,其中循证护理既是循证医学的重要组成部分,又是独立的实践与研究领域,已引起世界上许多国家的重视。循证护理是护理人员在计划其护理活动过程时,将科研结论与临床经验、患者需求相结合,获得实证,作为临床护理决策依据的过程。

随着中国护理事业的发展,临床护理、护理科研和护理教育体系不断完善,以实证为基础的循证护理已经开始受到学术界和临床护理工作者的高度重视。因此,积极探讨循证护理实践与研究,提出切实可行的对策,对促进中国循证护理的运用和发展,提高护理质量具有重要意义。

二、循证护理的概念与内涵

(一)概念

循证护理又称实证护理或以证据为基础的护理,其定义为慎重、准确、明智地应用当前所获得的最佳的研究依据,并根据护理人员的个人技能和临床经验,考虑患者的价值、愿望与实际情况,将三者结合起来制订出完整的护理方案。其核心是运用现有最新最好的科学证据为服务对象提供服务,即以有价值的、可信的科学研究结果为证据,提出问题,寻找实证,并且运用实证,对

患者实施最佳的护理。

(二)内涵

循证护理包含3个要素:①可利用的最适宜的护理研究依据;②护理人员的个人技能和临床经验。③患者的实际情况、价值观和愿望。护理人员在制订患者的护理计划时应将这3个要素有机地结合起来,树立以科学研究指导实践、以科学研究带动实践的观念,促进护理学科的发展。同时,专业护理人员的经验积累也是护理实践不可缺少的财富。整体护理的中心理念是以患者为中心,从患者的实际情况出发,这同样也是循证护理的基本出发点,如果只注重统一化的所谓最佳行为,就会忽视个体化的护理。

三、循证护理的实践程序

(一)实践循证护理的原则

循证护理的操作原则是根据可靠信息决定护理活动,实践循证护理应遵循的原则包括以下几点。

(1)根据有关护理信息提出相应问题。

(2)根据最优资料和临床资料,搜索最佳证据。

(3)评价各种证据的科学性和可靠性。

(4)结合临床技能和患者的具体特点,将证据应用于临床实践。

(5)评价实践后的效果和效率并进行改进。

(二)循证护理的实践程序

一个完整的循证护理程序由以下5个基本步骤组成:①确定临床护理实践中的问题;②检索有关文献;③分析与评价研究证据;④应用最佳证据指导临床护理实践;⑤实践反馈,对应用的效果进行评价。

(三)循证护理应用方法举例

根据临床问题和情况,按照循证护理程序的实践步骤实施,举例如下。

例如,对创伤性骨折患者出现患肢肿胀、疼痛问题进行循证护理实践。

(1)确定问题:多数创伤性骨折患者急诊入院时患肢肿胀明显,疼痛难忍,治疗上通常静脉滴注20%甘露醇或β-七叶皂苷钠,5~7 d肿胀消退方可进行手术,这不仅增加了患者的经济负担和护理人员的工作量,也影响到病房床位周转。

(2)检索证据:查阅相关资料,获得具体检索结果。

(3)分析、评价证据:冷疗可以使局部创面迅速降温,并可抑制组胺类炎性递质的释放,抑制微血管的通透性,减轻水肿,抑制高代谢,使局部温度降低到皮肤疼痛阈值下,从而有效缓解肿胀与疼痛。

(4)应用证据:对急性创伤(伤后24~48 h),患肢明显肿胀、疼痛,但末梢循环良好的患者进行冷疗,同时可将患肢抬高15°~20°,观察肿胀消退及末梢血运情况。

(5)评价护理效果:患肢2 d后明显消肿,疼痛减轻,第3天可以进行手术。

四、循证护理对护理工作的促进

(一)促进护理科研成果在临床中的应用

循证护理的过程中,护理人员在临床实践中查找期刊资料和网络资源的同时,也运用了相关问题的先进理念和科研成果，这些科研成果又在临床实践中得到验证推广及修正，并再次用于指导临床护理实践。

（二）促进护理人员知识更新及科研水平的提高

循证护理是科学指导护理实践的方法，使以经验为基础的传统护理向以科学为依据的现代护理发展。在循证护理实践时，护理人员要打破基于习惯轻视研究的传统，这就要求护理人员具备扎实的医学知识、专业技能和临床护理知识，不断提高和丰富自己的专业水平，完善自身知识结构，才能准确把握，圆满完成护理任务。

（三）改进护理工作效率，提高护理服务质量

推行循证护理能提高临床护理工作质量和卫生资源配置的有效性。将证据应用于临床护理实践，可以避免一些不必要的工作步骤，一些低效率的操作也能被经过实践证明更有效的操作所取代，同时还可以减少不必要的试验性治疗。因此，花费在低效率操作和试验性干预上的时间和费用就可大大缩减，使护理实践工作在效率和效益两方面受益。

（四）促进护患关系的改善

循证护理改变了以往医护人员掌握主动权而患者只能被动接受治疗护理的传统观念，要求护理人员有义务和责任将收集、获取的信息、证据告知患者及其家人，使其了解当前有效诊疗方法、不良反应及费用等，护患双方相互交流互动，使患者及其家人根据自己的意愿和支付能力酌情进行选择，增强了患者自我意识和能力，有利于获得患者及其亲属的信任，达到最佳护理效果。因此，循证护理使传统的护患关系发生了质的变化。

（五）循证护理促进护理学科的发展

许多护理手段停留在约定俗成的习惯与经验阶段，缺乏科学依据。循证护理理念的出现打破了传统的思维和工作模式，为护理学的发展指明了方法论，使临床护理发展科学化，它以科学的方式促使经验向理论升华，从而促进了护理学科的发展。

（六）具有很大的经济学价值和法律意义

循证护理的理念是将科学与技术结合起来，为成本-效益提供依据，有利于节约资源，控制医疗费用的过快增长，具有经济学价值。此外，循证护理是通过正确利用及分析大量的临床资料来制订护理决策的，在此基础上进一步做出判断以指导临床各项治疗、护理措施，这一过程有着严格的事实依据。在法律规范日臻完善和患者维权意识日益增强的今天，将循证护理运用于临床不失为临床护理人员维护患者利益和保护自身合法权益的有力的措施。

循证护理是 20 世纪 90 年代护理领域中兴起的新观点、新思维，这个观念同整体性护理一样，应渗透到护理的各个领域，一旦为护理人员所认同和接受，将使护士行为产生巨大的转变。

（刘　婷）

第二章

心内科护理

第一节　心源性休克

心源性休克系指由于严重的心脏功能衰竭或心功能不全导致心排血量减少，各重要器官和周围组织灌注不足而发生的一系列代谢和功能障碍综合征。

一、临床表现

多数心源性休克患者，在出现休克之前有相应心脏病史和原发病的各种表现，如急性肌梗死患者可表现为严重心肌缺血症状，心电图可能提示急性冠状动脉供血不足，尤其是广泛前壁心肌梗死；急性心肌炎者则可有相应感染史，并有发热、心悸、气短及全身症状，心电图可有严重心律失常；心脏手术后所致的心源性休克，多发生于手术后 1 周内。

关于心源性休克，目前国内外比较一致的诊断标准包括以下 3 项。

(1)收缩压低于 12.0 kPa(约 90 mmHg)或原有基础血压降低 4.0 kPa(约 30 mmHg)，非原发性高血压患者一般收缩压小于 10.7 kPa(约 80 mmHg)。

(2)循环血量减少。①尿量减少，常少于 20 mL/h；②神志障碍，意识模糊，嗜睡，昏迷等；③周围血管收缩，伴四肢厥冷、冷汗，皮肤湿凉、脉搏细弱快速、颜面苍白或发绀等末梢循环衰竭表现。

(3)纠正引起低血压和低心排血量的心外因素(如低血容量、心律失常、低氧血症、酸中毒等)后，休克依然存在。

二、诊断

(1)有急性心肌梗死、急性心肌炎、原发或继发性心肌病、严重的恶性心律失常、具有心肌毒性的药物中毒、急性心脏压塞以及心脏手术等病史。

(2)早期患者烦躁不安、面色苍白，诉口干、出汗，但神志尚清；后逐渐表情淡漠、意识模糊、神志不清直至昏迷。

(3)体检心率逐渐增快，常＞120 次/分钟。收缩压＜10.6 kPa(约 80 mmHg)，脉压

<2.7 kPa(约 20 mmHg)严重时血压测不出。脉搏细弱，四肢厥冷，肢端发绀，皮肤出现花斑样改变。心音低纯，严重者呈单音律。尿量<17 mL/h，甚至无尿。休克晚期出现广泛性皮肤、黏膜及内脏出血，即弥散性血管内凝血，以及多器官功能衰竭。

(4)血流动力学监测提示心脏指数降低、左室舒张末压升高等相应的血流动力学异常。

三、检查

(1)血气分析。

(2)弥散性血管内凝血(DIC)的有关检查。血小板计数及功能检测，出凝血时间，凝血酶原时间，凝血因子Ⅰ，各种凝血因子和纤维蛋白降解产物(FDP)。

(3)必要时做微循环灌注情况检查。

(4)血流动力学监测。

(5)做胸部 X 线片和心电图检查，必要时做动态心电图检查，条件允许时行床旁超声心动图检查。

四、治疗

(一)一般治疗

(1)绝对卧床休息，有效止痛，由急性心肌梗死所致者吗啡 3～5 mg 或哌替啶 50 mg，静脉注射或皮下注射，同时予地西泮(安定)、苯巴比妥(鲁米那)。

(2)建立有效的静脉通道，必要时行深静脉插管。留置导尿管监测尿量。持续心电、血压、血氧饱和度监测。

(3)氧疗：持续吸氧，氧流量一般为 4～6 L/min，必要时气管插管或气管切开，人工呼吸机辅助呼吸。

(二)补充血容量

首选低分子右旋糖酐 250～500 mL 静脉滴注，或 0.9%氯化钠溶液、平衡液 500 mL 静脉滴注，最好在血流动力学监护下补液严格控制滴速，前 20 min 内快速补液 100 mL。如中心静脉压上升不超过 0.2 kPa(1.5 mmHg)，可继续补液直至休克改善，或输液总量达 500～750 mL。无血流动力学监护条件者可参照以下指标进行判断：诉口渴，外周静脉充盈不良，尿量<30 mL/h，尿比重>1.02，中心静脉压<0.8 kPa(6 mmHg)，则表明血容量不足。

(三)血管活性药物的应用

首选多巴胺或与间羟胺(阿拉明)联用，从 2～5 μg/(kg·min)开始渐增剂量，在此基础上根据血流动力学资料选择血管扩张剂。①肺充血而心排血量正常，肺毛细血管嵌顿压>2.4 kPa(18 mmHg)，而心脏指数>2.2 L/(min·m^2)时，宜选用静脉扩张剂，如硝酸甘油 15～30 μg/min静脉滴注或泵入，并可适当利尿；②心排血量低且周围灌注不足，但无肺充血，即心脏指数<2.2 L/(min·m^2)，肺毛细血管嵌顿压<2.4 kPa(18 mmHg)而肢端湿冷时，宜选用动脉扩张剂，如酚妥拉明 100～300 μg/min 静脉滴注或泵入，必要时增至 1 000～2 000 μg/min；③心排血量低且有肺充血及外周血管痉挛，即心脏指数<2.2 L/(min·m^2)，肺毛细血管嵌顿压<2.4 kPa(18 mmHg)而肢端湿冷时，宜选用硝普钠，10 μg/min 开始，每 5 min 增加 5～10 μg/min，常用量为 40～160 μg/min，也有高达 430 μg/min 才有效。

（四）正性肌力药物的应用

1.洋地黄制剂

一般在急性心肌梗死的24 h内，尤其是6 h内应尽量避免使用洋地黄制剂，在经上述处理休克无改善时可酌情使用毛花苷C 0.2～0.4 mg，静脉注射。

2.拟交感胺类药物

对心排血量低、肺毛细血管嵌顿压不高、体循环阻力正常或低下、合并低血压时选用多巴胺，用量同前；而心排血量低、肺毛细血管嵌顿压高、体循环血管阻力和动脉压在正常范围者，宜选用多巴酚丁胺5～10 μg/(kg·min)，亦可选用多培沙明0.25～1.0 μg/(kg·min)。

3.双异吡啶类药物

常用氨力农0.5～2 mg/kg，稀释后静脉注射或静脉滴注，或米力农2～8 mg，静脉滴注。

（五）其他治疗

1.纠正酸中毒

常用5%碳酸氢钠或摩尔乳酸钠，根据血气分析结果计算补碱量。

2.激素应用

早期(休克4～6 h)可尽早使用糖皮质激素，如地塞米松(氟美松)10～20 mg或氢化可的松100～200 mg，必要时每4～6 h重复1次，共用1～3 d，病情改善后迅速停药。

3.纳洛酮

首剂0.4～0.8 mg，静脉注射，必要时在2～4 h后重复0.4 mg，继以1.2 mg置于500 mL液体内静脉滴注。

4.机械性辅助循环

经上述处理后休克无法纠正者，可考虑主动脉内气囊反搏(IABP)、体外反搏、左室辅助泵等机械性辅助循环。

5.原发疾病治疗

如急性心肌梗死患者应尽早进行再灌注治疗，溶栓失败或有禁忌证者应在IABP支持下进行急诊冠状动脉成形术；急性心包填塞者应立即心包穿刺减压；乳头肌断裂或室间隔穿孔者应尽早进行外科手术修补等。

6.心肌保护

1,6-二磷酸果糖5～10 g/d，或磷酸肌酸(护心通)2～4 g/d，酌情使用血管紧张素转化酶抑制剂等。

（六）防治并发症

1.呼吸衰竭

呼吸衰竭包括持续氧疗，必要时呼气末正压给氧，适当应用呼吸兴奋剂，如尼可刹米(可拉明)0.375 g或洛贝林(山梗菜碱)3～6 mg静脉注射；保持呼吸道通畅，定期吸痰，预防感染等。

2.急性肾衰竭

注意纠正水、电解质紊乱及酸碱失衡，及时补充血容量，酌情使用利尿剂如呋噻米(速尿)20～40 mg静脉注射。必要时可进行血液透析、血液滤过或腹膜透析。

3.保护脑功能

使用脱水剂及糖皮质激素，合理使用兴奋剂及镇静剂，适当补充促进脑细胞代谢药，如脑活素、胞磷胆碱、三磷酸腺苷等。

4.防治 DIC

休克早期应积极应用低分子右旋糖酐、阿司匹林(乙酰水杨酸)、双嘧达莫(潘生丁)等抗血小板及改善微循环药物,有 DIC 早期指征时应尽早使用肝素抗凝,首剂 3 000～6 000 单位静脉注射,后续以每小时500～1 000 单位静脉滴注,监测凝血时间调整用量,后期适当补充消耗的凝血因子,对有栓塞表现者可酌情使用溶栓药如小剂量尿激酶(25 万～50 万单位)或链激酶。

五、护理

(一)急救护理

(1)护理人员熟练掌握常用仪器、抢救器材及药品。

(2)各抢救用物定点放置、定人保管、定量供应、定时核对,定期消毒,使其保持完好备用状态。

(3)患者一旦发生晕厥,应立即就地抢救并通知医师。

(4)应及时给予吸氧,建立静脉通道。

(5)按医嘱准、稳、快地使用各类药物。

(6)若患者出现心脏骤停,立即进行心、肺、脑复苏。

(二)护理要点

1.给氧用面罩或鼻导管给氧

面罩要严密,鼻导管吸氧时,导管插入要适宜,调节氧流量 4～6 L/min,每天更换鼻导管一次,以保持导管通畅。如发生急性肺水肿时,立即给患者端坐位,两腿下垂,以减少静脉回流,同时加用 30%乙醇吸氧,降低肺泡表面张力,特别是患者咯大量粉红色泡沫样痰时,应及时用吸引器吸引,保持呼吸道通畅,以免发生窒息。

2.建立静脉输液通道

迅速建立静脉通道。护士应建立一至两条静脉通道。在输液时,应控制输液速度,并根据心率、血压等情况,随时调整输液速度,特别是当液体内有血管活性药物时,更应注意输液通畅,避免管道滑脱、输液外渗。

3.尿量观察

记录单位时间内尿量的观察,是对休克病情变化及治疗有十分重要意义的指标。如果患者 6 h 无尿或每小时尿量小于 20 mL,说明肾小球滤过量不足;如无肾实质变,说明血容量不足。相反,每小时尿量大于 30 mL,表示微循环功能良好,肾血灌注好,是休克缓解的可靠指标。如果血压回升,而尿量仍很少,考虑发生急性肾功能衰竭,应及时处理。

4.血压、脉搏、末梢循环的观察

血压变化直接标志着休克的病情变化及预后,因此,在发病几小时内应严密观察血压,15～30 min 一次,待病情稳定后 1～2 h 观察一次。若收缩压下降到 10.7 kPa(80 mmHg)以下,脉压小于 2.7 kPa(20 mmHg)或患者原有高血压,血压的数值较原血压下降 2.7 kPa(20 mmHg)以上,要立即通知医师迅速给予处理。

脉搏的快慢取决于心率,其节律是否整齐,也与心搏节律有关,脉搏强弱与心肌收缩力及心排血量有关。所以,休克时脉搏在某种程度上反映心脏功能,同时,临床上脉搏的变化,往往早于血压变化。

心源性休克由于心排血量减少,末梢循环灌注量减少,血流留滞,末梢发生发绀,尤其以口

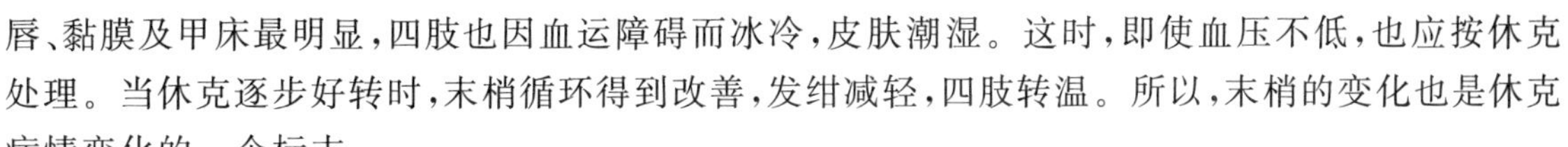

唇、黏膜及甲床最明显，四肢也因血运障碍而冰冷，皮肤潮湿。这时，即使血压不低，也应按休克处理。当休克逐步好转时，末梢循环得到改善，发绀减轻，四肢转温。所以，末梢的变化也是休克病情变化的一个标志。

5.心电监护的护理患者入院后

立即建立心电监护，通过心电监护可及时发现致命的室速或室颤。当患者入院后一般监测24～48 h，有条件可直到休克缓解或心律失常纠正。常用标准Ⅱ导联进行监测，必要时描记心电记录。在监测过程中，要严密观察心律、心率的变化。对于频发室早（每分钟5个以上）、多源性室早，室早呈二联律、三联律，室性心动过速、R-on-T、R-on-P（室早落在前一个P波或T波上）立即报告医师，积极配合抢救，准备各种抗心律失常药，随时做好除颤和起搏的准备，分秒必争，以挽救患者的生命。

最后，还必须做好患者的保温工作，防止呼吸道并发症和预防压疮等方面的基础护理工作。

（宋微微）

第二节 心力衰竭

心力衰竭（简称心衰），是由于心脏器质性或功能性疾病损害心室充盈和射血能力而引起的一组临床综合征。心力衰竭是一种渐进性疾病，其主要临床表现是呼吸困难、疲乏和液体潴留，但不一定同时出现。绝大多数情况下是指各种心脏疾病引起心肌收缩力下降，使心排血量不能满足机体代谢需要，器官、组织血液灌注减少，出现肺循环和（或）体循环静脉淤血的临床综合征。少数情况下心肌收缩力尚可使心排血量维持正常，但异常增高的左心室充盈压使肺静脉回流受阻，导致肺循环淤血。心力衰竭按发展速度可分为急性心衰和慢性心衰，以慢性居多；按发生的部位可分为左心、右心和全心衰竭；按左室射血分数是否正常可分为射血分数降低和射血分数正常两类，替代了以往收缩性心力衰竭和舒张性心力衰竭的概念。

一、慢性心力衰竭

慢性心力衰竭是大多数心血管疾病的最终归宿，也是最主要的死亡原因。在西方国家，引起慢性心力衰竭的基础心脏病以高血压、冠心病为主；在我国，过去以心瓣膜病为主，如今冠心病和高血压也已成为心力衰竭的最常见病因，瓣膜病和心肌病位于其后。

（一）病因

1.基本病因

（1）原发性心肌损害。①缺血性心肌损害：冠心病心肌缺血和（或）心肌梗死是最常见的原因；②心肌炎和心肌病：各种类型的心肌炎和心肌病均可导致心衰，其中，病毒性心肌炎及原发性扩张型心肌病最多见；③心肌代谢障碍性疾病：最常见于糖尿病心肌病，而维生素B_1缺乏和心肌淀粉样变性等均属罕见。

（2）心脏负荷过重。①压力负荷（后负荷）过重：心脏收缩期射血阻力增加，常见原因有高血压、主动脉瓣狭窄、肺动脉高压、肺动脉瓣狭窄等；②容量负荷（前负荷）过重：心脏舒张期所承受的容量负荷增加，常见于主动脉瓣或肺动脉瓣关闭不全、房间隔缺损、室间隔缺损、动脉导管未闭等;③伴有全身血容量增多或循环血容量增多的疾病如慢性贫血、甲状腺功能亢进等,心脏的容量负荷也必然增加。

2.诱因

据统计,有80%~90%慢性心力衰竭是在原有心脏病的基础上,由一些增加心脏负荷的因素所诱发,常见的诱发因素有以下几种。

(1)感染:呼吸道感染是最常见、最重要的诱因,其次为感染性心内膜炎、全身感染等。

(2)心律失常:心房颤动是诱发心力衰竭的重要因素,亦可见于其他各种类型的快速性心律失常和严重的缓慢性心律失常。

(3)血容量增加:摄入钠盐过多,输液或输血过多、过快等。

(4)生理或心理压力过大:过度体力活动或情绪激动、妊娠和分娩、愤怒等。

(5)其他:合并贫血和甲状腺功能亢进,不恰当停用洋地黄类药物或降压药及原有心脏病变加重等,也可成为发生心力衰竭的诱因。

(二)心功能分级

1.NYHA心功能分级

(1)Ⅰ级:患者有心脏病,但体力活动不受限制。平时一般的体力活动不引起疲劳、心悸、呼吸困难或心绞痛等症状。

(2)Ⅱ级:体力活动稍受限制。休息时无自觉症状,但平时一般的体力活动会引起疲劳、心悸、呼吸困难或心绞痛,休息后很快缓解。

(3)Ⅲ级:体力活动明显受限。休息时尚无症状,但一般的轻体力活动就会引起疲劳、心悸、呼吸困难或心绞痛,休息较长时间方可缓解。

(4)Ⅳ级:患者有心脏病,体力活动能力完全丧失,休息时仍可存在心力衰竭症状或心绞痛,进行任何体力活动都会使症状加重。

2.ACC/AHA心功能分级

(1)A期:有发生心力衰竭的高危险因素,但无心脏结构异常或心衰表现。

(2)B期:有心肌重塑或心脏结构的异常,但无心衰表现。

(3)C期:目前或既往有心力衰竭表现,包括射血分数降低和射血分数正常两类。

(4)D期:即难治性终末期心力衰竭。尽管采用了优化的药物治疗,患者症状仍未改善或迅速复发,典型表现为休息或轻微活动即有症状(包括明显的疲劳感),不能完成日常活动,常有心性恶病质表现,并且需要再次和(或)延长住院接受强化治疗。

(三)临床表现

1.左心衰竭

左心衰竭临床上最常见,主要表现为肺循环静脉淤血和心排血量降低。

(1)症状。①呼吸困难是左心衰竭最重要和最常见的症状。劳力性呼吸困难最早出现,开始多发生在较重的体力活动时,休息后缓解,随着病情的进展,轻微体力活动时即可出现。发生机制是运动使回心血量增加,左心房压力升高,加重了肺淤血,引起呼吸困难的运动量随心衰程度加重而减少;夜间阵发性呼吸困难是指患者入睡后突然因憋气而惊醒,被迫坐起,轻者端坐休息后可缓解,重者可有哮鸣音,称之为心源性哮喘。此为左心衰竭的典型表现。发生机制有睡眠平卧血液重新分布使肺血量增加,夜间迷走神经张力增高,小支气管收缩,横膈高位,肺活量减少等;端坐呼吸是严重心力衰竭的表现。当肺淤血达到一定程度时,患者不能平卧,因平卧时回心

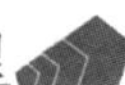

血量增多，且膈肌上抬，使呼吸更为困难。高枕卧位、半卧位甚至端坐位方能使呼吸困难减轻；急性肺水肿是左心衰呼吸困难最严重的形式。②咳嗽也是较早发生的症状，咳嗽多在体力劳动或夜间平卧时加重，同时可咳出白色浆液性泡沫状痰，偶见痰中带血丝，当肺淤血明显加重或有肺水肿时，可咳粉红色泡沫痰。发生机制为肺泡和支气管黏膜淤血所致。肺静脉因长期慢性淤血致压力升高，导致肺循环和支气管血液循环之间形成侧支，在支气管黏膜下形成扩张的血管，一旦破裂可引起大咯血。③低心排血量症状，如疲劳、乏力、头晕、嗜睡、心悸、发绀等，其原因主要是由于心排血量降低，器官、组织灌注不足及代偿性心率加快所致。④严重左心衰竭时肾血流量明显减少，患者可出现少尿，血尿素氮、肌酐升高，并可有肾功能不全的相关症状。

(2)体征。①呼吸加快、交替脉，血压一般正常，有时脉压减小，皮肤黏膜苍白或发绀。②由于肺毛细血管压增高，液体可渗出至肺泡而出现湿性啰音。开始两肺底闻及湿性啰音，有时伴哮鸣音，随病情加重，湿性啰音可遍及全肺。③除基础心脏病的固有体征外，多数患者有左心室增大，心率加快，心尖区可闻及舒张期奔马律，肺动脉瓣区第二心音亢进，亦可出现心律失常。

2.右心衰竭

单纯右心衰竭较少见，右心衰竭主要表现为体循环静脉淤血。

(1)症状。①胃肠道症状：食欲不振、恶心、呕吐、腹胀、便秘及上腹疼痛等症状，是右心衰竭最常见的症状，主要是由于胃肠道淤血引起；②劳力性呼吸困难：右心衰竭可由左心衰竭发展而来，单纯性右心衰多由先天性心脏病或肺部疾病所致，两者均可有明显的呼吸困难。

(2)体征。①水肿：是右心衰的典型体征。水肿首先发生在身体的最低垂的部位，起床活动患者，足、踝及胫骨前水肿较明显，尤以下午为甚，为对称性压陷性水肿。卧床患者，则以骶部和大腿内侧水肿较显著。右心衰严重者，可呈全身性水肿。②颈静脉征：颈外静脉充盈、怒张，是右心衰竭的主要体征，并可出现明显搏动。肝颈静脉反流征阳性则更具有特征性。③肝脏体征：肝因淤血肿大常伴有压痛。持续慢性右心衰可引起心源性肝硬化，晚期可出现肝功能受损、黄疸及大量腹腔积液。④心脏体征：除基础心脏病的相应体征外，单纯右心衰竭的患者，剑突下可见明显搏动，可闻及右室舒张期奔马律，亦可因三尖瓣相对关闭不全出现收缩期吹风样杂音。

3.全心衰竭

左、右心衰的临床表现同时存在。全心衰竭时，肺淤血可因右心衰竭、右心排血量减少而减轻，故表现为呼吸困难减轻而发绀加重。

(四)护理

1.护理目标

患者的呼吸困难减轻，血气分析维持在正常范围；心排血量增加；水肿、腹腔积液减轻或消失；活动耐力增强；无感染及洋地黄中毒和电解质紊乱发生，或一旦发生，能得以及时发现和控制。

2.护理措施

(1)一般护理。①休息与活动：休息包括体力休息和精神休息两个方面，良好的休息可减轻心脏负担，但长期卧床易发生静脉血栓形成甚至肺栓塞，同时也使消化功能降低，肌肉萎缩。因此，应根据心衰患者的病情轻重安排休息。心功能Ⅰ级时，不限制一般的体力活动，积极参加体育锻炼，但避免剧烈运动及重体力劳动；心功能Ⅱ级时，适当限制体力活动，增加午睡时间，强调下午多休息，停止比较剧烈的运动，保证充足的睡眠；心功能Ⅲ级时，严格限制一般的体力活动，每天有充分的休息时间，但日常生活可自理或在他人协作下自理；心功能Ⅳ级时，绝对卧床休息，生活由他人照顾。定时改变体位，防止发生压疮。为防止长期卧床引起静脉血栓形成甚至肺栓塞，便秘、虚弱、直立性低血压的发生，可根据患者病情安排床上肢体运动、床边活动等。②饮食：给予低盐、低热量、高蛋白、高维生素的清淡易消化饮食，避免产气的食物及浓茶、咖啡或辛辣刺激性食物；戒烟酒；多吃蔬菜、水果，少量多餐，不宜过饱，肥胖者更要适当限制饮食。限制水分和钠盐的摄入，根据患者的具体情况决定每天的饮水量，通常一半量在用餐时摄取，另一半量在两餐之间摄取。必要时行口腔护理，以减轻口渴感。食盐一般限制在每天 5 g 以下，告诉患者及家属低盐饮食的重要性并督促其执行。中度心衰每天摄入量为 2.5～3 g，重度心力衰竭控制在 1 g 以下。除了低盐饮食外，还要控制腌制品、发酵的点心、味精、酱油、海产品、罐头、皮蛋、啤酒、碳酸饮料等含钠量高的食品。可用糖、醋、蒜调味以增进食欲。但在应用强效排钠利尿剂时，不宜过分严格限盐，以免引起低钠血症。③排便的护理：指导患者养成每天按时排便的习惯，预防便秘。排便时切忌过度用力，以免增加心脏负荷，甚至诱发严重的心律失常。长期卧床的患者定期变换体位，腹部做顺时针方向的按摩，或每天收缩腹肌数次，必要时使用缓泻剂。

(2)病情观察：密切观察患者呼吸困难程度，给氧后发绀情况，肺部啰音的变化、水肿变化情况、血气分析和血氧饱和度等，控制输液量及速度，滴速以 15～30 滴/分钟为宜，防止输液过多过快。详细记录 24 h 出入水量，准确测量体重并记录。

(3)吸氧：一般采用持续吸氧，流量 2～4 L/min，随时清除鼻腔分泌物，保持输氧管通畅。同时观察患者呼吸频率、节律、深度的改变，随时评估呼吸困难的改善情况并做好记录。

(4)用药护理：慢性心力衰竭有非药物治疗和药物治疗，前者如休息、限钠盐、吸氧、祛除诱因、避免刺激、加强营养等，后者包括利尿剂(是治疗心力衰竭最常用的药物)、血管扩张剂、正性肌理药物和其他如血管紧张素转化酶抑制剂(ACEI)、抗醛固酮制剂、β受体阻滞剂等。

洋地黄类药物：①向患者讲解洋地黄类药物治疗的必要性及洋地黄中毒的表现。②给药前应检查心率、心律情况，若心率低于 60 次/分钟，或发生节律改变，应暂停给药，并通知医师。③静脉注射用药宜稀释后缓慢注射，一般需 10～15 min。注射后注意观察心率、心律改变及患者反应。④毒性反应的观察及护理。胃肠道症状最常见，表现为食欲不振、恶心、呕吐；神经精神症状，常见有头痛、乏力、烦躁、易激动；视觉异常，表现为视力模糊、黄视、绿视等。心脏表现主要有心律失常，常见室性期前收缩呈二联律或三联律、心动过缓、房室传导阻滞等各种类型的心律失常。用药后注意观察疗效，及有无上述毒性反应，发现异常时应及时报告医师，并进行相应的处理。⑤洋地黄中毒的处理包括停用洋地黄、补充钾盐、纠正心律失常。立即停用洋地黄是治疗洋地黄中毒的首要措施。可口服或静脉补充氯化钾、门冬氨酸钾镁，停用排钾利尿剂。若有快速性心律失常，可用利多卡因或苯妥英钠。若心动过缓，可用阿托品静脉注射或临时起搏器。地高辛中毒可用抗地高辛抗体。

利尿剂：①应用利尿剂前测体重，时间尽量在早晨或日间，以免夜间频繁排尿而影响患者休息；用药后准确记录出入量，以判断利尿效果；②观察各类利尿剂的不良反应。噻嗪类利尿剂主要不良反应有电解质紊乱(低钾、低钠、低氯)、高尿酸血症及高血糖；袢利尿剂主要不良反应有水与电解质紊乱、消化道症状、听力障碍等；潴钾利尿剂主要不良反应有胃肠道反应、嗜睡、乏力、皮疹等，不宜同时服用钾盐，高钾血症者禁用。

β受体阻滞剂：β受体阻滞剂可产生心肌收缩力减弱、心率减慢、房室传导时间延长、支气管痉挛、低血糖、血脂升高的不良反应，因此，应监测患者的心音、心率、心律和呼吸，定期查血糖、血脂。

非洋地黄类正性肌力药物和ACEI长期应用非洋地黄类正性肌力药物可引起心律失常；应用ACEI，可出现低血压、高血钾、干咳、肾功能减退等。故应严密观察病情变化，发现异常及时处理。

(5)心理护理：对有焦虑的心衰患者，应鼓励其说出焦虑的感受及原因。加强与患者的沟通，建立良好的护患关系。指导患者进行自我心理调整，减轻焦虑，如放松疗法、转移注意力等，保持积极乐观、轻松愉快的情绪，增强战胜疾病的信心。

(6)健康指导。①疾病知识指导：指导患者积极治疗原发病，注意避免心力衰竭的诱发因素，如感染(尤其是呼吸道感染)、心律失常、过度劳累、情绪激动、饮食不当等。注意保暖，防止受凉感冒，保持乐观情绪。②活动指导：合理休息与活动，活动应循序渐进，活动量以不出现心悸、气急为原则。保证充足的睡眠。适当活动有利于提高心脏储备力，提高活动耐力，改善心理状态和生活质量。③饮食指导：坚持合理饮食，进食低盐、低脂、低热量、高蛋白、高维生素、清淡易消化的饮食；少量多餐，每餐不宜过饱，多食蔬菜、水果，防止便秘。戒烟、酒；避免浓茶、咖啡及辛辣刺激性食物。④自我监测指导：教会患者及家属自我监测脉搏，观察病情变化，若足踝部出现水肿，突然气急加重、夜尿增多、体重增加，有厌食饱胀感，提示心衰复发。⑤用药指导：指导患者及家属强心剂、利尿剂等药物服用方法、剂量、不良反应及注意事项。定期复查，如有不适，及时复诊。

3.护理评价

患者的呼吸困难得到改善；水肿、腹腔积液减轻或消失，体重减轻，皮肤保持完整；能说出低盐饮食的重要性和服用利尿剂的注意事项；活动耐力增强；体液、电解质、酸碱维持平衡；无感染及洋地黄中毒发生或得到控制。

二、急性心力衰竭

急性心力衰竭是指由于急性心脏病变引起心排血量急剧下降，甚至丧失排血功能，导致组织器官灌注不足和急性淤血的综合征。临床上以急性左心衰竭较常见，主要表现为急性肺水肿，严重者伴心源性休克。它是临床上最常见的急危重症之一，抢救是否及时合理与预后密切相关。

(一)病因

1.急性弥漫性心肌损害

急性弥漫性心肌损害常见于急性广泛前壁心肌梗死、乳头肌梗死断裂、急性心肌炎等引起心肌收缩无力，心排血量急剧下降。

2.急性心脏后负荷增加

急性心脏后负荷增加常见于高血压危象、严重瓣膜狭窄、心室流出道梗阻等。

3.急性心脏前负荷增加

急性心脏前负荷增加常见于急性心肌梗死或感染性心内膜炎引起的瓣膜损害、腱索断裂所致瓣膜急性反流、室间隔破裂穿孔等，以及静脉输血、输液过多或过快。

4.心律失常

心律失常常见于原有心脏病的基础上出现快速性(心率＞180次/分钟)或缓慢性(心率＜35次/分钟)心律失常。

(二)临床表现

1.症状

急性左心衰竭患者病情发展常极为迅速且十分危重。临床表现为突发严重呼吸困难，呼吸频率达30～40 次/分钟，端坐呼吸，面色灰白、发绀、极度烦躁、大汗淋漓，同时频繁咳嗽，咳出大量白色或粉红色泡沫样痰。极重者可因脑缺氧而致神志模糊。

2.体征

发病刚开始可有一过性血压升高，病情如不缓解，血压可持续下降甚至休克。听诊时两肺满布湿啰音和哮鸣音，心率增快，心尖区第一心音减弱，可闻及舒张期奔马律，肺动脉瓣区第二心音亢进。如不及时抢救，可导致心源性休克而死亡。

（三）护理

1.护理目标

患者呼吸困难和缺氧改善，情绪逐渐稳定。

2.护理措施

(1)减轻呼吸困难，改善缺氧。①体位：立即将患者扶起坐在床边，两腿下垂或半卧位于床上，以减少回心血量、减轻水肿。同时注意防止患者坠床跌伤。②氧疗：给予高流量吸氧，6～8 L/min，并通过20%～30%的乙醇湿化，以降低肺泡内泡沫的表面张力使泡沫消散，增加气体交换面积。通过氧疗将血氧饱和度维持在 95%～98%水平。对于病情特别严重者可用面罩呼吸机持续加压给氧，一方面可使气体交换加强，另一方面也可对抗组织液向肺泡内渗透。也可加用 50%的乙醇湿化，以降低肺泡内泡沫的表面张力，使泡沫破裂，改善通气功能。③迅速建立两条静脉通道，遵医嘱正确使用药物，观察药物疗效与不良反应。④其他：可采用四肢轮流三肢结扎、静脉放血、气囊暂时阻塞下腔静脉、高渗腹膜透析及高位硬膜外麻醉等疗法，以减轻回心血量，改善心功能。⑤病情观察：严密观察患者的呼吸频率、节律、深度，判断呼吸困难的程度；观察咳嗽的情况、痰的颜色和量、肺内啰音的变化；心率、心律、心音有无异常；患者皮肤的颜色及意识的变化。

(2)心理护理。①急性期避免在患者面前讨论病情，以减少误解。护理人员在抢救时应镇静，态度热情，操作熟练、忙而不乱，安慰、鼓励患者，以增强其治疗疾病的信心，减轻恐惧与焦虑。②缓解期分析产生恐惧的原因，鼓励患者说出内心的感受。指导患者进行自我放松，如深呼吸、放松疗法等。向患者解释恐惧对心脏的不利影响，使患者主动配合，保持情绪稳定。

(3)健康指导。①向患者及家属讲解急性左心衰竭的病因及诱因，鼓励患者积极配合治疗原发病，避免诱发因素。定期复诊。②在静脉输液前嘱患者主动告诉护士自己有心脏病史，以便护士在输液时控制输液量及滴速。

3.护理评价

患者的缺氧得到改善，表现为动脉血气分析值正常，血氧饱和度＞90%，呼吸平稳；未发生心源性休克，表现为生命体征平稳；患者对医疗护理的反应表现出平静和信任。

（刘亚平）

第三节　原发性高血压

原发性高血压系指原因未明的、以动脉血压升高为主要临床表现的临床综合征，通常简称为高血压，是多种心、脑血管疾病的重要病因和危险因素，可影响心、脑、肾等重要脏器的结构和功

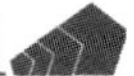

能，最终导致这些器官的功能衰竭。目前该病仍是心血管疾病死亡的主要原因之一。约有5%的高血压患者，血压升高是由某些确定的疾病或病因引起，称为继发性高血压。我国流行病学调查显示，高血压患病率呈明显上升趋势，北方高于南方，沿海高于内地，城市高于农村。青年期男性高于女性，中年后女性略高于男性。且高血压患病率、发病率及血压水平随年龄增加而升高。

一、病因与发病机制

（一）病因

目前认为原发性高血压是在一定的遗传背景下由于多种后天环境因素作用，使正常血压调节机制失代偿所致。一般认为，遗传因素占40%，环境因素约占60%。

1.遗传因素

高血压具有明显的家族聚集性，父母均有高血压的正常血压子女，以后发生高血压的比例增加。提示其有遗传学基础或伴有遗传生化异常。

2.环境因素

(1)饮食：流行病学和临床观察均显示食盐摄入量与高血压的发生和血压水平呈正相关。钠盐摄入越多，血压水平和患病率越高。而低钾、低钙、低动物蛋白的膳食更加重了钠对血压的不良影响。

(2)精神应激：人在长期紧张、压力、焦虑或长期环境噪声、视觉刺激下也可引起高血压，因此，城市从事脑力劳动者高血压的患病率超过体力劳动者，从事精神紧张度高的职业和长期噪音环境中工作者患高血压较多。

3.其他因素

肥胖、服避孕药也与高血压的发生有关，肥胖是血压升高的重要危险因素，一般采用体重指数(BMI)来衡量肥胖程度，即体重(kg)/身高^2(m^2)(20～24为正常范围)。约1/3高血压患者有不同程度肥胖。服避孕药的妇女，血压升高的发生率及程度与服用时间长短有关，口服避孕药引起的高血压一般为轻度，并且可逆转。另外，阻塞性睡眠呼吸暂停综合征(OSAS)亦与高血压有关，50%OSAS患者有高血压。

（二）发病机制

影响血压的因素众多，从血流动力学角度，主要取决于心排血量及体循环的外周阻力。平均动脉血压(MBP)＝心排血量(CO)×总外周阻力(PR)。高血压的血流动力学特征主要是总外周血管阻力相对或绝对增高。高血压的发病机制包括以下几个方面。

1.交感神经系统活性亢进

各种病因使大脑皮质兴奋与抑制过程失调，皮层下神经中枢功能发生变化，各种神经递质浓度与活性异常，导致交感神经系统活性亢进，血浆儿茶酚胺浓度升高，阻力小动脉收缩增强。

2.肾性水钠潴留

各种原因引起肾性水钠潴留，机体为避免心排血量增高使组织过度灌注，全身阻力小动脉收缩增强，导致外周血管阻力增高。也可能通过排钠激素分泌释放增加使外周血管阻力增高。

3.肾素-血管紧张素-醛固酮系统(RAAS)激活

肾小球入球动脉的球旁细胞分泌肾素，作用于肝脏产生的血管紧张素原，生成血管紧张素Ⅰ，再经血管紧张素转化酶(ACE)的作用生成血管紧张素Ⅱ，作用于血管紧张素Ⅱ受体，使小动脉平滑肌收缩，外周血管阻力增加。并可刺激肾上腺皮质分泌醛固酮，使水钠潴留，血容量增加。还可通过交感神经末梢使去甲肾上腺素分泌增加，这些作用均可使血压升高。

4.胰岛素抵抗

近年认为胰岛素抵抗是2型糖尿病和高血压发生的共同病理生理基础，胰岛素抵抗表现为继发性高胰岛素血症，使肾脏水钠重吸收增加，交感神经系统活性亢进，动脉弹性减退，从而使血压升高。

5.其他

细胞膜离子转运异常，血管内皮系统生成、激活和释放的各种血管活性物质，代谢异常，饮酒过多等均可导致心排血量及外周血管阻力增加，而引起血压升高。

以上机制主要从总外周血管阻力增高出发，但此机制尚不能解释单纯收缩性高血压和脉压明显增大。通常情况下，收缩压和脉压的主要决定因素是大动脉弹性和外周血管的压力反射波，因而近年来重视动脉弹性功能在高血压发病中的作用。

二、血压分类和定义

目前，我国采用国际上统一的血压分类和标准（表2-1），适用于任何年龄的成人。高血压定义为收缩压≥18.7 kPa(140 mmHg)和（或）舒张压≥12.0 kPa(90 mmHg)，根据血压升高水平，又进一步将高血压分为1、2、3级。

表2-1　血压水平分类

类别	收缩压 mmHg(kPa)		舒张压 mmHg(kPa)
理想血压	＜120(16)		＜80(10.7)
正常血压	＜130(17.3)	和	＜85(11.3)
正常高值	130～139(17.3～18.5)		85～89(11.3～11.9)
1级高血压（轻度）	140～159(18.7～21.2)	和（或）	90～99(12.0～13.2)
亚组：临界高血压	140～149(18.7～19.9)	和（或）	90～94(12.0～12.5)
2级高血压（中度）	160～179(21.3～23.9)	和（或）	100～109(13.3～14.5)
3级高血压（重度）	≥180(24)	和（或）	≥110(14.7)
单纯收缩期高血压	≥140(18.7)	和	＜90(12)
亚组：临界收缩期高血压	140～149(18.7～19.9)	和	＜90(12)

当收缩压和舒张压属于不同分级时，以较高的级别作为标准；既往有高血压病史者，目前正服降压药，虽然血压＜18.7/12.0 kPa(140/90 mmHg)，亦应诊断为高血压。

三、危险度分层

危险度的分层可根据血压水平、其他心血管危险因素、糖尿病、靶器官损害及并发症情况将高血压患者分为低危、中危、高危和极高危，见表2-2。

表2-2　高血压患者心血管危险分层标准

其他危险因素和病史	血压水平		
	1级高血压	2级高血压	3级高血压
无其他危险因素	低危	中危	高危

续表

其他危险因素和病史	血压水平		
	1级高血压	2级高血压	3级高血压
1～2个危险因素	中危	中危	极高危
3个以上危险因素或糖尿病，或靶器官损伤	高危	高危	极高危
有并发症	极高危	极高危	极高危

心血管疾病危险因素：男性＞55岁，女性＞65岁；吸烟；血胆固醇＞5.72 mmol/L；早发心血管疾病家族史。

靶器官的损害：左心室肥厚、蛋白尿和(或)血肌酐轻度升高、有动脉粥样斑块、视网膜动脉狭窄。并发症为心脏疾病、脑血管疾病、肾脏疾病、血管疾病和视网膜病变。

低度危险组：高血压1级，不伴有上列危险因素，以改善生活方式为主的治疗。

中度危险组：高血压1级伴1～2个危险因素或高血压2级不伴或伴有不超过2个危险因素者。除改善生活方式的治疗外，应给予药物治疗。

高度危险组：高血压1～2级伴至少3个危险因素者，必须应用药物治疗。

极高度危险组：高血压3级或高血压1～2级伴靶器官损害及相关的临床疾病者(包括糖尿病)，应尽快给予强化治疗。

四、临床表现

(一)一般表现

1.症状

大多数起病缓慢、渐进，早期症状不明显，一般缺乏特殊的临床表现。只是在精神紧张、情绪激动后才出现血压暂时性升高，随后即可恢复正常；部分患者没有症状，常见症状有头痛、头晕、颈项板紧、疲劳、心悸等，在紧张或劳累后加重，不一定与血压水平有关，多数症状可自行缓解。也可出现视力模糊、鼻出血等较重症状。约有1/5患者无症状，仅在测量血压时或发生心、脑、肾等并发症时才被发现。

2.体征

血压随季节、昼夜、情绪等因素有较大波动。冬季血压较高，夏季较低；血压有明显昼夜波动，一般夜间血压较低，清晨起床活动后血压迅速升高，形成清晨血压高峰。患者在家中的自测血压值往往低于在医院所测的血压值。心脏听诊时可有主动脉瓣区第二心音亢进、收缩期杂音或收缩早期喀喇音。高血压后期的临床表现常与心、脑、肾损害程度有关。

(二)临床特殊类型

1.恶性高血压

恶性高血压发病急骤，多见于青、中年。临床特点为血压明显升高，舒张压持续在17.3 kPa(130 mmHg)以上。眼底出血、渗出或视盘水肿，出现头痛、视力迅速减退。肾脏损害明显，持续的蛋白尿、血尿及管型尿，可伴有肾功能不全。本病进展快，如不给予及时治疗，预后差，可死于肾衰竭、脑卒中或心力衰竭。

2.高血压危重症

(1)高血压危象：在高血压病程中，由于血管阻力突然上升，血压明显增高，收缩压达

34.7 kPa(260 mmHg)、舒张压>16.0 kPa(120 mmHg),患者出现头痛、烦躁、心悸、多汗、恶心、呕吐、面色苍白或潮红、视力模糊等症状。伴靶器官损害病变者可出现心绞痛、肺水肿或高血压脑病。控制血压后病情可迅速好转,但易复发。其发生机制是交感神经兴奋性增加导致儿茶酚胺分泌过多。

(2)高血压脑病:是指在高血压病程中发生急性脑血液循环障碍,引起脑水肿和颅内压增高而产生的临床征象。发生机制可能为血压过高超过了脑血管的自身调节机制,使脑灌注过多,导致液体渗入脑血管周围组织,引起脑水肿。临床表现为严重头痛、呕吐、神志改变,重者意识模糊、抽搐、癫痫样发作甚至昏迷。

五、并发症

(一)心脏

血压长期升高使心脏尤其是左心室后负荷过重,致使左心室肥厚、扩大,形成高血压性心脏病,最终导致左心衰竭。高血压可促使冠状动脉粥样硬化的形成,并使心肌耗氧量增加,可出现心绞痛、心肌梗死和猝死。

(二)脑

长期高血压易形成颅内微小动脉瘤,血压突然增高时可引起破裂而致脑出血。血压急剧升高还可发生一过性脑血管痉挛,导致短暂性脑缺血发作及脑血栓形成,出现头痛、失语、肢体瘫痪。血压极度升高可发生高血压脑病。

(三)肾脏

长期而持久的血压升高,可引起肾小动脉硬化,导致肾功能减退,出现蛋白尿,晚期可出现氮质血症及尿毒症。

(四)眼底

眼底可反映高血压的严重程度,分为四级。①Ⅰ级:视网膜动脉痉挛、变细、反光增强。②Ⅱ级:视网膜动脉狭窄,动静脉交叉压迫;③Ⅲ级:上述血管病变基础上有眼底出血或棉絮状渗出;④Ⅳ级:出血或渗出伴有视盘水肿。

(五)血管

除心、脑、肾血管病变外,严重高血压可促使主动脉夹层形成并破裂,常可致命。

六、护理

(一)护理目标

患者血压控制在合适的范围,头痛减轻;无意外发生;能增进保健知识,坚持合理用药;无并发症的发生。

(二)护理措施

1.用药护理

用药一般从小剂量开始用药,遵医嘱调整剂量,不可自行增减或突然撤换药物,多数患者需长期服用维持量;注意降压不可过快、过低,某些降压药物有直立性低血压反应,应指导患者改变体位时动作宜缓慢,警惕服降压药后可能发生的低血压反应,服药后如有晕厥、恶心、乏力时,立即平卧,头低足高位,以促进静脉回流,增加脑部血流量;服药后不要站立太久,因长时间站立会使腿部血管扩张,血液淤积于下肢,脑部血流量减少;避免用过热的水洗澡或蒸汽浴,防止周围血

管扩张导致晕厥。

2.高血压危重症的护理

(1)一旦发生高血压急症,应绝对卧床休息,抬高床头,避免一切不良刺激和不必要的活动,协助生活护理。必要时使用镇静剂。

(2)保持呼吸道通畅,吸氧浓度为 4～5 L/min。

(3)立即建立静脉通道,遵医嘱尽早准确给药,以达到快速降压和脱水降颅内压的目的。硝普钠静脉滴注过程中应避光,调整给药速度,严密监测血压,脱水剂滴速宜快等。

(4)定期监测血压,严密观察病情变化,做好心电、血压、呼吸监测,一旦发现血压急剧升高、剧烈头痛、呕吐、大汗、视力模糊、面色及神志改变、肢体运动障碍等症状,立即通知医师。

(5)制止抽搐,发生抽搐时用牙垫置于上、下臼齿间防止唇舌咬伤;患者意识不清时应加床栏,防止坠床;避免屏气或用力排便。

3.健康指导

(1)合理膳食:坚持低盐饮食,减少膳食中脂肪摄入,补充适量蛋白质,多食蔬菜和水果,摄入足量钾、镁、钙。进食应少量多餐,避免暴饮暴食及饮用刺激性饮料,戒烟酒。

(2)预防便秘:采用适当的措施如多食粗纤维食物、饮蜂蜜水等,保持大便通畅。由于便秘会使降压药的吸收增加或变得不规则而引起危险的低血压反应。同时排便时用力,使胸、腹压上升,极易引起收缩压升高,甚至造成血管破裂,因此应预防便秘。

(3)适当运动:可根据年龄及身体状况选择慢跑、太极拳等不同方式的运动,应避免提重物或自高处取物,因屏气用力会导致血压升高。鼓励患者参加有兴趣的休闲娱乐活动,不应感受到有压力,如养花、养鸟。

(4)指导用药:告诉患者及家属有关降压药的名称、剂量、用法、作用与不良反应和降压药应用注意事项,并提供书面材料。教育患者服药剂量必须遵医嘱执行,不可随意增减药量或突然撤换药物。

(5)自测血压:建议患者自备血压计,教会患者或家属定时测量血压并记录,定期门诊复查。

(6)减少压力,保持情绪稳定:创造安静、舒适的休养环境,避免过度兴奋,减少影响患者激动的因素。教会患者训练自我控制能力,消除紧张和压力,保持最佳心理状态。

(三)护理评价

患者能正确认识疾病,避免加重高血压的诱发因素,懂得自我护理方法,改变不良的生活方式;患者坚持按医嘱服降压药,减少并发症的发生,无高血压急症发生。

(周李平)

第二章

呼吸内科护理

第一节　急性呼吸道感染

急性呼吸道感染通常包括急性上呼吸道感染和急性气管-支气管炎。急性上呼吸道感染是鼻腔、咽或喉部急性炎症的总称。常见病原体为病毒,仅有少数由细菌引起。本病全年皆可发病,但冬春季节多发,具有一定的传染性,有时引起严重的并发症,应积极防治。急性气管-支气管炎是指感染、物理、化学、过敏等因素引起的气管-支气管黏膜的急性炎症,可由急性上呼吸道感染蔓延而来。多见于寒冷季节或气候多变时,气候突变时多发。

一、护理评估

(一)病因及发病机制

1.急性上呼吸道感染

急性上呼吸道感染患者有70%～80%是由病毒引起的。其中主要包括流感病毒、副流感病毒、呼吸道合胞病毒、腺病毒、鼻病毒等。由于感染病毒类型较多,又无交叉免疫,人体产生的免疫力较弱且短暂,同时在健康人群中有病毒携带者,故一个人可有多次发病。细菌感染占20%～30%,可直接或继病毒感染之后发生,以溶血性链球菌最为多见,其次为流感嗜血杆菌、肺炎球菌和葡萄球菌等。偶见革兰氏阴性杆菌。当全身或呼吸道局部防御功能降低时,尤其是年老体弱或有慢性呼吸道疾病者更易患病,原先存在于上呼吸道或外界侵入的病毒和细菌迅速繁殖,引起本病。通过含有病毒的飞沫或被污染的用具传播,引起发病。

2.急性气管-支气管炎

(1)感染:由病毒、细菌直接感染,或急性上呼吸道病毒(如腺病毒、流感病毒)、细菌(如流感嗜血杆菌、肺炎链球菌)感染迁延而来,也可在病毒感染后继发细菌感染。亦可为衣原体和支原体感染。

(2)物理、化学性因素:过冷空气、粉尘、刺激性气体或烟雾的吸入使气管-支气管黏膜受到急性刺激和损伤,引起本病。

(3)变态反应:花粉、有机粉尘、真菌孢子等的吸入以及对细菌蛋白质过敏等,均可引起气管-

支气管的变态反应。寄生虫(如钩虫、蛔虫的幼虫)移行至肺,也可致病。

(二)健康史

有无受凉、淋雨、过度疲劳等使机体抵抗力降低等情况,应注意询问本次起病情况,既往健康情况,有无呼吸道慢性疾病史等。

(三)身体状况

1.急性上呼吸道感染

急性上呼吸道感染主要症状和体征个体差异大,根据病因不同可有不同类型,各型症状、体征之间无明显界定,也可互相转化。

(1)普通感冒:又称急性鼻炎或上呼吸道卡他,以鼻咽部卡他症状为主要表现,俗称"伤风"。成人多为鼻病毒所致,起病较急,初期有咽干、咽痒或咽痛,同时或数小时后有打喷嚏、鼻塞、流清水样鼻涕,2～3 d 后分泌物变稠,伴咽鼓管炎可引起听力减退,伴流泪、味觉迟钝、声嘶、少量咳嗽、低热不适、轻度畏寒和头痛。检查可见鼻腔黏膜充血、水肿、有分泌物,咽部轻度充血。如无并发症,一般经 5～7 d 痊愈。

流行性感冒(简称流感)则由流感病毒引起,起病急,鼻咽部症状较轻,但全身症状较重,伴高热、全身酸痛和眼结膜炎症状。而且常有较大或大范围的流行。

流行性感冒应及早应用抗流感病毒药物:起病 1～2 d 应用抗流感病毒药物治疗,才能取得最佳疗效。目前抗流感病毒药物包括离子通道 M_2 阻滞剂和神经氨酸酶抑制剂两类。离子通道 M_2 阻滞剂:包括金刚烷胺和金刚乙胺,主要对甲型流感病毒有效。金刚烷胺类药物是治疗甲型流感的首选药物,有效率达 70%～90%。金刚烷胺的不良反应有神经质、焦虑、注意力不集中和轻微头痛等中枢神经系统不良反应,一般在用药后几小时出现,金刚乙胺的毒副作用较小。胃肠道反应主要为恶心和呕吐,停药后可迅速消失。肾功能不全的患者需要调整金刚烷胺的剂量,对于老年人或肾功能不全者需要密切监测不良反应。神经氨酸酶抑制剂:奥司他韦(商品名达菲),作用机制是通过干扰病毒神经氨酸酶保守的唾液酸结合位点,从而抑制病毒的复制,对 A(包括H5N1)和 B 不同亚型流感病毒均有效。奥司他韦成人每次口服75 mg,每天 2 次,连服5 d,但须在症状出现 2 d 内开始用药。奥司他韦不良反应少,一般为恶心、呕吐等消化道症状,也有腹痛、头痛、头晕、失眠、咳嗽、乏力等不良反应的报道。

(2)病毒性咽炎和喉炎:临床特征为咽部发痒、不适和灼热感、声嘶、讲话困难、咳嗽、咳嗽时咽喉疼痛,无痰或痰呈黏液性,有发热和乏力,伴有咽下疼痛时,常提示有链球菌感染,体检发现咽部明显充血和水肿、局部淋巴结肿大且触痛,提示流感病毒和腺病毒感染,腺病毒咽炎可伴有眼结膜炎。

(3)疱疹性咽峡炎:主要由柯萨奇病毒 A 引起,夏季好发。有明显咽痛、常伴有发热,病程约一周。体检可见咽充血,软腭、腭垂、咽和扁桃体表面有灰白色疱疹及浅表溃疡,周围有红晕。多见儿童,偶见于成人。

(4)咽结膜热:常为柯萨奇病毒、腺病毒等引起。夏季好发,游泳传播为主,儿童多见。表现为发热、咽痛、畏光、流泪、咽及结膜明显充血。病程 4～6 d。

(5)细菌性咽-扁桃体炎多由溶血性链球菌感染所致,其次为流感嗜血杆菌、肺炎球菌、葡萄球菌等引起。起病急,咽痛明显、伴畏寒、发热,体温超过 39 ℃。检查可见咽部明显充血,扁桃体充血肿大,其表面有黄色点状渗出物,颌下淋巴结肿大伴压痛,肺部无异常体征。

本病如不及时治疗可并发急性鼻窦炎、中耳炎、急性气管-支气管炎。部分患者可继发病毒性心肌炎、肾炎、风湿热等。

2.急性气管-支气管炎

急性气管-支气管炎起病较急，常先有急性上呼吸道感染的症状，继之出现干咳或少量黏液性痰，随后可转为黏液脓性或脓性痰液，痰量增多，咳嗽加剧，偶可痰中带血。全身症状一般较轻，可有发热，38 ℃左右，多于 3～5 d 后消退。咳嗽、咳痰为最常见的症状，常为阵发性咳嗽，咳嗽、咳痰可延续 2～3 周才消失，如迁延不愈，则可演变为慢性支气管炎。呼吸音常正常或增粗，两肺可听到散在干、湿性啰音。

（四）实验室及其他检查

1.血常规

病毒感染者白细胞正常或偏低，淋巴细胞比例升高；细菌感染者白细胞计数和中性粒细胞增高，可有核左移现象。

2.病原学检查

可做病毒分离和病毒抗原的血清学检查，确定病毒类型，以区别病毒和细菌感染。细菌培养及药物敏感试验，可判断细菌类型，并可指导临床用药。

3.X 线检查

胸部 X 线摄片多无异常改变。

二、主要护理诊断及医护合作性问题

（一）舒适的改变

鼻塞、流涕、咽痛、头痛与病毒和(或)细菌感染有关。

（二）潜在并发症

鼻窦炎、中耳炎、心肌炎、肾炎、风湿性关节炎。

三、护理目标

患者躯体不适缓解，日常生活不受影响；体温恢复正常；呼吸道通畅；睡眠改善；无并发症发生或并发症被及时控制。

四、护理措施

（一）一般护理

注意隔离患者，减少探视，避免交叉感染。患者咳嗽或打喷嚏时应避免对着他人。患者使用的餐具、痰盂等用具应按规定消毒，或用一次性器具，回收后焚烧弃去。多饮水，补充足够的热量，给予清淡易消化、高热量、丰富维生素、富含营养的食物。避免刺激性食物，戒烟、酒。患者以休息为主，特别是在发热期间。部分患者往往因剧烈咳嗽而影响正常的睡眠，可给患者提供容易入睡的休息环境，保持病室适宜温度、湿度和空气流通。保证周围环境安静，关闭门窗。指导患者运用促进睡眠的方式，如睡前泡脚、听音乐等。必要时可遵医嘱给予镇咳、祛痰或镇静药物。

（二）病情观察

关注疾病流行情况、鼻咽部发生的症状、体征及血常规和 X 线胸片改变。注意并发症，如耳痛、耳鸣、听力减退、外耳道流脓等提示中耳炎；如头痛剧烈、发热、伴脓涕、鼻窦有压痛等提示鼻窦炎；如在恢复期出现胸闷、心悸、眼睑水肿、腰酸和关节痛等提示心肌炎、肾炎或风湿性关节炎，

应及时就诊。

（三）对症护理

1.高热护理

体温超过 37.5 ℃，应每 4 h 测体温 1 次，观察体温过高的早期症状和体征，体温突然升高或骤降时，应随时测量和记录，并及时报告医师。体温>39 ℃时，要采取物理降温。降温效果不好可遵照医嘱选用适当的解热剂进行降温。患者出汗后应及时处理，保持皮肤的清洁和干燥，并注意保暖。鼓励多饮水。

2.保持呼吸道通畅

清除气管、支气管内分泌物，减少痰液在气管、支气管内的聚积。指导患者采取舒适的体位进行有效咳嗽。观察咳痰情况，如痰液较多且黏稠，可嘱患者多饮水，或遵照医嘱给予雾化吸入治疗，以湿润气道、利于痰液排出。

（四）用药护理

1.对症治疗

选用抗感冒复合剂或中成药减轻发热、头痛，减少鼻、咽充血和分泌物，如对乙酰氨基酚（扑热息痛）、银翘解毒片等。干咳者可选用右美沙芬、喷托维林（咳必清）等；咳嗽有痰可选用复方氯化铵合剂、溴己新（必嗽平），或雾化祛痰。咽痛者可含服喉片或草珊瑚片等。气喘者可用平喘药，如特布他林、氨茶碱等。

2.抗病毒药物

早期应用抗病毒药有一定疗效，可选用利巴韦林、奥司他韦、金刚烷胺、吗啉胍和抗病毒中成药等。

3.抗菌药物

如有细菌感染，最好根据药物敏感试验选择有效抗菌药物治疗，常可选用大环内酯类、青霉素类、氟喹诺酮类及头孢菌素类。

根据医嘱选用药物，告知患者药物的作用、可能发生的不良反应和服药的注意事项，如按时服药；应用抗生素者，注意观察有无迟发性变态反应发生；对于应用解热镇痛药者注意避免大量出汗引起虚脱等。发现异常及时就诊等。

（五）心理护理

急性呼吸道感染预后良好，多数患者于一周内康复，仅少数患者可因咳嗽迁延不愈而发展为慢性支气管炎，患者一般无明显心理负担。但如果咳嗽较剧烈，加之伴有发热，可能会影响患者的休息、睡眠，进而影响工作和学习，个别患者产生急于缓解咳嗽等症状的焦虑情绪。护理人员应与患者进行耐心、细致的沟通，通过对病情的客观评价，解除患者的心理顾虑，建立治疗疾病的信心。

（六）健康指导

1.疾病知识指导

帮助患者和家属掌握急性呼吸道感染的诱发因素及本病的相关知识，避免受凉、过度疲劳，注意保暖；外出时可戴口罩，避免寒冷空气对气管、支气管的刺激。积极预防和治疗上呼吸道感染，症状改变或加重时应及时就诊。

2.生活指导

平时应加强耐寒锻炼，增强体质，提高机体免疫力。有规律生活，避免过度劳累。室内空气保持新鲜、阳光充足。少去人群密集的公共场所。戒烟、酒。

五、护理评价

患者舒适度改善;睡眠质量提高;未发生并发症或发生后被及时控制。

(张　雪)

第二节　慢性支气管炎

慢性支气管炎是由于感染或非感染因素引起气管、支气管黏膜及其周围组织的慢性非特异性炎症。临床以咳嗽、咳痰或伴有喘息反复发作为特征,每年持续 3 个月以上,且连续 2 年以上。

一、病因和发病机制

慢性支气管炎的病因极为复杂,迄今尚有许多因素还不够明确,往往是多种因素长期相互作用的综合结果。

(一)感染

病毒、支原体和细菌感染是本病急性发作的主要原因。病毒感染以流感病毒、鼻病毒、腺病毒和呼吸道合胞病毒常见;细菌感染以肺炎链球菌、流感嗜血杆菌和卡他莫拉菌及葡萄球菌常见。

(二)大气污染

化学气体如氯气、二氧化氮、二氧化硫等刺激性烟雾,空气中的粉尘等均可刺激支气管黏膜,使呼吸道清除功能受损,为细菌入侵创造条件。

(三)吸烟

吸烟为本病发病的主要因素。吸烟时间的长短与吸烟量决定发病率的高低,吸烟者的患病率较不吸烟者高 2~8 倍。

(四)过敏因素

喘息型支气管患者,多有过敏史。患者痰中嗜酸性粒细胞和组胺的含量及血中免疫球蛋白 E(IgE)明显高于正常。此类患者实际上应属慢性支气管炎合并哮喘。

(五)其他因素

气候变化,特别是寒冷空气对慢支的病情加重有密切关系。自主神经功能失调,副交感神经功能亢进,老年人肾上腺皮质功能减退,慢性支气管炎的发病率增加。维生素 C 缺乏,维生素 A 缺乏,易患慢性支气管炎。

二、临床表现

(一)症状

患者常在寒冷季节发病,出现咳嗽、咳痰,尤以晨起显著,白天多于夜间。病毒感染痰液为白色黏液泡沫状,继发细菌感染,痰液转为黄色或黄绿色黏液脓性,偶可带血。慢性支气管炎反复

发作后，支气管黏膜的迷走神经感受器反应性增高，副交感神经功能亢进，可出现变态反应而发生喘息。

（二）体征

早期多无体征。急性发作期可有肺底部闻及干、湿性啰音。喘息型支气管炎在咳嗽或深吸气后可闻及哮鸣音，发作时有广泛哮鸣音。

（三）并发症

（1）阻塞性肺气肿：为慢性支气管炎最常见的并发症。

（2）支气管肺炎：慢性支气管炎蔓延至支气管周围肺组织中，患者表现寒战、发热、咳嗽加剧、痰量增多且呈脓性；白细胞总数及中性粒细胞增多；X线胸片显示双下肺野有斑点状或小片阴影。

（3）支气管扩张症。

三、诊断

（一）辅助检查

1.血常规

白细胞总数及中性粒细胞数可升高。

2.胸部X线

单纯型慢性支气管炎，X线片检查阴性或仅见双下肺纹理增多、增粗、模糊、呈条索状或网状。继发感染时为支气管周围炎症改变，表现为不规则斑点状阴影，重叠于肺纹理之上。

3.肺功能检查

早期病变多在小气道，常规肺功能检查多无异常。

（二）诊断要点

凡咳嗽、咳痰或伴有喘息，每年发作持续3个月，连续2年或2年以上者，并排除其他心、肺疾病（如肺结核、肺尘埃沉着病、支气管哮喘、支气管扩张症、肺癌、肺脓肿、心脏病、心功能不全等）、慢性鼻咽疾病后，即可诊断。如每年发病不足3个月，但有明确的客观检查依据（如X线胸片、肺功能等）亦可诊断。

（三）鉴别诊断

1.支气管扩张

多于儿童或青年期发病，常继发于麻疹、肺炎或百日咳后，并有咳嗽、咳痰反复发作的病史，合并感染时痰量增多，并呈脓性或伴有发热，病程中常反复咯血。在肺下部周围可闻及不易消散的湿性啰音。晚期重症患者可出现杵状指（趾）。X线胸片上可见双肺下野纹理粗乱或呈卷发状。薄层高分辨CT（HRCT）检查有助于确诊。

2.肺结核

活动性肺结核患者多有午后低热、消瘦、乏力、盗汗等中毒症状。咳嗽痰量不多，常有咯血。老年肺结核的中毒症状多不明显，常被慢性支气管炎的症状所掩盖而误诊。胸部X线上可发现结核病灶，部分患者痰结核菌检查可获阳性。

3.支气管哮喘

支气管哮喘常为特质性患者或有过敏性疾病家族史，多于幼年发病。一般无慢性咳嗽、咳痰史。哮喘多突然发作，且有季节性，血和痰中嗜酸性粒细胞常增多，治疗后可迅速缓解。发作时双肺布满哮鸣音，呼气延长，缓解后可消失，且无症状，但气道反应性仍增高。慢性支气管炎合并哮喘的患者，病史中咳嗽、咳痰多发生在喘息之前，迁延不愈较长时间后伴有喘息，且咳嗽、咳痰的症状多较喘息更为突出，平喘药物疗效不如哮喘等可资鉴别。

4.肺癌

肺癌多发生于40岁以上男性，并有多年吸烟史的患者，刺激性咳嗽常伴痰中带血和胸痛。X线胸片检查肺部常有块状影或反复发作的阻塞性肺炎。痰脱落细胞及支气管镜等检查，可明确诊断。

5.慢性肺间质纤维化

慢性咳嗽，咳少量黏液性非脓性痰，进行性呼吸困难，双肺底可闻及爆裂音，严重者发绀并有杵状指。X线胸片见中下肺野及肺周边部纹理增多紊乱呈网状结构，其间见弥漫性细小斑点阴影。肺功能检查呈限制性通气功能障碍，弥散功能减低，动脉血氧分压（PaO_2）下降。肺活检是确诊的手段。

四、治疗

（一）急性发作期及慢性迁延期的治疗

以控制感染、祛痰、镇咳为主，同时解痉平喘。

1.抗感染药物

及时、有效、足量，感染控制后及时停用，以免产生细菌耐药或二重感染。一般患者可按常见致病菌用药。可选用青霉素G 80万单位肌内注射；复方磺胺甲噁唑（SMZ），每次2片，2次/天；阿莫西林2～4 g/d，3～4次口服；氨苄西林2～4 g/d，分4次口服；头孢氨苄2～4 g/d或头孢拉定1～2 g/d，分4次口服；头孢呋辛2 g/d或头孢克洛0.5～1 g/d，分2～3次口服。亦可选择新一代大环内酯类抗生素，如罗红霉素，0.3 g/d，2次口服。抗菌治疗疗程一般7～10 d，反复感染病例可适当延长。严重感染时，可选用氨苄西林、环丙沙星、氧氟沙星、阿米卡星、奈替米星或头孢菌素类联合静脉滴注给药。

2.祛痰镇咳药

刺激性干咳者不宜单用镇咳药物，否则痰液不易咳出。可给盐酸溴环己胺醇30 mg或羧甲基半胱氨酸500 mg，3次/天口服。乙酰半胱氨酸（富露施）及氯化铵甘草合剂均有一定的疗效。α-糜蛋白酶雾化吸入亦有消炎祛痰的作用。

3.解痉平喘

解痉平喘主要为解除支气管痉挛，利于痰液排出。常用药物为氨茶碱0.1～0.2 g，每小时8次口服；丙卡特罗50 mg，2次/天；特布他林2.5 mg，2～3次/天。慢性支气管炎有可逆性气道阻塞者应常规应用支气管舒张剂，如异丙托溴铵（异丙阿托品）气雾剂、特布他林等吸入治疗。阵发性咳嗽常伴不同程度的支气管痉挛，应用支气管扩张药后可改善症状，并有利于痰液的排出。

（二）缓解期的治疗

应以增强体质，提高机体抗病能力和预防发作为主。

（三）中药治疗

采取扶正固本原则，按肺、脾、肾的虚实辨证施治。

五、护理措施

(一)常规护理

1.环境

保持室内空气新鲜,流通,安静,舒适,温湿度适宜。

2.休息

急性发作期应卧床休息,取半卧位。

3.给氧

持续低流量吸氧。

4.饮食

给予高热量、高蛋白、高维生素易消化饮食。

(二)专科护理

(1)解除气道阻塞,改善肺泡通气。及时清除痰液,神志清醒患者应鼓励咳嗽,痰稠不易咯出时,给予雾化吸入或雾化泵药物喷入,减少局部淤血水肿,以利痰液排出。危重体弱患者,定时更换体位,叩击背部,使痰易于咯出,餐前应给予胸部叩击或胸壁震荡。方法:患者取侧卧位,护士两手手指并拢,手背隆起,指关节微屈,自肺底由下向上,由外向内叩拍胸壁,震动气管,边拍边鼓励患者咳嗽,以促进痰液的排出,每侧肺叶叩击 3～5 min。对神志不清者,可进行机械吸痰,需注意无菌操作,抽吸压力要适当,动作轻柔,每次抽吸时间不超过 15 s,以免加重缺氧。

(2)合理用氧,减轻呼吸困难。根据缺氧和二氧化碳潴留的程度不同,合理用氧,一般给予低流量、低浓度、持续吸氧,如病情需要提高氧浓度,应辅以呼吸兴奋剂刺激通气或使用呼吸机改善通气,吸氧后如呼吸困难缓解、呼吸频率减慢、节律正常、血压上升、心率减慢、心律正常、发绀减轻、皮肤转暖、神志转清、尿量增加等,表示氧疗有效。若呼吸过缓,意识障碍加深,需考虑二氧化碳潴留加重,必要时采取增加通气量措施。

(张　雪)

第三节　慢性阻塞性肺疾病

慢性阻塞性肺疾病(chronic obstructive pulmonary disease,COPD)是一种以不完全可逆性气流受限为特征,呈进行性发展的肺部疾病。COPD 是呼吸系统疾病中的常见病和多发病,由于其患病人数多,死亡率高,社会经济负担重,已成为一个重要的公共卫生问题。在世界范围内,COPD 的死亡率居所有死因的第四位。根据世界银行/世界卫生组织发表的研究,至 2020 年 COPD 将成为世界疾病经济负担的第五位。在我国,COPD 同样是严重危害人民群体健康的重要慢性呼吸系统疾病,1992 年对我国北部及中部地区农村 102 230 名成人调查显示,COPD 约占 15 岁以上人群的 3%,近年来对我国 7 个地区 20 245 名成年人进行调查,COPD 的患病率占 40 岁以上人群的 8.2%,患病率之高是十分惊人的。

COPD 与慢性支气管炎及肺气肿密切相关。慢性支气管炎(简称慢支)是指气管、支气管黏膜及其周围组织的慢性、非特异性炎症。如患者每年咳嗽、咳痰达 3 个月以上,连续两年或以上,并排除其他已知原因的慢性咳嗽，即可诊断为慢性支气管炎。阻塞性肺气肿(简称肺气肿)是指肺部终末细支气管远端气腔出现异常持久的扩张，并伴有肺泡壁和细支气管的破坏而无明显肺纤维化。当慢性支气管炎和(或)肺气肿患者肺功能检查出现气流受限并且不能完全可逆时，可视为COPD。如患者只有慢性支气管炎和(或)肺气肿，而无气流受限，则不能视为COPD，而视为COPD的高危期。支气管哮喘也具有气流受限。但支气管哮喘是一种特殊的气道炎症性疾病，其气流受限具有可逆性，它不属于COPD。

一、护理评估

(一)病因及发病机制

确切的病因不清，可能与下列因素有关。

1.吸烟

吸烟是最危险的因素。国内外的研究均证明吸烟与慢支的发生有密切关系，吸烟者慢性支气管炎的患病率比不吸烟者高2～8倍，吸烟时间愈长，量愈大，COPD患病率愈高。烟草中的多种有害化学成分，可损伤气道上皮细胞使巨噬细胞吞噬功能降低和纤毛运动减退；黏液分泌增加，使气道净化能力减弱；支气管黏膜充血水肿、黏液积聚，而易引起感染。慢性炎症及吸烟刺激黏膜下感受器，引起支气管平滑肌收缩，气流受限。烟草、烟雾还可使氧自由基增多，诱导中性粒细胞释放蛋白酶，抑制抗蛋白酶系统，使肺弹力纤维受到破坏，诱发肺气肿形成。

2.职业性粉尘和化学物质

职业性粉尘及化学物质，如烟雾、变应原、工业废气及室内污染空气等，浓度过大或接触时间过长，均可导致与吸烟无关的COPD。

3.空气污染

大气污染中的有害气体(如二氧化硫、二氧化氮、氯气等)可损伤气道黏膜，并有细胞毒作用，使纤毛清除功能下降，黏液分泌增多，为细菌感染创造条件。

4.感染

感染是COPD发生发展的重要因素之一。长期、反复感染可破坏气道正常的防御功能，损伤细支气管和肺泡。主要病毒为流感病毒、鼻病毒和呼吸道合胞病毒等；细菌感染以肺炎链球菌、流感嗜血杆菌、卡他莫拉菌及葡萄球菌为多见，支原体感染也是重要因素之一。

5.蛋白酶-抗蛋白酶失衡

蛋白酶对组织有损伤和破坏作用；抗蛋白酶对弹性蛋白酶等多种蛋白酶有抑制功能。在正常情况下，弹性蛋白酶与其抑制因子处于平衡状态。其中α_1-抗胰蛋白酶(α_1-AT)是活性最强的一种。蛋白酶增多和抗蛋白酶不足均可导致组织结构破坏产生肺气肿。

6.其他

机体内在因素如呼吸道防御功能及免疫功能降低、自主神经功能失调、营养、气温的突变等都可能参与COPD的发生、发展。

(二)病理生理

COPD的病理改变主要为慢性支气管炎和肺气肿的病理改变。COPD对呼吸功能的影响，早期病变仅局限于细小气道，表现为闭合容积增大。病变侵入大气道时，肺通气功能明显障碍；随肺气肿的日益加重，大量肺泡周围的毛细血管受膨胀的肺泡挤压而退化，使毛细血管大量减少，肺泡间的血流量减少，导致通气与血流比例失调，使换气功能障碍。由通气和换气功能障碍

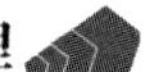

引起缺氧和二氧化碳潴留，进而发展为呼吸衰竭。

（三）健康史

询问患者是否存在引起慢支的各种因素如感染、吸烟、大气污染、职业性粉尘和有害气体的长期吸入、过敏等；是否有呼吸道防御功能及免疫功能降低、自主神经功能失调等。

（四）身体状况

1.主要症状

(1)慢性咳嗽：晨间起床时咳嗽明显，白天较轻，睡眠时有阵咳或排痰。随病程发展可终生不愈。

(2)咳痰：一般为白色黏液或浆液性泡沫痰，偶可带血丝，清晨排痰较多。急性发作伴有细菌感染时，痰量增多，可有脓性痰。

(3)气短或呼吸困难：早期仅在体力劳动或上楼等活动时出现，随着病情发展逐渐加重，日常活动甚至休息时也感到气短。是 COPD 的标志性症状。

(4)喘息和胸闷：重度患者或急性加重时出现喘息，甚至静息状态下也感气促。

(5)其他：晚期患者有体重下降，食欲减退等全身症状。

2.护理体检

早期可无异常，随疾病进展慢性支气管炎病例可闻及干啰音或少量湿啰音。有喘息症状者可在小范围内出现轻度哮鸣音。肺气肿早期体征不明显，随疾病进展出现桶状胸，呼吸活动减弱，触觉语颤减弱或消失；叩诊呈过清音，心浊音界缩小或不易叩出，肺下界和肝浊音界下移，听诊心音遥远，两肺呼吸音普遍减弱，呼气延长，并发感染时，可闻及湿啰音。

3.COPD 严重程度分级

根据第一秒用力呼气容积占用力肺活量的百分比($FEV_1/FVC\%$)、第一秒用力呼气容积占预计值百分比($FEV_1\%$预计值)和症状对 COPD 的严重程度做出分级。

Ⅰ级：轻度，$FEV_1/FVC<70\%$、$FEV_1\geqslant80\%$预计值，有或无慢性咳嗽、咳痰症状。

Ⅱ级：中度，$FEV_1/FVC<70\%$、50%预计值$\leqslant FEV_1<80\%$预计值，有或无慢性咳嗽、咳痰症状。

Ⅲ级：重度，$FEV_1/FVC<70\%$、30%预计值$\leqslant FEV_1<50\%$预计值，有或无慢性咳嗽、咳痰症状。

Ⅳ级：极重度，$FEV_1/FVC<70\%$、$FEV_1<30\%$预计值或 $FEV_1<50\%$预计值，伴慢性呼吸衰竭。

4.COPD 病程分期

COPD 按病程可分为急性加重期和稳定期，前者指在短期内咳嗽、咳痰、气短和(或)喘息加重、脓痰量增多，可伴发热等症状；稳定期指咳嗽、咳痰、气短症状稳定或轻微。

5.并发症

COPD 可并发慢性呼吸衰竭、自发性气胸、慢性肺源性心脏病。

（五）实验室及其他检查

1.肺功能检查

肺功能检查是判断气流受限的主要客观指标，对 COPD 诊断、严重程度评价、疾病进展、预后及治疗反应等有重要意义。第一秒用力呼气容积(FEV_1)占用力肺活量(FVC)的百分比($FEV_1/FVC\%$)是评价气流受限的敏感指标。第一秒用力呼气容积(FEV_1)占预计值百分比

(FEV_1%预计值),是评估COPD严重程度的良好指标。当$FEV_1/FVC<70\%$及$FEV_1<80\%$预计值者,可确定为不能完全可逆的气流受限。FEV_1的逐渐减少,大致提示肺部疾病的严重程度和疾病进展的阶段。

肺气肿呼吸功能检查示残气量增加,残气量占肺总量的百分比增大,最大通气量低于预计值的80%;第一秒时间肺活量常低于60%;残气量占肺总量的百分比增大,往往超过40%;对阻塞性肺气肿的诊断有重要意义。

2.胸部X线检查

早期胸片可无变化,可逐渐出现肺纹理增粗、紊乱等非特异性改变,肺气肿的典型X线表现为胸廓前后径增大,肋间隙增宽,肋骨平行,膈低平。两肺透亮度增加,肺血管纹理减少或有肺大疱征象。X线检查对COPD诊断特异性不高。

3.动脉血气分析

早期无异常,随病情进展可出现低氧血症、高碳酸血症、酸碱平衡失调等,用于判断呼吸衰竭的类型。

4.其他

COPD合并细菌感染时,血白细胞增高,核左移。痰培养可能检出病原菌。

(六)心理、社会评估

COPD由于病程长、反复发作,每况愈下,给患者带来较重的精神和经济负担,病现焦虑、悲观、沮丧等心理反应,甚至对治疗丧失信心。病情一旦发展到影响工作和会导致患者心理压力增加,生活方式发生改变,也会影响到工作,甚至因无法工作孤独。

二、主要护理诊断及医护合作性问题

(一)气体交换受损

与气道阻塞、通气不足、呼吸肌疲劳、分泌物过多和肺泡呼吸有关。

(二)清理呼吸道无效

与分泌物增多而黏稠、气道湿度减低和无效咳嗽有关。

(三)低效性呼吸形态

与气道阻塞、膈肌变平以及能量不足有关。

(四)活动无耐力

与疲劳、呼吸困难、氧供与氧耗失衡有关。

(五)营养失调,低于机体需要量

与食欲降低、摄入减少、腹胀、呼吸困难、痰液增多关。

(六)焦虑

与健康状况的改变、病情危重、经济状况有关。

三、护理目标

患者痰能咳出,喘息缓解;活动耐力增强;营养得到改善;焦虑减轻。

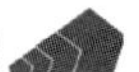

四、护理措施

(一)一般护理

1.休息和活动

患者采取舒适的体位,晚期患者宜采取身体前倾位,使辅助呼吸肌参与呼吸。发热、咳喘时应卧床休息,视病情安排适当的活动量,活动以不感到疲劳、不加重症状为宜。室内保持合适的温湿度,冬季注意保暖,避免直接吸入冷空气。

2.饮食护理

呼吸功的增加可使热量和蛋白质消耗增多,导致营养不良。应制订出高热量、高蛋白、高维生素的饮食计划。正餐进食量不足时,应安排少量多餐,避免餐前和进餐时过多饮水。餐后避免平卧,有利于消化。为减少呼吸困难,保存能量,患者饭前至少休息 30 min。每天正餐应安排在患者最饥饿、休息最好的时间。指导患者采用缩唇呼吸和腹式呼吸减轻呼吸困难。为促进食欲,提供给患者舒适的就餐环境和喜爱的食物,餐前及咳痰后漱口,保持口腔清洁;腹胀的患者应进软食,细嚼慢咽。避免进食产气的食物,如汽水、啤酒、豆类、马铃薯和胡萝卜等;避免易引起便秘的食物,如油煎食物、干果、坚果等。如果患者通过进食不能吸收足够的营养,可应用管喂饮食或全胃肠外营养。

(二)病情观察

观察咳嗽、咳痰的情况,痰液的颜色、量及性状,咳痰是否顺畅;呼吸困难的程度,能否平卧,与活动的关系,有无进行性加重;患者的营养状况、肺部体征及有无慢性呼吸衰竭、自发性气胸、慢性肺源性心脏病等并发症产生。监测动脉血气分析和水、电解质、酸碱平衡情况。

(三)氧疗的护理

呼吸困难伴低氧血症者,遵医嘱给予氧疗。一般采用鼻导管持续低流量吸氧,氧流量 1～2 L/min。对 COPD 慢性呼吸衰竭者提倡进行长期家庭氧疗(LTOT)。LTOT 为持续低流量吸氧它能改变疾病的自然病程,改善生活质量。LTOT 是指一昼夜吸入低浓度氧 15 h 以上,并持续较长时间,使 $PaO_2 \geq 8.0$ kPa(60 mmHg),或 SaO_2 升至 90%的一种氧疗方法。LTOT 指征如下。①$PaO_2 \leq 7.3$ kPa(55 mmHg)或 $SaO_2 \leq 88\%$,有或没有高碳酸血症;②PaO_2 8.0～7.3 kPa(55～60 mmHg)或$SaO_2 < 88\%$,并有肺动脉高压、心力衰竭所致的水肿或红细胞增多症(血细胞比容>0.55)。LTOT 对血流动力学、运动耐力、肺生理和精神状态均会产生有益的影响,从而提高 COPD 患者的生活质量和生存率。

COPD 患者因长期二氧化碳潴留,主要靠缺氧刺激呼吸中枢,如果吸入高浓度的氧,反而会导致呼吸频率和幅度降低,引起二氧化碳潴留。而持续低流量吸氧维持 $PaO_2 \geq 8.0$ kPa(60 mmHg),既能改善组织缺氧,也可防止因缺氧状态解除而抑制呼吸中枢。护理人员应密切注意患者吸氧后的变化,如观察患者的意识状态、呼吸的频率及幅度、有无窒息或呼吸停止和动脉血气复查结果。氧疗有效指标:患者呼吸困难减轻、呼吸频率减慢、发绀减轻、心率减慢、活动耐力增加。

(四)用药护理

1.稳定期治疗用药

(1)支气管舒张药:短期应用以缓解症状,长期规律应用预防和减轻症状。常选用 β_2 肾上腺素受体激动剂、抗胆碱药、氨茶碱或其缓(控)释片。

(2)祛痰药:对痰不易咳出者可选用盐酸氨溴索或羧甲司坦。

2.急性加重期的治疗用药

使用支气管舒张药及对低氧血症者进行吸氧外,应根据病原菌类型及药物敏感情况合理选用抗生素治疗。如给予β内酰胺类/β内酰胺酶抑制剂;第二代头孢菌素、大环内酯类或喹诺酮类。如出现持续气道阻塞,可使用糖皮质激素。

3.遵医嘱用药

遵医嘱应用抗生素,支气管舒张药,祛痰药物,注意观察疗效及不良反应。

(五)呼吸功能锻炼

COPD患者需要增加呼吸频率来代偿呼吸困难,这种代偿多数是依赖于辅助呼吸肌参与呼吸,即胸式呼吸,而非腹式呼吸。然而胸式呼吸的有效性要低于腹式呼吸,患者容易疲劳。因此,护理人员应指导患者进行缩唇呼气、腹式呼吸、膈肌起搏(体外膈神经电刺激)、吸气阻力器等呼吸锻炼,以加强胸、膈呼吸肌肌力和耐力,改善呼吸功能。

1.缩唇呼吸

缩唇呼吸的技巧是通过缩唇形成的微弱阻力来延长呼气时间,增加气道压力,延缓气道塌陷。患者闭嘴经鼻吸气,然后通过缩唇(吹口哨样)缓慢呼气,同时收缩腹部。吸气与呼气时间比为1∶2或1∶3。缩唇大小程度与呼气流量,以能使距口唇15～20 cm处,与口唇等高点水平的蜡烛火焰随气流倾斜又不至于熄灭为宜。

2.膈式或腹式呼吸

患者可取立位、平卧位或半卧位,两手分别放于前胸部和上腹部。用鼻缓慢吸气时,膈肌最大程度下降,腹肌松弛,腹部凸出,手感到腹部向上抬起。呼气时用口呼出,腹肌收缩,膈肌松弛,膈肌随腹腔内压增加而上抬,推动肺部气体排出,手感到腹部下降。

另外,可以在腹部放置小枕头、杂志或书锻炼腹式呼吸。如果吸气时,物体上升,证明是腹式呼吸。缩唇呼吸和腹式呼吸每天训练3～4次,每次重复8～10次。腹式呼吸需要增加能量消耗,因此指导患者只能在疾病恢复期如出院前进行训练。

(六)心理护理

COPD患者因长期患病,社会活动减少、经济收入降低等方面发生的变化,容易形成焦虑和压抑的心理状态,失去自信,躲避生活。也可由于经济原因,患者可能无法按医嘱常规使用某些药物,只能在病情加重时应用。医护人员应详细了解患者及其家庭对疾病的态度,关心体贴患者,了解患者心理、性格、生活方式等方面发生的变化,与患者和家属共同制订和实施康复计划,定期进行呼吸肌功能锻炼、合理用药等,减轻症状,增强患者战胜疾病的信心;对表现焦虑的患者,教会患者缓解焦虑的方法,如听轻音乐、下棋、做游戏等娱乐活动,以分散注意力,减轻焦虑。

(七)健康指导

1.疾病知识指导

使患者了解COPD的相关知识,识别和消除使疾病恶化的因素,戒烟是预防COPD的重要且简单易行的措施,应劝导患者戒烟;避免粉尘和刺激性气体的吸入;避免和呼吸道感染患者接触,在呼吸道传染病流行期间,尽量避免去人群密集的公共场所。指导患者要根据气候变化,及时增减衣物,避免受凉感冒。学会识别感染或病情加重的早期症状,尽早就医。

2.康复锻炼

使患者理解康复锻炼的意义,充分发挥患者进行康复的主观能动性,制订个体化的锻炼计划,选择空气新鲜、安静的环境,进行步行、慢跑、气功等体育锻炼。在潮湿、大风、严寒气候时,避

免室外活动。教会患者和家属依据呼吸困难与活动之间的关系,判断呼吸困难的严重程度,以便合理的安排工作和生活。

3.家庭氧疗

对实施家庭氧疗的患者,护理人员应指导患者和家属做到以下几点。

(1)了解氧疗的目的、必要性及注意事项;注意安全,供氧装置周围严禁烟火,防止氧气燃烧爆炸;吸氧鼻导管需每天更换,以防堵塞,防止感染;氧疗装置定期更换、清洁、消毒。

(2)告诉患者和家属宜采取低流量(氧流量 1～2 L/min 或氧浓度 25%～29%)吸氧,且每天吸氧的时间不宜少于 10 h,因夜间睡眠时,部分患者低氧血症更为明显,故夜间吸氧不宜间断;监测氧流量,防止随意调高氧流量。

4.心理指导

引导患者适应慢性病并以积极的心态对待疾病,培养生活乐趣,如听音乐、培养养花种草等爱好,以分散注意力,减少孤独感,缓解焦虑、紧张的精神状态。

五、护理评价

氧分压和二氧化碳分压维持在正常范围内;能坚持药物治疗;能演示缩唇呼吸和腹式呼吸技术;呼吸困难发作时能采取正确体位,使用节能法;清除过多痰液,保持呼吸道通畅;使用控制咳嗽方法;增加体液摄入;减少症状恶化;根据身高和年龄维持正常体重;减少急诊就诊和入院的次数。

(张　雪)

第四节　支气管肺炎

一、概述

肺炎是指终末气道、肺泡和肺间质的炎症,可由病原微生物、理化因素、免疫损伤、过敏及药物所致。细菌性肺炎是最常见的肺炎。也是最常见的感染性疾病之一。尽管新的强效抗生素不断投入应用,但其发病率和病死率仍很高,其原因可能有社会人口老龄化、吸烟人群的低龄化、伴有基础疾病、免疫功能低下,加之病原体变迁、医院获得性肺炎发病率增加、病原学诊断困难、抗生素的不合理使用导致细菌耐药性增加和部分人群贫困化加剧等因素有关。

(一)分类

肺炎可按解剖、病因或患病环境加以分类。

1.解剖分类

(1)大叶性(肺泡性)肺炎:为肺实质炎症,通常并不累及支气管。病原体先在肺泡引起炎症,经肺泡间孔(Cohn)向其他肺泡扩散,导致部分或整个肺段、肺叶发生炎症改变。致病菌多为肺炎链球菌。

(2)小叶性(支气管)肺炎:指病原体经支气管入侵,引起细支气管、终末细支气管和肺泡的炎症。病原体有肺炎链球菌、葡萄球菌、病毒、肺炎支原体以及军团菌等。常继发于其他疾病,如支气管炎、支气管扩张、上呼吸道病毒感染以及长期卧床的危重患者。

(3)间质性肺炎：以肺间质炎症为主，病变累及支气管壁及其周围组织，有肺泡壁增生及间质水肿。可由细菌、支原体、衣原体、病毒或肺孢子菌等引起。

2.病因分类

(1)细菌性肺炎：如肺炎链球菌、金黄色葡萄球菌、甲型溶血性链球菌、肺炎克雷伯杆菌、流感嗜血杆菌、铜绿假单胞菌、棒状杆菌、梭形杆菌等引起的肺炎。

(2)非典型病原体所致肺炎：如支原体、军团菌和衣原体等。

(3)病毒性肺炎：如冠状病毒、腺病毒、呼吸道合胞病毒、流感病毒、麻疹病毒、巨细胞病毒、单纯疱疹病毒等。

(4)真菌性肺炎：如白念珠菌、曲霉、放射菌等。

(5)其他病原体所致的肺炎：如立克次体(如Q热立克次体)、弓形虫(如鼠弓形虫)、寄生虫(如肺包虫、肺吸虫、肺血吸虫)等。

(6)理化因素所致的肺炎：如放射性损伤引起的放射性肺炎、胃酸吸入、药物等引起的化学性肺炎等。

3.患病环境分类

由于病原学检查阳性率低，培养结果滞后，病因分类在临床上应用较为困难，目前多按肺炎的获得环境分成两类，有利于指导经验治疗。

(1)社区获得性肺炎(community acquired pneumonia，CAP)是指在医院外罹患的感染性肺实质炎症，也称院外肺炎，包括具有明确潜伏期的病原体感染而在入院后平均潜伏期内发病的肺炎。常见致病菌为肺炎链球菌、流感嗜血杆菌、卡他莫拉菌和非典型病原体。

(2)医院获得性肺炎(hospital acquired pneumonia，HAP)简称医院内肺炎，是指患者入院时既不存在、也不处于潜伏期，而于入院48 h后在医院(包括老年护理院、康复院等)内发生的肺炎，也包括出院后48 h内发生的肺炎。无感染高危因素患者的常见病原体依次为肺炎链球菌、流感嗜血杆菌、金黄色葡萄球菌、铜绿假单胞菌、大肠埃希菌、肺炎克雷伯杆菌等；有感染高危因素患者的常见病原体依次为金黄色葡萄球菌、铜绿假单胞菌、肠埃希菌属、肺炎克雷伯杆菌等。

(二)病因及发病机制

正常的呼吸道免疫防御机制(支气管内黏液-纤毛运载系统、肺泡巨噬细胞防御的完整性等)使气管隆凸以下的呼吸道保持无菌。肺炎的发生主要由病原体和宿主两个因素决定。如果病原体数量多、毒力强和(或)宿主呼吸道局部和全身免疫防御系统损害，即可发生肺炎。病原体可通过空气吸入、血行播散、邻近感染部位蔓延、上呼吸道定植菌的误吸引起社区获得性肺炎。医院获得性肺炎还可通过误吸胃肠道的定植菌(胃食管反流)和通过人工气道吸入环境中的致病菌引起。

二、肺炎链球菌肺炎

肺炎链球菌肺炎或称肺炎球菌肺炎，是由肺炎链球菌或称肺炎球菌所引起的肺炎，约占社区获得性肺炎的半数以上。通常急骤起病，以高热、寒战、咳嗽、血痰及胸痛为特征。X线胸片呈肺段或肺叶急性炎性实变，近年来因抗菌药物的广泛使用，致使本病的起病方式、症状及X线改变均不典型。

肺炎链球菌为革兰氏染色阳性球菌，多成双排列或短链排列。有荚膜，其毒力大小与荚膜中

的多糖结构及含量有关。根据荚膜多糖的抗原特性，肺炎链球菌可分为86个血清型。成人致病菌多属1～9及12型，以第3型毒力最强，儿童则多为6、14、19及23型。肺炎链球菌在干燥痰中能存活数月，但在阳光直射1 h，或加热至52 ℃ 10 min即可杀灭，对石炭酸等消毒剂亦甚敏感。机体免疫功能正常时，肺炎链球菌是寄居在口腔及鼻咽部的一种正常菌群，其带菌率常随年龄、季节及免疫状态的变化而有差异。机体免疫功能受损时，有毒力的肺炎链球菌入侵人体而致病。肺炎链球菌除引起肺炎外，少数可发生菌血症或感染性休克，老年人及婴幼儿的病情尤为严重。

本病以冬季与初春多见，常与呼吸道病毒感染相伴行。患者常为原先健康的青壮年或老年与婴幼儿，男性较多见。吸烟者、痴呆者、慢性支气管炎、支气管扩张、充血性心力衰竭、慢性病患者以及免疫抑制宿主易受肺炎链球菌侵袭。肺炎链球菌不产生毒素，不引起原发性组织坏死或形成空洞。其致病力是由于有高分子多糖体的荚膜对组织的侵袭作用，首先引起肺泡壁水肿，出现白细胞与红细胞渗出，含菌的渗出液经肺泡间孔向肺的中央部分扩展，甚至累及几个肺段或整个肺叶，因病变开始于肺的外周，故叶间分界清楚，易累及胸膜，引起渗出性胸膜炎。

病理改变有充血期、红肝变期、灰肝变期及消散期。表现为肺组织充血水肿，肺泡内浆液渗出及红、白细胞浸润，白细胞吞噬细菌，继而纤维蛋白渗出物溶解、吸收、肺泡重新充气。在肝变期病理阶段实际上并无确切分界，经早期应用抗菌药物治疗，此种典型的病理分期已很少见。病变消散后肺组织结构多无损坏，不留纤维瘢痕。极个别患者肺泡内纤维蛋白吸收不完全，甚至有成纤维细胞形成，形成机化性肺炎。老年人及婴幼儿感染可沿支气管分布(支气管肺炎)。若未及时使用抗菌药物，5%～10%的患者可并发脓胸，10%～20%的患者因细菌经淋巴管、胸导管进入血循环，可引起脑膜炎、心包炎、心内膜炎、关节炎和中耳炎等肺外感染。

(一)护理评估

1.健康史

肺炎的发生与细菌的侵入和机体防御能力的下降有关。吸入口咽部的分泌物或空气中的细菌、周围组织感染的直接蔓延、菌血症等均可成为细菌入侵的途径；吸烟、酗酒、年老体弱、长期卧床、意识不清、吞咽和咳嗽反射障碍、慢性或重症患者、长期使用糖皮质激素或免疫抑制剂、接受机械通气及大手术者均可因机体防御机制降低而继发肺炎。注意询问患者起病前是否存在机体抵抗力下降、呼吸道防御功能受损的因素，了解患者既往的健康状况。

2.身体状况

发病前常有受凉、淋雨、疲劳、醉酒、病毒感染史，多有上呼吸道感染的前驱症状。

(1)主要症状：起病多急骤，高热、寒战，全身肌肉酸痛，体温通常在数小时内升至39 ℃～40 ℃，高峰在下午或傍晚，或呈稽留热，脉率随之增速。可有患侧胸部疼痛，放射到肩部或腹部，咳嗽或深呼吸时加剧。痰少，可带血或呈铁锈色，食欲锐减，偶有恶心、呕吐、腹痛或腹泻，易被误诊为急腹症。

(2)护理体检：患者呈急性病容，面颊绯红，鼻翼扇动，皮肤灼热、干燥，口角及鼻周有单纯疱疹；病变广泛时可出现发绀。有败血症者，可出现皮肤、黏膜出血点，巩膜黄染。早期肺部体征无明显异常，仅有胸廓呼吸运动幅度减小，叩诊稍浊，听诊可有呼吸音减低及胸膜摩擦音。肺实变时叩诊浊音、触觉语颤增强并可闻及支气管呼吸音。消散期可闻及湿啰音。心率增快，有时心律不齐。重症患者有肠胀气，上腹部压痛多与炎症累及膈胸膜有关。重症感染时可伴休克、急性呼吸窘迫综合征及神经精神症状，表现为神志模糊、烦躁、呼吸困难、嗜睡、谵妄、昏迷等。累及脑膜时有颈抵抗及出现病理性反射。

本病自然病程大致1～2周。发病5～10 d，体温可自行骤降或逐渐消退；使用有效的抗菌药物后可使体温在1～3 d内恢复正常。患者的其他症状与体征亦随之逐渐消失。

(3)并发症：肺炎链球菌肺炎的并发症近年来已很少见。严重败血症或毒血症患者易发生感染性休克，尤其是老年人。表现为血压降低、四肢厥冷、多汗、发绀、心动过速、心律失常等，而高热、胸痛、咳嗽等症状并不突出。其他并发症有胸膜炎、脓胸、心包炎、脑膜炎和关节炎等。

3.实验室及其他检查

(1)血常规检查：血白细胞计数为(10～20)×10^9/L，中性粒细胞多在80%以上，并有核左移，细胞内可见中毒颗粒。年老体弱、酗酒、免疫功能低下者的白细胞计数可不增高，但中性粒细胞的百分比仍增高。

(2)痰直接涂片做革兰氏染色及荚膜染色镜检：发现典型的革兰氏染色阳性、带荚膜的双球菌或链球菌，即可初步做出病原诊断。

(3)痰培养：24～48 h可以确定病原体。痰标本送检应注意器皿洁净无菌，在抗菌药物应用之前漱口后采集，取深部咳出的脓性或铁锈色痰。

(4)聚合酶链反应(PCR)检测及荧光标记抗体检测：可提高病原学诊断率。

(5)血培养：10%～20%的患者合并菌血症，故重症肺炎应做血培养。

(6)细菌培养：如合并胸腔积液，应积极抽取积液进行细菌培养。

(7)X线检查：早期仅见肺纹理增粗，或受累的肺段、肺叶稍模糊。随着病情进展，肺泡内充满炎性渗出物，表现为大片炎症浸润阴影或实变影，在实变阴影中可见支气管充气征，肋膈角可有少量胸腔积液。在消散期，X线显示炎性浸润逐渐吸收，可有片状区域吸收较快，呈现“假空洞”征，多数病例在起病3～4周才完全消散。老年患者肺炎病灶消散较慢，容易出现吸收不完全而成为机化性肺炎。

4.心理-社会评估

肺炎起病多急骤，短期内病情严重，加之高热和全身中毒症状明显，患者及家属常深感不安。当出现严重并发症时，患者会表现出忧虑和恐惧。

(二)主要护理诊断及医护合作性问题

1.体温过高

与肺部感染有关。

2.气体交换受损

与肺部炎症、痰液黏稠等引起呼吸面积减少有关。

3.清理呼吸道无效

与胸痛、气管、支气管分泌物增多、黏稠及疲乏有关。

4.疼痛

胸痛与肺部炎症累及胸膜有关。

5.潜在并发症

感染性休克。

(三)护理目标

体温恢复正常范围；患者呼吸平稳，发绀消失；症状减轻呼吸道通畅；疼痛减轻，感染控制未发生休克。

（四）护理措施

1.一般护理

（1）休息与环境：保持室内空气清新，病室保持适宜的温、湿度，环境安静、清洁、舒适。限制患者活动，限制探视，避免因谈话过多影响体力。要集中安排治疗和护理活动，保证足够的休息，减少氧耗量，缓解头痛、肌肉酸痛、胸痛等症状。

（2）体位：协助或指导患者采取合适的体位。对有意识障碍患者，如病情允许可取半卧位，增加肺通气量；或侧卧位，以预防或减少分泌物吸入肺内。为促进肺扩张，每 2 h 变换体位 1 次，减少分泌物淤积在肺部而引起并发症。

（3）饮食与补充水分：给予高热量、高蛋白质、高维生素、易消化的流质或半流质饮食，以补充高热引起的营养物质消耗。宜少食多餐，避免压迫膈肌。若有明显麻痹性肠梗阻或胃扩张，应暂时禁食，遵医嘱给予胃肠减压，直至肠蠕动恢复。鼓励患者多饮水（1～2 L/d），来补充发热、出汗和呼吸急促所丢失的水分，并利于痰液排出。轻症者无须静脉补液，脱水严重者可遵医嘱补液，补液有利于加快毒素排泄和热量散发，尤其是食欲差或不能进食者。心脏病或老年人应注意补液速度，过快过多易导致急性肺水肿。

2.病情观察

监测患者神志、体温、呼吸、脉搏、血压和尿量，并做好记录。尤其应注意密切观察体温的变化。观察有无呼吸困难及发绀，及时适宜给氧。重点观察儿童、老年人、久病体弱者的病情变化，注意是否伴有感染性休克的表现。观察痰液颜色、性状和量，如肺炎球菌肺炎呈铁锈色，葡萄球菌肺炎呈粉红色乳状，厌氧菌感染者痰液多有恶臭等。

3.对症护理

（1）高热的护理。

（2）咳嗽、咳痰的护理：协助和鼓励患者有效咳嗽、排痰，及时清除口腔和呼吸道内痰液、呕吐物。痰液黏稠不易咳出时，在病情允许情况下可扶患者坐起，给予拍背，协助咳痰，遵医嘱应用祛痰药以及超声雾化吸入，稀释痰液，促进痰的排出。必要时吸痰，预防窒息。吸痰前，注意告知病情。

（3）气急发绀的护理：监测动脉血气分析值，给予吸氧，提高血氧饱和度，改善发绀，增加患者的舒适度。氧流量一般为每分钟 4～6 L，若为 COPD 患者，应给予低流量低浓度持续吸氧。注意观察患者呼吸频率、节律、深度等变化，皮肤色泽和意识状态有无改变，如果病情恶化，准备气管插管和呼吸机辅助通气。

（4）胸痛的护理：维持患者舒适的体位。患者胸痛时，常随呼吸、咳嗽加重，可采取患侧卧位，在咳嗽时可用枕头等物夹紧胸部，必要时用宽胶布固定胸廓，以降低胸廓活动度，减轻疼痛。疼痛剧烈者，遵医嘱应用镇痛、止咳药，缓解疼痛和改善肺通气，如口服可待因。此外可用物理止痛和中药止痛擦剂。物理止痛，如按摩、针灸、经皮肤电刺激止痛穴位或局部冷敷等，可降低疼痛的敏感性。中药经皮肤吸收，无创伤，且发挥药效快，对轻度疼痛效果好。中药止痛擦剂具有操作简便、安全，毒副作用小，无药物依赖现象等优点。

（5）其他：鼓励患者经常漱口，做好口腔护理。口唇疱疹者局部涂液体石蜡或抗病毒软膏，防止继发感染。烦躁不安、谵妄、失眠者酌情使用地西泮或水合氯醛，禁用抑制呼吸的镇静药。

4.感染性休克的护理

（1）观察休克的征象：密切观察生命体征、实验室检查和病情的变化。发现患者神志模糊、烦躁、发绀、四肢湿冷、脉搏细数、脉压变小、呼吸浅快、面色苍白、尿量减少(每小时少于 30 mL)等休克早期症状时,及时报告医师,采取救治措施。

(2)环境与体位:应将感染性休克的患者安置在重症监护室,注意保暖和安全。取仰卧中凹位,抬高头胸部 20°,抬高下肢约 30°,有利于呼吸和静脉回流,增加心排血量。尽量减少搬动。

(3)吸氧:应给高流量吸氧,维持动脉氧分压在 8.0 kPa(60 mmHg)以上,改善缺氧状况。

(4)补充血容量:快速建立两条静脉通路,遵医嘱给予右旋糖酐或平衡液以维持有效血容量,降低血液的黏稠度,防止弥散性血管内凝血。随时监测患者一般情况、血压、尿量、尿比重、血细胞比容等;监测中心静脉压,作为调整补液速度的指标,中心静脉压<0.5 kPa(5 cmH_2O)可放心输液,达到1.0 kPa(10 cmH_2O)应慎重。以中心静脉压不超过 1.0 kPa(10 cmH_2O)、尿量每小时在 30 mL 以上为宜。补液不宜过多过快,以免引起心力衰竭和肺水肿。若血容量已补足而24 h 尿量仍<400 mL、尿比重<1.018 时,应及时报告医师,注意是否合并急性肾衰竭。

(5)纠正酸中毒:有明显酸中毒可静脉滴注 5%的碳酸氢钠,因其配伍禁忌较多,宜单独输入。随时监测和纠正电解质和酸碱失衡等。

(6)应用血管活性药物的护理:遵医嘱在应用血管活性药物,如多巴胺、间羟胺(阿拉明)时,滴注过程中应注意防止液体溢出血管外,引起局部组织坏死和影响疗效。可应用输液泵单独静脉输入血管活性药物,根据血压随时调整滴速,维持收缩压在 12.0 ~ 13.3 kPa(90 ~ 100 mmHg),保证重要器官的血液供应,改善微循环。

(7)对因治疗:应联合、足量应用强有力的广谱抗生素控制感染。

(8)病情转归观察:随时监测和评估患者意识、血压、脉搏、呼吸、体温、皮肤、黏膜、尿量的变化,判断病情转归。如患者神志逐渐清醒、皮肤及肢体变暖、脉搏有力、呼吸平稳规则、血压回升、尿量增多,预示病情已好转。

5.用药护理

遵医嘱及时使用有效抗感染药物,注意观察药物疗效及不良反应。

(1)抗菌药物治疗:一经诊断即应给予抗菌药物治疗,不必等待细菌培养结果。首选青霉素 G,用药途径及剂量视病情轻重及有无并发症而定:对于成年轻症患者,可用 240 万单位/天,分 3 次肌内注射,或用普鲁卡因青霉素每 12 h 肌内注射 60 万单位。病情稍重者,宜用青霉素 G 240 万~480 万单位/天,分次静脉滴注,每 6~8 h 1 次;重症及并发脑膜炎者,可增至1 000 万~3 000 万单位/天,分 4 次静脉滴注。对青霉素过敏者或耐青霉素或多重耐药菌株感染者,可用呼吸氟喹诺酮类、头孢噻肟或头孢曲松等药物,多重耐药菌株感染者可用万古霉素、替考拉宁等。药物治疗 48~72 h 后应对病情进行评价,治疗有效表现为体温下降、症状改善、白细胞逐渐降低或恢复正常等。如用药 72 h 后病情仍无改善,需及时报告医师并作相应处理。

(2)支持疗法:患者应卧床休息,注意补充足够蛋白质、热量及维生素。密切监测病情变化,注意防止休克。剧烈胸痛者,可酌情用少量镇痛药,如可卡因 15 mg。不用阿司匹林或其他解热药,以免过度出汗、脱水及干扰真实热型,导致临床判断错误。鼓励饮水每天 1~2 L,轻症患者不需常规静脉输液,确有失水者可输液,保持尿比重在 1.020 以下,血清钠保持在 145 mmol/L 以下。中等或重症患者[PaO_2<8.0 kPa(60 mmHg)或有发绀]应给氧。若有明显麻痹性肠梗阻或胃扩张,应暂时禁食、禁饮和胃肠减压,直至肠蠕动恢复。烦躁不安、谵妄、失眠者酌情使用地西泮 5 mg 或水合氯醛 1~1.5 g,禁用抑制呼吸的镇静药。

(3)并发症的处理:经抗菌药物治疗后,高热常在 24 h 内消退,或数天内逐渐下降。若体温

降而复升或 3 d 后仍不降者，应考虑肺炎链球菌的肺外感染，如脓胸、心包炎或关节炎等。持续发热的其他原因尚有耐青霉素的肺炎链球菌(PRSP)或混合细菌感染、药物热或并存其他疾病。肿瘤或异物阻塞支气管时，经治疗后肺炎虽可消散，但阻塞因素未除，肺炎可再次出现。10%～20%肺炎链球菌肺炎伴发胸腔积液者，应酌情取胸液检查及培养以确定其性质。若治疗不当，约5%并发脓胸，应积极排脓引流。

6.心理护理

患病前健康状态良好的患者会因突然患病而焦虑不安；病情严重或患有慢性基础疾病的患者则可能出现消极、悲观和恐慌的心理反应。要耐心给患者讲解疾病的有关知识，解释各种症状和不适的原因，讲解各项诊疗、护理操作目的、操作程序和配合要点，使患者清楚大部分肺炎治疗、预后良好。询问和关心患者的需要，鼓励患者说出内心感受，与患者进行有效的沟通。帮助患者祛除不良心理反应，树立治愈疾病的信心。

7.健康指导

(1)疾病知识指导：让患者及家属了解肺炎的病因和诱因，有皮肤疖、痈、伤口感染、毛囊炎、蜂窝织炎时应及时治疗。避免受凉、淋雨、酗酒和过度疲劳，特别是年老体弱和免疫功能低下者，如糖尿病、慢性肺病、慢性肝病、血液病、营养不良、艾滋病等。天气变化时随时增减衣服，预防上呼吸道感染。可注射流感或肺炎免疫疫苗，使之产生免疫力。

(2)生活指导：劝导患者要注意休息，劳逸结合，生活有规律。保证摄取足够的营养物质，适当参加体育锻炼，增强机体抗病能力。对有意识障碍、慢性病、长期卧床者，应教会家属注意帮助患者经常改变体位、翻身、拍背，协助并鼓励患者咳出痰液，有感染征象时及时就诊。

(3)出院指导：出院后需继续用药者，应指导患者遵医嘱按时服药，向患者介绍所服药物的疗效、用法、疗程、不良反应，不能自行停药或减量。教会患者观察疾病复发症状，如出现发热、咳嗽、呼吸困难等不适表现时，应及时就诊。告知患者随诊的时间及需要准备的有关资料，如 X 线胸片等。

(五)护理评价

患者体温恢复正常；能进行有效咳嗽，痰容易咳出，显示咳嗽次数减少或消失，痰量减少；休克发生时及时发现并给予及时的处理。

三、其他类型肺炎

(一)葡萄球菌肺炎评估

葡萄球菌肺炎是由葡萄球菌引起的急性肺部化脓性炎症。葡萄球菌的致病物质主要是毒素与酶，具有溶血、坏死、杀白细胞和致血管痉挛等作用。其致病力可用血浆凝固酶来测定，阳性者致病力较强，是化脓性感染的主要原因。但其他凝固酶阴性的葡萄球菌亦可引起感染。随着医院内感染的增多，由凝固酶阴性葡萄球菌引起的肺炎也不断增多。

医院获得性肺炎中，葡萄球菌感染占 11%～25%。常发生于有糖尿病、血液病、艾滋病、肝病或慢性阻塞性肺疾病等原有基础疾病者。若治疗不及时或不当，病死率甚高。

1.临床表现

起病多急骤，寒战、高热，体温高达 39 ℃～40 ℃，胸痛，咳大量脓性痰，带血丝或呈脓血状。全身肌肉和关节酸痛，精神萎靡，病情严重者可出现周围循环衰竭。院内感染者常起病隐袭，体温逐渐上升，咳少量脓痰。老年人症状可不明显。

早期可无体征，晚期可有双肺散在湿啰音。病变较大或融合时可出现肺实变体征。但体征与严重的中毒症状和呼吸道症状不平行。

2.实验室及其他检查

(1)血常规：白细胞计数及中性粒细胞显著增加，核左移，有中毒颗粒。

(2)细菌学检查：痰涂片可见大量葡萄球菌和脓细胞，血、痰培养多为阳性。

(3)X线检查：胸部X线显示短期内迅速多变的特征，肺段或肺叶实变，可形成空洞，或呈小叶状浸润，可有单个或多个液气囊腔，2～4周后完全消失，偶可遗留少许条索状阴影或肺纹理增多等。

3.治疗要点

为早期清除原发病灶，强有力的抗感染治疗，加强支持疗法，预防并发症。通常首选耐青霉素酶的半合成青霉素或头孢菌素，如苯唑西林、头孢呋辛等。对甲氧西林耐药株(MRSA)可用万古霉素、替考拉宁等治疗。疗程2～3周，有并发症者需4～6周。

(二)肺炎支原体肺炎评估

肺炎支原体肺炎是由肺炎支原体引起的呼吸道和肺部的急性炎症。常同时有咽炎、支气管炎和肺炎。肺炎支原体是介于细菌和病毒之间，兼性厌氧、能独立生活的最小微生物。健康人吸入患者咳嗽、打喷嚏时喷出的口鼻分泌物可感染，即通过呼吸道传播。病原体通常吸附宿主呼吸道纤毛上皮细胞表面，不侵入肺实质，抑制纤毛活动和破坏上皮细胞。其致病性可能与患者对病原体及其代谢产物的变态反应有关。

支原体肺炎约占非细菌性肺炎的1/3以上，或各种原因引起的肺炎的10%。以秋冬季发病较多，可散发或小流行，患者以儿童和青年人居多，婴儿间质性肺炎亦应考虑本病的可能。

1.临床表现

通常起病缓慢，潜伏期2～3周，症状主要为乏力、咽痛、头痛、咳嗽、发热、食欲缺乏、肌肉酸痛等。多为刺激性咳嗽，咳少量黏液痰，发热可持续2～3周，体温恢复正常后可仍有咳嗽。偶伴有胸骨后疼痛。

可见咽部充血、颈部淋巴结肿大等体征。肺部可无明显体征，与肺部病变的严重程度不相称。

2.实验室及其他检查

(2)血常规：血白细胞计数正常或略增高，以中性粒细胞为主。

(2)免疫学检查：起病2周后，约2/3的患者冷凝集试验阳性，滴度效价大于1∶32，尤以滴度逐渐升高更有价值。约半数患者对链球菌MG凝集试验阳性。还可评估肺炎支原体直接检测、支原体IgM抗体、免疫印迹法和聚合酶链反应(PCR)等检查结果。

(3)X线检查：肺部可呈多种形态的浸润影，呈节段性分布，以肺下野为多见，有的从肺门附近向外伸展。3～4周后病变可自行消失。

3.治疗要点

肺炎支原体肺炎首选大环内酯类抗生素，如红霉素。疗程一般为2～3周。

(三)病毒性肺炎评估

病毒性肺炎评估是由上呼吸道病毒感染，向下蔓延所致的肺部炎症。常见病毒为甲、乙型流感病毒、腺病毒、副流感病毒、呼吸道合胞病毒和冠状病毒等。患者可同时受一种以上病毒感染，气道防御功能降低，常继发细菌感染。病毒性肺炎为吸入性感染，常有气管-支气管炎。呼吸道

病毒通过飞沫与直接接触而迅速传播，可暴发或散发流行。

病毒性肺炎约占需住院的社区获得性肺炎的8%，大多发生于冬春季节。密切接触的人群或有心肺疾病者、老年人等易受感染。

1.临床表现

一般临床症状较轻，与支原体肺炎症状相似。起病较急，发热、头痛、全身酸痛、乏力等较突出。有咳嗽、少痰或白色黏液痰、咽痛等症状。老年人或免疫功能受损的重症患者，可表现为呼吸困难、发绀、嗜睡、精神萎靡，甚至并发休克、心力衰竭和呼吸衰竭，严重者可发生急性呼吸窘迫综合征。

本病常无显著的胸部体征，病情严重者有呼吸浅速、心率增快、发绀、肺部干湿性啰音。

2.实验室及其他检查

(1)血常规：白细胞计数正常、略增高或偏低。

(2)病原体检查：呼吸道分泌物中细胞核内的包涵体可提示病毒感染，但并非一定来自肺部。需进一步评估下呼吸道分泌物或肺活检标本培养是否分离出病毒。

(3)X线检查：可见肺纹理增多，小片状或广泛浸润。病情严重者，显示双肺呈弥漫性结节浸润，而大叶实变及胸腔积液者不多见。

3.治疗要点

病毒性肺炎以对症治疗为主，板蓝根、黄芪、金银花、连翘等中药有一定的抗病毒作用。对某些重症病毒性肺炎应采用抗病毒药物，如选用利巴韦林(病毒唑)、阿昔洛韦(无环鸟苷)等

(四)真菌性肺炎评估

肺部真菌感染是最常见的深部真菌病。真菌感染的发生是机体与真菌相互作用的结果，最终取决于真菌的致病性、机体的免疫状态及环境条件对机体与真菌之间关系的影响。广谱抗生素、糖皮质激素、细胞毒药物及免疫抑制剂的广泛使用，人类免疫缺陷病毒(HIV)感染和艾滋病增多使肺部真菌感染的机会增加。

真菌多在土壤中生长，孢子飞扬于空气中，极易被人体吸入而引起肺真菌感染(外源性)：或使机体致敏。引起表现为支气管哮喘的过敏性肺泡炎。有些真菌为寄生菌，如念珠菌和放线菌，当机体免疫力降低时可引起感染。静脉营养疗法的中心静脉插管如留置时间过长。白念珠菌能在高浓度葡萄糖中生长，引起念珠菌感染中毒症。空气中到处有曲霉属孢子，在秋冬及阴雨季节。储藏的谷草发热霉变时更多。若大量吸入可能引起急性气管-支气管炎或肺炎。

1.临床表现

真菌性肺炎多继发于长期应用抗生素、糖皮质激素、免疫抑制剂、细胞毒性药物或因长期留置导管、插管等诱发，其症状和体征无特征性变化。

2.实验室及其他检查

(1)真菌培养：其形态学辨认有助于早期诊断。

(2)X线检查：可表现为支气管肺炎、大叶性肺炎、弥漫性小结节及肿块状阴影和空洞。

3.治疗要点

真菌性肺炎目前尚无理想的药物，两性霉素B对多数肺部真菌仍为有效药物，但由于其不良反应较多，使其应用受到限制。其他药物尚有氟胞嘧啶、米康唑、酮康唑、制霉菌素等也可选用。

(五)重症肺炎评估

目前重症肺炎还没有普遍认同的标准,各国诊断标准不一,但都注重肺部病变的范围、器官灌注和氧合状态。我国制定的重症肺炎标准为:①意识障碍;②呼吸频率>30 次/分钟;③PaO_2<8.0 kPa(60 mmHg),PO_2/FiO_2<300,需行机械通气治疗;④血压<12.0/8.0 kPa(90/60 mmHg);⑤胸片显示双侧或多肺叶受累,或入院 48 h 内病变扩大≥50%;⑥少尿:尿量每小时<20 mL,或每 4 h<80 mL,或急性肾衰竭需要透析治疗。

(张　雪)

第五节　支气管哮喘

支气管哮喘是一种慢性气管炎症性疾病,其支气管壁存在以肥大细胞、嗜酸细胞和 T 淋巴细胞为主的炎性细胞浸润,可经治疗缓解或自然缓解。本病多发于青少年,儿童多于成人,城市多于农村。近年的流行病学显示,哮喘的发病率或病死率均有所增加,我国哮喘发病率为 1%~2%。支气管哮喘的病因较为复杂,大多在遗传因素的基础上,受到体内外多种因素激发而发病,并反复发作。

一、临床表现

(一)症状和体征

典型的支气管哮喘,发作前多有鼻痒、打喷嚏、流涕、咳嗽、胸闷等先兆症状,进而出现呼气性的呼吸困难伴喘鸣,患者被迫呈端坐呼吸,咳嗽、咳痰。发作持续几十分钟至数小时后自行或经治疗缓解。此为速发性哮喘反应。迟发性哮喘反应时,患者气管呈持续高反应性状态,上述表现更为明显,较难控制。

少数患者可出现哮喘重度或危重度发作,表现为重度呼气性呼吸困难、焦虑,烦躁、端坐呼吸、大汗淋漓、嗜睡或意识模糊,经应用一般支气管扩张药物不能缓解。此类患者不及时救治,可危及生命。

(二)辅助检查

1.血液检查

嗜酸性粒细胞、血清总免疫球蛋白 E(IgE)及特异性免疫球蛋白 E 均可增高。

2.胸部 X 线检查

哮喘发作期由于肺脏充气过度,肺部透亮度增高,合并感染时可见肺纹理增多及炎症阴影。

3.肺功能检查

哮喘发作期有关呼气流速的各项指标,如第一秒用力呼气容积(FEV)、最大呼气流速峰值(PEF)等均降低。

二、治疗原则

本病的防治原则是去除病因,控制发作和预防发作。控制发作应根据患者发作的轻重程度,抓住解痉、抗炎两个主要环节,迅速控制症状。

（一）解痉

哮喘轻、中度发作时，常用氨茶碱稀释后静脉注射或加入液体中静脉滴注。根据病情吸入或口服β_2受体激动剂。常用的β_2受体激动剂气雾吸入剂有特布他林、喘乐宁、沙丁胺醇等。

哮喘重度发作时，应及早静脉给予足量氨茶碱及琥珀酸氢化可的松或甲基泼尼松龙琥珀酸钠，待病情得到控制后再逐渐减量，改为口服泼尼松龙，或根据病情吸入糖皮质激素，应注意不宜骤然停药，以免复发。

（二）抗感染

肺部感染的患者，应根据细菌培养及药敏结果选择应用有效抗生素。

（三）稳定内环境

及时纠正水、电解质及酸碱失衡。

（四）保证气管通畅

痰多而黏稠不易咳出或有严重缺氧及二氧化碳潴留者，应及时行气管插管吸出痰液，必要时行机械通气。

三、护理

（一）一般护理

（1）将患者安置在清洁、安静、空气新鲜、阳光充足的房间，避免接触变应原，如花粉、皮毛、油烟等。护理操作时防止灰尘飞扬。喷洒灭蚊蝇剂或某些消毒剂时要转移患者。

（2）患者哮喘发作呼吸困难时应给予适宜的靠背架或过床桌，让患者伏桌而坐，以帮助呼吸，减少疲劳。

（3）给予营养丰富的易消化的饮食，多食蔬菜、水果，多饮水。同时注意保持大便通畅，减少因用力排便所致的疲劳。严禁食用与患者发病有关的食物，如鱼、虾、蟹等，并协助患者寻找变应原。

（4）危重期患者应保持皮肤清洁干燥，定时翻身，防止压疮发生。因大剂量使用糖皮质激素，应做好口腔护理，防止发生口腔炎。

（5）哮喘重度发作时，由于大汗淋漓，呼吸困难甚至有窒息感，所以患者极度紧张、烦躁、疲倦。要耐心安慰患者，及时满足患者需求，缓解紧张情绪。

（二）观察要点

1.观察哮喘发作先兆

如患者主诉有鼻、咽、眼部发痒及咳嗽、流鼻涕等黏膜过敏症状时，应及时报告医师采取措施，减轻发作症状，尽快控制病情。

2.观察药物毒副作用

氨茶碱 0.25 g 加入 25%～50%葡萄糖注射液 20 mL 中静脉推注，时间至少要在 5 min 以上，因浓度过高或推注过快可使心肌过度兴奋而产生心悸、惊厥、血压骤降等严重反应。使用时要现配现用，静脉滴注时，不宜和维生素 C、促皮质激素、去甲肾上腺素、四环素类等配伍。糖皮质激素类药物久用可引起钠潴留、血钾降低、消化道溃疡病、高血压、糖尿病、骨质疏松、停药反跳等，须加强观察。

3.根据患者缺氧情况调整氧流量

一般为 3 ～5 L/min。保持气体充分湿化，氧气湿化瓶每天更换、消毒，防止医源性感染。

4.观察痰液黏稠度

哮喘发作患者由于过度通气,出汗过多,因而身体丢失水分增多,致使痰液黏稠形成痰栓,阻塞小支气管,导致呼吸不畅,感染难以控制。应通过静脉补液和饮水补足水分和电解质。

5.严密观察有无并发症

如自发性气胸、肺不张、脱水、酸碱失衡、电解质紊乱、呼吸衰竭、肺性脑病等并发症。监测动脉血气、生化指标,如发现异常需及时对症处理。

6.注意呼吸频率、深浅幅度和节律

重度发作患者喘鸣音减弱乃至消失,呼吸变浅,神志改变,常提示病情危急,应及时处理。

(三)家庭护理

1.增强体质,积极防治感染

平时注意增加营养,根据病情做适量体力活动,如散步、做简易操、打太极拳等,以提高机体免疫力。当感染发生时应及时就诊。

2.注意防寒避暑

寒冷可引起支气管痉挛,分泌物增加,同时感冒易致支气管及肺部感染。因此,冬季应适当提高居室温度,秋季进行耐寒锻炼防治感冒,夏季避免大汗,防止痰液过稠不易咳出。

3.尽量避免接触变应原

患者应戒烟,尽量避免到人员众多、空气污浊的公共场所。保持居室空气清新,室内可安装空气净化器。

4.防止呼吸肌疲劳

坚持进行呼吸锻炼。

5.稳定情绪

一旦哮喘发作,应控制情绪,保持镇静,及时吸入支气管扩张气雾剂。

6.家庭氧疗

又称缓解期氧疗,对于患者的病情控制,存活期的延长和生活质量的提高有着重要意义。家庭氧疗时应注意氧流量的调节,严禁烟火,防止火灾。

7.缓解期处理

哮喘缓解期的防治非常重要,对于防止哮喘发作及恶化,维持正常肺功能,提高生活质量,保持正常活动量等均具有重要意义。哮喘缓解期患者,应坚持吸入糖皮质激素,可有效控制哮喘发作,吸入色甘酸钠和口服酮替酚亦有一定的预防哮喘发作的作用。

(张　雪)

第六节　支气管扩张

支气管扩张是指直径大于 2 mm 的支气管由于管壁的肌肉和弹性组织破坏引起的慢性异常扩张。临床特点为慢性咳嗽、咳大量脓性痰和(或)反复咯血。患者常有童年麻疹、百日咳或支气管肺炎等病史。随着人民生活条件的改善,麻疹、百日咳疫苗的预防接种,以及抗生素的应用,本病发病率已明显降低。

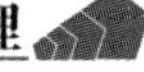

一、病因及发病机制

（一）支气管-肺组织感染和支气管阻塞

它是支气管扩张的主要病因。感染和阻塞症状相互影响，促使支气管扩张的发生和发展。其中婴幼儿期支气管—肺组织感染是最常见的病因，如婴幼儿麻疹、百日咳、支气管肺炎等。

由于儿童支气管较细，易阻塞，且管壁薄弱，反复感染破坏支气管壁各层结构，尤其是平滑肌和弹性纤维的破坏削弱了对管壁的支撑作用。支气管炎使支气管黏膜充血、水肿、分泌物阻塞管腔，导致引流不畅而加重感染。支气管内膜结核、肿瘤、异物引起管腔狭窄、阻塞，也是导致支气管扩张的原因之一。由于左下叶支气管细长，且受心脏血管压迫引流不畅，容易发生感染，故支气管扩张左下叶比右下叶多见。肺结核引起的支气管扩张多发生在上叶。

（二）支气管先天性发育缺陷和遗传因素

此类支气管扩张较少见，如巨大气管-支气管症、支气管扩张-鼻窦炎-内脏转位综合征（Kartagener 综合征）、肺囊性纤维化、先天性丙种球蛋白缺乏症等。

（三）全身性疾病

目前已发现类风湿关节炎、克罗恩病、溃疡性结肠炎、系统性红斑狼疮、支气管哮喘等疾病可同时伴有支气管扩张；有些不明原因的支气管扩张患者，其体液免疫和（或）细胞免疫功能有不同程度的异常，提示支气管扩张可能与机体免疫功能失调有关。

二、临床表现

（一）症状

1.慢性咳嗽、大量脓痰

痰量与体位变化有关。晨起或夜间卧床改变体位时，咳嗽加剧、痰量增多。痰量多少可估计病情严重程度。感染急性发作时，痰量明显增多，每天可达数百毫升，外观呈黄绿色脓性痰，痰液静置后出现分层的特征：上层为泡沫；中层为脓性黏液；下层为坏死组织沉淀物。合并厌氧菌感染时痰有臭味。

2.反复咯血

50％～70％的患者有程度不等的反复咯血，咯血量与病情严重程度和病变范围不完全一致。大量咯血最主要的危险是窒息，应紧急处理。部分发生于上叶的支气管扩张，引流较好，痰量不多或无痰，以反复咯血为唯一症状，称为“干性支气管扩张”。

3.反复肺部感染

其特点是同一肺段反复发生肺炎并迁延不愈。

4.慢性感染中毒症状

反复感染者可出现发热、乏力、食欲减退、消瘦、贫血等，儿童可影响发育。

（二）体征

早期或干性支气管扩张多无明显体征，病变重或继发感染时在下胸部、背部常可闻及局限性、固定性湿啰音，有时可闻及哮鸣音；部分慢性患者伴有杵状指（趾）。

三、辅助检查

(一)胸部 X 线检查

早期无异常或仅见患侧肺纹理增多、增粗现象。典型表现是轨道征和卷发样阴影,感染时阴影内出现液平面。

(二)胸部 CT 检查

管壁增厚的柱状扩张或成串成簇的囊状改变。

(三)纤维支气管镜检查

有助于发现患者出血的部位,鉴别腔内异物、肿瘤或其他支气管阻塞原因。

四、诊断要点

根据患者有慢性咳嗽、大量脓痰、反复咯血的典型临床特征,以及肺部闻及固定而局限性的湿啰音,结合儿童时期有诱发支气管扩张的呼吸道病史,一般可做出初步临床诊断。胸部影像学检查和纤维支气管镜检查可进一步明确诊断。

五、治疗要点

治疗原则是保持呼吸道引流通畅,控制感染,处理咯血,必要时手术治疗。

(一)保持呼吸道通畅

1.药物治疗

祛痰药及支气管舒张药具有稀释痰液、促进排痰作用。

2.体位引流

对痰多且黏稠者作用尤其重要。

3.经纤维支气管镜吸痰

若体位引流排痰效果不理想,可经纤维支气管镜吸痰及生理盐水冲洗痰液,也可局部注入抗生素。

(二)控制感染

它是支气管扩张急性感染期的主要治疗措施。应根据症状、体征、痰液性状,必要时参考细菌培养及药物敏感试验结果选用抗菌药物。

(三)手术治疗

对反复呼吸道急性感染或大咯血,病变局限在一叶或一侧肺组织,经药物治疗无效,全身状况良好的患者,可考虑手术切除病变肺段或肺叶。

六、常用护理诊断

(一)清理呼吸道无效

咳嗽、大量脓痰、肺部湿啰音与痰液黏稠和无效咳嗽有关。

(二)有窒息的危险

与痰多、痰液黏稠或大咯血造成气道阻塞有关。

(三)营养失调

乏力、消瘦、贫血、发育迟缓与反复感染导致机体消耗增加以及患者食欲缺乏、营养物质摄入

不足有关。

（四）恐惧

精神紧张、面色苍白、出冷汗与突然或反复大咯血有关。

七、护理措施

（一）一般护理

1.休息与环境

急性感染或咯血时应卧床休息，大咯血患者需绝对卧床，取患侧卧位。病室内保持空气流通，维持适宜的温、湿度，注意保暖。

2.饮食护理

提供高热量、高蛋白、高维生素饮食，发热患者给予高热量流质或半流质饮食，避免冰冷、油腻、辛辣食物诱发咳嗽。鼓励患者多饮水，每天 1 500 mL 以上，以稀释痰液。指导患者在咳痰后及进食前后用清水或漱口液漱口，保持口腔清洁，促进食欲。

（二）病情观察

观察痰液量、颜色、性质、气味和与体位的关系，记录 24 h 痰液排出量；定期测量生命体征，记录咯血量，观察咯血的颜色、性质及量；病情严重者需观察有无窒息前症状，发现窒息先兆，立即向医师汇报并配合处理。

（三）对症护理

1.促进排痰

(1)指导有效咳嗽和正确的排痰方法。

(2)采取体位引流者需依据病变部位选择引流体位，使病肺居上，引流支气管开口向下，利于痰液流出。一般于饭前 1 h 进行。引流时可配合胸部叩击，提高引流效果。

(3)必要时遵医嘱选用祛痰剂或 β_2 受体激动剂喷雾吸入，扩张支气管、促进排痰。

2.预防窒息

(1)痰液排除困难者，鼓励多饮水或雾化吸入，协助患者翻身、拍背或体位引流，以促进痰液排除，减少窒息发生的危险。

(2)密切观察患者的表情、神志、生命体征，观察并记录痰液的颜色、量与性质，及时发现和判断患者有无发生窒息的可能。如患者突然出现烦躁不安、神志不清，面色苍白或发绀、出冷汗、呼吸急促、咽喉部明显的痰鸣音，应警惕窒息的发生，并及时通知医师。

(3)对意识障碍、年老体弱、咳嗽咳痰无力、咽喉部明显的痰鸣音、神志不清者、突然大量呕吐物涌出等高危患者，立即做好抢救准备，如迅速备好吸引器、气管插管或气管切开等用物，积极配合抢救工作。

（四）心理护理

病程较长，咳嗽、咳痰、咯血反复发作或逐渐加重时，患者易产生焦虑、沮丧情绪。护士应多与其交谈，讲明支气管扩张反复发作的原因及治疗进展，帮助患者树立战胜疾病的信心，缓解焦虑不安情绪。咯血时医护人员应陪伴、安慰患者，帮助情绪稳定，避免因情绪波动加重出血。

（五）健康教育

1.疾病知识指导

帮助患者及家属了解疾病发生、发展与治疗、护理过程。与其共同制订长期防治计划。宣传防治百日咳、麻疹、支气管肺炎、肺结核等呼吸道感染的重要性;及时治疗上呼吸道慢性病灶;避免受凉,预防感冒;戒烟、减少刺激性气体吸入,防止病情恶化。

2.生活指导

讲明加强营养对机体康复的作用,使患者能主动摄取必需的营养素,以增强机体抗病能力。鼓励患者参加体育锻炼,建立良好的生活习惯,劳逸结合,以维护心、肺功能状态。

3.用药指导

向患者介绍常用药物的用法和注意事项,观察疗效及不良反应。指导患者及家属学习和掌握有效咳嗽、胸部叩击、雾化吸入和体位引流的方法,以利于长期坚持,控制病情的发展;了解抗生素的作用、用法和不良反应。

4.自我监测指导

定期复查。嘱患者按医嘱服药,教患者学会观察药物的不良反应。教会患者识别病情变化的征象,观察痰液量、颜色、性质、气味和与体位的关系,并记录 24 h 痰液排出量。如有咯血,窒息先兆,立即前往医院就诊。

(张　雪)

第七节　重症肺炎

肺炎是指终末气道、肺泡和肺间质的炎症,可由病原微生物、理化因素、免疫损伤、过敏及药物所致。细菌性肺炎是最常见的肺炎,也是最常见的感染性疾病之一。

目前肺炎按患病环境分成社区获得性肺炎(community-acquired pneumonia,CAP)和医院获得性肺炎(hospital-acquired pneumonia,HAP),CAP 是指在医院外罹患的感染性肺实质炎症,包括具有明确潜伏期的病原体感染而在入院后平均潜伏期内发病的肺炎。HAP 亦称医院内肺炎(nosocomial pneumonia,NP),是指患者入院时不存在,也不处于潜伏期,而于入院 48 h 后在医院(包括老年护理院、康复院等)内发生的肺炎。HAP 还包括呼吸机相关性肺炎(ventilator associated pneumonia,VAP)和卫生保健相关性肺炎(healthcare associated pneumonia,HCAP)。CAP 和 HAP 年发病率分别约为12/1 000人口和5/1 000～10/1 000住院患者,近年发病率有增加的趋势。肺炎病死率门诊肺炎患者<5%,住院患者平均为 12%,入住重症监护病房(ICU)者约 40%。发病率和病死率高的原因与社会人口老龄化、吸烟、伴有基础疾病和免疫功能低下有关,如慢性阻塞性肺病、心力衰竭、肿瘤、糖尿病、尿毒症、神经疾病、药瘾、嗜酒、艾滋病、久病体衰、大型手术、应用免疫抑制剂和器官移植等。此外,亦与病原体变迁、耐药菌增加、HAP 发病率增加、病原学诊断困难、不合理使用抗生素和部分人群贫困化加剧等有关。

重症肺炎至今仍无普遍认同的定义,需入住 ICU 者可认为是重症肺炎。目前一般认为,如果肺炎患者的病情严重到需要通气支持(急性呼吸衰竭、严重气体交换障碍伴高碳酸血症或持续低氧血症)、循环支持(血流动力学障碍、外周低灌注)及加强监护治疗(肺炎引起的脓毒症或基础疾病所致的其他器官功能障碍)时可称为重症肺炎。

一、病因和发病机制

正常的呼吸道免疫防御机制（支气管内黏液-纤毛运载系统、肺泡巨噬细胞等细胞防御的完整性等）使气管隆凸以下的呼吸道保持无菌。是否发生肺炎决定于两个因素：病原体和宿主因素。如果病原体数量多，毒力强和（或）宿主呼吸道局部和全身免疫防御系统损害，即可发生肺炎。病原体可通过下列途径引起社区获得性肺炎。①空气吸入；②血行播散；③邻近感染部位蔓延；④上呼吸道定植菌的误吸。医院获得性肺炎还可通过误吸胃肠道的定植菌（胃食管反流）和通过人工气道吸入环境中的致病菌引起。病原体直接抵达下呼吸道后，滋生繁殖，引起肺泡毛细血管充血、水肿，肺泡内纤维蛋白渗出及细胞浸润。

二、诊断

（一）临床表现特点

1.社区获得性肺炎

(1)新近出现的咳嗽、咳痰或原有呼吸道疾病症状加重，并出现脓性痰，伴或不伴胸痛。

(2)发热。

(3)肺实变体征和（或）闻及湿性啰音。

(4)白细胞$>10\times10^9$/L或$<4\times10^9$/L，伴或不伴细胞核左移。

(5)胸部X线检查显示片状、斑片状浸润性阴影或间质性改变，伴或不伴胸腔积液。

以上1～4项中任何1项加第5项，除外非感染性疾病可做出诊断。CAP常见病原体为肺炎链球菌、支原体、衣原体、流感嗜血杆菌和呼吸病毒（甲、乙型流感病毒，腺病毒，呼吸合胞病毒和副流感病毒）等。

2.医院获得性肺炎

住院患者X线检查出现新的或进展的肺部浸润影加上下列3个临床症候中的2个或以上可以诊断为肺炎。

(1)发热超过38 ℃。

(2)血白细胞增多或减少。

(3)脓性气道分泌物。

HAP的临床表现、实验室和影像学检查特异性低，应注意与肺不张、心力衰竭和肺水肿、基础疾病肺侵犯、药物性肺损伤、肺栓塞和急性呼吸窘迫综合征等相鉴别。无感染高危因素患者的常见病原体依次为肺炎链球菌、流感嗜血杆菌、金黄色葡萄球菌、大肠埃希菌、肺炎克雷伯杆菌等；有感染高危因素患者为金黄色葡萄球菌、铜绿假单胞菌、肠埃希菌属、肺炎克雷伯杆菌等。

（二）重症肺炎的诊断标准

不同国家制定的重症肺炎的诊断标准有所不同，各有优缺点，但一般均注重对客观生命体征、肺部病变范围、器官灌注和氧合状态的评估，临床医师可根据具体情况选用。以下列出目前常用的几项诊断标准。

1.中华医学会呼吸病学分会2006年颁布的重症肺炎诊断标准

(1)意识障碍。

(2)呼吸频率≥30次/分钟。

(3)$PaO_2<8.0$ kPa(60 mmHg)、氧合指数(PaO_2/FiO_2)<40.0 kPa(300 mmHg)，需行机械

通气治疗。

(4)动脉收缩压<12.0 kPa(90 mmHg)。

(5)并发脓毒性休克。

(6)X线胸片显示双侧或多肺叶受累，或入院48 h内病变扩大≥50%。

(7)少尿：尿量<20 mL/h，或<80 mL/4 h，或急性肾衰竭需要透析治疗。

符合1项或以上者可诊断为重症肺炎。

2.美国感染病学会(IDSA)和美国胸科学会(ATS)2007年新修订的诊断标准

具有1项主要标准或3项或以上次要标准可认为是重症肺炎，需要入住ICU。

(1)主要标准。①需要有创通气治疗；②脓毒性休克需要血管收缩剂。

(2)次要标准。①呼吸频率≥30次/分钟；②$PaO_2/FiO_2 \leqslant 250$；③多叶肺浸润；④意识障碍/定向障碍；⑤尿毒症(血尿素氮≥7.14 mmol/L)；⑥白细胞减少(白细胞<4×10^9/L)；⑦血小板减少(血小板<10万$\times10^9$/L)；⑧低体温(<36 ℃)；⑨低血压需要紧急的液体复苏。

说明。①其他指标也可认为是次要标准，包括低血糖(非糖尿病患者)、急性酒精中毒/酒精戒断、低钠血症、不能解释的代谢性酸中毒或乳酸升高、肝硬化或无脾；②需要无创通气也可等同于次要标准的前两条；③白细胞减少仅系感染引起。

3.英国胸科学会(BTS)2001年制定的CURB(confusion，urea，respiratory rate and blood pressure，CURB)标准

标准一：

存在以下4项核心标准的2项或以上即可诊断为重症肺炎。①新出现的意识障碍；②尿素氮(BUN)>7 mmol/L；③呼吸频率≥30次/分钟；④收缩压<12.0 kPa(90 mmHg)或舒张压≤8.0 kPa(60 mmHg)。

CURB标准比较简单、实用，应用起来较为方便。

标准二：

(1)存在以上4项核心标准中的1项且存在以下2项附加标准时须考虑有重症倾向。附加标准包括：①PaO_2<8.0 kPa(60 mmHg)/SaO_2<92%(任何FiO_2)；②胸片提示双侧或多叶肺炎。

(2)不存在核心标准但存在2项附加标准并同时存在以下2项基础情况时也须考虑有重症倾向。基础情况包括：①年龄≥50岁；②存在慢性基础疾病。

如存在标准二中(1)(2)两种有重症倾向的情况时需结合临床进行进一步评判。在(1)情况下需至少12 h后进行一次再评估。

CURB-65即改良的CURB标准，标准在符合下列5项诊断标准中的3项或以上时即考虑为重症肺炎，需考虑收入ICU治疗。①新出现的意识障碍；②BUN>7 mmol/L；③呼吸频率≥30次/分钟；④收缩压<12.0 kPa(90 mmHg)或舒张压≤8.0 kPa(60 mmHg)；⑤年龄≥65岁。

(三)严重度评价

评价肺炎病情的严重程度对于决定在门诊或入院治疗甚或ICU治疗至关重要。肺炎临床的严重性决定于三个主要因素：局部炎症程度，肺部炎症的播散和全身炎症反应。除此之外，患者如有下列其他危险因素会增加肺炎的严重度和死亡危险。

1.病史

年龄>65 岁;存在基础疾病或相关因素,如慢性阻塞性肺疾病(COPD)、糖尿病、充血性心力衰竭、慢性肾功能不全、慢性肝病、一年内住过院、疑有误吸、神志异常、脾切除术后状态、长期嗜酒或营养不良。

2.体征

呼吸频率>30 次/分钟;脉搏≥120 次/分钟;血压<12.0/8.0 kPa(90/60 mmHg);体温≥40 ℃或≤35 ℃;意识障碍;存在肺外感染病灶如败血症、脑膜炎。

3.实验室和影像学异常

白细胞>20×10^9/L 或<4×10^9/L,或中性粒细胞计数<1×10^9/L;呼吸空气时 PaO_2<8.0 kPa(60 mmHg)、PaO_2/FiO_2<39.9 kPa(300 mmHg),或 $PaCO_2$>6.7 kPa(50 mmHg);血肌酐>106 μmol/L或 BUN>7.1 mmol/L;血红蛋白<90 g/L 或血细胞比容<30%;血浆清蛋白<25 g/L;败血症或 DIC 的证据,如血培养阳性、代谢性酸中毒、凝血酶原时间和部分凝血活酶时间延长、血小板减少;X 线胸片病变累及一个肺叶以上、出现空洞、病灶迅速扩散或出现胸腔积液。

为使临床医师更精确地做出入院或门诊治疗的决策,近几年用评分方法作为定量的方法在临床上得到了广泛的应用。PORT(肺炎患者预后研究小组,pneumonia outcomes research team)评分系统(表 3-1)是目前常用的评价社区获得性肺炎(community acquired pneumonia,CAP)严重度以及判断是否必须住院的评价方法,其也可用于预测 CAP 患者的病死率。其预测死亡风险分级如下:1~2 级时≤70 分,病死率 0.1%~0.6%;3 级时 71~90 分,病死率 0.9%;4 级时 91~130 分,病死率 9.3%;5 级时>130 分,病死率27.0%。PORT 评分系统因可以避免过度评价肺炎的严重度而被推荐使用,即其可保证一些没必要住院的患者在院外治疗。

表 3-1 PORT 评分系统

患者特征	分值	患者特征	分值	患者特征	分值
年龄		脑血管疾病	10	实验室和放射学检查	
男性	−10	肾脏疾病	10	pH<7.35	30
女性	+10	体格检查		BUN>11 mmol/L(>30 mg/dL)	20
住护理院		神志改变	20	Na^+<130 mmol/L	20
并存疾病		呼吸频率>30 次/分钟	20	葡萄糖>14 mmol/L(>250 mg/dL)	10
肿瘤性疾病	30	收缩血压<12.0 kPa(90 mmHg)	20	血细胞比容<30%	10
肝脏疾病	20	体温<35 ℃或>40 ℃	15	PaO_2<8.0 kPa(60 mmHg)	10
充血性心力衰竭	10	脉率>12 次/分钟	10	胸腔积液	10

为避免评价 CAP 肺炎患者的严重度不足,可使用改良的 BTS 重症肺炎标准:呼吸频率≥30 次/分钟,舒张压≤8.0 kPa(60 mmHg),BUN>6.8 mmol/L,意识障碍。四个因素中存在两个可确定患者的死亡风险更高。此标准因简单易用,且能较准确地确定 CAP 的预后而被广泛应用。

临床肺部感染积分(clinical pulmonary infection score,CPIS)(表 3-2)则主要用于医院获得性肺炎(hospital acquired pneumonia,HAP)包括呼吸机相关性肺炎(ventilator-associated pneumonia，VAP)的诊断和严重度判断，也可用于监测治疗效果。此积分从0～12分，积分6分时一般认为有肺炎。

表3-2　临床肺部感染积分评分表

参数	标准	分值
体温	≥36.5 ℃，≤38.4 ℃	0
	≥38.9 ℃	1
	≥39 ℃，或≤36 ℃	2
白细胞计数(×10^9)	≥4.0，≤11.0	0
	<4.0，>11.0	1
	杆状核白细胞	2
气管分泌物	<14+吸引	0
	≥14+吸引	1
	脓性分泌物	2
氧合指数(PaO_2/FiO_2)	>240或急性呼吸窘迫综合征	0
	≤240	2
胸部X线	无渗出	0
	弥漫性渗出	1
	局部渗出	2
半定量气管吸出物培养(0，1+，2+，3+)	病原菌≤1+或无生长	0
	病原菌≥1+	1
	革兰氏染色发现与培养相同的病原菌	2

三、治疗

(一)临床监测

1.体征监测

监测重症肺炎的体征是一项简单、易行和有效的方法，患者往往有呼吸频率和心率加快、发绀、肺部病变部位湿啰音等。目前多数指南都把呼吸频率加快(≥30次/分钟)作为重症肺炎诊断的主要或次要标准。意识状态也是监测的重点，神志模糊、意识不清或昏迷提示重症肺炎可能性。

2.氧合状态和代谢监测

PaO_2、PaO_2/FiO_2、pH、混合静脉血氧分压(PvO_2)、胃张力测定、血乳酸测定等都可对患者的氧合状态进行评估。单次的动脉血气分析一般仅反映患者瞬间的氧合情况；重症患者或有病情明显变化者应进行系列血气分析或持续动脉血气监测。

3.胸部影像学监测

重症肺炎患者应进行系列X线胸片监测，主要目的是及时了解患者的肺部病变是进展还是好转，是否合并有胸腔积液、气胸，是否发展为肺脓肿、急性呼吸窘迫综合征(acute respiratory distress syndrome，ARDS)等。检查的频度应根据患者的病情而定，如要了解病变短期内是否增大，一般每48 h进行一次检查评价；如患者临床情况突然恶化(呼吸窘迫、严重低氧血症等)，在

不能除外合并气胸或进展至 ARDS 时，应短期内复查；而当患者病情明显好转及稳定时，一般可10～14 d 后复查。

4.血流动力学监测

重症肺炎患者常伴有脓毒症，可引起血流动力学的改变，故应密切监测患者的血压和尿量。这 2 项指标比较简单、易行，且非常可靠，应作为常规监测的指标。中心静脉压的监测可用于指导临床补液量和补液速度。部分重症肺炎患者可并发中毒性心肌炎或 ARDS，如临床上难于区分时应考虑行漂浮导管检查。

5.器官功能监测

包括脑功能、心功能、肾功能、胃肠功能、血液系统功能等，进行相应的血液生化和功能检查。一旦发现异常，要积极处理，注意防止多器官功能障碍综合征（multiple organ dysfunction syndrome，MODS）的发生。

6.血液监测

包括外周血白细胞计数、C 反应蛋白、降钙素原、血培养等。

（二）抗生素治疗

经验性联合应用抗生素治疗重症肺炎的理论依据是：联合应用能够覆盖可能的微生物并预防耐药的发生。对于铜绿假单胞菌肺炎，联用 β 内酰胺类和氨基糖苷类具有潜在的协同作用，优于单药治疗；然而氨基糖苷类抗生素的抗菌谱窄，毒性大，特别是对于老年患者，其肾损害的发生率比较高。临床应用氨基糖苷类时要注意其为浓度依赖性抗生素，一般要用足够剂量、提高峰药浓度以提高疗效，同时也应避免与毒性相关的谷浓度的升高。在监测药物的峰浓度时，庆大霉素和妥布霉素＞7 μg/mL，或阿米卡星＞28 μg/mL的效果较好。氨基糖苷类的另一个不足是对支气管分泌物的渗透性较差，仅能达到血药浓度的 40％。此外，肺炎患者的支气管分泌物 pH 较低，在这种环境下许多抗生素活性都降低。因此，有时联合应用氨基糖苷类抗生素并不能增加疗效，反而增加了肾毒性。

目前对于重症肺炎，抗生素的单药治疗也已得到临床医师的重视。新的头孢菌素、碳青霉烯类、其他 β 内酰胺类和氟喹诺酮类抗生素由于抗菌效力强、广谱，并且耐细菌 β 内酰胺酶，故可用于单药治疗。即使对于重症 HAP，只要不是耐多药的病原体，如铜绿假单胞菌、不动杆菌和耐甲氧西林金黄色葡萄球菌（MRSA）等，仍可考虑抗生素的单药治疗。对重症 VAP 有效的抗生素一般包括亚胺培南、美罗培南、头孢吡肟和哌拉西林/他唑巴坦。对于重症肺炎患者来说，临床上的初始治疗常联用多种抗生素，在获得细菌培养结果后，如果没有高度耐药的病原体就可以考虑转为针对性的单药治疗。

临床上一般认为不适合单药治疗的情况包括：①可能感染革兰氏阳性、革兰氏阴性菌和非典型病原体的重症 CAP；②怀疑铜绿假单胞菌或肺炎克雷伯杆菌的菌血症；③可能是金黄色葡萄球菌和铜绿假单胞菌感染的 HAP。三代头孢菌素不应用于单药治疗，因其在治疗中易诱导肠埃希菌属细菌产生 β 内酰胺酶而导致耐药发生。

对于重症 VAP 患者，如果为高度耐药病原体所致的感染则联合治疗是必要的。目前有三种联合用药方案。①β 内酰胺类联合氨基糖苷类：在抗铜绿假单胞菌上有协同作用，但也应注意前面提到的氨基糖苷类的毒性作用；②2 个 β 内酰胺类联合使用：因这种用法会诱导出对两种药同时耐药的细菌，故虽然有过成功治疗的报道，仍不推荐使用；③β 内酰胺类联合氟喹诺酮类：虽然没有抗菌协同作用，但也没有潜在的拮抗作用；氟喹诺酮类对呼吸道分泌物穿透性很好，对其疗效有潜在的正面影响。

对于铜绿假单胞菌所致的重症肺炎，联合治疗往往是必要的。抗假单胞菌的β内酰胺类抗生素包括青霉素类的哌拉西林、阿洛西林、氨苄西林、替卡西林、阿莫西林；第三代头孢菌素类的头孢他啶、头孢哌酮；第四代头孢菌素类的头孢吡肟；碳青霉烯类的亚胺培南、美罗培南；单酰胺类的氨曲南（可用于青霉素类过敏的患者）；β内酰胺类/β内酰胺酶抑制剂复合剂的替卡西林/克拉维酸钾、哌拉西林/他唑巴坦。其他的抗假单胞菌抗生素还有氟喹诺酮类和氨基糖苷类。

1.重症 CAP 的抗生素治疗

重症 CAP 患者的初始治疗应针对肺炎链球菌（包括耐药肺炎链球菌）、流感嗜血杆菌、军团菌和其他非典型病原体，在某些有危险因素的患者还有可能为肠道革兰氏阴性菌属包括铜绿假单胞菌的感染。无铜绿假单胞菌感染危险因素的 CAP 患者可使用β内酰胺类联合大环内酯类或氟喹诺酮类（如左氧氟沙星、加替沙星、莫西沙星等）。因目前为止还没有确立单药治疗重症 CAP 的方法，所以很难确定其安全性、有效性（特别是并发脑膜炎的肺炎）或用药剂量。可用于重症 CAP 并经验性覆盖耐药肺炎链球菌的β内酰胺类抗生素有头孢曲松、头孢噻肟、亚胺培南、美罗培南、头孢吡肟、氨苄西林/舒巴坦或哌拉西林/他唑巴坦。目前高达 40%的肺炎链球菌对青霉素或其他抗生素耐药，其机制不是β内酰胺酶介导而是青霉素结合蛋白的改变。虽然不少β内酰胺类和氟喹诺酮类抗生素对这些病原体有效，但对耐药肺炎链球菌肺炎并发脑膜炎的患者应使用万古霉素治疗。如果患者有假单胞菌感染的危险因素（如支气管扩张、长期使用抗生素、长期使用糖皮质激素）应联合使用抗假单胞菌抗生素并应覆盖非典型病原体，如环丙沙星加抗假单胞菌β内酰胺类，或抗假单胞菌β内酰胺类加氨基糖苷类加大环内酯类或氟喹诺酮类。

临床上选取任何治疗方案都应根据当地抗生素耐药的情况、流行病学和细菌培养及实验室结果进行调整。关于抗生素的治疗疗程目前也很少有资料可供参考，应考虑感染的严重程度，菌血症、多器官功能衰竭、持续性全身炎症反应和损伤等。一般来说，根据疾病的严重程度和宿主免疫抑制的状态，肺炎链球菌肺炎疗程为 7～10 d，军团菌肺炎的疗程需要 14～21 d。ICU 的大多数治疗都是通过静脉途径的，但近期的研究表明只要病情稳定、没有发热，即使在危重患者，3 d静脉给药后亦可转为口服治疗，即序贯或转换治疗。转换为口服治疗的药物可选择氟喹诺酮类，因其生物利用度高，口服治疗也可达到同静脉给药一样的血药浓度。

由于嗜肺军团菌在重症 CAP 的相对重要性，应特别注意其的治疗方案。虽然目前有很多体外有抗军团菌活性的药物，但在治疗效果上仍缺少前瞻性、随机对照研究的资料。回顾性的资料和长期临床经验支持使用红霉素 4 g/d 治疗住院的军团菌肺炎患者。在多肺叶病变、器官功能衰竭或严重免疫抑制的患者，在治疗的前 3～5 d 应加用利福平。其他大环内酯类（克拉霉素和阿奇霉素）也有效。除上述之外可供选择的药物有氟喹诺酮类（环丙沙星、左氧氟沙星、加替沙星、莫西沙星）或多西环素。氟喹诺酮类在治疗军团菌肺炎的动物模型中特别有效。

2.重症 HAP 的抗生素治疗

HAP 应根据患者的情况和最可能的病原体而采取个体化治疗。对于早发的（住院 4 d 内起病者）重症肺炎患者而没有特殊病原体感染危险因素者，应针对“常见病原体”治疗。这些病原体包括肺炎链球菌、流感嗜血杆菌、甲氧西林敏感的金黄色葡萄球菌和非耐药的革兰氏阴性细菌。抗生素可选择第二代、第三代、第四代头孢菌素、β内酰胺类/β内酰胺酶抑制剂复合剂、氟喹诺酮类或联用克林霉素和氨曲南。

对于任何时间起病、有特殊病原体感染危险因素的轻中症肺炎患者，有感染“常见病原体”和

其他病原体危险者，应评估危险因素来指导治疗。如果有近期腹部手术或明确的误吸史，应注意厌氧菌，可在主要抗生素基础上加用克林霉素或单用β内酰胺类/β内酰胺酶抑制剂复合剂；如果患者有昏迷或有头部创伤、肾衰竭或糖尿病史，应注意金黄色葡萄球菌感染，需针对性选择有效的抗生素；如果患者起病前使用过大剂量的糖皮质激素、或近期有抗生素使用史、或长期ICU住院史，即使患者的HAP并不严重，也应经验性治疗耐药病原体。治疗方法是联用两种抗假单胞菌抗生素，如果气管抽吸物革兰氏染色见阳性球菌还需加用万古霉素（或可使用利奈唑胺或奎奴普丁/达福普汀）。所有的患者，特别是气管插管的ICU患者，经验性用药必须持续到痰培养结果出来之后。如果无铜绿假单胞菌或其他耐药革兰氏阴性细菌感染，则可根据药敏情况使用单一药物治疗。非耐药病原体的重症HAP患者可用任何以下单一药物治疗：亚胺培南、美罗培南、哌拉西林/他唑巴坦或头孢吡肟。

ICU中HAP的治疗也应根据当地抗生素敏感情况，以及当地经验和对某些抗生素的偏爱而调整。每个ICU都有它自己的微生物药敏情况，而且这种情况随时间而变化，因而有必要经常更新经验用药的策略。经验用药中另一个需要考虑的是"抗生素轮换"策略，它是指标准经验治疗过程中有意更改抗生素使细菌暴露于不同的抗生素从而减少抗生素耐药的选择性压力，达到减少耐药病原体感染发生率的目的。"抗生素轮换"策略目前仍在研究之中，还有不少问题未能明确，包括每个用药循环应该持续多久？应用什么药物进行循环？这种方法在内科和外科患者的有效性分别有多高？循环药物是否应该针对革兰氏阳性细菌同时也针对革兰氏阴性细菌等。

在某些患者中，雾化吸入这种局部治疗可用以弥补全身用药的不足。氨基糖苷类雾化吸入可能有一定的益处，但只用于革兰氏阴性细菌肺炎全身治疗无效者。多黏菌素雾化吸入也可用于耐药铜绿假单胞菌的感染。

对于初始经验治疗失败的患者，应该考虑其他感染性或非感染性的诊断，包括肺曲霉感染。对持续发热并有持续或进展性肺部浸润的患者可经验性使用两性霉素B。虽然传统上应使用开放肺活检来确定其最终诊断，但临床上是否活检仍应个体化。临床上还应注意其他的非感染性肺部浸润的可能性。

（三）支持治疗

支持治疗主要包括液体补充、血流动力学、通气和营养支持，起到稳定患者状态的作用，而更直接的治疗仍需要针对患者的基础病因。流行病学证据显示，营养不良影响肺炎的发病和危重患者的预后。同样，临床资料也支持肠内营养可以预防肺炎的发生，特别是对于创伤的患者。对于严重脓毒症和多器官功能衰竭的分解代谢旺盛的重症肺炎患者，在起病48 h后应开始经肠内途径进行营养支持，一般把导管插入到空肠进行喂养以避免误吸；如果使用胃内喂养，最好是维持患者半卧体位以减少误吸的风险。

（四）胸部理疗

拍背、体位引流和振动可以促进黏痰排出的效果尚未被证实。胸部理疗广泛应用的局限在于：①其有效性未被证实，特别是不能减少患者的住院时间；②费用高，需要专人使用；③有时引起PaO_2的下降。目前的经验是胸部理疗对于脓痰过多（>30 mL/d）或严重呼吸肌疲劳不能有效咳嗽的患者是最为有用的，如对囊性纤维化、COPD和支气管扩张的患者。

使用自动化病床的侧翻疗法，有时加以振动叩击，是一种有效地预防外科创伤及内科患者肺炎的方法，但其地位仍不确切。

（五）促进痰液排出

雾化和湿化可降低痰的黏度，因而可改善不能有效咳嗽患者的排痰，然而雾化产生的大多水蒸气都沉积在上呼吸道并引起咳嗽，一般并不影响痰的流体特性。目前很少有数据支持湿化能特异性地促进细菌清除或肺炎吸收的观点。乙酰半胱氨酸能破坏痰液的二硫键，有时也用于肺炎患者的治疗，但由于其刺激性，因而在临床应用上受到一定限制。痰中的DNA增加了痰液黏度，重组的DNA酶能裂解DNA，已证实在囊性纤维化患者中有助于改善症状和肺功能，但对肺炎患者其价值尚未被证实。支气管舒张药也能促进黏液排出和纤毛运动频率，对COPD合并肺炎的患者有效。

四、急救护理

（一）护理目标

(1)维持生命体征稳定，降低病死率。

(2)维持呼吸道通畅，促进有效咳嗽、排痰。

(3)维持正常体温，减轻高热伴随症状，增加患者舒适感。

(4)供给足够营养和液体。

(5)预防传染和继发感染。

（二）护理措施

1.病情监护

重症肺炎患者病情危重、变化快，特别是高龄及合并严重基础疾病患者，需要严密监护病情变化，包括持续监护心电、血压、呼吸、血氧饱和度，监测意识、尿量、血气分析结果、肾功能、电解质、血糖变化。任何异常变化均应及时报告医师，早期处理。同时床边备好吸引装置、吸氧装置、气管插管和气管切开等抢救用品及抢救药物等。

2.维持呼吸功能的护理

(1)密切观察患者的呼吸情况，监护呼吸频率、节律、呼吸音、血氧饱和度。出现呼吸急促、呼吸困难，口唇、指(趾)末梢发绀，低氧血症(血氧饱和度＜80%)，双肺呼吸音减弱，必须及时给予鼻导管或面罩有效吸氧，根据病情变化调节氧浓度和流量。面罩呼吸机加压吸氧时，注意保持密闭，对于面颊部极度消瘦的患者，在颊部与面罩之间用脱脂棉垫衬托，避免漏气影响氧疗效果和皮肤压迫。意识清楚的患者嘱其用鼻呼吸，脱面罩间歇时间不宜过长。鼓励患者多饮水，减少张口呼吸和说话。

(2)常规及无创呼吸机加压吸氧不能改善缺氧时，采取气管插管呼吸机辅助通气。机械通气需要患者较好的配合，事先向患者简明讲解呼吸机原理、保持自主呼吸与呼吸机同步的配合方法、注意事项等。指导患者使用简单的身体语言表达需要，如用动腿、眨眼、动手指表示口渴、翻身、不适等或写字表达。机械通气期间严格做好护理，每天更换呼吸管道，浸泡消毒后再用环氧乙烷灭菌；严格按无菌技术操作规程吸痰。护理操作特别是给患者翻身时，注意呼吸机管道水平面保持一定倾斜度，使其低于患者呼吸道，集水瓶应在呼吸环路的最低位，并及时检查倾倒管道内、集水瓶内冷凝水，避免其反流入气道。根据症状、血气分析、血氧饱和度调整吸入氧浓度，力求在最低氧浓度下达到最佳的氧疗效果，争取尽快撤除呼吸机。

(3)保持呼吸道通畅，及时清除呼吸道分泌物。

遵医嘱给予雾化吸入每天2次，有效湿化呼吸道。正确使用雾化吸入，雾化液用生理盐水配制，温度在 35 ℃左右。使喷雾器保持竖直向上，并根据患者的姿势调整角度和位置，吸入过程护士必须在场严密观察病情，如出现呼吸困难、口周发绀，应停止吸入，立即吸痰、吸氧，不能缓解时通知医师。症状缓解后继续吸入。每次雾化后，协助患者翻身、拍背。拍背时五指并拢成空心掌，由上而下，由外向内，有节律地轻拍背部。通过振动，使小气道分泌物松动易于进入较大气道，有利于排痰及改善肺通、换气功能。每次治疗结束后，雾化器内余液应全部倾倒，重新更换灭菌蒸馏水；雾化器连接管及面罩用 0.5%三氯异氰尿酸(健之素)消毒液浸泡 30 min，用清水冲净后晾干备用。

指导患者定时有效咳嗽，病情允许时使患者取坐位，先深呼吸，轻咳数次将痰液集中后，用力咳出，也可促使肺膨胀。协助患者勤翻身，改变体位，每 2 h 拍背体疗 1 次。对呼吸无力、衰竭的患者，用手指压在胸骨切迹上方刺激气管，促使患者咳嗽排痰。

老年患者、衰弱的患者或咳嗽反射受抑制者，呼吸防御机制受损，不能有效地将呼吸道分泌物排出时，应按需要吸痰。用一次性吸痰管，检查导管通畅后，在无负压情况下将吸痰管轻轻插入10～15 cm，退出 1～2 cm，以便游离导管尖端，然后打开负压，边旋转边退出。有黏液或分泌物处稍停。每次吸痰时间应少于 15 s。吸痰时，同一根吸痰管应先吸气道内分泌物，再吸鼻腔内分泌物，不能重复进入气道。

(4)研究表明，患者俯卧位发生吸入性肺炎的概率比左侧卧位和仰卧位患者低，定时帮助患者取该体位。进食时抬高床头 30°～45°，减少胃液反流误吸机会。

3.合并感染性休克的护理

发生休克时，患者取去枕平卧位，下肢抬高 20°～30°，增加回心血量和脑部血流量。保持静脉通道畅通，积极补充血容量，根据心功能、皮肤弹性、血压、脉搏、尿量及中心静脉压情况调节输液速度，防止肺水肿。加强抗感染，使用血管活性药物时，用药浓度、单位时间用量，严格遵医嘱，动态观察病情，及时反馈，为治疗方案的调整提供依据。体温不升者给予棉被保暖，避免使用热水袋、电热毯等加温措施。

4.合并急性肾衰竭的护理

少尿期准确记录出入量，留置导尿，记录每小时尿量，严密观察肾功能及电解质变化，根据医嘱严格控制补液量及补液速度。高血钾是急性肾衰竭患者常见死亡原因之一，此期避免摄入含钾高的食物；多尿期应注意补充水分，保持水、电解质平衡。尿量小于 20 mL/h 或小于 80 mL/24 h 的急性肾衰竭者需要血液透析治疗。

5.发热的护理

高热时帮助降低体温，减轻高热伴随症状，增加患者舒适感。每 2 h 监测体温 1 次。密切观察发热规律、特点及伴随症状，及时报告医师对症处理；寒战时注意保暖，高热给予物理降温，冷毛巾敷前额，冰袋置于腋下、腹股沟等处，或温水、酒精擦浴。物理降温效果差时，遵医嘱给予退热剂。降温期间要注意随时更换汗湿的衣被，防止受凉，鼓励患者多饮水，保证机体需要，防止肾血流灌注不足，诱发急性肾功能不全。加强口腔护理。

6.预防传染及继发感染

(1)采取呼吸道隔离措施，切断传播途径。单人单室，避免交叉感染。严格遵守各种消毒、隔离制度及无菌技术操作规程，医护人员操作前后应洗手，特别是接触呼吸道分泌物和护理气管切开、插管患者前后要彻底流水洗手，并采取戴口罩、手套等隔离手段。开窗通风保持病房空气流通，每天定时紫外线空气消毒 30～60 min，加强病房内物品的消毒，所有医疗器械和物品特别是呼吸治疗器械定时严格消毒、灭菌。控制陪护及探视人员流动，实行无陪人管理。对特殊感染、耐药菌株感染及易感人群应严格隔离，及时通报。

(2)加强呼吸道管理。气管切开患者更换内套管前，必须充分吸引气囊周围分泌物，以免含菌的渗出液漏入呼吸道诱发肺炎。患者取半坐位以减少误吸危险。尽可能缩短人工气道留置和机械通气时间。

(3)患者分泌物、痰液存放于黄色医疗垃圾袋中焚烧处理，定期将呼吸机集水瓶内液体倒入装有0.5%健之素消毒液的容器中集中消毒处理。

7.营养支持治疗的护理

营养支持是重要的辅助治疗。重症肺炎患者防御功能减退，体温升高使代谢率增加，机体需要增加免疫球蛋白、补体、内脏蛋白的合成，支持巨噬细胞、淋巴细胞活力及酶活性。提供重症肺炎患者高蛋白、高热量、富含维生素、易消化的流质或半流质饮食，尽量符合患者口味，少食多餐。有时需要鼻饲营养液，必要时胃肠外应用免疫调节剂，如免疫球蛋白、血浆、清蛋白和氨基酸等营养物质以提高抵抗力，增强抗感染效果。

8.舒适护理

为保证患者舒适，重视做好基础护理。重症肺炎急性期患者要卧床休息，安排好治疗、护理时间，尽量减少打扰，保证休息。帮助患者维持舒服的治疗体位。保持病室清洁、安静，空气新鲜。室温保持在22 ℃～24 ℃，使用空气湿化器保持空气相对湿度为60%～70%。保持床铺干燥、平整。保持口腔清洁。

9.采集痰标本的护理干预

痰标本是最常用的下呼吸道病原学标本，其检验结果是选择抗生素治疗的确切依据，正确采集痰标本非常重要。准确的采样是经气管采集法，但患者有一定痛苦，不易被接受。临床一般采用自然咳痰法。采集痰标本应注意必须在抗生素治疗前采集新鲜、深咳后的痰，迅速送检，避免标本受到口咽处正常细菌群的污染，以保证细菌培养结果准确性。具体方法是：嘱患者先将唾液吐出、漱口，并指导或辅助患者深吸气后咳嗽，咳出肺部深处痰液，留取标本。收集痰液后应在30 min内送检。经气管插管收集痰标本时，可使用一次性痰液收集器。用无菌镊夹持吸痰管插入气管深部，注意勿污染吸痰管。留痰过程注意无菌操作。

10.心理护理

评估患者的心理状态，采取有针对性的护理。患者病情重，呼吸困难、发热、咳嗽等明显不适，导致患者烦躁和恐惧，加压通气、气管插管、机械通气患者尤其明显，上述情绪加重呼吸困难。护士要鼓励患者倾诉，多与其交流，语言交流困难时，用文字或体态语言主动沟通，尽量消除其紧张恐惧心理。了解患者的经济状况及家庭成员情况，帮助患者寻求更多支持和帮助。及时向患者及家属解释，介绍病情和治疗方案，使其信任和理解治疗、护理的作用，增加安全感，保持情绪稳定。

11.健康教育

出院前指导患者坚持呼吸功能锻炼，做深呼吸运动，增强体质。减少去公共场所的次数，预防感冒。上呼吸道感染急性期外出戴口罩。居室保持良好的通风，保持空气清新。均衡膳食，增加机体抵抗力，戒烟，避免劳累。

（张　雪）

第八节 肺 脓 肿

肺脓肿是由多种病原菌引起肺实质坏死的肺部化脓性感染。早期为肺组织的化脓性炎症，继而坏死、液化，由肉芽组织包绕形成脓肿。高热、咳嗽和咳大量脓臭痰为其临床特征。本病可见于任何年龄，青壮年男性及年老体弱有基础疾病者多见。自抗生素广泛应用以来，发病率有明显降低。

一、护理评估

(一)病因及发病机制

急性肺脓肿的主要病原体是细菌，常为上呼吸道、口腔的定植菌，包括需氧、厌氧和兼性厌氧菌。厌氧菌感染占主要地位，较重要的厌氧菌有核粒梭形杆菌、消化球菌等。常见的需氧和兼性厌氧菌为金黄色葡萄球菌、化脓链球菌(A 组溶血性链球菌)、肺炎克雷伯杆菌和铜绿假单胞菌等。免疫力低下者，如接受化学治疗、白血病或艾滋病患者其病原菌也可为真菌。根据不同病因和感染途径，肺脓肿可分为以下三种类型。

1.吸入性肺脓肿

吸入性肺脓肿是临床上最多见的类型，病原体经口、鼻、咽吸入致病，误吸为最主要的发病原因。正常情况下，吸入物可由呼吸道迅速清除，但当由于受凉、劳累等诱因导致全身或局部免疫力下降时，在有意识障碍，如全身麻醉或气管插管、醉酒、脑血管意外时，吸入的病原菌即可致病。此外，也可由上呼吸道的慢性化脓性病灶，如扁桃体炎、鼻窦炎、牙槽脓肿等脓性分泌物经气管被吸入肺内致病。吸入性肺脓肿发病部位与解剖结构有关，常为单发性，由于右主支气管较陡直，且管径较粗大，因而右侧多发。病原体多为厌氧菌。

2.继发性肺脓肿

继发性肺脓肿可继发于：①某些肺部疾病如细菌性肺炎、支气管扩张、空洞型肺结核、支气管肺癌、支气管囊肿等感染；②支气管异物堵塞也是肺脓肿尤其是小儿肺脓肿发生的重要因素；③邻近器官的化脓性病变蔓延至肺，如食管穿孔感染、膈下脓肿、肾周围脓肿及脊柱脓肿等波及肺组织引起肺脓肿。阿米巴肝脓肿可穿破膈肌至右肺下叶，形成阿米巴肺脓肿。

3.血源性肺脓肿

因皮肤外伤感染、痈、疖、骨髓炎、静脉吸毒、感染性心内膜炎等肺外感染病灶的细菌或脓毒性栓子经血行播散至肺部引起小血管栓塞，产生化脓性炎症、组织坏死导致肺脓肿。金黄色葡萄球菌、表皮葡萄球菌及链球菌为常见致病菌。

(二)病理

肺脓肿早期为含致病菌的污染物阻塞细支气管，继而形成小血管炎性栓塞，进而致病菌繁殖引起肺组织化脓性炎症、坏死，形成肺脓肿，继而肺坏死组织液化破溃经支气管部分排出，形成有气液平的脓腔。另因病变累及部位不同，可并发支气管扩张、局限性纤维蛋白性胸膜炎、脓胸、脓气胸、支气管胸膜瘘等。急性肺脓肿经积极治疗或充分引流，脓腔缩小甚至消失，或仅剩少量纤维瘢痕。如治疗不彻底、或支气管引流不畅，炎症持续存在，超过 3 个月称为慢性肺脓肿。

（三）健康史

多数吸入性肺脓肿患者有齿、口咽部的感染灶，故要了解患者是否有口腔、上呼吸道慢性感染病灶如龋齿、化脓性扁桃体炎、鼻窦炎、牙周溢脓等；或手术、劳累、受凉等；是否应用了大量抗生素。

（四）身体状况

1.症状

急性肺脓肿患者，起病急，寒战、高热，体温高达 39 ℃～40 ℃，伴有咳嗽、咳少量黏液痰或黏液脓性痰，典型痰液呈黄绿色、脓性，有时带血。炎症累及胸膜可引起胸痛。伴精神不振、全身乏力、食欲减退等全身毒性症状。如感染未能及时控制，于发病后 10～14 d 可突然咳出大量脓臭痰及坏死组织，痰量可达300～500 mL/d，痰静置后分三层。厌氧菌感染时痰带腥臭味。一般在咳出大量脓痰后，体温明显下降，全身毒性症状随之减轻。约 1/3 患者有不同程度的咯血，偶有中、大量咯血而突然窒息死亡者。部分患者发病缓慢，仅有一般的呼吸道感染症状。血源性肺脓肿多先有原发病灶引起的畏寒、高热等全身脓毒血症的表现。经数天或数周后出现咳嗽、咳痰，痰量不多，极少咯血。慢性肺脓肿患者除咳嗽、咳脓痰、不规则发热、咯血外，还有贫血、消瘦等慢性消耗症状。

2.体征

肺部体征与肺脓肿的大小、部位有关。早期病变较小或位于肺深部，多无阳性体征；病变发展较大时可出现肺实变体征，有时可闻及异常支气管呼吸音；病变累及胸膜时，可闻及胸膜摩擦音或胸腔积液体征。慢性肺脓肿常有杵状指（趾）、消瘦、贫血等。血源性肺脓肿多无阳性体征。

（五）实验室及其他检查

1.实验室检查

急性肺脓肿患者血常规示白细胞计数明显增高，中性粒细胞在 90%以上，多有核左移和中毒颗粒。慢性肺脓肿血白细胞可稍升高或正常，红细胞和血红蛋白减少。血源性肺脓肿患者的血培养可发现致病菌。并发脓胸时，可做胸腔脓液培养及药物敏感试验。

2.痰细菌学检查

气道深部痰标本细菌培养可有厌氧菌和（或）需氧菌存在。血培养有助于确定病原体和选择有效的抗菌药物。

3.影像学检查

X 线胸片早期可见肺部炎性阴影，肺脓肿形成后，脓液排出，脓腔出现圆形透亮区和气液平面，四周有浓密炎症浸润。炎症吸收后遗留有纤维条索状阴影。慢性肺脓肿呈厚壁空洞，周围有纤维组织增生及邻近胸膜增厚。CT 能更准确定位及发现体积较小的脓肿。

4.纤维支气管镜检查

纤维支气管镜检查有助于明确病因、病原学诊断及治疗。

（六）心理、社会评估

部分肺脓肿患者起病多急骤，畏寒、高热伴全身中毒症状明显，厌氧菌感染时痰有腥臭味等，使患者及家属常深感不安。患者会表现出忧虑、悲观、抑郁和恐惧。

二、主要护理诊断及医护合作性问题

(一)体温过高

与肺组织炎症性坏死有关。

(二)清理呼吸道无效

与脓痰聚积有关。

(三)营养失调,低于机体需要量

与肺部感染导致机体消耗增加有关。

(四)气体交换受损

与气道内痰液积聚、肺部感染有关。

(五)潜在并发症

咯血、窒息、脓气胸、支气管胸膜瘘。

三、护理目标

体温降至正常,营养改善,呼吸系统症状减轻或消失,未发生并发症。

四、护理措施

(一)一般护理

保持室内空气流通、适宜温湿度、阳光充足。晨起、饭后、体位引流后及睡前协助患者漱口,做好口腔护理。鼓励患者多饮水,进食高热量、高蛋白、高维生素等营养丰富的食物。

(二)病情观察

观察痰的颜色、性状、气味和静置后是否分层。准确记录 24 h 排痰量。当大量痰液排出时,要注意观察患者咳痰是否顺畅,咳嗽是否有力,避免脓痰引起窒息;当痰液减少时,要观察患者中毒症状是否好转,若中毒症状严重,提示痰液引流不畅,做好脓液引流的护理,以保持呼吸道通畅。若发现血痰,应及时报告医师,咯血量较多时,应严密观察体温、脉搏、呼吸、血压以及神志的变化,准备好抢救药品和用品,嘱患者患侧卧位,头偏向一侧,警惕大咯血或窒息的突然发生。

(三)用药及体位引流护理

肺脓肿治疗原则是抗生素治疗和痰液引流。

1.抗生素治疗

吸入性肺脓肿一般选用青霉素,对青霉素过敏或不敏感者可用林可霉素、克林霉素或甲硝唑等药物。开始给药采用静脉滴注,体温通常在治疗后 3～10 d 降至正常,然后改为肌内注射或口服。如抗生素有效,宜持续 8～12 周,直至胸片上空洞和炎症完全消失,或仅有少量稳定的残留纤维化。若疗效不佳,要注意根据细菌培养和药物敏感试验结果选用有效抗菌药物。遵医嘱使用抗生素、祛痰药、支气管扩张剂等药物,注意观察疗效及不良反应。

2.痰液引流

痰液引流可缩短病程,提高疗效。无大咯血、中毒症状轻者可进行体位引流排痰,每天 2～3 次,每次 10～15 min。痰黏稠者可用祛痰药、支气管舒张药或生理盐水雾化吸入以利脓液引流。有条件应尽早应用纤维支气管镜冲洗及吸引治疗,脓腔内还可注入抗生素,加强局部治疗。

3.手术治疗

内科积极治疗3个月以上效果不好，或有并发症可考虑手术治疗。

（四）心理护理

向患者及家属及时介绍病情，解释各种症状和不适的原因，说明各项诊疗、护理操作目的、操作程序和配合要点。由于疾病带来口腔脓臭气味使患者害怕与人接近，在帮助患者口腔护理的同时消除患者的紧张心理。主动关心并询问患者的需要，使患者增加治疗的依从性和信心，指导患者正确对待本病，使其勇于说出内心感受，并积极进行疏导。教育患者家属配合医护人员做好患者的心理指导，使患者树立治愈疾病的信心，以促进疾病早日康复。

（五）健康指导

1.疾病知识指导

指导患者及家属了解肺脓肿发生、发展、治疗和有效预防方面的知识。积极治疗肺炎、皮肤疖、痈或肺外化脓性疾病等原发病灶。教会患者练习深呼吸，鼓励患者咳嗽并采取有效的咳嗽方式进行排痰，保持呼吸道的通畅，促进病变的愈合。对重症患者做好监护，教育家属及时发现病情变化，并及时向医师报告。

2.生活指导

指导患者生活要有规律，注意休息，劳逸结合，应增加营养物质的摄入。提倡健康的生活方式，重视口腔护理，在晨起、饭后、体位引流后、晚睡前要漱口、刷牙，防止污染分泌物误吸入下呼吸道。鼓励平日多饮水，戒烟、酒。保持环境整洁、舒适，维持适宜的室温与湿度，注意保暖，避免受凉。

3.用药指导

抗生素治疗非常重要，但需要时间较长，为防止病情反复，应遵从治疗计划。指导患者及家属根据医嘱服药，向患者讲解抗生素等药物的用药疗程、方法、不良反应，发现异常及时向医师报告。

4.加强易感人群护理

对意识障碍、慢性病、长期卧床者，应注意指导家属协助患者经常变换体位、翻身、拍背促进痰液排出，疑有异物吸入时要及时清除。有感染征象时应及时就诊。

五、护理评价

患者体温平稳，呼吸系统症状消失，营养改善，无并发症发生或发生后及时得到处理。

（张　雪）

第九节　肺　结　核

肺结核是由结核分枝杆菌感染引起的肺部慢性传染性疾病。排菌患者为重要传染源，病原菌通过呼吸道传播感染，当机体抵抗力降低时发病。可累及全身多个脏器，以肺部感染最为常见。发病以青壮年居多，男性多于女性。结核病为全球流行的传染病之一，为传染疾病的主要死因，在我国仍属于需要高度重视的公共卫生问题。

一、病因及发病机制

(一)结核菌

肺炎致病菌为结核分枝杆菌,又称抗酸杆菌。可分为人型、牛型、非洲型和鼠型4类,引起人类感染的为人型结核分枝杆菌,少数为牛型菌感染。结核菌抵抗力强,在阴湿处能生存5个月以上,但在烈日暴晒下2 h,5%～12%甲酚(来苏水)接触2～12 h,70%乙醇接触2 min,或煮沸1 min,即被杀死。该病原菌有较强的耐药性,最简单灭菌方法是将痰吐在纸上直接焚烧。

(二)感染途径

肺结核通过呼吸道传染,患者随地吐痰,痰液干燥后随尘埃飞扬;病原菌也可通过飞沫传播,免疫力低下者吸入传染源喷出的带菌飞沫可发病。少数患者可经饮用未消毒的带菌牛奶引起消化道传染。其他感染途径少见。

(三)人体反应性

机体对入侵结核菌的反应有两种。

1.免疫力

机体对结核菌的免疫力分非特异性和特异性免疫力两种。后者通过接种卡介苗或感染结核菌后获得免疫力。机体免疫力强可不发病或病情较轻,免疫力低下者易感染发病,或引发原病灶重新发病。

2.变态反应

结核菌入侵4～8周后,机体针对致病菌及其代谢产物所发生的变态反应,属Ⅳ型(迟发型)变态反应。

(四)结核感染及肺结核的发生发展

1.原发性结核

初次感染结核,病菌毒力强、机体抵抗力弱,病原菌在体内存活并大量繁殖引起局部炎性病变,称为原发病灶。可经淋巴引起血行播散。

2.继发性结核

原发病灶遗留的结核分枝杆菌重新活动引起结核病,属内源性感染;由结核分枝杆菌再次感染而发病,由于机体具备特异性免疫力,一般不引起局部淋巴结肿大和全身播散,但可导致空洞形成和干酪性坏死。

(五)临床类型

1.Ⅰ型肺结核(原发性肺结核)

Ⅰ型肺结核多发生于儿童或边远山区、农村初次进入城市的成人。初次感染肺结核即发病,以上叶底部、中叶或下叶上部多见,X线典型征象为哑铃型阴影。通常病灶逐渐自行吸收或钙化。

2.Ⅱ型肺结核(血行播散型肺结核)

Ⅱ型肺结核分急性、慢性或亚急性血行播散型肺结核。成人多见,结核病灶破溃,致病菌短时间内大量进入血液循环可引起肺内广泛播散引起急性病征,X线显示肺内病灶细如粟米、均匀散布于两肺。若机体免疫力强,少量致病菌经血分批侵入肺部,形成亚急性或慢性血行性播散型肺结核。

3.Ⅲ型肺结核(浸润型肺结核)

Ⅲ型肺结核包括干酪性肺炎和结核球两种特殊类型。以成人多见,抵抗力降低时,原发病灶重新活动,引起渗出和细胞浸润,是最常见的继发性肺结核。病灶多位于上肺野,X线显示渗出和浸润征象,可有不同程度的干酪样病变和空洞形成。

4.Ⅳ型肺结核(慢性纤维空洞型肺结核)

Ⅳ型肺结核为各种原因使肺结核迁延不愈,症状起伏所致,属于肺结核晚期,痰中常有结核菌,为结核病的重要传染源。X线显示单或双侧肺有厚壁空洞,伴明显胸膜肥厚。由于肺组织纤维收缩,肺门向上牵拉,肺纹理呈垂柳状阴影,纵隔向患侧移位,健侧呈代偿性肺气肿。

5.Ⅴ型肺结核(结核性胸膜炎)

Ⅴ型肺结核多见于青少年,结核菌累及胸膜引起渗出性胸膜炎。X线显示病变部位均匀致密阴影,可随体位变换而改变。

二、临床表现

(一)症状与体征

1.全身症状

起病缓慢,病程长。常有午后低热、面颊潮红、乏力、食欲缺乏、体重减轻、盗汗等结核毒性症状。当肺部病灶急剧进展播散时,可出现持续高热。妇女可有月经失调、结节性红斑。

2.呼吸系统症状

干咳或有少量黏液痰。继发感染时,痰呈黏液性或脓性。痰中偶有干酪样物,约1/3患者有痰血或不同程度咯血。少数患者可出现大量咯血。胸痛、干酪样肺炎或大量胸腔积液者,可有发绀和渐进性呼吸困难。病灶范围大而表浅者可有实变体征,叩诊呈浊音。大量胸腔积液局部叩诊浊音或实音。锁骨上下及肩胛间区可闻及湿啰音。慢性纤维空洞型肺结核及胸膜增厚者可有胸廓内陷,肋间变窄,气管偏移等。

(二)并发症

可并发自发性气胸、脓气胸、支气管扩张、慢性肺源性心脏病等。

三、辅助检查

(一)血常规检查

活动性肺结核有轻度白细胞计数升高,红细胞沉降率增快,急性粟粒型肺结核时白细胞计数可减少,有时出现类白血病反应的血常规。

(二)结核菌检查

痰中查到结核菌是确诊肺结核的主要依据。涂片抗酸染色镜检快捷方便,痰菌量较少可用集菌法。痰培养、聚合酶链反应(PCR)检查更为敏感。痰菌检查阳性,提示病灶为开放性有传染性。

(三)影像学检查

胸部X线检查可早期发现肺结核。常见肺结核X线检查表现有:有纤维钙化的硬结病灶者呈高密度、边缘清晰的斑点、条索或结节;浸润性病灶则呈现出低密度、边缘模糊的云雾状阴影;X线征象呈现出较高密度、浓淡不一,有环形边界的透光空洞者,提示干酪样病灶。胸部CT检查可发现微小、隐蔽性病变。

(四)结核菌素(简称结素)试验

用于测定人体是否感染过结核菌。常用PPD试验,方法为:取0.1 mL纯结核菌素(5单位)稀释液,常规消毒后于左前臂屈侧中、上1/3交界处行皮内注射,48～72 h后观察皮肤硬结的直径,<5 mm为阴性,5～9 mm为弱阳性,10～19 mm为阳性反应,超过20 mm。以上或局部发生水疱与坏死者为强阳性反应。

我国城镇居民的结核感染率高,5单位阳性表示已有结核感染,若1单位皮试强阳性提示体内有活动性结核病灶。成人结素试验阳性表示曾感染过结核菌或接种过卡介苗,并不一定患病;反之,则提示未感染过结核菌,或感染初期机体变态反应尚未建立。机体免疫功能低下或受抑制,可显示结素试验阴性。

(五)其他检查

纤维支气管镜检查对诊断有重要价值。

(六)诊治结果的描述和记录

描述内容包括肺结核类型、病变范围、痰菌检查、治疗史等。

1.肺结核类型的记录

血行播散型肺结核应注明“急性”或“慢性”;继发性肺结核应注明“浸润型”或“纤维空洞”。

2.病变范围的描述

按左、右侧,以第2肋和第4肋下缘内侧端为分界线又分为上、中、下肺野。

3.痰菌检查结果的描记

分别用“(－)”或“(＋)”描述;痰涂片、痰集菌和痰培养检查分别用“涂”“集”“培”表示,患者无痰或未查痰,应注明“无痰”或“未查”。

4.治疗史的描记

可分为“初治”“复治”。初治指未开始抗结核治疗;正进行标准化疗疗程未满;不规则化疗未满1个月者。复治则指初治失败;规则满疗程用药后痰菌复阳性;不规范化疗超过1个月;慢性排菌者。

以上条件符合其中任何1条即为初治或复治。

5.并发症或手术情况描述

并发症如“自发性气胸、肺不张”等;并存病如“糖尿病”等以及手术情况。

描述举例:右侧浸润型肺结核涂(＋),初治,支气管扩张、糖尿病。

四、诊断要点

根据患者症状体征和病史,结合体格检查、痰结核菌检查及胸部X线检查结果可做出诊断。确诊后应进一步明确肺结核是否处于活动期,有无排菌等,以确定是否属于传染源。

(1)经确定为活动性病变必须给予治疗。活动性病变胸片可显示有中心溶解和空洞或播散病灶。无活动性肺结核胸片显示钙化、硬结或纤维化,痰检查不排菌,无肺结核症状。

(2)肺结核的转归的综合判断。①进展期:新发现的活动性病变;病变较前增多、恶化;新出现空洞或空洞增大;痰菌转阳性。凡有其中任何1条,即属进展期;②好转期:病变较前吸收好转;空洞缩小或闭合;痰菌减少或转阴。凡具备其中1条,即为好转期;③稳定期:病变无活动性,空洞关闭,痰菌连续6个月均为阴性者(每月至少查1次),若有空洞存在者,则痰菌连续阴性1年以上。

五、治疗要点

治疗原则为监督患者全程化疗，加强支持疗法，根治病灶，达痊愈目的。

(一)抗结核化学药物治疗(简称化疗)

化疗对疾病控制起关键作用，凡为活动性肺结核患者均需化疗。

(1)化疗原则：治疗强调早期、规律、全程、联合和适量用药，即肺结核一经确诊立即给予化疗，根据病情及药物特点，联合使用两种以上的药物，以增强疗效，减少耐药性的产生。严格遵医嘱按时按量用药，指导患者执行治疗方案，途中无遗漏或间断，坚持完成规定疗程，以达彻底杀菌和减少疾病复发的目的。

(2)常规用药见表 3-3。

表 3-3 常用抗结核药物剂量、不良反应和注意事项

药名	每天剂量(g)	间歇疗法(g/d)	主要不良反应	注意事项
异烟肼 (H,INH)	0.3 空腹顿服	0.6～0.8 2～3 次/周	周围神经炎、偶有肝功能损害、精神异常、皮疹、发热	避免与抗酸药同服，注意消化道反应，肢体远端感觉及精神状态，定期查肝功能
利福平 (R,REP)	0.45～0.6 空腹顿服	0.6～0.9 2～3 次/周	肝、肾功能损害、胃肠不适，腹泻	体液及分泌物呈橘黄色，监测肝脏毒性及变态反应，会加速口服避孕药、茶碱等药物的排泄，降低药效
链霉素 (S,SM)	0.75～1.0 一次肌内注射	0.75～1.0 2 次/周	听神经损害，眩晕、听力减退，口唇麻木、发热、肝功能损害、痛风	进行听力检查，了解有无平衡失调及听力改变，了解尿常规及肾功能变化
吡嗪酰胺 (Z,PZA)	1.5～2.0 顿服	2～3 2～3 次/周	可引起发热、黄疸、肝功能损害、痛风	警惕肝脏毒性，注意关节疼痛、皮疹反应，定期监测 ALT 及血清尿酸，避免日光过度照射
乙胺丁醇 (E,EMB)	0.75～1.0 顿服	1.5～2.0 3 次/周	视神经炎	检查视觉灵敏度和颜色的鉴别力
对氨基水杨酸钠 (P,PAS)	8～12 分 3 次饭后服	10～12 3 次/周	胃肠道反应，变态反应，肝功能损害	定期查肝功能，监测不良反应的症状和体征

(3)化疗方法：两阶段化疗法。开始 1～3 个月为强化阶段，联合应用 2 种或 2 种以上的抗生素，迅速控制病情，至痰菌检查阴性或病灶吸收好转后，维持治疗或称巩固期治疗，疗程为 9～15 个月。①间歇疗法：有规律用药，每周 2～3 次，由于用药后结核菌生长受抑制，当致病菌重新生长繁殖时再度高剂量用药，使病菌最终被消灭。此法与每天给药效果相同，其优点在于可减少用药的次数，节约经费，减少药物毒性作用。一般主张在巩固期采用。②顿服：即一次性将全天药物剂量全部服用，使血药浓度维持相对高峰，效果优于分次口服。

(4)化疗方案：应根据病情轻重、痰菌检查和细菌耐药情况，结合药源供应和个人经济条件等，选择化疗方案。分长程和短程化疗。①长程化疗为联合应用异烟肼、链霉素及对氨基水杨酸钠，疗程为 12～18 个月。常用方案为2HSP/10HP、2HSE/$16H_3E_3$，即前 2 个月为强化阶段，后 10 个月为巩固阶段，H_3E_3 表示间歇用药，每周 3 次。其中英文字母为各种药物外文缩写，数字为用药疗程“月”，下标数字代表每周用药的次数。②短程化疗总疗程为 6～9 个月，联合应用

2个或2个以上的杀菌剂。常用方案有2SHR/4HR、2HRZ/4HR、2HRZ/$4H_3R_3$等，短程化疗与标准化疗相比，患者容易接受和执行，因而已在全球推广。

（二）对症治疗

（1）毒性症状：轻度结核毒性症状会在有效治疗1～3周消退，重症者可酌情加用肾上腺糖皮质激素对症治疗。

（2）胸腔积液：胸腔积液过多引起呼吸困难者，可行胸腔穿刺抽液，每次抽液量不超过1 L，抽液速度不宜过快，操作中患者出现头晕、心悸、四肢发凉等胸膜反应时，应立即停止操作，让患者平卧，密切观察血压变化，必要时皮下注射肾上腺素，防止休克。

（三）手术治疗

肺结核以内科治疗为主，手术适用于合理化疗无效，多重耐药的厚壁空洞、大块干酪灶、支气管胸膜瘘和大咯血非手术治疗无效者。

六、护理评估

（一）健康史

患者既往健康状况，有无结核病史，了解患病及治疗经过，有无接受正规治疗，有无传染源接触史，有无接受卡介苗注射，有无长期使用激素或免疫抑制药，居住环境如何，日常活动与休息、饮食情况等。

（二）身体状况

测量生命体征，了解全身有无盗汗、乏力、午后低热及消瘦等中毒症状，有无咳嗽、咳痰、呼吸困难及咯血，咯血量的大小等。

（三）心理及社会因素

了解患者及家属对疾病的认知及态度，有无心理障碍，经济状况如何，家庭支持程度如何，需要何种干预。

（四）实验室及其他检查

痰培养结果，X线胸片及血常规检查是否异常。

七、护理诊断及合作性问题

（一）知识缺乏

与缺乏疾病预防及化疗方面的知识。

（二）营养失调

与长期低热消耗增多及摄入不足有关。

（三）活动无耐力

与长期低热、咳嗽，体重逐渐下降有关。

（四）社交孤立

与呼吸道隔离沟通受限及健康状况改变有关。

八、护理目标

（1）加强相关知识宣教，提高患者及家属对疾病的认知、治疗依从性增加。

（2）患者体重增加，恢复基础水平，清蛋白、血红蛋白值在正常范围内。

(3)进行适当的户外活动,无气促疲乏感。

(4)能描述新的应对行为所带来的积极效果,能尽快恢复健康与人沟通和交流。

九、护理措施

(一)一般护理

室内保持良好的空气流通。肺结核活动期,有咯血、高热等重症者,应卧床休息,症状轻者适当增加户外活动,保证充足的睡眠,做到劳逸结合。盗汗者及时擦汗和更衣,避免受凉。

(二)饮食护理

供给高热量、高蛋白、高维生素、富含钙质饮食,促进机体康复。成人每天蛋白质为1.5～2.0 g/kg,以优质蛋白为主。适量补充矿物质和水分,如铁、钾、钠和水分。注意饮食调配,患者不需忌口,食物应多样化,荤素搭配,色、香、味俱全,刺激患者食欲。患者在化疗期间尤其注意营养的补充。每周测量体重1次。

(三)用药护理

本病疗程长,短期化疗不少于6～10个月。应提供药物治疗知识,强调早期、联合、适量、规律、全程化学治疗的重要性,告知耐药产生与加重经济负担等不合理用药的后果,使患者理解规范治疗的重要意义,提高用药的依从性。督促患者按时按量用药,告知并密切观察药物疗效及药物不良反应,如有胃肠不适、眩晕、耳鸣、巩膜黄染等症状时,应及时与医师沟通,不可擅自停药。

(四)咯血的护理

患者大咯血出现窒息征象时,立即协助其取头低足高位,头偏一侧,快速清除气道和口咽部血块,及时解除呼吸道阻塞。必要时气管插管、气管切开或气管镜直视下吸出血凝块。

(五)消毒隔离

痰涂片阳性的肺结核患者住院治疗期间须进行呼吸道隔离,要求病室光线充足,通风良好,定时进行空气消毒。患者衣被要经常清洗,被褥、书籍在烈日下暴晒6 h以上。餐具要专用,经煮沸或消毒液浸泡消毒,剩下饭菜应煮沸后弃掉。注意个人卫生,打喷嚏时应用纸巾遮掩口鼻,纸巾焚烧处理;不要随地吐痰,痰液吐在有盖容器中,患者的排泄物、分泌物应消毒后排放。减少探视,避免患者与健康人频繁接触,探视者应戴口罩。患者外出应戴口罩,口罩要每天煮沸清洗。医护人员与患者接触可戴呼吸面罩、接触患者应穿隔离衣、戴手套。处置前、后应洗手。传染性消失应及时解除隔离措施。

(六)心理护理

结核病是慢性传染病,病程长,恢复慢,在工作、生活等方面对患者乃至整个家庭产生不良影响,患者情绪变化呈多样性,护士及家属应主动了解患者的心理状态,应给予良好的心理支持,督促患者按要求用药,告知不规则用药的后果,使患者树立战胜疾病的信心,安心休息,积极配合治疗。一般情况下,痰涂片阴性和经有效抗结核治疗4周以上,无传染性或仅有极低传染性者,鼓励患者回归家庭和社会,以消除隔离感。

十、护理评价

(1)患者治疗的依从性是否提高,能否自觉按时按量服药。

(2)营养状况如何,饮食摄入量是否充足,体重有无改变。

(3)日常活动耐受水平是否有改变。

(4)是否有孤独感,与周围环境的关系如何。

十一、健康教育

(1)加强疾病传播知识的宣教,普及新生儿接种卡介苗制度,疾病的高危人群应定期到医院体检或进行相应预防性处理。

(2)培养良好的卫生习惯,不随地吐痰和凌空打喷嚏,同桌共餐应使用公筷。

(3)注意营养,忌烟酒,避免疲劳,增强体质,预防呼吸道感染。

(4)处于传染活动期的患者,应进行隔离治疗。

(5)全程督导结核患者坚持化学治疗,避免复发,定期复查肝功能和胸片。

(张 雪)

第十节 呼吸衰竭

呼吸衰竭是指各种原因引起的肺通气和(或)换气功能严重障碍,在静息状态下也不能维持足够的气体交换,导致缺氧和(或)二氧化碳潴留,引起一系列病理生理改变和相应临床表现的综合征,主要表现为呼吸困难和发绀。动脉血气分析可作为诊断的重要依据,即在海平面、静息状态、呼吸空气的条件下,动脉血氧分压(PaO_2)低于 8.0 kPa(60 mmHg),伴或不伴二氧化碳分压($PaCO_2$)超过 6.7 kPa(50 mmHg),并除外心内解剖分流和原发于心排血量降低等因素所致的低氧,即为呼吸衰竭。

按起病急缓,将呼吸衰竭分为急性呼吸衰竭和慢性呼吸衰竭,本节主要介绍慢性呼吸衰竭。根据血气的变化将呼吸衰竭分为Ⅰ型呼吸衰竭(低氧血症型,即 PaO_2 下降而 $PaCO_2$ 正常)和Ⅱ型呼吸衰竭(高碳酸血症型,即 PaO_2 下降伴有 $PaCO_2$ 升高)。

一、护理评估

(一)致病因素

引起呼吸衰竭的病因很多,凡参与肺通气和换气的任何一个环节的严重病变都可导致呼吸衰竭。

1.呼吸系统疾病

常见于慢性阻塞性肺疾病(COPD)、重症哮喘、肺炎、严重肺结核、弥散性肺纤维化、肺水肿、严重气胸、大量胸腔积液、肺沉着症、胸廓畸形等。

2.神经肌肉病变

如脑血管疾病、颅脑外伤、脑炎、镇静催眠药中毒、多发性神经炎、脊髓颈段或高位胸段损伤、重症肌无力等。

上述病因可引起肺泡通气量不足、氧弥散障碍、通气/血流比例失调,导致缺氧或合并二氧化碳潴留而发生呼吸衰竭。

(二)身体状况

呼吸衰竭除原发疾病症状、体征外,主要为缺氧、二氧化碳潴留所致的呼吸困难和多脏器功能障碍。

1.呼吸困难

呼吸困难是最早、最突出的表现。主要为呼吸频率增快，病情严重时辅助呼吸肌活动增加，出现“三凹征”。若并发二氧化碳潴留，$PaCO_2$ 升高过快或显著升高时，患者可由呼吸过快转为浅慢呼吸或潮式呼吸。

2.发绀

发绀是缺氧的典型表现，可见口唇、指甲和舌发绀。严重贫血患者由于红细胞和血红蛋白减少，还原型血红蛋白的含量减低可不出现发绀。

3.精神神经症状

精神神经症状主要是缺氧和二氧化碳潴留的表现。早期轻度缺氧可表现为注意力分散，定向力减退；缺氧程度加重，出现烦躁不安、神志恍惚、嗜睡、昏迷。轻度二氧化碳潴留，表现为兴奋症状，即失眠、躁动、夜间失眠而白天嗜睡；重度二氧化碳潴留可抑制中枢神经系统导致肺性脑病，表现为神志淡漠、间歇抽搐、肌肉震颤、昏睡，甚至昏迷等二氧化碳麻醉现象。

4.循环系统表现

二氧化碳潴留使外周体表静脉充盈、皮肤充血、温暖多汗、血压升高、心排血量增多而致脉搏洪大；多数患者有心率加快；因脑血管扩张产生搏动性头痛。

5.其他

可表现为上消化道出血、谷丙转氨酶升高、蛋白尿、血尿、氮质血症等。

（三）心理社会状况

患者常因躯体不适、气管插管或气管切开、各种监测及治疗仪器的使用等感到焦虑或恐惧。

（四）实验室及其他检查

1.动脉血气分析

PaO_2＜8.0 kPa(60 mmHg)，伴或不伴 $PaCO_2$＞6.7 kPa(50 mmHg)，为最重要的指标，可作为呼吸衰竭的诊断依据。

2.血 pH 及电解质测定

呼吸性酸中毒合并代谢性酸中毒时，血 pH 明显降低常伴有高钾血症。呼吸性酸中毒合并代谢性碱中毒时，常有低钾和低氯血症。

3.影像学检查

胸部 X 线片、肺 CT 和放射性核素肺通气/灌注扫描等，可协助分析呼吸衰竭的原因。

二、护理诊断及医护合作性问题

(1)气体交换受损：与通气不足、通气/血流失调和弥散障碍有关。

(2)清理呼吸道无效：与分泌物增加、意识障碍、人工气道、呼吸肌功能障碍有关。

(3)焦虑：与呼吸困难、气管插管、病情严重、失去个人控制及对预后的不确定有关。

(4)营养失调，低于机体需要量：与食欲缺乏、呼吸困难、人工气道及机体消耗增加有关。

(5)有受伤的危险：与意识障碍、气管插管及机械呼吸有关。

(6)潜在并发症：如感染、窒息等。

(7)知识缺乏：缺乏呼吸衰竭的防治知识。

三、治疗及护理措施

(一)治疗要点

慢性呼吸衰竭治疗的基本原则是治疗原发病,保持气道通畅,纠正缺氧和改善通气,维持心、脑、肾等重要脏器的功能,预防和治疗并发症。

1.保持呼吸道通畅

保持呼吸道通畅是呼吸衰竭最基本、最重要的治疗措施。主要措施:清除呼吸道的分泌物及异物;积极使用支气管扩张药物缓解支气管痉挛;对昏迷患者采取仰卧位,头后仰,托起下颌,并将口打开;必要时采用气管切开或气管插管等方法建立人工气道。

2.合理氧疗

吸氧是治疗呼吸衰竭必需的措施。

3.机械通气

根据患者病情选用无创机械通气或有创机械通气。临床上常用的呼吸机分压力控制型及容量控制型两大类,是一种用机械装置产生通气,以代替、控制或辅助自主呼吸,达到增加通气量,改善通气功能的目的。

4.控制感染

慢性呼吸衰竭急性加重的常见诱因是呼吸道感染,因此应选用敏感有效的抗生素控制感染。

5.呼吸兴奋药的应用

必要时给予呼吸兴奋药如阿米三嗪/萝巴新(都可喜)等兴奋呼吸中枢,增加通气量。

6.纠正酸碱平衡失调

以机械通气的方法能较为迅速地纠正呼吸性酸中毒,补充盐酸精氨酸和氯化钾可同时纠正潜在的碱中毒。

(二)护理措施

1.病情观察

重症患者需持续心电监护,密切观察患者的意识状态、呼吸频率、呼吸节律和深度、血压、心率和心律。观察排痰是否通畅、有无发绀、球结膜水肿、肺部异常呼吸音及啰音;监测动脉血气分析、电解质检查结果、机械通气情况等;若患者出现神志淡漠、烦躁、抽搐时,提示有肺性脑病的发生,应及时通知医师进行处理。

2.生活护理

(1)休息与体位:急性发作时,安排患者在重症监护病室,绝对卧床休息;协助和指导患者取半卧位或坐位,指导、教会病情稳定的患者缩唇呼吸。

(2)合理饮食:给予高热量、高蛋白、富含维生素、低糖类、易消化、少刺激性的食物;昏迷患者常规给予鼻饲或肠外营养。

3.氧疗的护理

(1)氧疗的意义和原则:氧疗能提高动脉血氧分压,纠正缺氧,减轻组织损伤,恢复脏器功能。临床上根据患者病情和血气分析结果采取不同的给氧方法和给氧浓度。原则是在畅通气道的前提下,Ⅰ型呼吸衰竭的患者可短时间内间歇给予高浓度(>35%)或高流量(4~6 L/min)吸氧;Ⅱ型呼吸衰竭的患者应给予低浓度(<35%)、低流量(1~2 L/min)鼻导管持续吸氧,使 PaO_2 控制在 8.0 kPa(60 mmHg)或 SaO_2 在 90%以上,以防因缺氧完全纠正,使外周化学感受器失去低

氧血症的刺激而导致呼吸抑制，加重缺氧和 CO_2 潴留。

(2)吸氧方法：有鼻导管、鼻塞、面罩、气管内和呼吸机给氧。临床常用、简便的方法是鼻导管、鼻塞法吸氧，其优点为简单、方便，不影响患者进食、咳嗽；缺点为氧浓度不恒定，易受患者呼吸影响，高流量对局部黏膜有刺激，氧流量不能大于 7 L/min。吸氧过程中应注意保持吸入氧气的湿化，输送氧气的面罩、导管、气管应定期更换消毒，防止交叉感染。

(3)氧疗疗效的观察：若吸氧后呼吸困难缓解、发绀减轻、心率减慢、尿量增多、皮肤转暖、神志清醒，提示氧疗有效；若呼吸过缓或意识障碍加深，提示二氧化碳潴留加重。应根据动脉血气分析结果和患者的临床表现，及时调整吸氧流量或浓度。若发绀消失、神志清楚、精神好转、PaO_2＞8.0 kPa(60 mmHg)、$PaCO_2$＜6.7 kPa(50 mmHg)，可间断吸氧几天后，停止氧疗。

4.药物治疗的护理

用药过程中密切观察药物的疗效和不良反应。使用呼吸兴奋药必须保持呼吸道通畅，脑缺氧、脑水肿未纠正而出现频繁抽搐者慎用；静脉滴注时速度不宜过快，如出现恶心、呕吐、烦躁、面色潮红、皮肤瘙痒等现象，需要减慢滴速。对烦躁不安、夜间失眠患者，禁用对呼吸有抑制作用的药物，如吗啡等，慎用镇静药，以防止引起呼吸抑制。

5.心理护理

呼吸衰竭的患者常对病情和预后有顾虑、心情忧郁、对治疗丧失信心，应多了解和关心患者的心理状况，特别是对建立人工气道和使用机械通气的患者，应经常巡视，让患者说出或写出引起或加剧焦虑的因素，针对性解决。

6.健康指导

(1)疾病知识指导：向患者及家属讲解疾病的发病机制、发展和转归。告诉患者及家属慢性呼吸衰竭患者度过危重期后，关键是预防和及时处理呼吸道感染等诱因，以减少急性发作，尽可能延缓肺功能恶化的进程。

(2)生活指导：从饮食、呼吸功能锻炼、运动、避免呼吸道感染、家庭氧疗等方面进行指导。

(3)病情监测指导：指导患者及家属学会识别病情变化，如出现咳嗽加剧、痰液增多、色变黄、呼吸困难、神志改变等，应及早就医。

(张　雪)

第四章

消化内科护理

第一节　反流性食管炎

反流性食管炎(reflux esophagitis,RE),是指胃、十二指肠内容物反流入食管所引起的食管黏膜炎症、糜烂、溃疡和纤维化等病变,甚至引起咽喉、气道等食管以外的组织损害。其发病男性多于女性,男女比例为(2～3)：1,发病率为1.92%。随着年龄的增长,食管下段括约肌收缩力的下降,胃、十二指肠内容物自发性反流,而使老年人反流性食管炎的发病率有所增加。

一、病因与发病机制

(一)抗反流屏障削弱

食管下括约肌是指食管末端3～4 cm长的环形肌束。正常人静息时压力为1.3～4.0 kPa(10～30 mmHg),为一高压带,防止胃内容物反流入食管。由于年龄的增长,机体老化导致食管下括约肌的收缩力下降引起食物反流。一过性食管下括约肌松弛也是反流性食管炎的主要发病机制。

(二)食管清除作用减弱

正常情况下,一旦发生食物的反流,大部分反流物通过1～2次食管自发和继发性的蠕动性收缩将食管内容物排入胃内,即容量清除,剩余的部分则由唾液缓慢地中和。老年人食管蠕动缓慢和唾液产生减少,影响了食管的清除作用。

(三)食管黏膜屏障作用下降

反流物进入食管后,可以凭借食管上皮表面黏液、不移动水层和表面HCO_3^-、复层鳞状上皮等构成上皮屏障,以及黏膜下丰富的血液供应构成的后上皮屏障,发挥其抗反流物对食管黏膜损伤的作用。随着机体老化,食管黏膜逐渐萎缩,黏膜屏障作用下降。

二、护理评估

(一)健康史

询问患者的饮食结构及习惯、有无长期服用药物史。

(二)身体评估

1.反流症状

反酸、反食、反胃(指胃内容物在无恶心和不用力的情况下涌入口腔)、嗳气等,多在餐后明显或加重,平卧或躯体前屈时易出现。

2.反流物引起的刺激症状

胸骨后或剑突下烧灼感、胸痛、吞咽困难等。常由胸骨下段向上伸延,常在餐后 1 h 出现,平卧、弯腰或腹压增高时可加重。反流物刺激食管痉挛导致胸痛,常发生在胸骨后或剑突下。严重时可为剧烈刺痛,可放射到后背、胸部、肩部、颈部、耳后,有的酷似心绞痛的特点。

3.其他症状

咽部不适,有异物感、棉团感或堵塞感,可能与酸反流引起食管上段括约肌压力升高有关。

4.并发症

(1)上消化道出血:因食管黏膜炎症、糜烂及溃疡可以导致上消化道出血。

(2)食管狭窄:食管炎反复发作致使纤维组织增生,最终导致瘢痕性狭窄。

(3)Barrett 食管:在食管黏膜的修复过程中,食管-贲门交界处 2 cm 以上的食管鳞状上皮被特殊的柱状上皮取代,称之为 Barrett 食管。Barrett 食管发生溃疡时,又称 Barrett 溃疡。Barrett食管是食管癌的主要癌前病变,其腺癌的发生率较正常人高 30～50 倍。

(三)辅助检查

1.内镜检查

内镜检查是反流性食管炎最准确、最可靠的诊断方法,能判断其严重程度和有无并发症,结合活检可与其他疾病相鉴别。

2. 24 h 食管 pH 监测

应用便携式 pH 记录仪在生理状态下对患者进行 24 h 食管 pH 连续监测,可提供食管是否存在过度酸反流的客观依据。在进行该项检查前 3 d,应停用抑酸药与促胃肠动力的药物。

3.食管吞钡 X 线检查

对不愿意接受或不能耐受内镜检查者行该检查。严重患者可发现阳性 X 线征。

(四)心理社会状况

反流性食管炎长期持续存在,病情反复、病程迁延,因此患者会出现食欲减退,体重下降,导致患者心情烦躁、焦虑;合并消化道出血时会使患者紧张、恐惧。应注意评估患者的情绪状态及对本病的认知程度。

三、常见护理诊断及问题

(一)疼痛:胸痛

与胃食管黏膜炎性病变有关。

(二)营养失调:低于机体需要量

与害怕进食、消化吸收不良等有关。

(三)有体液不足的危险

与合并消化道出血引起活动性体液丢失、呕吐及液体摄入量不足有关。

(四)焦虑

与病情反复、病程迁延有关。

（五）知识缺乏

缺乏对反流性食管炎病因和预防知识的了解。

四、诊断要点与治疗原则

（一）诊断要点

临床上有明显的反流症状，内镜下有反流性食管炎的表现，食管过度酸反流的客观依据即可做出诊断。

（二）治疗原则

以药物治疗为主，对药物治疗无效或发生并发症者可做手术治疗。

1.药物治疗

目前多主张采用递减法，即开始使用质子泵抑制剂加促胃肠动力药，迅速控制症状，待症状控制后再减量维持。

（1）促胃肠动力药：目前主要常用的药物是西沙必利。常用量为每次 5～15 mg，每天 3～4 次，疗程8～12 周。

（2）抑酸药。①H_2 受体拮抗剂（H_2RA）：西咪替丁 400 mg、雷尼替丁 150 mg、法莫替丁 20 mg，每天2 次，疗程 8～12 周；②质子泵抑制剂（PPI）：奥美拉唑 20 mg、兰索拉唑 30 mg、泮托拉唑 40 mg、雷贝拉唑 10 mg 和埃索美拉唑 20 mg，一天 1 次，疗程 4～8 周；③抗酸药：仅用于症状轻、间歇发作的患者作为临时缓解症状用。反流性食管炎有并发症或停药后很快复发者，需要长期维持治疗。H_2RA、西沙必利、PPI 均可用于维持治疗，其中以 PPI 效果最好。维持治疗的剂量因患者而异，以调整至患者无症状的最低剂量为合适剂量。

2.手术治疗

手术为不同术式的胃底折叠术。手术指征如下：①严格内科治疗无效；②虽经内科治疗有效，但患者不能忍受长期服药；③经反复扩张治疗后仍反复发作的食管狭窄；④确证由反流性食管炎引起的严重呼吸道疾病。

3.并发症的治疗

（1）食管狭窄：大部分狭窄可行内镜下食管扩张术治疗。扩张后予以长程 PPI 维持治疗可防止狭窄复发。少数严重瘢痕性狭窄需行手术切除。

（2）Barrett 食管：药物治疗是预防 Barrett 食管发生和发展的重要措施，必须使用 PPI 治疗及长期维持。

五、护理措施

（一）一般护理

为减少平卧时及夜间反流可将床头抬高 15～20 cm。避免睡前 2 h 内进食，白天进餐后亦不宜立即卧床。应避免食用使食管下括约肌压力降低的食物和药物，如高脂肪、巧克力、咖啡、浓茶及硝酸甘油、钙通道阻滞剂等。应戒烟及禁酒。减少一切影响腹压增高的因素，如肥胖、便秘、紧束腰带等。

（二）用药护理

遵医嘱给予药物治疗，注意观察药物的疗效及不良反应。

1.H_2 受体拮抗剂

药物应在餐中或餐后即刻服用，若需同时服用抗酸药，则两药应间隔 1 h 以上。若静脉给药应注意控制速度，过快可引起低血压和心律失常。西咪替丁对雄性激素受体有亲和力，可导致男性乳腺发育、阳痿以及性功能紊乱，应做好解释工作。该药物主要通过肾排泄，用药期间应监测肾功能。

2.质子泵抑制剂

奥美拉唑可引起头晕，应嘱患者用药期间避免开车或做其他必须高度集中注意力的工作。兰索拉唑的不良反应包括荨麻疹、皮疹、瘙痒、头痛、口苦、肝功能异常等，轻度不良反应不影响继续用药，较严重时应及时停药。泮托拉唑的不良反应较少，偶可引起头痛和腹泻。

3.抗酸药

该药在饭后 1 h 和睡前服用。服用片剂时应嚼服，乳剂给药前应充分摇匀。

抗酸剂应避免与奶制品、酸性饮料及食物同时服用。

(三)饮食护理

(1)指导患者有规律地定时进餐，饮食不宜过饱，选择营养丰富，易消化的食物。避免摄入过咸、过甜、过辣的刺激性食物。

(2)制定饮食计划：与患者共同制定饮食计划，指导患者及家属改进烹饪技巧，增加食物的色、香、味，刺激患者食欲。

(3)观察并记录患者每天进餐次数、量、种类，以了解其摄入营养素的情况。

六、健康指导

(一)疾病知识的指导

向患者及家属介绍本病的有关病因，避免诱发因素。保持良好的心理状态，平时生活要有规律，合理安排工作和休息时间，注意劳逸结合，积极配合治疗。

(二)饮食指导

指导患者加强饮食卫生和饮食营养，养成有规律的饮食习惯；避免过冷、过热、辛辣等刺激性食物及浓茶、咖啡等饮料；嗜酒者应戒酒。

(三)用药指导

根据病因及病情进行指导，嘱患者长期维持治疗，介绍药物的不良反应，如有异常及时复诊。

（王桂兰）

第二节　胃　　炎

胃炎是不同病因所致的胃黏膜慢性炎症，常伴有上皮损伤和细胞再生。按发病的缓急和病程长短可分为急性胃炎和慢性胃炎。发病率在胃病中居首位。最常引起胃黏膜炎症的药物是非甾体抗炎药(阿司匹林、吲哚美辛等)，与幽门螺杆菌感染密切相关。

一、临床表现

(一)急性胃炎

急性胃炎常由服用非甾体抗炎药引起。以突发的呕血和(或)黑便、上腹不适或隐痛为症状而就诊。内镜检查多数可发现胃黏膜急性糜烂出血的表现。

(二)慢性胃炎

慢性胃炎多由幽门螺杆菌感染引起。无特异性症状,部分患者有上腹痛或不适、食欲缺乏、反酸、嗳气、恶心等消化不良表现。

二、治疗

(一)急性胃炎

针对原发疾病和病因采取防治措施。积极抑制胃酸分泌,保护胃黏膜。

(二)慢性胃炎

根除幽门螺杆菌,对症用药。并抑酸或抗酸治疗,增强胃黏膜防御、动力促进剂等。

三、护理

(一)护理评估

1.生活习惯

了解患者是否饮食不规律,是否长期服用非甾体抗炎药,嗜好烟酒及刺激性食物。

2.消化道症状

了解腹部不适与进食的关系。有无反酸、胃灼热、腹胀等症状。

(二)护理措施

1.营养失调的护理

(1)急性发作期:有消化道出血症状者暂时禁食,由静脉补充足够的水分、能量以及电解质。症状稍缓解后,可给予清淡流质饮食,如米汤、藕粉、薄面汤等。

(2)病情缓解期:给予易消化及无刺激的少渣半流质饮食,如大米粥、皮蛋肉末粥、蒸蛋羹。当病情进一步缓解时,可用少渣软食,如米饭、汤面等。

(3)恢复期:注意增加营养,可挑选一些富含生物价值高的蛋白质和维生素的食物,防止贫血和营养不良的发生,如猪肝、蛋黄、动物全血等富含血红素铁的食品,注意维生素 C 和 B 族维生素的补充,适量增加新鲜蔬菜和水果,促进铁吸收。注意培养良好的饮食习惯,少食多餐,定时定量,细嚼慢咽,避免暴饮暴食,忌吃油炸食品,少用咖啡、酒、辣椒、芥末、胡椒等刺激性调味品,食物要加工得细、碎、软、烂;烹调方法多采用蒸、煮、炖。

2.舒适度改变的护理

(1)病情观察:观察消化道症状如呕血、黑便的颜色、性质、量;观察腹痛或腹部不适的部位、持续时间和性质;观察用药后患者症状的改善情况。

(2)休息与活动:急性期卧床休息。病情缓解期合理安排休息与工作,生活规律,劳逸结合。

3.用药指导及效果观察

(1)质子泵抑制剂:埃索美拉唑、奥美拉唑、泮托拉唑等,应餐前服药,偶有胃肠道反应及头晕、嗜睡等中枢神经症状,用药期间避免开车或高空作业。

(2)抗幽门螺杆菌药:遵医嘱口服抗菌药物,根治幽门螺杆菌,达治愈标准。餐后口服,以减少对胃黏膜的损害。

(3)输注质子泵抑制剂、抗菌药物以及营养药物时注意保护静脉和观察上述不良反应。

4.健康教育

(1)禁用或慎用阿司匹林等对胃黏膜有刺激作用的药物;应限制盐的摄入并补充新鲜的水果及蔬菜;长期饮用浓茶、咖啡、过冷、过热食物可损伤胃黏膜,应注意避免。

(2)加强饮食卫生和饮食营养。

(3)生活规律,避免劳累,适当锻炼,增强抵抗力。

(4)遵医嘱规律用药,不能私自减量或停用,根除幽门螺杆菌。

(5)定期复查,预防癌变。

(三)护理效果评估

(1)消化道症状减轻或消失。

(2)营养状况良好。

(3)知晓疾病诱因,远离不良因素。

(王桂兰)

第三节　急性胰腺炎

急性胰腺炎是常见的急腹症之一,为胰酶对胰脏本身自身消化所引起的化学性炎症。胰腺病变轻重不等,轻者以水肿为主,临床经过属自限性,一次发作数天后即可完全恢复,少数呈复发性急性胰腺炎;重者胰腺出血坏死,易并发休克、胰假性囊肿和脓肿等,死亡率高达25%～40%。

关于急性胰腺炎的发生率,目前尚无精确统计。国内报告急性胰腺炎患者占住院患者的0.32%～2.04%。本病患者一般女多于男,患者的平均年龄50～60岁。职业以工人多见。

一、病因及发病机制

胰腺是一个其有内、外分泌功能的实质性器官,胰腺的腺泡分泌胰液(外分泌),对食物的消化起重要作用;而散在地分布在胰腺内的胰岛,其功能细胞主要分泌胰岛素和胰高糖素(内分泌)。正常情况下,当胰液中无活力的胰蛋白酶原等进入十二指肠时,在碱性环境中被胆汁和十二指肠液中的肠激酶激活,成为具有消化能力的胰蛋白酶。在胆总管、胰管、壶腹部炎症、梗阻等病理情况下,多种胰酶在胰腺内被激活,并大量溢出管壁及腺泡壁外,导致胰腺自身消化,引起水肿、出血、坏死等,而产生急性胰腺炎。

引起急性胰腺炎的病因甚多。常见病因为胆道疾病、酗酒。急性胰腺炎的各种致病相关因素(表4-1)。

(一)梗阻因素

胆石症常是老年人急性胰腺炎首次发作的原因,老年女性特别常见。一般认为是在胆石一过性阻塞胰管开口处或紧邻此开口处的胆总管时发生。如在胆石性胰腺炎发作后立即仔细收集

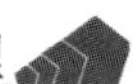

和检查粪便，常常可以找到胆结石。胆石症引起胰腺炎的机制尚不清楚。可能是乏特氏壶腹被胆石阻塞，引起胆汁反流入胰管，损伤胰腺实质。也有认为是胰管一过性梗阻而无胆汁反流。

表 4-1 急性胰腺炎致病相关因素

梗阻因素	①胆管结石；②乏特氏壶腹或胰腺肿瘤；③寄生虫或肿瘤使乳头阻塞；④胰腺分离现象并伴副胰管梗阻；⑤胆总管囊肿；⑥壶腹周围的十二指肠憩室；⑦奥狄氏括约肌压力增高；⑧十二指肠袢梗阻
毒素	①乙醇；②甲醇；③蝎毒；④有机磷杀虫剂
药物	①肯定有关（有重要试验报告）硫唑嘌呤/6-巯基嘌呤、丙戊酸、雌激素、四环素、甲硝唑、呋喃妥因、呋塞米、磺胺、甲基多巴、阿糖胞苷、西咪替丁；②不一定有关（无重要试验报告）噻嗪利尿剂、依他尼酸、苯乙双胍、普鲁卡因胺、氯噻酮、*L*-门冬酰胺酶、对乙酰氨基酚
代谢因素	①高甘油三酯血症；②高钙血症
外伤因素	①创伤——腹部钝性伤；②医源性——手术后、内镜下括约肌切开术、奥迪括约肌测压术
先天性因素	
感染因素	①寄生虫——蛔虫、华支睾吸虫；②病毒——流行性腮腺炎、甲型肝炎、乙型肝炎、柯萨奇B病毒、EB病毒；③细菌——支原体、空肠弯曲菌
血管因素	①局部缺血——低灌性（如心脏手术）；②动脉粥样硬化性栓子；③血管炎——系统性红斑狼疮、结节性多发性动脉炎、恶性高血压
其他因素	①穿透性消化性溃疡；②十二指肠克罗恩病；③妊娠有关因素；④儿科有关因素瑞氏（Reye's）综合征、囊性纤维化特发性

有人认为副乳头的先天畸形和狭窄必然引起胰腺炎。奥狄氏括约肌压力增高是急性胰腺炎反复发作的原因之一，据此内镜下括约肌切开术治疗已获得良好效果。胰小管或壶腹周围的小肿瘤也能引起胰腺炎。

（二）毒素和药物因素

乙醇、甲醇、蝎毒和有机磷杀虫剂等均可引起急性胰腺炎。

药物诱发的胰腺炎通常与对药物的超敏有关而与剂量无关。其特点是在接触药物的第一个月内发生，通常病情轻且有自限性。与成人胰腺炎发病有关的药物最常见的是硫唑嘌呤及其类似物6-巯基嘌呤。应用这类药物的个体中有3%～5%发生胰腺炎，引起儿童胰腺炎最常见的药物是丙戊酸。

（三）代谢因素

甘油三酯水平超过11.3 mmol/L时，易发中至重度的急性胰腺炎。如其水平降至5.65 mmol/L以下，反复发作次数可明显减少。各种原因引起的高钙血症亦易发生急性胰腺炎。

（四）外伤因素

胰腺的创伤或手术都可引起胰腺炎。内窥镜逆行胰胆管造影所致创伤也可引起胰腺炎，发生率为1%～5%。

（五）先天性因素

胰腺炎的易感性呈常染色体显性遗传。临床特点是儿童或青年期起病，逐渐演变成慢性胰腺炎和胰功能不全。胰腺结石可显著。少数家族还合并有氨基酸尿症。

（六）感染因素

血管功能不全（低容量灌注，动脉粥样硬化）和血管炎可能因减少胰腺血流而引起或加重胰腺炎。

二、临床表现

急性胰腺炎的临床表现和病程，取决于其病因、病理类型和治疗是否及时。水肿型胰腺炎一般 3～5 d内症状即可消失，但常有反复发作。如症状持续一周以上，应警惕已演变为出血坏死型胰腺炎。出血坏死型胰腺炎亦可在一开始时即发生，呈暴发性经过。

（一）腹痛

为本病最主要表现，约见于 95％急性胰腺炎病例，多数突然发作，常在饱餐和饮酒后发生。轻重不一，轻者上腹钝痛，患者常能忍受，重者呈腹绞痛、钻痛或刀割痛。疼痛常呈持续性伴阵发性加剧。疼痛的部位可因病变的部位不同而异，通常在上中腹部。如炎症以胰头部为主，疼痛常在右上腹及中上腹部；如炎症以胰体、尾部为主，常为中上腹及左上腹疼痛，并向腰背放射。疼痛在弯腰或起坐前倾时可减轻。病情轻者腹痛 3～5 d 缓解；出血坏死型的病情发展较快，腹痛延续较长。由于渗出液扩散至腹腔，腹痛可弥漫至全腹。极少数患者尤其年老体弱者可无腹痛或极轻微痛。

腹肌常紧张，并可有反跳痛。但不像消化道穿孔时表现的肌强硬，如检查者将手紧贴于患者腹部，仍可能按压下去。有时按压腹部可使腹痛减轻。腹痛发生的原因是胰管扩张；胰腺炎症、水肿；渗出物、出血或胰酶消化产物进入后腹膜腔，刺激腹腔神经丛；化学性腹膜炎；胆管和十二指肠痉挛及梗阻。

（二）恶心、呕吐

84％的患者有频繁恶心和呕吐，常在进食后发生。呕吐物多为胃内容物，重者含胆汁甚至血样物。呕吐是机体对腹痛或胰腺炎症刺激的一种防御性反射。呕吐后，进入十二指肠的胃酸减少，从而减少胰泌素及缩胆素的释放，减少了胰液胰酶的分泌。

（三）发热

大多数患者有中度以上发热，少数可超过 39 ℃，一般持续 3～5 d。发热系胰腺炎症或坏死产物进入血循环，作用于中枢神经系统体温调节中枢所致。多数发热患者中找不到感染的证据，但如果高热不退强烈提示合并感染或并发胰腺脓肿。

（四）黄疸

黄疸可于发病后 1～2 d 出现，常为暂时性阻塞性黄疸。黄疸的发生主要由于肿大的胰头部压迫了胆总管所致。合并存在的胆道病变如胆石症和胆道炎症亦是黄疸的常见原因。少数患者后期可因并发肝损害而引起肝细胞性黄疸。

（五）低血压及休克

出血坏死型胰腺炎常发生低血压和休克。患者烦躁不安，皮肤苍白、湿冷、呈花斑状，脉细弱，血压下降，少数可在发病后短期内猝死。发生休克的机制如下。

（1）胰血管舒缓素原释放，被胰蛋白酶激活后致血浆中缓激肽生成增多。缓激肽可引起血管扩张，毛细血管通透性增加，使血压下降。

（2）血液和血浆渗出到腹腔或后腹膜腔，引起血容量不足，这种体液丧失量可达血容量的 30％。

（3）腹膜炎时大量体液流入腹腔或积聚于麻痹的肠腔内。

（4）呕吐丢失体液和电解质。

(5)坏死的胰腺释放心肌抑制因子使心肌收缩不良。

(6)少数患者并发肺栓塞、胃肠道出血。

(六)肠麻痹

肠麻痹是重型或出血坏死型胰腺炎的主要表现。初期,邻近胰腺的上腹部可见扩张的充气肠袢,后期则整个肠道均发生肠麻痹性梗阻。临床上以高度腹胀、肠鸣音消失为主要表现。肠麻痹可能是肠管对腹膜炎的一种反应。另外,炎症的直接作用,血管和循环的异常、低钠和低钾血症,肠壁神经丛的损害也是肠麻痹发生的重要促发因素。

(七)腹水

胰腺炎时常有少量腹水,由胰腺和腹膜在炎症过程中液体渗出或漏出所致。淋巴管受阻塞或不畅可能也起作用。偶尔出现大量的顽固性腹水,多由于假性囊肿中液体外漏引起。胰性腹水中淀粉酶含量甚高,以此可以与其他原因的腹水区别。

(八)胸膜炎

常见于严重病例,系腹腔内炎性渗出透过横膈微孔进入胸腔所引起的炎性反应。

(九)电解质紊乱

胰腺炎时,机体处于代谢紊乱状态,可以发生电解质平衡失调,血清钠、镁、钾常降低。特别是血钙降低,约见于25%的病例,常低于2.25 mmol/L(9 mg/dL),如低于1.75 mmol/L(7 mg/dL)提示预后不良。血钙下降的原因是大量钙沉积于脂肪坏死区,同时胰高糖素分泌增加刺激,降钙素分泌,抑制了肾小管对钙的重吸收。

(十)皮下瘀血斑

出血坏死型胰腺炎,因血性渗出物透过腹膜后渗入皮下,可在肋腹部形成蓝绿-棕色血斑,称为格雷·特纳征(Grey-Turner 征);如在脐周围出现蓝色斑,称为卡伦征(Cullen 征)。此两种征象无早期诊断价值,但有确诊意义。

三、并发症

急性水肿型胰腺炎很少有并发症发生,而急性出血坏死型则常出现多种并发症。

(一)局部并发症

1.胰脓肿形成

出血坏死型胰腺炎起病2～3周以后,如继发细菌感染,于胰腺内及其周围可有脓肿形成。检查局部有包块,全身感染中毒症状。

2.胰假性囊肿

系由胰液和坏死组织在胰腺本身或其周围被包裹而成。常发生于出血坏死型胰腺炎起病后3～4周,多位于胰体尾部。囊肿可累及邻近组织,引起相应的压迫症状,如黄疸、门脉高压、肠梗阻、肾盂积水等。囊肿穿破可造成胰源性腹水。

3.胰性腹膜炎

含有活性胰酶的渗出物进入腹腔,可引起化学性腹膜炎。腹腔内出现渗出性腹水。如继发感染,则可引起细菌性腹膜炎。

4.其他

胰局部炎症和纤维素性渗出可累及周围脏器,引起脾周围炎、脾梗阻、脾粘连、结肠粘连(常见为脾曲综合征)、小肠坏死出血及肾周围炎。

（二）全身并发症

1.败血症

常见于胰腺炎并发胰腺脓肿时，死亡率甚高。病原体大多数为革兰氏阴性杆菌，如大肠埃希菌、产碱杆菌、产气杆菌、铜绿假单胞菌等。患者表现为持续高热，白细胞升高，以及明显的全身毒性症状。

2.呼吸功能不全

因腹胀、腹痛，患者的膈运动受限，加之磷脂酶A和在该酶作用下生成的溶血卵磷脂对肺泡的损害，可发生肺炎、肺淤血、肺水肿、肺不张和肺梗死，患者出现呼吸困难，血氧饱和度降低，严重者发生急性呼吸窘迫综合征。

3.心律失常和心功能不全

因有效血容量减少和心肌抑制因子的释放，导致心肌缺血和损害，临床上表现为心律失常和急性心衰。

4.急性肾衰

出血坏死型胰腺炎晚期，可因休克、严重感染、电解质紊乱和播散性血管内凝血而发生急性肾衰。

5.胰性脑病

出血坏死型胰腺炎时，大量活性蛋白水解酶、磷脂酶A进入脑内，损伤脑组织和血管，引起中枢神经系统损害综合征，称为胰性脑病。偶可引起脱髓鞘病变。患者可出现谵妄、意识模糊、昏迷、烦躁不安、抑郁、恐惧、妄想、幻觉、语言障碍、共济失调、震颤、反射亢进或消失及偏瘫等。脑电图可见异常。某些患者昏迷系并发糖尿病所致。

6.消化道出血

可为上消化道或下消化道出血。上消化道出血主要为胃黏膜炎性糜烂或应激性溃疡，或因脾静脉阻塞引起食道静脉破裂。下消化道出血则由于结肠本身或结肠血管受累所致。近年来发现胰腺炎时可发生胃肠型微动脉瘤，瘤破裂后可引起大出血。

7.糖尿病

5%～35%的患者在病程中出现糖尿病，常见于暴发性坏死型胰腺炎患者，系由β细胞遭到破坏，胰岛素分泌下降；α细胞受刺激，胰高糖素分泌增加所致。严重病例可发生糖尿病酮症酸中毒和糖尿病昏迷。

8.慢性胰腺炎

重症胰腺炎病例可因胰腺泡大量破坏而并发胰外分泌功能不全，演变成慢性胰腺炎。

9.猝死

见于极少数病例，由胰腺-心脏性反应所致。

四、检查

实验室检查对胰腺炎的诊断具有决定性意义，一般对水肿型胰腺炎，检测血清淀粉酶和尿淀粉酶已足够，对出血坏死型胰腺炎，则需检查更多项目。

（一）淀粉酶测定

血清淀粉酶常于起病后2～6 h开始上升，12～24 h达高峰。一般大于500单位。轻者24～72 h即可恢复正常，最迟不超过3～5 d。如血清淀粉酶持续增高达1周以上，常提示有胰管

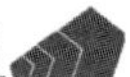

阻塞或假性囊肿等并发症。病情严重度与淀粉酶升高程度之间并不一致,出血坏死型胰腺炎,因胰腺泡广泛破坏,血清淀粉酶值可正常甚至低于正常。若无肾功能不良,则尿淀粉酶常明显增高,一般在血清淀粉酶增高后2 h开始增高,维持时间较长,在血清淀粉酶恢复正常后仍可增高。尿淀粉酶下降缓慢,为时可达1～2 周,故适用于起病后较晚入院的患者。

胰淀粉酶分子量约 55 000 D,易通过肾小球。急性胰腺炎时胰腺释放胰血管舒缓素,体内产生大量激肽类物质,引起肾小球通透性增加,肾脏对胰淀粉酶清除率增加,而对肌酐清除率无改变。故淀粉酶,肌酐清除率比率(Cam/Ccr)测定可提高急性胰腺炎的诊断特异性。正常人 Cam/Ccr 为 1.5%～5.5%。平均为3.1±1.1%,急性胰腺炎为 9.8±1.1%,胆总管结石时为 3.2±0.3%。Cam/Ccr＞5.5%即可诊断急性胰腺炎。

(二)血清胰蛋白酶测定

应用放射免疫法测定,正常人及非胰病患者平均为 400 ng/mL。急性胰腺炎时增高 10～40 倍。因胰蛋白酶仅来自胰腺,故具特异性。

(三)血清脂肪酶测定

血清脂肪酶正常范围为 0.2～1.5 单位。急性胰腺炎时脂肪酶血中活性升高,常人为 1.7 单位。该酶在病程中升高较晚,且持续时间较长,达 7～10 d。在淀粉酶恢复正常时,脂肪酶仍升高,故对起病后就诊较晚的急性胰腺炎病例有诊断价值。特别有助于与腮腺炎加以鉴别,后者无脂肪酶升高。

(四)血清正铁清蛋白(MHA)测定

腹腔内出血后,红细胞破坏释放的血红蛋白经脂肪酸和弹性蛋白酶作用,转变为正铁血红蛋白。正铁血红蛋白与清蛋白结合形成 MHA。出血坏死型胰腺炎起病 12 h 后血中 MHA 即出现,而水肿型胰腺炎呈阴性,故可做该两型胰腺炎的鉴别。

(五)血清电解质测定

急性胰腺炎时血钙通常不低于 2.12 mmol/L。血钙＜1.75 mmol/L。仅见于重症胰腺炎患者。低钙血症可持续至临床恢复后 4 周。如胰腺炎由高钙血症引起,则出现血钙升高。对任何胰腺炎发作期血钙正常的患者,在恢复期均应检查有无高钙血症存在。

(六)其他

测定 α_2-巨球蛋白、α_1-抗胰蛋白酶、磷脂酶 A_2、C 反应蛋白、胰蛋白酶原激活肽及粒细胞弹性蛋白酶等均有助于鉴别轻、重型急性胰腺炎,并能帮助病情判断。

五、护理

(一)休息

发作期绝对卧床休息,或取屈膝侧卧位等舒适体位,避免衣服过紧、剧痛而辗转不安者要防止坠床,保证睡眠,保持安静。

(二)输液

急性出血坏死型胰腺炎的抗休克和纠正酸碱平衡紊乱自入院始就贯穿于整个病程中,护理上需经常、准确记录 24 h 出入量,依据病情灵活调节补液速度,保证液体在规定的时间内输完,每天尿量应＞500 mL。必要时建立两条静脉通道。

(三)饮食

饮食治疗是综合治疗中的重要环节。近来临床中发现,少数胰腺炎患者往往在有效的治疗后，因饮食不当而加重病情，甚至危及生命。采用分期饮食新法则取得较满意效果。胰腺炎的分期饮食分为禁食、胰腺炎Ⅰ号、胰腺炎Ⅱ号、胰腺炎Ⅲ号、低脂饮食五期。

1.禁食

绝对禁食可使胰腺安静休息，胰腺分泌减少至最低限度。患者需限制饮水，口渴者可含漱或湿润口唇。此期患者需静脉补充足够液体及电解质。禁食适用于胰腺炎的急性期，一般患者2～3 d，重症患者5～7 d。

2.胰腺炎Ⅰ号饮食

该饮食内不含脂肪和蛋白质。主要食物有米汤、果子水、藕粉、每天6餐，每次约100 mL，每天热量约为1.4 kJ(334卡)，用于病情好转初期的试餐阶段。此期仍需给患者补充足够液体及电解质。Ⅰ号饮食适用于急性胰腺炎患者的康复初期，一般在病后5～7 d。

3.胰腺炎Ⅱ号饮食

该饮食内含少量蛋白质，但不含脂肪。主要食物有小豆汤、果子水、藕粉、龙须面和少量鸡蛋清，每天6餐，每次约200 mL，每天热量约为1.84 kJ。此期可给患者补充少量液体及电解质。Ⅱ号饮食适用于急性胰腺炎患者的康复中期(病后8～10 d)及慢性胰腺炎患者。

4.胰腺炎Ⅲ号饮食

该饮食内含有蛋白质和极少量脂类。主要食物有米粥、小豆汤、龙须面、菜末、鸡蛋清和豆油(5～10 g/d)，每天5餐，每次约400 mL，总热量约为4.5 kJ。Ⅲ号饮食适用于急、慢性胰腺炎患者康复后期，一般在病后15 d左右。

5.低脂饮食

该饮食内含有蛋白质和少量脂肪(约30 g)，每天4～5餐，用于基本痊愈患者。

(四)营养

急性胰腺炎时，机体处于高分解代谢状态，代谢率可高于正常水平的20%～25%，同时由于感染使大量血浆渗出。因此如无合理的营养支持，必将使患者的营养状况进一步恶化，降低机体抵抗力、延缓康复。

1.全胃肠外营养(TPN)支持的护理

急性胰腺炎特别是急性出血坏死型胰腺炎患者的营养任务主要由TPN来承担。TPN具有使消化道休息、减少胰腺分泌、减轻疼痛、补充体内营养不良、刺激免疫机制、促进胰外漏自发愈合等优点。近来更有代谢调理学说认为通过营养支持供给机体所需的能源和氮源，同时使用药物或生物制剂调理体内代谢反应，可降低分解代谢，共同达到减少机体蛋白质的分解，保存器官结构和功能的目的。应用TPN时需严密监护，最初数天每6 h检查血糖、尿糖，每1～2 d检测血钾、钠、氯、钙、磷；定期检测肝、肾功能；准确记录24 h出入量；经常巡视，保持输液速度恒定，不突然更换无糖溶液；每天或隔天检查导管、消毒插管处皮肤，更换无菌敷料，防止发生感染。一旦发生感染要立即拔管，尖端部分常规送细菌培养。TPN支持一般经过2周左右的时间，逐渐过渡到肠道营养(EN)支持。

2.EN支持的护理

EN即从空肠造口管中滴入要素饮食，混合奶、鱼汤、菜汤、果汁等多种营养。EN护理要求如下。

(1)应用不能过早，一定待胃肠功能恢复、肛门排气后使用。

(2)EN开始前3 d，每6 h监测尿糖1次，每天监测血糖、电解质、酸碱度、血红蛋白、肝功能，

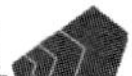

病情稳定后改为每周2次。

(3)营养液浓度从5%开始渐增加到25%,多以20%以下的浓度为宜。现配现用,4 ℃下保存。

(4)营养液滴速由慢到快,从40 mL/h(15～20滴/分钟)逐渐增加到100～120 mL/h。由于小肠有规律性蠕动,当蠕动波近造瘘管时可使局部压力增高,甚至发生滴入液体逆流,因此在滴入过程中要随时调节滴速。

(5)滴入空肠的溶液温度要恒定在40 ℃左右,因肠管对温度非常敏感,故需将滴入管用温水槽或热水袋加温,如果应用不当很容易发生腹胀、恶心、呕吐、腹痛、腹泻等症状。

(6)灌注时取半卧位,滴注时床头升高45°,注意电解质补充,不足的部分可用温盐水代替。

3.口服饮食的护理

经过3～4周的EN支持,此时患者进入恢复阶段,食欲增加,护理上要指导患者订好食谱,少吃多餐,食物要多样化,告诫患者切不可暴饮暴食增加胰腺负担,防止再次诱发急性胰腺炎。

(五)胃肠减压

抽吸胃内容和胃内气体可减少胰腺分泌,防止呕吐。虽本疗法对轻至中度急性胰腺炎无明显疗效,但对并发麻痹性肠梗阻的严重病例,胃肠减压是不可缺少的治疗措施。减压同时可向胃管内间歇注入氢氧化铝凝胶等碱性药物中和胃酸,间接抑制胰腺分泌。腹痛基本缓解后即可停止胃肠减压。

(六)药物治疗的护理

1.镇痛解痉

予阿托品、山莨菪碱、普鲁苯辛、可待因、水杨酸、异丙嗪、哌替啶等及时对症处理减轻患者痛苦。据报道静脉滴注硫酸镁有一定镇痛效果。禁单用吗啡止痛,因其可引起奥狄括约肌痉挛加重疼痛。抗胆碱能药亦不宜长期使用。

2.预防感染

轻症急性水肿型胰腺炎通常无须使用抗生素。出血坏死型易并发感染,应使用足量有效抗生素。处理时应按医嘱正确使用抗生素,合理安排输注顺序,保证体内有效浓度,保持患者体表清洁,尤其应注意口腔及会阴部清洁,出汗多时应尽快擦干并及时更换衣裤等。

3.抑制胰腺分泌

抗胆碱能药物、制酸剂、H_2受体拮抗剂、胰岛素与胰高糖素联合应用、生长抑素、降钙素、缩胆囊素受体拮抗剂(丙谷胺)等均有抑制胰腺分泌作用。使用时注意抗胆碱能药不能用于有肠麻痹者及老年人,H_2受体拮抗剂可有皮肤过敏。

4.抗胰酶药物

早期应用抗胰酶药物可防止向重型转化和缩短病程。常用药有FOY、Micaclid、胞磷胆碱、6-氨基己酸等。使用前二者时应控制速度,药液不可溢出血管外,注意测血压,观察有无皮疹发生。对有精神障碍者慎用胞磷胆碱。

5.胰酶替代治疗

慢性胰功能不全者需长期用胰浸膏。每餐前服用效佳。注意观察少数患者可出现过敏和叶酸水平下降。

(七)心理护理

对急性发作患者应予以充分的安慰,帮助患者减轻或去除疼痛加重的因素。由于疼痛持续时间长，患者常有不安和郁闷而主诉增多，护理时应以耐心的态度对待患者的痛苦和不安情绪，耐心听取其诉说，尽量理解其心理状态。采用松弛疗法，皮肤刺激疗法等方法减轻疼痛。对禁食等各项治疗处理方法及重要意义向患者充分解释，关心、支持和照顾患者，使其情绪稳定、配合治疗，促进病情好转。

（王桂兰）

第四节　慢性胰腺炎

慢性胰腺炎是一种伴有胰实质进行性毁损的慢性炎症，我国以胆石症为常见原因，国外则以慢性酒精中毒为主要病因。慢性胰腺炎可伴急性发作，称为慢性复发性胰腺炎。由于本病临床表现缺乏特异性，可为腹痛、腹泻、消瘦、黄疸、腹部肿块、糖尿病等，易被误诊为消化性溃疡、慢性胃炎、胆管疾病、肠炎、消化不良、胃肠神经官能症等。本病虽发病率不高，但近年来有逐步增高的趋势。

一、病因

慢性胰腺炎的发病因素与急性胰腺炎相似，主要有胆管系统疾病、酒精、腹部外伤、代谢和内分泌障碍、营养不良、高钙血症、高脂血症、血管病变、血色病、先天性遗传性疾病、肝脏疾病及免疫功能异常等。

二、临床表现

慢性胰腺炎的症状繁多且无特异性。典型病例可出现五联症，即上腹疼痛、胰腺钙化、胰腺假性囊肿、糖尿病及脂肪泻。但是同时具备上述五联症的患者较少，临床上常以某一或某些症状为主要特征。

（一）腹痛

腹痛为最常见症状，见于60％～100％的病例，疼痛常剧烈，并持续较长时间。一般呈钻痛或钝痛，绞痛少见。多局限于上腹部，放射至季肋下，半数以上病例放射至背部。疼痛发作的频度和持续时间不一，一般随着病变的进展，疼痛期逐渐延长，间歇期逐渐变短，最后整天腹痛。在无痛期，常有轻度上腹部持续隐痛或不适。

痛时患者取坐位，膝屈曲，压迫腹部可使疼痛部分缓解，躺下或进食则加重（这种体位称为胰体位）。

（二）体重减轻

是慢性胰腺炎常见的表现，约见于3/4以上病例。主要由于患者担心进食后疼痛而减少进食所致。少数患者因胰功能不全、消化吸收不良或糖尿病而有严重消瘦，经过补充营养及助消化剂后，体重减轻往往可暂时好转。

（三）食欲减退

常有食欲欠佳，特别是厌油类或肉食。有时食后腹胀、恶心和呕吐。

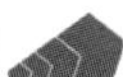

(四)吸收不良

吸收不良表现为疾病后期,胰脏丧失90%以上的分泌能力,可引起脂肪泻。患者有腹泻,大便量多、带油滴、恶臭。由于脂肪吸收不良,临床上也可出现脂溶性维生素缺乏症状。碳水化合物的消化吸收一般不受影响。

(五)黄疸

少数病例可出现明显黄疸(血清胆红素高达20 mg/dL),由胰腺纤维化压迫胆总管所致,但更常见假性囊肿或肿瘤的压迫所致。

(六)糖尿病症状

约2/3的慢性胰腺炎病例有葡萄糖耐量降低,半数有显性糖尿病,常出现于反复发作腹痛持续几年以后。当糖尿病出现时,一般均有某种程度的吸收不良存在。糖尿病症状一般较轻,易用胰岛素控制。偶可发生低血糖、糖尿病酸中毒、微血管病变和肾病变。

(七)其他

少数病例腹部可扪及包块,易误诊为胰腺肿瘤。个别患者呈抑郁状态或有幻觉、定向力障碍等。

三、并发症

慢性胰腺炎的并发症甚多,一些与胰腺炎有直接关系,另一些则可能是病因(如酒精)作用的后果。

(一)假性囊肿

见于9%~48%的慢性胰腺炎患者。多数为单个囊肿。囊肿大小不一,表现多样。假性囊肿内胰液泄漏至腹腔,可引起胰性无痛性腹水,呈隐匿起病,腹水量甚大,内含高活性淀粉酶。

巨大假性囊肿,压迫胃肠道,可引起幽门或十二指肠近端狭窄,甚至压迫十二指肠空肠交接处和横结肠,引起不全性或完全性梗阻。假性囊肿破入邻近脏器可引起内瘘。囊肿内胰酶腐蚀囊肿壁内小血管可引起囊肿内出血,如腐蚀邻近大血管,可引起消化道出血或腹腔内出血。

(二)胆管梗阻

8%~55%的慢性胰腺炎患者发生胆总管的胰内段梗阻,临床上有无黄疸不定。有黄疸者中罕有需手术治疗者。

(三)其他

酒精性慢性胰腺炎可合并存在酒精性肝硬化。慢性胰腺炎患者好发口腔、咽、肺、胃和结肠癌肿。

四、实验室检查

(一)血清和尿淀粉酶测定

慢性胰腺炎急性发作时血尿淀粉酶浓度和Cam/Ccr比值可一过性地增高。随着病变的进展和较多的胰实质毁损,在急性炎症发作时可不合并淀粉酶升高。测定血清胰型淀粉酶同工酶可作为反映慢性胰腺炎时胰功能不全的试验。

(二)葡萄糖耐量试验

可出现糖尿病曲线。有报道慢性胰腺炎患者中有78.7%试验阳性。

(三)胰腺外分泌功能试验

在慢性胰腺炎时有80%～90%的病例胰外分泌功能异常。

(四)吸收功能试验

最简便的是做粪便脂肪和肌纤维检查。

(五)血清转铁蛋白放射免疫测定

慢性胰腺炎血清转铁蛋白明显增高,特别对酒精性钙化性胰腺炎有特异价值。

五、护理

(一)体位

协助患者卧床休息,选择舒适的卧位。有腹膜炎者宜取半卧位,利于引流和使炎症局限。

(二)饮食

脂肪对胰腺分泌具有强烈的刺激作用并可使腹痛加剧。因此,一般以适量的优质蛋白、丰富的维生素、低脂无刺激性半流质或软饭为宜,如米粥、藕粉、脱脂奶粉、新鲜蔬菜及水果等。每天脂肪供给量应控制在20～30 g,避免粗糙、干硬、胀气及刺激性食物或调味品。少食多餐、禁止饮酒。对伴糖尿病患者,应按糖尿病饮食进餐。

(三)疼痛护理

绝对禁酒、避免进食大量肉类饮食、服用大剂量胰酶制剂等均可使胰液与胰酶的分泌减少,缓解疼痛。护理中应注意观察疼痛的性质、部位、程度及持续时间,有无腹膜刺激征。协助取舒适卧位以减轻疼痛。适当应用非麻醉性镇痛剂,如阿司匹林、吲哚美辛、布洛芬、对乙酰氨基酚等非甾体抗炎药。对腹痛严重,确实影响生活质量者,可酌情使用麻醉性镇痛剂,但应避免长期使用,以免导致患者对药物产生依赖性。给药20～30 min后须评估并记录镇痛药物的效果及不良反应。

(四)维持营养需要量

蛋白-热量营养不良在慢性胰腺炎患者是非常普遍的。进餐前30 min为患者镇痛,以防止餐后腹痛加剧,使患者惧怕进食。进餐时胰酶制剂同食物一起服用,可以保证酶和食物适当混合,取得满意效果。同时,根据医嘱及时给予静脉补液,保证热量供给,维持水、电解质、酸碱平衡。严重的慢性胰腺炎患者和中至重度营养不良者,在准备手术阶段应考虑提供肠外或肠内营养支持。护理上需加强肠内、外营养液的输注护理,防止并发症。

(五)心理护理

因病程迁延,反复疼痛、腹泻等症状,患者常有消极悲观的情绪反应,对手术及预后的担心常引起焦虑和恐惧。护理上应关心患者,采用同情、安慰、鼓励法与患者沟通,稳定患者情绪,讲解疾病知识,帮助患者树立战胜疾病的信心。

(王桂兰)

第五节　炎症性肠病

炎症性肠病专指病因未明的炎症性肠病,包括溃疡性结肠炎和克罗恩病。溃疡性结肠炎是一种病因不明的直肠和结肠慢性非特异性炎症性疾病，病变主要限于大肠的黏膜与黏膜下层。克罗恩病是一种病因未明的胃肠道慢性炎性肉芽肿性疾病。病变多见于末段回肠和邻近结肠，但从口腔至肛门各段消化道均可受累。

一、临床表现

(一)消化系统症状

1.腹泻

黏液脓血便是溃疡性结肠炎活动期的重要表现。排便次数和便血程度可反映病情严重程度。轻者每天2～4次，便糊状无或少量血；重者每天10次以上，便中大量脓血或呈水样便。累及乙状结肠和直肠者常伴里急后重。克罗恩病粪便多为糊状，一般无黏液脓血，如病变累及下段结肠或直肠者，可有黏液脓血和里急后重。

2.腹痛

有腹痛-便意-便后缓解的规律。溃疡性结肠炎活动期有轻或中度腹痛，为左下腹或下腹阵痛。克罗恩病最常见症状是腹痛，多为右下腹或脐周痛，间歇性发作。

(二)全身症状

中度发热、消瘦、贫血、低蛋白血症、水电平衡紊乱。克罗恩病较溃疡性结肠炎全身症状多且明显，少数患者以发热为首发和主要症状。

(三)肠外表现

外周关节炎、口腔溃疡等(少见)。

二、治疗

(一)一般治疗

强调休息、饮食和营养，减少精神和体力负担，从流质饮食逐步过渡到富营养的少渣饮食。

(二)药物治疗

控制急性发作，缓解病情，减少复发，防治并发症。常用的药物有氨基水杨酸制剂、糖皮质激素、免疫抑制剂、抗菌药物。

(三)手术治疗

病情严重，排除禁忌证，可手术治疗。

三、护理

(一)护理评估

1.一般症状

观察粪便的次数、性质、量；观察腹痛的部位、性质、程度。

2.生命体征

观察生命体征变化，中重型患者常见低热或中度发热，高热提示并发症或疾病急性暴发；及时发现出血、肠穿孔等并发症。

3.监测

监测营养状况，监测体重、定期复查血常规，了解蛋白、水电解质情况。

4.用药

评价用药效果,观察不良反应。

(二)护理措施

1.腹泻的护理

(1)病情观察:观察患者腹泻的次数、性质、伴随症状,监测粪便检查结果。

(2)活动与休息:急性发作和重症者卧床休息,以减少胃肠道蠕动;轻症者劳逸结合,生活有规律。

(3)做好用药指导及效果观察。

(4)做好肛周皮肤护理:排便后温水清洗肛周,必要时涂抹凡士林和抗生素软膏。

2.腹痛的护理

(1)病情观察:严密观察腹痛的性质、部位以及生命体征的变化,如腹痛突然改变,应注意并发症的发生。

(2)止痛护理:可采用转移注意力、热敷、针灸止痛。遵医嘱使用镇痛药后,观察用药后效果。

3.营养失调的护理

(1)饮食护理:质软、易消化、少纤维素又富含营养、有足够热量的食物。避免冷饮、水果、多纤维素的蔬菜及其他刺激性食品,忌食牛奶及乳制品。病情严重时,遵医嘱禁饮食以减少肠道负担,控制症状。

(2)营养监测:观察患者进食情况,定期测量体重,监测血红蛋白量、血清蛋白质的变化,了解营养情况。

4.用药指导

(1)柳氮磺吡啶应餐后服用,以减少消化道反应,服用期间定期监测血常规。

(2)糖皮质激素应逐渐减量直至停药,不可随意停药。

(3)免疫抑制剂应观察有无胃肠道反应,白细胞减少等症状的发生。

(4)灌肠试剂一般睡前使用,嘱患者排尽大小便后卧床等待,灌肠后可根据病变部位取膝胸卧位。

5.自理能力评估与指导

注意个人卫生,加强基础护理,必要时给予协助或完成,保持肛周清洁,皮肤完整。

6.健康教育

(1)建立信心,以平和乐观的心态面对疾病。

(2)建立健康的生活习惯,少纤维规律饮食,戒烟戒酒,保证睡眠与休息。

(3)减少复发,避免感冒、劳累、精神刺激等复发因素。

(4)遵医嘱长期、规律用药,不能私自减量或停用,防止复发。

(5)建议定期门诊复查,遵医嘱复查肠镜,不适随诊。

(三)护理效果评估

(1)腹痛、腹泻症状缓解。

(2)营养状况良好。

(3)正确认识疾病,并坚持服药,避免复发。

(王桂兰)

第六节 上消化道出血

一、疾病概述

(一)概念和特点

上消化道出血是指屈氏韧带以上的消化道,包括食管、胃、十二指肠、胰腺、胆管等病变引起的出血,以及胃空肠吻合术的空肠病变引起的出血。上消化道大出血是指数小时内失血量超过1 000 mL或循环血容量的20%,主要表现为呕血和(或)黑便,常伴有血容量减少而引起急性周围循环衰竭,是临床的急症,严重者可导致失血性休克而危及生命。

近年来,本病的诊断和治疗水平有很大的提高,临床资料统计显示,80%~85%急性上消化道大出血患者短期内能自行停止,仅15%~20%患者出血不止或反复出血,最终死于出血并发症,其中急性非静脉曲张性上消化道出血的发病率在我国仍居高不下,严重威胁人民的生命健康。

(二)相关病理生理

上消化道出血多起因于消化性溃疡侵蚀胃基底血管导致其破裂而引发出血。出血后逐渐影响周围血液循环量,如因出血量多引起有效循环血量减少,进而引发血液循环系统代偿,以致血压降低,心悸、出汗,急需即刻处理。出血处可能因血块形成而自动止血,但也可能再次出血。

(三)上消化道出血的病因

上消化道出血的病因包括溃疡性疾病、炎症、门静脉高压、肿瘤、全身性疾病等。临床上最常见的病因是消化性溃疡,其他依次为急性糜烂出血性胃炎、食管胃底静脉曲张破裂和胃癌。现将病因归纳列述如下。

1.上消化道疾病

(1)食管疾病、食管物理性损伤、食管化学性损伤。

(2)胃、十二指肠疾病:消化性溃疡、佐林格-埃利森(Zollinger-Ellison)综合征、胃癌等。

(3)空肠疾病:胃肠吻合术后空肠溃疡、空肠克罗恩病。

2.门静脉高压引起的食管胃底静脉曲张破裂出血

(1)各种病因引起的肝硬化。

(2)门静脉阻塞:门静脉炎、门静脉血栓形成、门静脉受邻近肿块压迫。

(3)肝静脉阻塞:如巴德-基亚里(Budd-Chiari)综合征。

3.上消化道邻近器官或组织的疾病

(1)胆管出血:胆囊或胆管结石、胆管蛔虫、胆管癌、肝癌、肝脓肿或肝血管瘤破入胆管等。

(2)胰腺疾病:急慢性胰腺炎、胰腺癌、胰腺假性囊肿、胰腺脓肿等。

(3)其他:纵隔肿瘤或囊肿破入食管、主动脉瘤、肝或脾动脉瘤破入食管等。

4.全身性疾病

(1)血液病:白血病、血友病、再生障碍性贫血、DIC等。

(2)急性感染:脓毒症、肾综合征出血热、钩端螺旋体病、重症肝炎等。

(3)脏器衰竭:尿毒症、呼吸衰竭、肝衰竭等。

(4)结缔组织病:系统性红斑狼疮、结节性多动脉炎、皮肌炎等。

5.诱因

(1)服用水杨酸类或其他非甾体抗炎药或大量饮酒。

(2)应激相关胃黏膜损伤:严重感染、休克、大面积烧伤、大手术、脑血管意外等应激状态下,会引起应激相关胃黏膜损伤。应激性溃疡可引起大出血。

(四)临床表现

上消化道大量出血的临床表现主要取决于出血量及出血速度。

1.呕血与黑便

呕血与黑便是上消化道出血的特征性表现。上消化道出血之后,均有黑粪。出血部位在幽门以上者常有呕血。若出血量较少、速度慢亦可无呕血。反之,幽门以下出血如出血量大,速度快,可因血反流入胃腔引起恶心、呕吐而表现为呕血。

呕血多棕褐色呈咖啡渣样,如出血量大,未经胃酸充分混合即呕出,则为鲜红色或有血块。黑粪呈柏油样,黏稠而发亮,当出血量大,血液在肠内推进快,粪便可呈暗红甚至鲜红色。

2.失血性周围循环衰竭

急性大量失血由于循环血容量迅速减少而导致周围循环衰竭。一般表现为头昏、心慌、乏力,突然起立发生晕厥、肢体冷感、心率加快、血压偏低等。严重者呈休克状态。

3.发热

大量出血后,多数患者在 24 h 内出现低热,持续 3~5 d 后降至正常。发热原因可能与循环血量减少和周围循环衰竭导致体温调节中枢功能紊乱等因素有关。

4.氮质血症

上消化道大量出血后,由于大量血液蛋白质的消化产物在肠道被吸收,血中 BUN 浓度可暂时增高,称为肠源性氮质血症。一般于一次出血后数小时血尿素氮开始上升,24~48 h 达到高峰,一般不超过 14.3 mmol/L(40 mg/dL),3~4 d 后降至正常。

5.贫血和血常规

急性大量出血后均有失血性贫血。但在出血的早期,血红蛋白浓度、红细胞计数与血细胞比容可无明显变化。在出血后,组织液渗入血管内,使血液稀释,一般经 3~4 h 以上才出现贫血,出血后 24~72 h 血液稀释到最大限度。贫血程度取决于失血量外,还和出血前有无贫血、出血后液体平衡状态等因素相关。

急性出血患者为正细胞正色素性贫血,在出血后骨髓有明显代偿性增生,可暂时出现大细胞性贫血,慢性失血则呈小细胞低色素性贫血。出血 24 h 内网织红细胞即见增高,出血停止后逐渐降至正常。白细胞计数在出血后 2~5 h 轻至中度升高,血止后 2~3 d 才恢复正常。但在肝硬化患者中,如同时有脾功能亢进,则白细胞计数可不升高。

(五)辅助检查

1.实验室检查

测定红细胞、白细胞和血小板计数,血红蛋白浓度、血细胞比容、肝肾功能、大便潜血检查等(以了解其病因、诱因及潜在的护理问题)。

2.内镜检查

出血后 24~48 h 内行急诊内镜检查,可以直接观察出血部位,明确出血的病因,同时对出血

灶进行止血治疗是上消化道出血病因诊断的首选检查方法。。

3.X线钡餐检查

对明确病因亦有价值。主要适用于不宜或不愿进行内镜检查者或胃镜检查未能发现出血原因,需排除十二指肠降段以下的小肠段有无出血病灶者。

4.其他

放射性核素扫描或选择性动脉造影如腹腔动脉、肠系膜上动脉造影帮助确定出血部位,适用于内镜及X线钡剂造影未能确诊而又反复出血者。不能耐受X线、内镜或动脉造影检查的患者,可作吞线试验,根据棉线有无沾染血迹及其部位,可以估计活动性出血部位。

(六)治疗原则

上消化道大量出血为临床急症,应采取积极措施进行抢救。迅速补充血容量,纠正水电解质失衡,预防和治疗失血性休克,给予止血治疗,同时积极进行病因诊断和治疗。

药物治疗:包括局部用药和全身用药两部分。

1.局部用药

经口或胃管注入消化道内,对病灶局部进行止血,主要如下。

(1)8~16 mg去甲肾上腺素溶于100~200 mL冰盐水口服,强烈收缩出血的小动脉而止血,适用于胃、十二指肠出血。

(2)口服凝血酶,经接触性止血,促使纤维蛋白原转变为纤维蛋白,加速血液凝固,近年来被广泛应用于局部止血。

2.全身用药

经静脉进入体内,发挥止血作用。

(1)抑制胃酸分泌药:对消化性溃疡和急性胃黏膜损伤引起的出血,常规给予H_2受体拮抗剂或质子泵抑制剂,以提高和保持胃内较高的pH,有利于血小板聚集及血浆凝血功能所诱导的止血过程。常用药物有:西咪替丁200~400 mg,每6 h 1次;雷尼替丁50 mg,每6 h 1次;法莫替丁20 mg,12 h 1次;奥美拉唑40 mg,每12 h 1次。急性出血期均为静脉用药。

(2)降低门静脉压力药。①血管升压素及其拟似物:为常用药物,其机制是收缩内脏血管,从而减少门静脉血流量,降低门静脉及其侧支循环的压力。用法为血管升压素0.2 U/min持续静脉滴注,视治疗反应,可逐渐加至0.4 U/min。同时用硝酸甘油静脉滴注或含服,以减轻大剂量用血管升压素的不良反应,并且硝酸甘油有协同降低门静脉压力的作用;②生长抑素及其拟似物:止血效果好,可明显减少内脏血流量,并减少奇静脉血流量,而奇静脉血流量是食管静脉血流量的标志。14肽天然生长抑素,用法为首剂250 μg缓慢静脉注射,继以250 μg/h持续静脉滴注。人工合成剂奥曲肽,常用首剂100 μg缓慢静脉注射,继以25~50 μg/h持续静脉滴注。

(3)促进凝血和抗纤溶药物:补充凝血因子如静脉注入纤维蛋白原和凝血酶原复合物对凝血功能异常引起出血者有明显疗效。抗血纤溶芳酸和6-氨基己酸有对抗或抑制纤维蛋白溶解的作用。

二、护理评估

(一)一般评估

1.生命体征

大量出血患者因血容量不足,外周血管收缩,体温可能偏低,出血后2 d内多有发热,一般不超过38.5 ℃,持续 3～5 d;脉搏增快(＞120 次/分钟)或细速;呼吸急促、浅快;血压降低,收缩压降至 10.7 kPa(80 mmHg)以下,甚至可持续下降至测不出,脉压减少,小于 3.3 kPa(30 mmHg)。

2.患者主诉

有无头晕、乏力、心慌、气促、冷、口干口渴等症状。

3.相关记录

呕血颜色、量,皮肤、尿量、出入量、黑便颜色和量等记录结果。

(二)身体评估

1.头颈部

上消化道大量出血,有效循环血容量急剧减少,患者可出现精神萎靡、嗜睡、表情淡漠、烦躁不安、意识模糊甚至昏迷。

2.腹部

(1)有无肝脾肿大,如果脾大,蜘蛛痣、腹壁静脉曲张或有腹水者,提示肝硬化门脉高压食管静脉破裂出血;肝大、质地硬、表面凹凸不平或有结节,提示肝癌。

(2)腹部肿块的质地软硬度、如果质地硬、表面凹凸不平或有结节应考虑胃、胰腺、肝胆肿瘤。

(3)中等量以上的腹水可有移动性浊音。

(4)肠鸣音活跃,肠蠕动增强,肠鸣音达 10 次/分钟以上,但音调不特别高调,提示有活动性出血。

(5)直肠和肛门有无结节、触痛和肿块、狭窄等异常情况。

3.其他

(1)出血部位与出血性质的评估:上消化道出血不包括口、鼻、咽喉等部位出血及咯血,应注意鉴别。出血部位在幽门以上,呕血及黑粪可同时发生,而幽门以下部位出血,多以黑粪为主。下消化道出血较少时,易被误认为是上消化道出血。下消化道出血仅有便血,无呕血,粪便鲜红、暗红或有血块,患者常感下腹部疼痛等不适感。进食动物血、肝,服用骨炭、铁剂、铋剂或中药也可使粪便发黑,但黑而无光泽。

(2)出血量的评估:粪便潜血试验阳性,表示每天出血量大于 5 mL;出现黑便时表示每天出血量在50～70 mL,胃内积血量达 250～300 mL,可引起呕血;急性出血量＜400 mL 时,组织液及脾脏贮血补充失血量,可无临床表现,若大量出血数小时内失血量超过 1 000 mL 或循环血容量的 20%,引起急性周围循环衰竭,导致急性失血性休克而危及患者生命。

(3)失血程度的评估:失血程度除按出血量评估外,还应根据全身状况来判断。失血的表现多伴有全身症状,表现为:①轻度失血,失血量达全身总血量 10%～15%,患者表现为皮肤苍白、头晕、怕冷,血压可正常但有波动,脉搏稍快,尿量减少;②中度失血:失血量达全身总血量 20%以上,患者表现为口干、眩晕、心悸,血压波动、脉压变小,脉搏细数,尿量减少;③重度失血,失血量达全身总血量 30%以上,患者表现为烦躁不安、意识模糊、出冷汗、四肢厥冷、血压显著下降、脉搏细数超过 120 次/分钟,尿少或尿闭,重者失血性休克。

(4)出血是否停止的评估。①反复呕血,呕吐物由咖啡色转为鲜红色,黑便次数增多且粪便稀薄色泽转为暗红色,伴肠鸣音亢进;②周围循环衰竭的表现经充分补液、输血仍未见明显改善,或暂时好转后又恶化,血压不稳,中心静脉压不稳定;③红细胞计数、血细胞比容、血红蛋白测定不断下降,网织红细胞计数持续增高;④在补液足够、尿量正常时,血尿素氮升高;⑤门脉高压患者的脾脏大，因出血而暂时缩小，如不见脾脏恢复肿大，提示出血未止。

（三）心理-社会评估

患者发生呕血与黑便时都可导致患者紧张、烦躁不安、恐惧、焦虑等反应。病情危重者，患者可出现濒死感，而此时其家属表现伤心状态，使患者出现较强烈的紧张及恐惧感。慢性疾病或全身性疾病致反复呕血与黑便者，易使患者对治疗和护理失去信心，表现为护理工作上不合作。患者及其家庭对疾病的认识态度影响患者的生活质量，影响其工作、学习、社交等活动。

（四）辅助检查结果评估

1.血常规

上消化道出血后均有急性失血性贫血；出血后 6～12 h 红细胞计数、血红蛋白浓度及血细胞比容下降；在出血后 2～5 h 白细胞数开始增高，血止后 2～3 d 降至正常。

2.血尿素氮测定

呕血的同时因部分血液进入肠道，血红蛋白的分解产物在肠道被吸收，故在出血数小时后 BUN 开始不升，24～48 h 可达高峰，持续时间不等，与出血时间长短有关。

3.粪便检查

潜血试验（OBT）阳性，但检查前需禁止食动物血、肝、绿色蔬菜等 3～4 d。

4.内镜检查

直接观察出血的原因和部位，黏膜皱襞迂曲可提示胃底静脉曲张曲张。

（五）常用药物治疗效果的评估

1.输血

输血前评估患者的肝功能，肝功能受损宜输新鲜血，因库存血含氨量高易诱发肝性脑病。同时要评估患者年龄、病情、周围循环动力学及贫血状况，注意因输液、输血过快、过多导致肺水肿，原有心脏病或老年患者必要时可根据中心静脉压调节输液量。

2.血管升压素

滴注速度应准确，并严密观察有无出现腹痛、血压升高、心律失常、心肌缺血，甚至发生心肌梗死等不良反应。评估是否药液外溢，一旦外溢用 50%硫酸镁湿敷，因该药有抗利尿作用，突然停用血管升压素会引起反射性尿液增多，故应观察尿量并向家属做好解释工作。同时，孕妇、冠心病、高血压禁用血管升压素。

3.凝血酶

口服凝血酶时评估有无有恶心、头昏等不良反应，并指导患者更换体位。此药不能与酸碱及重金属等药物配伍，应现用现配，若出现过敏现象应立即停药。

4.镇静剂

评估患者的肝功能，肝病患者忌用吗啡、巴比妥类等强镇静药物。

三、主要护理诊断/问题

（一）体液不足

与上消化道大量出血有关。

（二）活动无耐力

与上消化道出血所致周围循环衰竭有关。

(三)营养失调,低于机体需要量

与急性期禁食及贫血有关。

(四)恐惧

与急性上消化道大量出血有关。

(五)知识缺乏

缺乏有关出血的知识及防治的知识。

(六)潜在并发症

休克、急性肾衰竭。

四、护理措施

(一)一般护理

1.休息与体位

少量出血者应卧床休息,大出血时绝对卧床休息,取平卧位并将下肢略抬高,以保证脑部供血。呕吐时头偏向一侧,防止窒息或误吸。指导患者坐起、站起时动作要缓慢,出现头晕、心慌、出汗时立即卧床休息并告知护士。病情稳定后,逐渐增加活动量。

2.饮食护理

急性大出血伴恶心、呕吐者应禁食。少量出血无呕吐者,可进食温凉、清淡流质食物。出血停止后改为营养丰富、易消化、无刺激性半流质、软食,少量多餐逐渐过渡到正常饮食。食管胃底静脉曲张破裂出血者避免粗糙、坚硬、刺激性食物,且应细嚼慢咽。防止损伤曲张静脉而再次出血。

3.安全护理

轻症患者可起身稍做活动,可上厕所大小便。但应注意有活动性出血时,患者常因有便意而至厕所,在排便时或便后起立时晕厥,因此必要时由护士陪同如厕或暂时改为在床上排泄。重症患者应多巡视,用床栏加以保护。

(二)病情观察

上消化道大量出血时,有效循环血容量急剧减少,可导致休克或死亡,所以要严密监测。①精神和意识状态:是否精神萎靡、嗜睡、表情淡漠、烦躁不安、意识模糊甚至昏迷;②生命体征:体温不升或发热,呼吸急促,脉搏细弱、血压降低、脉压变小、必要时行心电监护;③周围循环状况:观察皮肤和甲床色泽,肢体温暖或是湿冷,周围静脉特别是颈静脉充盈情况;④准确记录24 h出入量,测每小时尿量,应保持尿量大于每小时 30 mL,并记录呕吐物和粪便的性质、颜色及量;⑤定期复查红细胞计数、血细胞比容、血红蛋白、网织红细胞计数、血尿素氮、粪潜血,以了解贫血程度、出血是否停止。

(三)用药护理

立即建立静脉通道,遵医嘱迅速、准确地实施输血、输液、各种止血治疗及用药等抢救措施,并观察治疗效果及不良反应。血管升压素可引起腹痛、血压升高、心律失常、心肌缺血,甚至发生心肌梗死,故滴注速度应准确,并严密观察不良反应。同时,孕妇、冠心病、高血压禁用血管升压素。肝病患者忌用吗啡、巴比妥类药物,宜输新鲜血,因库存血含氨量高,易诱发肝性脑病。

(四)三腔两囊管护理

插管前应仔细检查,确保三腔气囊管通畅,无漏气,并分别做好标记,以防混淆,备用。插管

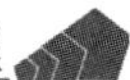

后检查管道是否在胃内，抽取胃液，确定管道在胃内分别向胃囊和食管囊注气，将食管引流管、胃管连接负压吸引器，定时抽吸，观察出血是否停止，并记录引流液的性状及量。并做好留置于腔气囊管期间的护理和拔管出血停止后的观察及拔管。

（五）心理护理

护理人员应关心、安慰患者尤其是反复出血者。解释各项检查、治疗措施，耐心细致地解答患者或家属的提问，消除他们的疑虑。同时，经常巡视，大出血时陪伴患者，以减轻患者的紧张情绪。抢救工作应迅速而不忙乱，使其产生安全感、信任，保持稳定情绪，帮助患者消除紧张恐惧心理，更好地配合治疗及护理。

（六）健康教育

1.疾病知识指导

应帮助患者和家属掌握有关疾病的病因和诱因，以及预防、治疗和护理知识，以减少再度出血的危险。并且指导患者及家属学会早期识别出血征象及应急措施。

2.饮食指导

合理饮食是避免诱发上消化道出血的重要措施。注意饮食卫生和规律饮食；进食营养丰富、易消化的食物，避免粗糙、刺激性食物，或过冷、过热、产气多的食物、饮料，禁烟、浓茶、咖啡等对胃有刺激的食物。

3.生活指导

生活起居要有规律，劳逸结合，情绪乐观，保证身心愉悦，避免长期精神紧张。应在医师指导下用药，同时，慢性病者应定期门诊随访。

4.自我观察

教会患者出院后早期识别出血征象及应急措施：出现头晕、心悸等不适，或呕血、黑便时，立即卧床休息，保持安静，减少身体活动；呕吐时取侧卧位以免误吸；立即送医院治疗。

5.及时就诊的指标

(1)有呕血和黑便。

(2)出现血压降低、头晕、心悸等不适。

五、护理效果评估

(1)患者呕血和黑便停止，生命体征正常。

(2)患者活动耐受力增加，活动时无晕厥、跌倒危险。

(3)患者置管期间患者无窒息、意外吸入、食管胃底黏膜无溃烂、坏死。

(4)患者体重逐渐恢复正常，营养状态良好。

（王桂兰）

第七节 消化性溃疡

消化性溃疡主要指发生在胃和十二指肠的慢性溃疡，即胃溃疡和十二指肠溃疡，因溃疡的形成与胃酸/胃蛋白酶的消化作用有关而得名。溃疡的黏膜缺损超过黏膜肌层，不同于糜烂。

一、护理评估

(一)一般评估

1.患病及治疗经过

询问发病的有关诱因和病因,例如发病是否与天气变化,饮食不当或情绪激动有关;有无暴饮暴食、喜食酸辣等刺激性食物的习惯;是否嗜烟酒;有无经常服用非甾体抗炎药史;家族中有无溃疡病者等。询问患者的病程经过,例如首次疼痛发作的时间,疼痛与进食的关系,是餐后还是空腹出现,有无规律,部位及性质如何,应用何种方法能缓解疼痛。曾做过何种检查和治疗,结果如何。

2.患者主诉与一般情况

询问患者有无恶心、呕吐、嗳气、反酸等其他消化道症状,有无呕血、黑便、频繁呕吐等症状。询问此次发病与既往有无变化,日常休息与活动如何等。

3.相关记录

腹痛、体重、体位、饮食、药物、出入量等记录结果。

(二)身体评估

1.头颈部

有无痛苦表情、消瘦、贫血貌等。

2.腹部

(1)上腹部有无固定压痛点,有无胃蠕动波,全腹有无压痛、反跳痛,有无腹肌紧张。

(2)有无空腹振水音,腹部有无肠鸣音变化(亢进、减弱或消失)。

3.其他

有无因腹部疼痛而发生的体位改变等。

(三)常用药物治疗效果的评估

1.抗酸药评估要点

(1)用药剂量、时间、用药的方法(静脉注射、口服)的评估与记录。

(2)有无磷缺乏症表现:食欲缺乏、软弱无力等症状,甚至有骨质疏松的表现。

(3)有无严重便秘、代谢性碱中毒与钠潴留,甚至肾损害。服用镁剂应注意有无腹泻。

2.H_2 受体拮抗剂评估要点

(1)用药剂量、时间、用药的方法(静脉注射、口服)的评估与记录,静脉给药应注意控制速度,速度过快可引起低血压和心律失常。

(2)注意监测肝、肾功能,注意有无头痛、头晕、疲倦、腹泻及皮疹等反应,因药物可随母乳排出,哺乳期应停止用药。

3.质子泵抑制剂的评估要点

(1)患者自觉症状:有无头晕、腹泻等症状。

(2)有无皮肤等反应:例如荨麻疹、皮疹、瘙痒、头痛、口苦、肝功能异常等。

二、护理措施

(一)休息与活动

溃疡活动期且症状较重者,嘱其卧床休息几天至 1～2 周,可使疼痛等症状缓解。病情较轻

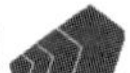

者则应鼓励其适当活动，以分散注意力。

（二）指导缓解疼痛

注意观察及详细了解患者疼痛的规律和特点，并按其疼痛特点指导缓解疼痛的方法。如十二指肠溃疡表现为空腹痛或午夜痛，指导患者在疼痛前或疼痛时进食碱性食物（如苏打饼干等），或服用制酸剂。也可采用局部热敷或针灸止痛。

（三）合理饮食

选择营养丰富，易消化的食物。症状重者以面食为主。避免食用机械性和化学性刺激强的食物。以少食多餐为主，每天进食 4～5 次，避免过饱，进食宜细嚼慢咽，以增加唾液分泌，稀释和中和胃酸。

（四）用药护理

应严格按医嘱用药，并注意观察常用药的不良反应，发现问题及时处理。

（五）心理护理

多关心体贴患者，使患者保持良好的情绪，因为过分焦虑和恐惧往往更易诱发和加重消化性溃疡。

（六）健康教育

1.帮助患者认识和去除病因

讲解引起和加重溃疡病的相关因素，指导其保持乐观情绪，规律生活。

2.饮食指导

建立合理的饮食习惯和结构，戒除烟酒，避免摄入刺激性食物。饮食宜清淡、易消化、富营养，少食多餐。

3.用药原则

指导患者按医嘱正确服药，学会观察药效及不良反应，不随便停药或减量，防止溃疡复发。指导患者慎用或勿用致溃疡的药物，如阿司匹林、咖啡因、泼尼松等。

4.适当活动计划

制订个体化的活动计划，选择合适的锻炼方式，提高机体抵抗力。

5.自我观察

教会患者出院后的某些重要指标的自我监测，如腹痛、呕吐、黑便等监测并正确记录。

6.及时就诊的指标

（1）上腹疼痛节律发生变化或疼痛加剧。

（2）出现呕血、黑便等。

三、护理效果评估

（1）患者情绪稳定，上腹部疼痛减轻并渐消失。

（2）患者坚持按医嘱正确服药。

（3）患者能戒除烟酒，饮食规律，建立合理的饮食方式和结构，营养指标在正常范围内。

（王桂兰）

第五章
肾内科护理

第一节　急性肾小球肾炎

急性肾小球肾炎(acute glomerulonephritis,AGN)简称急性肾炎,是以急性肾炎综合征为主要表现的一组疾病。其特点为起病急,患者出现血尿、蛋白尿、水肿和高血压,可伴有一过性氮质血症。本病好发于儿童,男性居多。常有前驱感染,多见于链球菌感染后,其他细菌、病毒和寄生虫感染后也可引起。本部分主要介绍链球菌感染后的急性肾炎。

一、病因及发病机制

急性肾小球肾炎常发生于β-溶血性链球菌"致肾炎菌株"引起的上呼吸道感染(多为扁桃体炎)或皮肤感染(多为脓疱疮)后,感染导致机体产生免疫反应而引起双侧肾脏弥漫性的炎症反应。目前多认为,链球菌的主要致病抗原是胞质或分泌蛋白的某些成分,抗原刺激机体产生相应抗体,形成免疫复合物沉积于肾小球而致病。同时,肾小球内的免疫复合物可激活补体,引起肾小球内皮细胞及系膜细胞增生,并吸引中性粒细胞及单核细胞浸润,导致肾脏病变。

二、临床表现

(一)症状与体征

1.尿异常

几乎所有患者均有肾小球源性血尿,约30%出现肉眼血尿,且常为首发症状或患者就诊的原因。可伴有轻至中度蛋白尿,少数(<20%)患者可呈大量蛋白尿。

2.水肿

80%以上患者可出现水肿,常为起病的初发表现,表现为晨起眼睑水肿,呈"肾炎面容",可伴有下肢轻度凹陷性水肿,少数严重者可波及全身。

3.高血压

约80%患者患病初期水钠潴留时,出现一过性轻至中度高血压,经利尿后血压恢复正常。少数患者可出现高血压脑病、急性左心衰竭等。

4.肾功能异常

大部分患者起病时尿量减少(40～700 mL/d),少数为少尿(＜400 mL/d)。可出现一过性轻度氮质血症。一般于1～2周后尿量增加,肾功能于利尿后数天恢复正常,极少数出现急性肾衰竭。

(二)并发症

前驱感染后常有1～3周(平均10 d左右)的潜伏期。呼吸道感染的潜伏期较皮肤感染短。本病起病较急,病情轻重不一,轻者仅尿常规及血清补体C_3异常,重者可出现急性肾衰竭。大多预后良好,常在数月内临床自愈。

三、辅助检查

(1)尿液检查:均有镜下血尿,呈多形性红细胞。尿蛋白多为(＋)～(＋＋)。尿沉渣中可有红细胞管型、颗粒管型等。早期尿中白细胞、上皮细胞稍增多。

(2)血清C_3及总补体:发病初期下降,于8周内恢复正常,对本病诊断意义很大。血清抗链球菌溶血素"O"滴度可增高,部分患者循环免疫复合物(circulating immune complex,CIC)阳性。

(3)肾功能检查:内生肌酐清除率(endogenous creatinie clearance rate,Ccr)降低,BUN、血肌酐(serum creatinine,Scr)升高。

四、诊断要点

(1)链球菌感染后1～3周出现血尿、蛋白尿、水肿、高血压,甚至少尿及氮质血症。

(2)血清补体C_3降低(8周内恢复正常),即可临床诊断为急性肾小球肾炎。

(3)若肾小球滤过率进行性下降或病情1～2个月尚未完全好转的应及时做肾活检,以明确诊断。

五、治疗要点

治疗原则:以休息、对症处理为主,缩短病程,促进痊愈。本病为自限性疾病,不宜用肾上腺糖皮质激素及细胞毒药物。急性肾衰竭患者应予透析。

(一)对症治疗

利尿治疗可消除水肿,降低血压。利尿后高血压控制不满意时,可加用其他降压药物。

(二)控制感染灶

以往主张使用青霉素或其他抗生素10～14 d,现对其必要性存在争议。对于反复发作的慢性扁桃体炎,待肾炎病情稳定后,可做扁桃体摘除术,手术前后2周应注射青霉素。

(三)透析治疗

对于少数发生急性肾衰竭者,应予血液透析或腹膜透析治疗,帮助患者度过急性期,一般不需长期维持透析。

六、护理评估

(1)健康史:询问发病前2个月有无上呼吸道和皮肤感染史,起病急缓,就诊原因等。既往呼吸道感染史。

(2)身体状况:评估水肿的部位、程度、特点,血压增高程度,有无局部感染灶存在。

(3)心理及社会因素:因患者多为儿童,对疾病的后果常不能理解,因而不重视疾病,不按医嘱注意休息,家属则往往较急,过分约束患者,年龄较大的患者因休学、长期休息而产生焦虑、悲观情绪。评估患者及家属对疾病的认识,目前的心理状态等。

(4)辅助检查:周围血常规有无异常,淋巴细胞是否升高。

七、护理目标

(1)能自觉控制水、盐的摄入,水肿明显消退。

(2)患者能逐步达到正常活动量。

(3)无并发症发生,或能早期发现并发症并积极配合抢救。

八、护理措施

(一)一般护理

急性期患者应绝对卧床休息,以增加肾血流量和减少肾脏负担。应卧床休息 6 周至 2 个月,尿液检查只有蛋白尿和镜下血尿时,方可离床活动。病情稳定后逐渐增加运动量,避免劳累和剧烈活动,坚持 1～2 年,待完全康复后才能恢复正常的体力劳动。存在水肿、高血压或心力衰竭时,应严格限制盐的摄入,一般进盐应低于 3 g/d,特别严重的病例应完全禁盐。在急性期,为减少蛋白质的分解代谢,限制蛋白质的摄取量为 0.5～0.8 g/(kg·d)。当血压下降,水肿消退,尿蛋白减少后,即可逐渐增加食盐和蛋白质的量。除限制钠盐外,也应限制液体摄入量,进水量的控制本着宁少勿多的原则。每天进水量应为不显性失水量(约 500 mL)加上 24 h 尿量,此进水量包括饮食、饮水、服药、输液等所含水分的总量。另外,饮食应注意热量充足、易于消化和吸收。

(二)病情观察

注意观察水肿的范围、程度,有无胸腔积液、腹水,有无呼吸困难、肺部湿啰音等急性左心衰竭的征象;监测高血压动态变化,监测有无头痛、呕吐、颈项强直等高血压脑病的表现;观察尿的变化及肾功能的变化,及早发现有无肾衰竭的可能。

(三)用药护理

在使用降压药的过程中,要注意一定要定时、定量服用,随时监测血压的变化,还要嘱患者服药后在床边坐几分钟,然后缓慢站起,防止眩晕及直立性低血压。

(四)心理护理

患者尤其是儿童对长期的卧床会产生忧郁、烦躁等心理反应,加上担心血尿、蛋白尿是否会恶化,会进一步会加重精神负担。故应尽量多关心、巡视患者,随时注意患者的情绪变化和精神需要,按照患者的要求予以尽快解决。关于卧床休息需要持续的时间和病情的变化等,应适当予以说明,并要组织一些有趣的活动活跃患者的精神生活,使患者能以愉快、乐观的态度安心接受治疗。

九、护理评价

(1)能否接受限制钠、水的治疗和护理,尿量已恢复正常,水肿有减轻甚至消失。

(2)能正确面对患病现实,说出心理感受,保持乐观情绪。

(3)无并发症发生。

十、健康指导

(1)预防指导:平时注意加强锻炼,增强体质。注意个人卫生,防止化脓性皮肤感染。有上呼吸道或皮肤感染时,应及时治疗。注意休息和保暖,限制活动量。

(2)生活指导:急性期严格卧床休息,按照病情进展调整作息制度。掌握饮食护理的意义及原则,切实遵循饮食计划。指导患者及其家属掌握本病的基本知识和观察护理方法,消除各种不利因素,防止疾病进一步加重。

(3)用药指导:遵医嘱正确使用抗生素、利尿药及降压药等,掌握不同药物的名称、剂量、给药方法,观察各种药物的疗效和不良反应。

(4)心理指导:增强战胜疾病的信心,保持良好的心境,积极配合诊疗计划。

(任丽苹)

第二节 慢性肾小球肾炎

慢性肾小球肾炎简称慢性肾炎,是最常见的一组原发于肾小球的疾病,以蛋白尿、血尿、高血压及水肿为基本表现,可有不同程度的肾功能减退,大多数患者会发展成慢性肾衰竭。本病起病方式各不相同,病情迁延,进展缓慢;可发生于任何年龄,以中青年居多,男性多于女性。

一、病因及诊断检查

(一)致病因素

慢性肾炎的病因尚不完全清楚,大多数由各种原发性肾小球疾病迁延不愈发展而成。目前认为其发病与感染有明确关系,细菌、原虫、病毒等感染后可引起免疫复合物介导性炎症而导致肾小球肾炎,故认为发病起始因素为免疫介导性炎症。另外,在发病过程中也有非免疫非炎症性因素参与,如高血压、超负荷的蛋白饮食等。仅少数慢性肾炎由急性肾炎演变而来。在发病过程中可因感染、劳累、妊娠和使用肾毒性药物等使病情加重。

(二)身体状况

1.症状体征

慢性肾炎多数起病隐匿,大多无急性肾炎病史,病前也无感染史,发病已为慢性肾炎;少数为急性肾炎迁延不愈超过1年以上而成为慢性。临床表现差异大,症状轻重不一。主要表现如下。

(1)水肿:多为眼睑水肿和(或)轻度至中度下肢水肿,一般无体腔积液,缓解期可完全消失。

(2)高血压:部分患者可以高血压为首发或突出表现,多为持续性中等程度以上高血压。持续血压升高可加速肾小球硬化,使肾功能迅速恶化,预后较差。

(3)全身症状:表现为头晕、乏力、食欲缺乏、腰膝酸痛等,其中贫血较为常见。随着病情进展可出现肾功能减退,最终发展成为慢性肾衰竭。

(4)尿异常:可有尿量减少,偶有肉眼血尿。

2.并发症

(1)感染:易合并呼吸道及泌尿道感染。

(2)心脏损害:心脏扩大、心律失常和心力衰竭。

(3)高血压脑病:因血压骤升所致。

(4)慢性肾衰竭:是慢性肾炎最严重的并发症。

(三)心理及社会状况

患者常因病程长、反复发作、疗效不佳、药物不良反应大、预后较差等而出现焦虑、恐惧、悲观的情绪。

(四)实验室及其他检查

1.尿液检查

尿比重多在1.020以下;最具有特征的是蛋白尿,尿蛋白(+～+++),尿蛋白定量1～3 g/24 h;尿沉渣镜检可见红细胞和颗粒管型。

2.血液检查

早期多正常或有轻度贫血,晚期红细胞计数和血红蛋白多明显降低。

3.肾功能检查

慢性肾炎可导致肾功能逐渐减退,表现为肾小球滤过率下降,内生肌酐清除率下降、血肌酐和尿素氮增高。

二、护理诊断及医护合作性问题

(1)体液过多:与肾小球滤过率下降及血浆胶体渗透压下降有关。

(2)营养失调,低于机体需要量:与蛋白丢失、摄入不足及代谢紊乱有关。

(3)焦虑:与担心疾病复发和预后有关。

(4)潜在并发症:感染、心脏损害、高血压脑病、慢性肾衰竭。

三、治疗及护理措施

(一)治疗要点

慢性肾小球肾炎的主要治疗目的是防止或延缓肾功能恶化,改善症状,防止严重并发症。

1.一般治疗

适当休息、合理饮食、防治感染等。

2.对症治疗

(1)利尿:水肿明显的患者可使用利尿药,常用氢氯噻嗪、螺内酯、呋塞米,既可利尿消肿,也可降低血压。

(2)控制血压:高血压可加快肾小球硬化,因此及时有效地维持适宜的血压是防止病情恶化的重要环节。容量依赖性高血压首选利尿药,肾素依赖性高血压首选血管紧张素转化酶抑制剂(卡托普利等)和β受体阻滞剂(普萘洛尔等)。

3.抗血小板药物

长期使用抗血小板药物可改善微循环,延缓肾衰竭。常用双嘧达莫和阿司匹林。

4.糖皮质激素和细胞毒性药物

一般不主张应用。可试用于血压不高、肾功能正常、尿蛋白较多者,常选用泼尼松、环磷酰胺等。

(二)护理措施

1.病情观察

因高血压易加剧肾功能的损害,故应密切观察患者的血压变化。准确记录24 h出入液量,监测尿量、体重和腹围,观察水肿的消长情况。监测肾功能变化,及时发现肾衰竭。

2.生活护理

(1)适当休息:因卧床休息能增加肾血流量,减轻水肿、蛋白尿及改善肾功能,故慢性肾炎患者宜多卧床休息,避免重体力劳动。特别是有明显水肿、大量蛋白尿、血尿及高血压或合并感染、心力衰竭、肾衰竭及急性发作期的患者,应限制活动,绝对卧床休息。

(2)饮食护理:水肿少尿者应限制钠、水的摄入,食盐摄入量为1～3 g/d,每天进水量不超过1 500 mL,记录24 h出入液量;每天测量腹围、体重,监测水肿消长情况。低蛋白、低磷饮食可减轻肾小球内高压、高灌注及高滤过状态,延缓肾功能减退,宜尽早采用富含必需氨基酸的优质低蛋白饮食(如鸡肉、牛奶、瘦肉等),蛋白质的摄入量为0.5～0.8 g/(kg·d),低蛋白饮食亦可达到低磷饮食的目的。补充多种维生素及锌。适当增加糖类和脂肪的摄入比例,保证足够热量,减少自体蛋白的分解。

3.药物治疗的护理

使用利尿药时应注意有无电解质、酸碱平衡紊乱;服用降压药起床时动作宜缓慢,以防直立性低血压;应用血管紧张素转化酶抑制药时,注意观察患者有无持续性干咳;应用抗血小板药物时,注意观察有无出血倾向等。

4.对症护理

包括对水肿、高血压、少尿等症状的护理。

5.心理护理

注意观察患者的心理活动,及时发现患者的不良情绪,主动与患者沟通,鼓励患者说出其内心感受,做好疏导工作,帮助患者调整心态,积极配合治疗及护理。

6.健康指导

(1)指导患者严格按照饮食计划进餐。注意休息,保持精神愉快,避免劳累、受凉和使用肾毒性药物,以延缓肾功能减退。

(2)进行适当锻炼,提高机体抵抗力,预防呼吸道感染。

(3)遵医嘱服药,定期复查尿常规和肾功能。

(4)育龄妇女注意避孕,以免因妊娠导致肾炎复发和病情恶化。

(任丽苹)

第三节 肾病综合征

肾病综合征(nephrotic syndrome,NS)是肾小球疾病中最常见的一组临床综合症候群。肾病综合征传统上分为原发性和继发性两类。原发性是指原发于肾小球疾病并除外继发于全身性疾病引起的肾小球病变,如系统性红斑狼疮、糖尿病、多发性骨髓瘤、药物、毒物、过敏性紫癜和淀粉样变等。在肾病综合征中,约75%是由原发性肾小球疾病引起,约25%为继发性肾小球疾病引起，因此它不是一个独立性的疾病。NS 临床诊断并不困难，但不同病理改变引起者治疗效果不一，某些病理类型易发展为肾功能不全，但即使预后较好的病理类型，也可因其引起的严重全身水肿(胸腔积液、腹水、心包积液等)影响到各脏器功能并易出现各种严重并发症如威胁生命的感染和肺动脉栓塞等，因此强调早期病因和病理类型诊断与整体治疗的重要性。本节仅讨论原发性肾病综合征。

一、病理

原发性肾病综合征在国内以肾小球系膜增殖最为常见，占 1/4～1/3，其次为膜性肾病，占 1/5～1/4，以成人较为多见；微小病变成人约占 1/5，再次为膜增殖，约为 15%，局灶性、节段性肾小球硬化占 10%～15%。局灶性、节段性系膜增殖较少发生肾病综合征。各病理类型中均可伴有肾间质不同程度炎症改变和(或)纤维化，其中以炎症较为明显的类型如系膜增殖、膜增殖和少部分局灶节段性肾小球硬化常伴有肾间质炎症或纤维化改变；膜性引起者亦不罕见，肾间质炎症程度和纤维化范围对肾小球滤过功能减退有较大影响。

原发性肾病综合征病理类型不同，与临床表现(除均可有肾病综合征外)有一定关联，如微小病变和膜性肾病引起者多表现为单纯性肾病综合征，早期少见血尿、高血压和肾功能损害，但肾病综合征临床表现多较严重、突出，经尿丢失蛋白质多，可高达 20 g/d；而系膜增殖和膜增殖等炎症明显类型尚常伴有血尿、高血压和不同程度肾功能损害，且肾功能损害发生相对较早。局灶、节段性肾小球硬化，常有明显高血压和肾功能损害，出现镜下血尿亦较多见。少数情况病理类型改变与临床表现相关性可不完全一致。

二、临床表现及发病机制

(一)大量蛋白尿

大量蛋白尿是指每天从尿液中丢失蛋白质多达 3.0～3.5 g，儿童为 50 mg/kg，因此，体重为 60 kg 的成人尿液丢失 3 g/d，即可认为大量蛋白尿。大量蛋白尿的产生是由于肾小球滤过膜通透性异常所致。正常肾小球滤过膜对血浆蛋白有选择性滤过作用，能有效阻止绝大部分血浆蛋白从肾小球滤过，只有极小量的血浆蛋白进入肾小球滤液。肾小球病变引起滤过膜对大中分子量蛋白质选择性滤过屏障作用损伤，导致大分子蛋白和中分子量清蛋白等大量漏出。其次，肾小球疾病时，肾小球基底膜组织结构功能异常，涎酸成分明显减少，使带负电荷的清蛋白滤过基底膜增多，出现蛋白尿。此外，肾小球血流动力学改变也能影响肾小球滤过膜的通透性，血压增高，尿蛋白增多，血压降低，蛋白尿减轻。肾内血管紧张素Ⅱ增加使出球小动脉收缩，肾小球内毛细血管压力增加，亦可增加蛋白质漏出。使用血管紧张素转化酶抑制剂或血管紧张素Ⅱ受体阻滞剂可因降低出球小动脉阻力而降低肾小球毛细血管压力，从而减轻蛋白尿。

临床上对肾病综合征患者不仅要定期进行准确的 24 h 尿液蛋白定量测定，以了解蛋白尿程度和判断治疗效果，从而调整治疗方案，而且要进行尿液系列蛋白检查，以了解丢失蛋白的成分，从而判断蛋白丢失部位是在肾小球或肾小管间质。尿液蛋白量多寡有时不能说明肾脏病变的广泛程度和严重程度，但蛋白尿成分的测定则可反映肾小球病变的程度，如尿液中出现大量 IgG 成分，说明大分子量蛋白从尿液中丢失，提示肾小球滤过膜体积屏障结构破坏严重，若尿液中蛋白几乎均为中分子量的清蛋白或转铁蛋白，一般提示病变在肾小球或肾小管间质，此时参考丢失蛋白质多寡甚为重要，一般说来肾小管性尿蛋白丢失较少超过 3 g/d，个别超过 3 g/d，后者多数

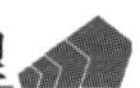

对治疗反应相对较佳;若尿液出现较多小分子量蛋白,则应进一步检查以明确是否轻链蛋白引起大量蛋白尿,故尿蛋白成分检查有时尚有助于病因诊断。

(二)低清蛋白血症

低清蛋白血症见于绝大部分肾病综合征患者,即血浆清蛋白水平在 30 g/L 以下。其主要原因是尿中丢失清蛋白,但二者可不完全平行,因为血浆清蛋白值是清蛋白合成与分解代谢平衡的结果,它主要受以下几种因素影响。①肝脏合成清蛋白增加。在低蛋白血症和清蛋白池体积减小时,清蛋白分解速度是正常的,甚至下降。肝脏代偿性合成清蛋白量增加,如果饮食中能给予足够的蛋白质及热量,正常人肝脏每天可合成清蛋白达 20 g 以上。体质健壮和摄入高蛋白饮食的患者可不出现低蛋白血症。有人认为,血浆胶体渗透压在调节肝脏合成清蛋白方面可能有重要的作用;②肾小管分解清蛋白的量增加。正常人肝脏合成的清蛋白 10%在肾小管内代谢。在肾病综合征时,由于近端小管摄取和分解滤过蛋白明显增加,肾内代谢可增加至 16%~30%;③严重水肿时胃肠道吸收能力下降,肾病综合征患者常呈负氮平衡状态。年龄、病程、慢性肝病、营养不良均可影响血浆清蛋白水平。

由于低清蛋白血症,药物与清蛋白的结合会有所减少,因而血中游离药物的水平升高(如激素约 90%与血浆蛋白结合而具有生物活性的部分仅占 10%左右),此时,即使常规剂量也可产生毒性或不良反应。低蛋白血症时,花生四烯酸和血浆蛋白结合减少,促使血小板聚集和血栓素(TXA_2)增加,后者可加重蛋白尿和肾损害。

(三)水肿

水肿多较明显,与体位有关,严重者常见头枕部凹陷性水肿、全身水肿、两肋部皮下水肿、胸腔和腹水,甚至出现心包积液以及阴囊或会阴部高度水肿,此种情况多见于微小病变或部分膜性肾病患者。一般认为,水肿的出现及其严重程度与低蛋白血症的程度呈正相关,然而也有例外的情况。机体自身具有抗水肿形成能力,其调节机制为:①当血浆清蛋白浓度降低,血浆胶体渗透压下降的同时,从淋巴回流组织液大大增加,从而带走组织液内的蛋白质,使组织液的胶体渗透压同时下降,两者的梯度差值仍保持正常范围;②组织液水分增多,则其静水压上升,可使毛细血管前的小血管收缩,从而使血流灌注下降,减少了毛细血管床的面积,使毛细血管内静水压下降,从而抑制体液从血管内向组织间逸出;③水分逸出血管外,使组织液蛋白浓度下降,而血浆内蛋白浓度上升。鉴于淋巴管引流组织液蛋白质的能力有限,上述体液分布自身平衡能力有一定的限度,当血浆胶体渗透压进一步下降时,组织液的胶体渗透压无法调节至相应的水平,两者间的梯度差值不能维持正常水平而产生水肿。大多数肾病综合征水肿患者血容量正常,甚至增多,并不一定都减少,血浆肾素正常或处于低水平,提示肾病综合征的钠潴留,是由于肾脏调节钠平衡的障碍,而与低血容量激活肾素-血管紧张素-醛固酮系统无关。肾病综合征水肿的发生不能仅以一个机制来解释。血容量的变化,仅在某些患者身上可能是造成水、钠潴留,加重水肿的因素,可能尚与肾内某些调节机制的障碍有关。此外,水肿严重程度虽与病变严重性并无相关,但严重水肿本身如伴有大量胸腔积液、心包积液或肺间质水肿,则会引起呼吸困难和心肺功能不全;若患者长期低钠饮食和大量应用利尿剂,尚可造成有效血容量减少性低血压甚至低血容量性休克。

(四)高脂血症

肾病综合征时脂代谢异常的特点为血浆中几乎各种脂蛋白成分均增加,如血浆总胆固醇(Ch)和低密度脂蛋白胆固醇(LD-C)明显升高,甘油三酯(TG)和极低密度脂蛋白胆固醇(VLDL-C)升高。高密度脂蛋白胆固醇(HDL-C)浓度可以升高、正常或降低;HDL 亚型的分布异常，即 HDL_3 增加而 HDL_2 减少，表明 HDL_3 的成熟障碍。在疾病过程中各脂质成分的增加出现在不同的时间，一般以 Ch 升高出现最早，其次才为磷脂及 TG。除浓度发生改变外，各脂质的比例也发生改变，各种脂蛋白中胆固醇/磷脂及胆固醇/甘油三酯的比例均升高。载脂蛋白也常有异常，如 ApoB 明显升高，ApoC 和 ApoE 轻度升高。脂质异常的持续时间及严重程度与病程及复发频率明显相关。

肾病综合征时脂质代谢异常的发生机制为：①肝脏合成 Ch、TG 及脂蛋白增加；②脂质调节酶活性改变及 LDL 受体活性或数目改变导致脂质的清除障碍；③尿中丢失 HDL 增加。在肾病综合征时，HDL 的 ApoAⅠ可以有 50%～100%从尿中丢失，而且患者血浆 HDL_3 增加而 HDL_2 减少，说明 HDL_3 在转变为较大的 HDL_2 颗粒之前即在尿中丢失。

肾病综合征患者的高脂血症对心血管疾病发生率的影响，主要取决于高脂血症出现时间的长短、LDL 与 HDL 的比例、高血压史及吸烟等因素。长期的高脂血症，尤其是 LDL 上升而 HDL 下降，可加速冠状动脉粥样硬化的发生，增加患者发生急性心肌梗死的危险性。脂质引起肾小球硬化的作用已在内源性高脂血症等的研究中得到证实。脂代谢紊乱所致肾小球损伤的发病机制及影响因素较为复杂，可能与下述因素有关：肾小球内脂蛋白沉积、肾小管间质脂蛋白沉积、LDL 氧化、单核细胞浸润、脂蛋白导致的细胞毒性致内皮细胞损伤、脂类介质的作用和脂质增加基质合成。

（五）血中其他蛋白浓度改变

肾病综合征时多种血浆蛋白浓度可发生变化。如血清蛋白电泳显示 α_2 和 β 球蛋白水平升高，而 α_2 球蛋白水平可正常或降低，IgG 水平可显著下降，而 IgA、IgM 和 IgE 水平多正常或升高，但免疫球蛋白的变化同原发病有关。补体激活旁路 B 因子的缺乏可损害机体对细菌的调理作用，这是肾病综合征患者易发生感染的原因之一。纤维蛋白原和凝血因子Ⅴ、Ⅷ、Ⅹ可升高；血小板也可轻度升高；抗凝血酶Ⅲ可从尿中丢失而导致严重减少；C 蛋白和 S 蛋白浓度多正常或升高，但其活性降低；血小板凝聚力增加和 β 血栓球蛋白的升高，后者可能是潜在的自发性血栓形成的一个征象。

三、肾病综合征的常见并发症

（一）感染

感染是最常见且严重的并发症。NS 患者对感染抵抗力下降最主要的原因是：①免疫抑制剂的长期使用引起机体免疫损害；②尿中丢失大量 IgG；③B 因子（补体的替代途径成分）的缺乏导致机体对细菌免疫调理作用缺陷；④营养不良时，机体非特异性免疫应答能力减弱，造成机体免疫功能受损；⑤转铁蛋白和锌大量从尿中丢失。转铁蛋白为维持正常淋巴细胞功能所必需，锌离子浓度与胸腺素合成有关。⑥局部因素。胸腔积液、腹水、皮肤高度水肿引起的皮肤破裂和严重水肿使局部体液因子稀释、防御功能减弱，均为肾病综合征患者的易感因素。细菌感染是肾病综合征患者的主要死因之一，严重的感染主要发生在有感染高危因素的患者，如高龄、全身营养状态较差、长期使用激素和（或）免疫抑制剂及严重低蛋白血症者。临床上常见的感染有原发性腹膜炎、蜂窝织炎、呼吸道感染和泌尿道感染等。一旦感染诊断成立，应立即予以相应治疗，并根据感染严重程度，减量或停用激素和免疫抑制剂。

（二）静脉血栓形成

肾病综合征患者存在高凝状态，主要是由于血中凝血因子的改变。包括Ⅸ、Ⅺ因子下降，Ⅴ、

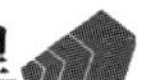

Ⅷ、Ⅹ因子、纤维蛋白原、β血栓球蛋白和血小板水平增加；血小板的黏附和凝聚力增强；抗凝血酶Ⅲ和抗纤溶酶活力降低。因此，促凝集和促凝血因子的增高，抗凝集和抗凝血因子的下降及纤维蛋白溶解机制的损害，是肾病综合征患者产生高凝状态的原因和静脉血栓形成的基础。激素和利尿剂的应用为静脉血栓形成的加重因素，激素经凝血蛋白发挥作用，而利尿剂则使血液浓缩、血液黏滞度增加，高脂血症亦是引起血浆黏滞度增加的因素。

肾病综合征患者当血浆清蛋白低于 20 g/L 时，肾静脉血栓形成的危险性增加。肾静脉血栓在膜性。肾病患者中的发生率可高达 50%，在其他病理类型中，其发生率为 5%～16%。肾静脉血栓形成的急性型患者可表现为突然发作的腰痛、血尿、尿蛋白增加和肾功能减退。慢性型患者则无任何症状，但血栓形成后的肾淤血常使蛋白尿加重，出现血尿或对治疗反应差，有时易误认为激素剂量不足或激素拮抗等而增加激素用量。明确诊断需进行肾静脉造影，多普勒血管超声、CT、MRI 等无创伤性检查也有助于诊断。血浆β血栓蛋白增高提示潜在的血栓形成，血中仅 α_2 抗纤维蛋白溶酶增加也被认为是肾静脉血栓形成的标志。外周深静脉血栓形成率约为 6%，常见于小腿深静脉，仅 12%有临床症状，25%可由多普勒超声发现。肺栓塞的发生率为 7%，仍有 12%无临床症状。其他静脉累及罕见。

（三）急性肾损伤

为肾病综合征最严重的并发症。急性肾损伤系指患者在 48 h 内血清肌酐绝对值升高 26.5 μmol/L(0.3 mg/dL)，或较原先值升高 50%，或每小时尿量少于 0.5 mg/kg，且持续 6 h 以上。常见的病因如下：①血流动力学改变：肾病综合征常有低蛋白血症及血管病变，特别是老年患者多伴肾小动脉硬化，对血容量变化及血压下降非常敏感，故当呕吐、腹泻所致体液丢失、腹水、大量利尿及使用抗高血压药物后，都能使血压进一步下降，导致肾灌注骤然减少，进而使肾小球滤过率降低，并因急性缺血后小管上皮细胞肿胀、变性及坏死，导致急性肾损伤；②肾间质水肿：低蛋白血症可引起周围组织水肿，同样也会导致肾间质水肿，肾间质水肿压迫。肾小管，使近端小管鲍曼囊静水压增高，肾小球滤过率下降；③药物引起的急性间质性肾炎；④双侧肾静脉血栓形成；⑤蛋白管型堵塞远端肾小管，可能是肾病综合征患者发生急性肾衰竭的机制之一；⑥急进性肾小球肾炎；⑦肾炎活动；⑧心源性因素，特别是老年患者常因感染诱发心力衰竭。一般认为心排血量减少 1 L/min，即可使肾小球滤过率降低 24 mL/min，故原发性 NS 患者若心力衰竭前血肌酐为 177 μmol/L(2 mg/dL)，则轻度心力衰竭后血肌酐浓度可能成倍上升，严重者导致少尿。

（四）肾小管功能减退

肾病综合征患者的肾小管功能减退，以儿童多见。其机制被认为是肾小管对滤过蛋白的大量重吸收，使小管上皮细胞受到损害。常表现为糖尿、氨基酸尿、高磷酸盐尿、肾小管性失钾和高氯性酸中毒，凡出现多种肾小管功能缺陷者常提示预后不良。但肾小球疾病减少肾小管血供和肾小球疾病合并乙肝病毒感染导致肾小管损伤亦是肾小管功能减退的常见原因。

（五）骨和钙代谢异常

肾病综合征时血液循环中的维生素 D 结合蛋白（分子量 65 kD）和维生素 D 复合物从尿中丢失，使血中 1,25-$(OH)_2D_3$ 水平下降，致使肠道钙吸收不良和骨质对甲状旁腺激素耐受，因而肾病综合征患者常表现有低钙血症。此外体内部分钙与清蛋白结合，大量蛋白尿使钙丢失，亦是造成低钙血症的常见原因。

（六）内分泌及代谢异常

肾病综合征患者经尿丢失甲状腺结合蛋白（TBG）和皮质激素结合蛋白（CBG）。临床上甲状腺功能可正常，但血清 TBG 和 T_3 常下降，游离 T_3 和 T_4、TSH 水平正常。由于血中 CBG 和 17-羟皮质醇都减低，游离和结合皮质醇比值可改变，组织对药理剂量的皮质醇反应也不同于正常。由于铜蓝蛋白（分子量 151 kD）、转铁蛋白（分子量 80 kD）和清蛋白从尿中丢失，肾病综合征常有血清铜、血清铁和血清锌浓度下降。锌缺乏可引起阳痿、味觉障碍、伤口难愈及细胞介导免疫受损等。持续转铁蛋白减少可引起临床上对铁剂治疗有抵抗性的小细胞低色素性贫血。此外，严重低蛋白血症可导致持续性的代谢性碱中毒，因血浆蛋白减少 10 g/L，则血浆重碳酸盐会相应增加 3 mmol/L。

四、诊断与鉴别诊断

临床上根据大量蛋白尿（3～3.5 g/d）、低清蛋白血症（＜30 g/L）、水肿和高脂血症四个特点，即可做出肾病综合征诊断；若仅有大量蛋白尿和低清蛋白血症，而无水肿和高脂血症者也可考虑诊断，因可能为病程早期所致。确定肾病综合征后，应鉴别是原发性或继发性；两者病因各异，治疗方法不一，一般需先排除继发性因素才能考虑原发性；故对常见继发性病因应逐一排除。继发性肾病综合征患者常伴有全身症状（如皮疹、关节痛、各脏器病变等）、血沉增快、血 IgG 增高、血清蛋白电泳 γ 球蛋白增多、血清补体下降等征象，而原发性则罕见。肾组织检查对病理类型诊断十分重要，对指导治疗十分有帮助，多数情况下也可做出病因诊断，但有时相同病理改变如膜性肾病，可由各种病因引起，故临床上必须结合病史、体征、实验室检查和病理形态、免疫荧光及电镜等检查做出综合诊断与鉴别诊断。

五、治疗

（一）引起肾病综合征的原发疾病治疗

1.糖皮质激素

一般认为只有对微小病变性肾病的疗效最为肯定，故首选治疗原发性 NS 中的原发性肾小球肾病（微小病变）。一般对微小病变首治剂量为泼尼松 0.8～1 mg/(kg・d)，治疗 8 周，有效者应逐渐减量，一般每 1～2 周减原剂量的 10%～20%，剂量越少递减的量越少，减量速度越慢。激素的维持量和维持时间因病例不同而异，以不出现临床症状而采用的最小剂量为度，以低于 15 mg/d 为宜。成人首次治疗的完全缓解率可达 80%或 80%以上。在维持阶段有体重变化、感染、手术和妊娠等情况时应调整激素用量。经8 周以上正规治疗无效病例，需排除影响疗效的因素，如感染、水肿所致的体重增加和肾静脉血栓形成等，应尽可能及时诊断与处理。若无以上情况存在，常规治疗 8 周无效不能认为是对激素抵抗，激素使用到 12 周才奏效的患者不在少数。

除微小病变外，激素尚适用于膜性肾病，部分局灶、节段性肾小球硬化，对增生明显的病理类型亦有一定的疗效，对伴有肾间质各种炎症细胞浸润也有抑制作用。此外，临床上对病理上有明显的肾间质炎症病变，小球弥漫性增生，细胞性新月体形成和血管纤维素样坏死以及有渗出性病变等活动性改变的患者，特别是伴有近期血肌酐升高者，应予以甲基泼尼松龙静脉滴注治疗，剂量为 120～240 mg/d，疗程 3～5 d，以后酌情减为 40～80 mg/d 并尽早改为小剂量，这样可减少感染等不良反应。此外，NS 伴严重水肿患者，其胃肠道黏膜亦有明显肿胀，影响口服药物吸收，此时亦应改为静脉用药。

长期应用激素可产生很多不良反应,有时相当严重。激素导致的蛋白质高分解状态可加重氮质血症,促使血尿酸增高,诱发痛风,加剧肾功能减退。大剂量应用有时可加剧高血压,促发心衰。长期使用激素时的感染症状有时可不明显,特别容易延误诊断,使感染扩散。激素长期应用可加重肾病综合征的骨病,甚至产生无菌性股骨颈缺血性坏死和白内障等。因此,临床上强调适时、适量用药和密切观察,对难治性 NS 患者要时时权衡治疗效果与治疗风险。

2.细胞毒药物

对激素治疗无效,或激素依赖型或反复发作型,或因不能耐受激素不良反应且全身情况尚可而无禁忌证的肾病综合征可以试用细胞毒药物治疗。由于此类药物多系非选择性杀伤各型细胞,可降低人体抵抗力,存在诱发肿瘤的危险,因此,它仅作为二线治疗药物,在用药指征及疗程上应慎重掌握。对严重肾病综合征特别是高度水肿、血清蛋白在 20 g/L 或以下,有学者不选择环磷酰胺(CTX)治疗。目前临床上常用的为 CTX、硫唑嘌呤和苯丁酸氮芥(CB-1348),三者选一,首选 CTX。CTX 作用于 G_2 期即 DNA 合成后期、有丝分裂前期,起到抑制细胞 DNA 合成、干扰细胞增殖并降低 B 淋巴细胞功能、抑制抗体形成的作用。约 30%活性 CTX 经肾脏排泄,故肾功能减退者慎用。CTX 的参考用量为 1.5～2.5 mg/(kg · d),起始宜从小剂量开始,疗程 8 周,以静脉注射或滴注为主。对微小病变、膜性肾炎引起的肾病综合征,有主张选用 CTX 间歇静脉滴注治疗,参考剂量为每次 8～10 mg/kg,每 3～4 周 1 次,连用 5～6 次,以后按患者的耐受情况延长用药间隙期,总用药剂量可达 6～12 g。间歇静脉治疗目的为减少激素用量,降低感染并发症并提高疗效,但应根据肝、肾功能和血白细胞数选择剂量或忌用。应用细胞毒药物应定期测定血常规和血小板计数、肝功能和尿常规,注意造血功能抑制、病毒和细菌感染及出血性膀胱炎等。

硫唑嘌呤每天剂量为 50～100 mg;苯丁酸氮芥 0.1 mg/(kg · d),分 3 次口服,疗程 8 周,累积总量达7～8 mg/kg则易发生毒性不良反应。对用药后缓解、停药又复发者多不主张进行第二次用药,以免产生毒性反应。目前这两者已较少应用。

3.环孢素(CsA)

CsA 能可逆性抑制 T 淋巴细胞增殖,降低 Th 细胞功能,减少 IL-2 和其他淋巴细胞因子的生成和释放。目前临床上以微小病变、膜性肾病和膜增生性肾炎疗效较好。与激素和细胞毒药物相比,应用 CsA 最大优点是减少蛋白尿及改善低蛋白血症疗效可靠,不影响生长发育或抑制造血细胞功能,新剂型新环孢素还具有吸收快的特点。但此药亦有多种不良反应,最严重的不良反应为肾肝毒性。其肾损害发生率在 20%～40%,长期应用可导致间质纤维化,个别病例在停药后易复发,故不宜长期用此药治疗肾病综合征,更不宜轻易将此药作为首选药物。CsA 治疗起始剂量为3.5～4.0 mg/(kg · d),分 2 次给药,使血药浓度的谷值为 75～200 μg/mL,可同时加用硫氮唑酮 30 mg 每天 3 次以提高血药浓度、减少环孢素剂量。一般在用药后 2～8 周起效,但个体差异很大,个别患者则需更长的时间才显效,见效后应逐渐减量。用药过程中出现血肌酐升高应警惕 CsA 致肾损害的可能。血肌酐在 221 μmol/L(2.5 mg/dL)不宜使用 CsA。疗程一般为 3～6 个月,复发者再用仍可有效。

4.麦考酚吗乙酯

选择性地抑制 T 淋巴细胞增生和 B 淋巴细胞增生,对肾小球系膜细胞增生亦有抑制作用,此外尚抑制血管黏附分子,对血管炎症亦有较好的抑制作用,故近几年来已广泛用于治疗小血管炎和狼疮性肾炎,并试用于治疗原发性肾小球疾病特别是膜性肾炎、系膜增生性肾炎和 IgA 肾病，参考剂量为 1.5～2.0 g/d，维持量为 0.5～1.0 g/d，疗程为 3～6 个月，由于目前费用昂贵尚不能列为首选药物，不良反应为腹泻、恶心、呕吐和疱疹病毒感染等。

（二）对症治疗

1.休息

NS 患者应绝对休息，直到尿蛋白消失或减至微量 3 个月后再考虑部分复课或半日工作。

2.低清蛋白血症治疗

(1)饮食疗法：肾病综合征患者通常存在负氮平衡，如能摄入高蛋白饮食，则有可能改善氮平衡。但肾病综合征患者摄入过多蛋白会导致尿蛋白增加，加重肾小球损害。因此，建议每天蛋白摄入量为 1 g/kg，每摄入 1 g 蛋白质，必须同时摄入非蛋白热量 138 kJ(33 kcal)。供给的蛋白质应为优质蛋白，如牛奶、鸡蛋和鱼、肉类。

(2)静脉注射或滴注清蛋白：使用人血清蛋白应严格掌握适应证。①血清蛋白浓度低于 25 g/L伴全身水肿，或胸腔积液、心包腔积液；②使用呋塞米利尿后，出现血浆容量不足的临床表现；③因肾间质水肿引起急性肾衰竭。

3.水肿的治疗

(1)限钠饮食：肾功能正常者每天摄入钠盐均可由尿液等量排出，但肾病综合征患者常因水肿、激素、中药治疗、伴有高血压等，应酌情适量限制食盐摄入。但又由于患者多同时使用袢利尿剂，加之长期限钠后患者食欲缺乏，影响了蛋白质和热量的摄入，可导致体内缺钠，甚至出现低钠性休克，应引起注意。建议饮食的食盐含量为 3～5 g/d，应根据水肿程度、有无高血压、血钠浓度、激素剂量等调整钠摄入量，必要时测定尿钠排出量，作为摄钠量参考。

(2)利尿剂。①袢利尿剂：如呋塞米和布美他尼(丁尿胺)。一般呋塞米剂量为 20～40 mg/d，布美他尼 1～3 mg/d。严重水肿者应以静脉用药为妥，若使用静脉滴注者应以生理盐水 50～100 mL 稀释滴注；②噻嗪类利尿剂：对肾病综合征严重水肿效果较差，现已被袢利尿剂替代；③排钠潴钾利尿剂：螺内酯(安体舒通)常用剂量为 60～120 mg/d，单独使用此类药物效果较差，故常与排钾利尿剂合用。④渗透性利尿剂：可经肾小球自由滤过而不被肾小管重吸收，从而增加肾小管的渗透浓度，阻止近端小管和远端小管对水、钠的重吸收，而达到利尿效果。对无明显肾功能损害的高度水肿患者可间歇、短程使用甘露醇125～250 mL/d，但肾功能损害者慎用。对用利尿剂无效的全身高度水肿患者可根据肾功能情况分别选用单纯超滤或连续性血液滤过，每天超滤量一般不超过 2 L 为宜。

4.高凝状态治疗

肾病综合征患者特别是重症患者均有不同程度的血液高凝状态，尤其当血浆清蛋白低于 20～25 g/L 时，即有静脉血栓形成可能。因此，抗凝治疗应列为本综合征患者常规预防性治疗措施。目前临床常用的抗凝药物如下。

(1)肝素：主要通过激活抗凝血酶Ⅲ(ATⅢ)活性而发挥作用。常用剂量 50～75 mg/d 静脉滴注，使 ATⅢ活力单位在 90%以上。肝素与清蛋白均为负电荷物质，两者电荷相斥，故尚可减少肾病综合征的尿蛋白排出。目前尚有小分子量肝素 5 000 单位皮下注射，每天 1 次，但价格昂贵，不列为首选抗凝药物。

(2)尿激酶(UK)：直接激活纤溶酶原，致使纤维蛋白溶解导致纤溶。常用剂量为每天2 万～8 万单位，使用时从小剂量开始，并可与肝素同时静脉滴注。

(3)华法林：抑制肝细胞内维生素 K 依赖因子Ⅱ、Ⅶ、Ⅸ、Ⅹ的合成，常用剂量为 2.5 mg/d，口

服，监测凝血酶原时间，使其在正常人的50%～70%。

有静脉血栓形成者。①手术移去血栓；②溶栓：经介入导管在肾动脉端一次性注入UK 24万单位以溶解肾静脉血栓，此方法可重复应用；③全身静脉抗凝，即肝素加尿激酶，尿激酶每天4万～8万单位，可递增至每天12万单位，疗程2～8周。

抗凝和溶栓治疗均有潜在出血可能，在治疗过程中应加强观察和监测。有出血倾向者，低分子肝素相对安全；对尿激酶治疗剂量偏大者，应测定优球蛋白溶解时间，以维持在90～120 min为宜；长期口服抗凝剂者应监测凝血酶原时间，叮嘱患者勿超量服用抗凝剂。

5.高脂血症治疗

肾病综合征患者，高脂血症与低蛋白血症密切相关，提高血清蛋白浓度可降低高脂血症程度，但对肾病综合征多次复发、病程较长者，其高脂血症持续时间亦久，部分患者即使肾病综合征缓解后，高脂血症仍持续存在。近年来认识到高脂血症对肾脏疾病进展的影响，而一些治疗肾病综合征的药物如肾上腺皮质激素及利尿药，均可加重高脂血症，故目前多主张对肾病综合征的高脂血症使用降脂药物。可选用的降脂药物如下：①纤维酸类药物：非诺贝特每天3次，每次100 mg，吉非贝齐每天2次，每次600 mg，其降血甘油三酯作用强于降胆固醇。此药偶可引起胃肠道不适和血清转氨酶升高；②羟甲基戊二酰辅酶A(HMG-CoA)还原酶抑制剂：适用于降低血胆固醇浓度，普伐他汀10～20 mg/d或氟伐他汀20～40 mg/d，此类药物主要使细胞内Ch下降，降低血浆LDL-C浓度，减少肝细胞产生VLDL及LDL。阿托伐他汀20 mg，每天1次，既可降低血胆固醇，亦可控制甘油三酯；③血管紧张素转化酶抑制剂(ACEI)：主要作用有降低血浆中Ch及TG浓度，使血浆中HDL升高，而且其主要的载脂蛋白ApoAⅠ和ApoAⅡ也升高，可以加速清除周围组织中的Ch，减少LDL对动脉内膜的浸润，保护动脉管壁。此外ACEI尚可有不同程度降低蛋白尿的作用。

6.急性肾损伤治疗

肾病综合征合并急性肾损伤时因病因不同而治疗方法各异。对于由血流动力学因素所致者，主要治疗原则包括合理使用利尿剂、肾上腺皮质激素，纠正低血容量和透析疗法。血液透析不仅控制氮质血症、维持电解质酸碱平衡，且可较快清除体内水分潴留。因肾间质水肿所致的急性肾衰竭经上述处理后，肾功能恢复较快。使用利尿剂时需注意以下几点：①适时使用利尿剂：肾病综合征伴急性肾衰竭有严重低蛋白血症者，在未补充血浆蛋白就使用大剂量利尿剂时，会加重低蛋白血症和低血容量，肾衰竭更趋恶化。故应在补充血浆清蛋白后(每天静脉用10～50 g人体清蛋白)再予以利尿剂。一次过量补充血浆清蛋白又未及时用利尿剂时，又可能导致肺水肿；②适量使用利尿剂：由于肾病综合征患者有相对血容量不足和低血压倾向，此时用利尿剂应以每天尿量2 L左右或体重每天下降在1 kg左右为宜；③伴血浆肾素水平增高的患者，使用利尿剂血容量下降后使血浆肾素水平更高，利尿治疗不但无效反而加重病情。此类患者只有纠正低蛋白血症和低血容量后再用利尿剂才有利于肾功能恢复。对肾间质活动病变应加用甲泼尼龙。

肾病综合征合并急性肾损伤一般均为可逆性，大多数患者在治疗后，随着尿量增加，肾功能逐渐恢复。少数患者在病程中多次发生急性肾衰竭也均可恢复。预后与急性肾衰竭的病因有关，一般来说急进性肾小球肾炎、肾静脉血栓形成的患者预后较差，而单纯与肾病综合征相关者预后较好。

六、肾病综合征的护理

(一)护理诊断

1.体液过多

与低蛋白血症致血浆胶体渗透压下降有关。

2.有感染的危险

与皮肤水肿,大量蛋白尿致机体营养不良,免疫抑制剂和细胞毒性药物的应用致机体免疫功能低下有关。

3.营养失调

低于机体需要量与蛋白丢失、食欲下降及饮食限制有关。

4.焦虑

与本病的病程长,易反复发作有关。

5.潜在并发症

电解质紊乱、血栓形成、急性肾衰竭、心脑血管并发症、皮肤完整性受损。

(二)护理措施

1.休息与活动

(1)有全身严重水肿、血压高、尿量减少,应绝对卧床休息,最好取半坐卧位,以利于减轻心肺负担。

(2)水肿减轻,血压、尿量正常可逐步进行简单室内活动。

(3)恢复期患者,应在其体能范围适当活动。整个治疗过程中患者应避免剧烈运动和劳累。

(4)协助患者在床上做四肢运动,防止肢体血栓形成。

2.摄入适当饮食

(1)蛋白质:选择优质蛋白(动物性蛋白),1.0 g/(kg·d)。当肾功能不全时,应根据肌酐清除率调整蛋白质的摄入量。

(2)热量:不少于 147 kJ/(kg·d),多食植物油、鱼油、麦片及豆类。

(3)水肿时给予低盐饮食,勿食腌制食品。

3.监测生命体征

监测生命体征、体重、腹围,出入量变化。

4. 观察用药后反应

在应用激素、细胞毒药物、利尿剂、抗凝药和中药时应观察用药后反应,出现不良情况时应及时给予处理。

5.关注患者心理

及时调整患者负面情绪,根据评估资料,调动患者的社会支持系统,为患者提供最大限度的物质和精神支持。

(三)应急措施

(1)出现左心衰竭时,应立即协助患者取端坐位或半坐卧位,双腿下垂。

(2)迅速建立静脉通路,遵医嘱静脉给予强心利尿剂。

(3)吸氧或 20%~30%乙醇湿化吸氧。

(4)必要时行血液透析。

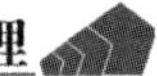

七、健康教育

(1)讲解积极预防感染的重要性,讲究个人卫生,注意休息。

(2)给予饮食指导,严格掌握、限制盐和蛋白质的摄入。

(3)坚持遵守医嘱用药,切勿自行减量或停用激素,了解激素及细胞毒药物的常见不良反应。

(4)及时疏导患者心理问题,多交流、多沟通,及时反馈各种检查结果。

(5)出院后要定期门诊随访。

(任丽苹)

第四节 肾盂肾炎

肾盂肾炎是由各种病原微生物感染所引起的肾盂、肾盏及肾实质的感染性炎症,是泌尿系感染中最常见的临床类型。肾盂肾炎为上尿路感染,尿道炎和膀胱炎为下尿路感染,而肾盂肾炎常伴有下尿路感染,临床上在感染难以定位时可统称为尿路感染。本病好发于女性,尤多见于育龄期妇女、女婴、老年女性和免疫功能低下者。

一、病因及诊断检查

(一)致病因素

1.病因

尿路感染最常见的致病菌是肠道革兰氏阴性杆菌,其中以大肠埃希菌最常见,占70%以上,其次为副大肠埃希菌、变形杆菌、克雷伯杆菌、产气杆菌、沙雷杆菌、产碱杆菌和葡萄球菌等。致病菌常为1种,极少数为两种以上细菌混合感染。偶可由真菌、病毒和原虫感染引起。

2.易感因素

由于机体具有多种防御尿路病原微生物感染发生的机制,所以,正常情况下细菌进入膀胱不会引起肾盂肾炎的发生。主要易感因素如下。

(1)尿路梗阻和尿流不畅:是最主要的易感因素,以尿路结石最常见。尿路不畅时,尿路的细菌不能被及时冲刷清除出尿道,在局部生长和繁殖,易引起肾盂肾炎。

(2)解剖因素:女性尿道短、直而宽,尿道口距肛门、阴道较近,易被细菌污染,故易发生上行感染。

(3)尿路器械操作:应用尿道插入性器械时,如留置导尿管和膀胱镜检查、尿道扩张等可损伤尿道黏膜,或使细菌进入膀胱和上尿路而致感染。

(4)机体抵抗力低下:糖尿病、重症肝病、癌症晚期、艾滋病、长期应用激素和免疫抑制药等均易发生尿路感染。

3.感染途径

(1)上行感染:为最常见的感染途径,病原菌多为大肠埃希菌,以女性多见。细菌由尿道外口经膀胱、输尿管逆流上行到肾盂,引起肾盂炎症,再经肾盏、肾乳头至肾实质。

(2)血行感染:致病菌多为金黄色葡萄球菌。病原菌从体内感染灶如扁桃体炎、鼻窦炎、龋齿或皮肤化脓性感染等侵入血流，到达肾皮质引起多发性小脓肿，再沿肾小管向下扩散至肾乳头、肾盂及肾盏，引起肾盂肾炎。

(3)淋巴道感染：病原菌从邻近器官的病灶经淋巴管感染。

(4)直接感染：外伤或肾、尿路附近的器官与组织感染，细菌直接蔓延至肾引起肾盂肾炎。

(二)身体状况

按病程和病理变化可将肾盂肾炎分为急性和慢性两型。

1.急性肾盂肾炎

(1)起病急剧，病程不超过半年。

(2)全身表现：常有寒战、高热，体温升高达 38.5 ℃～40 ℃，常伴有全身不适、头痛、乏力、食欲缺乏、恶心呕吐等全身毒血症状。

(3)泌尿系统表现：可有腰痛、肾区不适和尿路刺激征，上输尿管点或肋腰点压痛，肾区叩击痛。重者尿外观浑浊，呈脓尿、血尿。

2.慢性肾盂肾炎

急性肾盂肾炎反复发作，迁延不愈，病程超过半年即转为慢性肾盂肾炎。慢性肾盂肾炎症状一般较轻，或仅有低热、倦怠，无尿路感染症状，但多次尿细菌培养均呈阳性，称“无症状菌尿”。急性发作时与急性肾盂肾炎症状相似，如不及时治疗可导致肾功能减退，最终可发展为肾衰竭。

3.并发症

常见有慢性肾衰竭、肾盂积水、肾盂积脓、肾周围脓肿等。

(三)心理及社会状况

由于起病急，症状明显，女性患者羞于检查，或反复发作迁延不愈，患者易产生焦虑、紧张和悲观情绪。

(四)实验室及其他检查

1.尿常规

尿液外观浑浊；急性期尿沉渣镜检可见大量白细胞和脓细胞，如出现白细胞管型，对肾盂肾炎有诊断价值；少数患者有肉眼血尿。

2.血常规

急性期白细胞总数及中性粒细胞增高。

3.尿细菌学检查

尿细菌学检查是诊断肾盂肾炎的主要依据。新鲜清洁中段尿细菌培养，菌落计数每毫升不低于 10^5 个为阳性，菌落计数每毫升低于 10^4 个为污染，如介于两者之间为可疑阳性，需复查或结合病情判断。

4.肾功能检查

急性肾盂肾炎肾功能多无改变，慢性肾盂肾炎可有夜尿增多、尿比重低而固定，晚期可出现氮质血症。

5.X 线检查

X 线腹部平片及肾盂造影可了解肾的大小、形态、肾盂肾盏变化以及尿路有无结石、梗阻、畸形等情况。

6.超声检查

可准确判断肾大小、形态以及有无结石、囊肿、肾盂积水等。

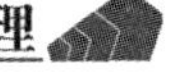

二、护理诊断及医护合作性问题

(1)体温过高:与细菌感染有关。

(2)排尿异常:与尿路感染所致的尿路刺激征有关。

(3)焦虑:与症状明显或病情反复发作有关。

(4)潜在并发症:有慢性肾衰竭、肾盂积水、肾盂积脓和肾周围脓肿。

三、治疗及护理措施

(一)治疗要点

1.一般治疗

急性期全身症状明显者应卧床休息,饮食应富有热量和维生素并易于消化,高热脱水时应静脉补液,鼓励患者多饮水、勤排尿,促使细菌及炎性渗出物迅速排出。

2.抗菌药物治疗

原则上应根据致病菌和药敏试验结果选用抗菌药,但由于大多数病例为革兰氏阴性杆菌感染,急性型患者常不等尿培养结果,即首选对此类细菌有效,而且在尿中浓度高的药物治疗。

(1)常用药物。①喹诺酮类:如环丙沙星、氧氟沙星,为目前治疗尿路感染的常用药物,病情轻者,可口服用药;较严重者宜静脉滴注,环丙沙星 0.25 g,或氧氟沙星 0.2 g,每 12 h 1 次。②氨基糖苷类:庆大霉素肌内注射或静脉滴注;③头孢类:头孢唑啉肌内或静脉注射。④磺胺类:复方磺胺甲基异噁唑(复方新诺明)口服。

(2)疗效与疗程:若药物选择得当,用药 24 h 后症状即可好转,如经 48 h 仍无效,应考虑更换药物。抗菌药用至症状消失,尿常规转阴和尿培养连续 3 次阴性后 3~5 d 为止。急性肾盂肾炎一般疗程为10~14 d,疗程结束后每周复查尿常规和尿细菌培养 1 次,共 2~3 周,若均为阴性,可视为临床治愈。慢性肾盂肾炎疗程应适当延长,选用敏感药物联合治疗,疗程 2~4 周;或轮换用药,每组使用 5~7 d 查尿细菌,如连续 2 周(每周 2 次)尿细菌检查阴性,6 周后再复查 1 次仍为阴性,则为临床治愈。

(二)护理措施

1.病情观察

观察生命体征,尤其是体温变化;观察尿路刺激征及伴随症状的变化,有无并发症等。

2.生活护理

(1)休息:为患者提供安静、舒适的环境,增加休息和睡眠时间。高热患者应卧床休息,体温超过 39 ℃时需行冰敷、乙醇擦浴等措施进行物理降温。

(2)饮食护理:给予高蛋白、丰富维生素和易消化的清淡饮食,鼓励患者多饮水,每天饮水量不少于2 000 mL。

3.药物治疗的护理

(1)遵医嘱用药,轻症者尽可能单一用药,口服有效抗生素 2 周;严重感染者宜联合用药,采用肌内注射或静脉给药;已有肾功能不全者,则避免应用肾毒性抗生素。

(2)观察药物疗效,协助医师判断停药指征。

(3)注意药物的不良反应:诺氟沙星、环丙沙星可引起轻微消化道反应、皮肤瘙痒等;氨基糖苷类药物对肾脏和听神经有毒性作用,可引起耳鸣、听力下降,甚至耳聋;磺胺类药物服药期间要多饮水和服用碳酸氢钠以碱化尿液，增强疗效和减少磺胺结晶的形成。

4.尿细菌学检查的标本采集

(1)宜在使用抗生素前或停药 5 d 后留取尿标本。

(2)留取清洁中段尿标本前用肥皂水清洗外阴部，不宜用消毒剂，指导患者留取尿标本于无菌容器内，于 1 h 内送检。

(3)最好取清晨第 1 次(尿液在膀胱内停留 6～8 h 或以上)的清洁、新鲜中段尿送检，以提高阳性率。

(4)尿标本中注意勿混入消毒液；女性患者留取尿标本时应避开月经期，防止阴道分泌物及经血混入。

5.心理护理

向患者说明紧张情绪不利于尿路刺激征的缓解，指导患者放松身心，消除紧张情绪及恐惧心理，树立战胜疾病的信心，共同制订护理计划，积极配合治疗。

6.健康教育

(1)向患者及家属讲解肾盂肾炎发病和加重的相关因素，积极治疗和消除易感因素。尽量避免导尿及尿道器械检查，如果必须进行，应严格无菌操作，术后应用抗菌药以防泌尿系感染。

(2)指导患者保持良好的生活习惯，合理饮食，多饮水，勤排尿，尽量不留残尿；保持外阴清洁，女性患者忌盆浴，注意月经期、妊娠期、产褥期卫生。

(3)加强身体锻炼，提高机体抵抗力。

(4)育龄妇女患者，急性期治愈后 1 年内应避免妊娠。与性生活有关的反复发作患者，应于性生活后立即排尿和行高锰酸钾坐浴。

(5)告知患者遵医嘱坚持按疗程应用抗菌药物是最重要的治疗措施，嘱患者不可随意增减药量或停药，以达到彻底治愈的目的，避免因治疗不彻底而演变为慢性肾盂肾炎。慢性肾盂肾炎应按医嘱用药，定期检查尿液，出现症状立即就医。

(任丽苹)

第五节 肾 衰 竭

一、急性肾衰竭

急性肾衰竭是由于各种病因引起肾功能急骤、进行性减退而出现的临床综合征。临床主要表现为肾小球滤过率明显降低所致的氮质尿潴留，以及肾小管重吸收和排泌功能障碍所致的水、电解质和酸碱平衡失调。根据尿量减少与否分为少尿(无尿)型和非少尿型。在治疗上，对重症患者早期施行透析疗法可明显降低感染、出血和心血管并发症的发生率。预后与原发病、患者年龄、诊治早晚和有否严重的并发症等因素有关。

急性肾衰竭传统分为肾前性、肾后性、肾实质性三大类。其中肾前性和肾后性起源于肾脏之外，若及时将原因去除，肾功能仍能恢复正常，否则可造成肾脏损伤。肾实质性衰竭通常是由于肾小球和肾小管病变所致，预后比前两者差。

(一)护理目标

(1)患者了解控制水钠摄入的必要性和重要性,水肿减轻。

(2)患者生命体征平稳,表现为血压、心率、心律、呼吸正常,肢端温暖。

(二)护理措施

1.观察病情及尿量的变化

(1)每 1～2 h 测量血压和脉搏一次。

(2)观察呼吸状况,以发现是否有肺水肿或心力衰竭发生。

(3)注意意识状态的改变,发现意识混乱或抽搐现象时,应保护患者的安全。

(4)观察是否出现血钾过高或血钾过低的症状。

(5)正确记录 24 h 出入水量。

(6)每天测量体重一次,以了解水分潴留情况。

2.加强基础及心理护理

(1)急性期应卧床休息,保持环境安静,以降低新陈代谢率,使废物产生减少、肾脏负担减轻。

(2)当尿量增加、病情好转时,可逐渐增加活动量。

(3)每天口腔护理 2～4 次,以除去唾液中尿素引起的口腔不适感。

(4)保持皮肤清洁,减轻瘙痒不适。

(5)给予精神支持和安慰,减轻其焦虑不安的情绪。

3.控制液体的摄入量

(1)急性期:肾前性衰竭者应增加液体摄入量,以增加肾脏的灌流。肾实质性衰竭者,每天的液体入量以前一天尿量加上 500～800 mL 给予。

(2)多尿期:每天的液体入量为前一天尿量乘以 2/3 再加上 720 mL 给予。

4.高钾血症的处理

最有效的方法为血液透析或腹膜透析。准备透析治疗前应予以急诊处理。

(1)由静脉注射 10%葡萄糖酸钙。

(2)静脉注射 11.2%乳酸钠 40～200 mL,伴代谢性酸中毒时给 5%碳酸氢钠 250 mL 静脉滴注。

(3)静脉滴注 25%葡萄糖 250 mL 加胰岛素 16～20 单位,使钾从细胞外回到细胞内。

(4)利尿剂:呋塞米(速尿)20～200 mg 肌内注射或用葡萄糖稀释后静脉注入,使钾从尿中排出。

二、慢性肾衰竭

慢性肾衰竭(chronic renal failure,CRF)是发生在各种慢性肾脏疾病基础上,由于肾单位严重受损,缓慢出现的肾功能减退至不可逆转的肾衰,其临床表现为肾功能异常,代谢产物潴留,水电解质和酸碱平衡失调,某些内分泌活性物质生成和灭活障碍,以致不能维持机体内环境的稳定,而出现一系列严重的临床综合征。在治疗上,早期病例可采用保守疗法,及时解除可纠正因素,延缓病情进展。目前有不少学者致力于此阶段研究,寻找一套最佳方案。实践证明,早期保守治疗确能拖延尿毒症出现时间。晚期则以透析疗法和肾移植为主。随着科学技术的发展,透析疗法方案趋向个体化,患者透析周期缩短,透析时间短,透析效率高,明显延长生命。肾脏移植成功率大大提高,患者生存质量好。

慢性肾衰预后仍较悲观，死因主要为各类并发症。

（一）观察要点

（1）观察尿量、体重，早期发现水潴留及脱水。

（2）观察贫血程度，有无出血倾向（消化道、皮肤、黏膜、咯血、脑出血）。

（3）观察血压波动情况。

（4）观察透析后并发症和瘘管使用情况。

（5）观察肾功能，电解质变化。

（6）观察饮食疗法执行情况，随时调整饮食方案。

（7）观察心理活动和情绪波动，及时疏导不良情绪。

（二）饮食管理

给优质低蛋白饮食，水肿时限制盐和水的摄入量。摄入优质蛋白的原则（表 5-1）。

表 5-1　内生肌酐清除率与优质蛋白质摄入量的关系

内生肌酐清除率（mL/min）	优质蛋白质摄入量
20～40	40～45
10～20	30～40
5～10	30
＜5	20～30

（三）具体护理措施

（1）鼓励患者进食高生物价的食物，如鱼、肉、禽、蛋、奶酪等。

（2）限制植物蛋白的摄入，如米、面、豆制品，而代以麦淀粉、山芋、芋头、南瓜等。

（3）指导患者食谱。

（4）帮助和指导患者有关增进食欲的技巧。①更换不同质地和味道的汤汁，如水果汁，奶油汤；②应用商品或家制高蛋白及高热卡的补充饮食，如浓缩牛奶，拌入各种调料，如香蕉糖浆、新鲜或冰冻水果；③饭前吸吮柠檬以刺激唾液分泌；④指导患者用香料改进食物的味道和香味（柠檬、薄荷、丁香、熏猪肉片等）；⑤鼓励与他人共餐，提供令人愉快的、舒畅的进餐气氛；⑥避免过甜、过油或油煎食物。

（5）避免摄入高钠食品如咸肉、泡菜、酱油等。对钠含量中等的食物如蛋类、牛乳、番茄汁及钠含量低的食物如水果、鸡、肝、新鲜蔬菜等可适量饮食。

（6）摄入含磷低的食物如无磷海鲜类。

（四）心理护理

慢性肾衰患者常有焦虑、抑郁、悲伤等心理表现，护理人员应经常与患者交谈，了解他们的心理活动情况，并辅以其他措施，如：①向患者介绍尿毒症的治疗进展，用幻灯、录像、图片等，鼓励患者战胜疾病；②加强治疗，减轻症状，提高生活质量；③鼓励长期透析患者参加社会活动，恢复力所能及的工作；④做好家属工作，给患者更多的家庭温暖；⑤做好单位领导协调工作，妥善解决医疗费用的来源，保证治疗不中断。

（五）仔细监测液体出入量

（1）力求每天在同样时间，同样条件下测量患者体重；体重的波动是液体潴留的较准确指标：0.5 kg＝500 mL；1 kg＝1 000 mL。每天波动在 0.3～0.5 kg。

（2）每天统计尿量，以尿量作为饮水量的参考值。每天允许的入量要分次给予，并将服药时的饮水量也计算在内，特别是无尿或少尿患者。已使用替代疗法的患者，更要强调量出为入的原则。为解决患者烦渴现象，可让患者以冰块代饮水。有肾移植条件的患者，不宜饮人参茶等滋补药液，可选择菊花茶、绿茶等饮品。

（3）每天测量血压，力求做到四定（定时间、定体位、定血压计、定肢体）。血压的变化也常提示体内液量的多少。容量负荷增加时血压升高明显，同时可伴有第3间隙积液或黏膜、肢体、皮肤疏松部位水肿。除给予降压治疗外，减少体内液量对于降血压、改善患者体征作用明显，临床常用利尿、增加透析次数或透析时加大超滤等方法。

（六）注意监测肾功能变化和其他并发症

（1）慢性肾衰竭患者需每月检测BUN、肌酐、电解质，用以了解肾功能动态变化，及时调整治疗方案。

（2）及时发现并预防可能的并发症，如心衰、心律失常、出血、感染等。专科护士要重视血透后2～4 h的观察，此时往往会出现脑出血或消化道出血，告诫患者透析后以卧床休息为主，6～8 h后可自由活动。心衰、心律失常以夜间发作为多见，故护士应加强夜间巡视，心衰的发生常循序渐进，先为端坐呼吸，进而呼吸困难，咳泡沫痰，患者夜间不能平卧时要警惕心衰的发生，此时可给予吸氧，半卧体，双下肢下垂，口含扩血管药等措施，仍不能缓解者应加透一次。

（七）注意观察药物治疗情况

（1）使用降压药、利尿药、强心药等要定时测血压，根据血压波动情况调整药量。

（2）使用抗生素宜选择肾毒性小的品种，且剂量为正常用量的1/2。

（3）使用促红细胞生成素时应注意经常更换注射部位，观察用药后反应。

（4）选择血透治疗的患者，药物使用时间以透析结束后使用为宜。

（八）健康教育

慢性肾衰竭病程拖延可长达数年，一般为不可逆病变。故患者教育甚为重要。

（1）饮食教育：对于病变处于肾贮备能力丧失期和氮质血症期的患者，出院前教会计算饮食蛋白量，已行替代疗法的患者饮食进行教育。

（2）瘘管护理：已行血液净化疗法的患者学会瘘管的保护方法，避免堵塞、感染。

（3）定期复查血肌酐，尿素氮值及血常规，电解质。

（4）建立病情观察监测表，记录每天血压、体重、尿量。每月肾功能检查数值；透析次数及反应；以便来院就诊时供医师参考。

（任丽苹）

第六章

胸心外科护理

第一节 气道异物阻塞

一、概述

气道异物阻塞(FBAO)是导致窒息的紧急情况,如不及时解除,数分钟内即可死亡。FBAO造成心脏停搏并不常见,但有意识障碍或吞咽困难的老人和儿童发生人数相对较多。FBAO是可以预防而避免发生的。

二、原因及预防

任何人突然呼吸骤停都应考虑到FBAO。成人通常在进食时易发生,肉类食物是造成FBAO最常见的原因。易导致FBAO的诱因有:吞食大块难咽食物、饮酒后、老年人戴义齿或吞咽困难、儿童口含小颗粒状食物及物品。注意以下事项有助于预防FBAO,如:①进食切碎的食物,细嚼慢咽,尤其是戴义齿者。②咀嚼和吞咽食物时,避免大笑或交谈;③避免酗酒;④阻止儿童口含食物行走、跑或玩耍;⑤将易误吸入的异物放在婴幼儿拿不到处;⑥不宜给小儿需要仔细咀嚼或质韧而滑的食物(如花生、坚果、玉米花、果冻等)。

三、临床表现

异物可造成呼吸道部分或完全阻塞,识别气道异物阻塞是及时抢救的关键。

(一)气道部分阻塞

患者有通气,能用力咳嗽,但咳嗽停止时,出现喘息声。这时救助者不宜妨碍患者自行排出异物,应鼓励患者用力咳嗽,并自主呼吸。但救助者应守护在患者身旁,并监视患者的情况,如不能解除,即求救紧急救援系统。

FBAO患者可能一开始表现为通气不良,或开始通气好,但逐渐恶化,表现乏力、无效咳嗽、吸气时高调噪音、呼吸困难加重、发绀。对待这类患者要同气道完全阻塞患者一样,须争分夺秒的救助。

(二)气道完全阻塞

患者已不能讲话,呼吸或咳嗽时,双手抓住颈部,无法通气。对此征象必须能够立即明确识别。救助者应马上询问患者是否被异物噎住,如果患者点头确认,必须立即救助,帮助解除异物。由于气体无法进入肺脏,如不能迅速解除气道阻塞,患者很快出现意识丧失,甚至死亡。如果患者已意识丧失、猝然倒地,则应立即实施心肺复苏。

四、治疗

(一)解除气道异物阻塞

对气道完全阻塞的患者必须争分夺秒地解除气道异物。通过压迫使气道内压力骤然升高的方法,产生人为咳嗽,把异物从体内排除。具体可采用以下方法。

1.腹部冲击法(HeimLish 法)

此法可用于有意识的站立或坐位患者。急救者站在患者身后,双臂环抱患者腰部,一手握拳,握拳手的拇指侧抵住患者腹部,位于剑突下与脐上的腹中线部位,再用另一手握紧拳头,快速向内向上使拳头冲击腹部,反复冲击腹部直到把异物排出。如患者意识丧失,即开始心肺复苏术(CPR)。

采用此法后,应注意检查有无危及生命的并发症,如:胃内容物反流造成误吸、腹部或胸腔脏器破裂。除必要时,不宜随便使用。

2.自行腹部冲击法

气道阻塞患者本人可一手握拳,用拇指抵住腹部,部位同上,再用另一只手握紧拳头,用力快速向内、向上使拳头冲击腹部。如果不成功,患者应快速将上腹部抵压在一硬质物体上,如椅背、桌缘、护栏,用力冲击腹部,直到把异物排出。

3.胸部冲击法

患者是妊娠末期或过度肥胖者时,救助者双臂无法环抱患者腰部,可用胸部冲击法代替HeimLish法。救助者站在患者身后,把上肢放在患者腋下,将胸部环抱住。一只手拳的拇指侧放在胸骨中线,避开剑突和肋骨下缘,另一只手握住拳头,向后冲压,直至把异物排出。

(二)对意识丧失者的解除方法

1.解除 FBAO 中意识丧失

救助者立即开始 CPR。在 CPR 期间,经反复通气后,患者仍无反应,急救人员应继续 CPR,严格按30∶2按压/通气比例。

2.发现患者时已无反应

急救人员初始可能不知道患者发生了 FBAP,在反复通气数次后,患者仍无反应,应考虑到FBAO。可采用以下方法。

(1)在 CPR 过程中,如果有第二名急救人员在场,一名实施救助,另一名启动 EMSS,患者保持平卧。

(2)用舌-上颌上提法开放气道,并试用手指清除口咽部异物。

(3)如果通气时患者胸廓无起伏,重新摆正头部位置,注意开放气道状态,再尝试通气。

(4)异物清除前,如果通气仍未见胸廓起伏,应考虑进一步抢救措施(如 Kelly 钳,Magilla 镊,环甲膜穿刺/切开术)开通气道。

(5)如异物取出,气道开通后仍无呼吸,需继续缓慢人工通气。再检查脉搏、呼吸、反应。如无脉搏，即行胸外按压。

五、急救护理

急性呼吸道异物短时间内可危及生命，护士必须有强烈的风险意识，争分夺秒地协助抢救治疗工作。

（一）做好抢救准备

备氧气、吸引器、电动负压吸引器、纤维支气管镜、直接喉镜、气管插管及气管切开包等急救物品。使用静脉留置针建立静脉通道。完善术前准备，与手术室联系，做好气管、支气管镜检查的准备。询问过敏史。一旦出现极度呼吸困难，立即协助医师抢救，给予氧气吸入。

（二）病情观察

密切观察患者的呼吸情况，判断异物所在部位及运动情况。异物进入喉部及声门下时，患者有剧烈呛咳、喉喘鸣、声嘶、面色发绀、吸气性呼吸困难，可在数分钟内引起窒息。发现上述情况立即报告医师抢救。观察双肺呼吸动度是否相同、两侧呼吸音是否一致，吸气时胸骨上窝、锁骨上窝、肋间隙有无凹陷，有无喘鸣、口唇发绀，咳嗽及咳嗽的性质，有无颈静脉怒张及颈胸部皮下气肿。持续监护生命体征和血氧饱和度，记录各项目的基础数据。观察有无颅内压增高或颅内出血的征象，注意瞳孔大小、神经反射，有无惊厥、四肢震颤及肌张力增高或松弛等。

（三）尽量保持患者安静

安排在单人间，保持环境安静。使患者卧床，安定情绪，避免紧张，集中进行检查和治疗，尽量避免刺激。减少患儿哭闹，避免因大哭导致异物突然移位阻塞对侧支气管或卡在声门后引起窒息或增加耗氧量。禁饮食。

（四）向患者及家属介绍手术过程及注意事项

确定实施经气管镜取异物者，遵医嘱给予阿托品等术前用药。向患者及家属介绍手术的过程，术中、术后可能发生的并发症，配合治疗及护理的注意事项等。检查手术知情同意书是否签字。

（五）术后护理

(1)全麻术后麻醉尚未清醒前，设专人护理，取平卧位，头偏向一侧，防止误吸分泌物，及时吸净患者口腔及呼吸道分泌物，保持呼吸道通畅，持续吸氧。

(2)严密观察呼吸的节率、频率及形态，保持呼吸道通畅，血氧饱和度应保持在95%～100%。观察有无口唇发绀、烦躁不安、鼻翼扇动，注意呼吸有无喉鸣或喘鸣音，监测心电和血氧饱和度。检查口腔中有无分泌物和血液，观察双侧胸部呼吸动度是否对称一致。触诊患者颈部、胸部有无皮下气肿，如有应及时通知医师处理，并标记气肿的范围，以便动态观察。检查患者牙齿有无松动或脱落，并详细记录。

(3)了解术中情况和处理结果，包括异物是否取出、异物的种类、有无异物残留，术中是否发生呼吸暂停、出血、心力衰竭、气胸等并发症，便于有预见性和针对性的护理。

(4)并发症的观察与护理。①喉头水肿：婴幼儿患者，施行支气管镜取出异物术后，可发生喉头水肿。如患儿出现声音嘶哑、烦躁不安、吸气性呼吸困难等症状，应考虑有喉头水肿。此时密切观察呼吸，有无口唇、面色发绀等窒息的前驱症状。遵医嘱给予吸氧，应用足量抗生素及激素，定时雾化吸入。经上述处理仍无缓解，并呈进行性加重，及时告知医师，必要时行气管切开术解除梗阻；②气胸和纵隔气肿：术后患者出现咳嗽、胸闷、不同程度的呼吸困难应考虑可能并发气

胸。立即听诊双肺呼吸音,密切观察呼吸情况、血氧饱和度等,及时通知医师。做好紧急胸腔穿刺放气和胸腔闭式引流的准备,并做好相应护理;③支气管炎、肺炎:注意呼吸道感染的早期征象。反复出现体温升高、咳嗽、气促、多痰等,在确定无异物残留的情况下应考虑并发支气管炎、肺炎等感染。应鼓励患者咳嗽,帮助其每小时翻身1次,定时拍背,促进呼吸道分泌物排出,必要时超声雾化吸入,湿化气道、稀释痰液,便于咳出。根据医嘱给予抗生素治疗。

(六)健康指导

呼吸道异物是最常见的儿童意外危害之一,但可以预防。应加强宣传教育,使人们认识呼吸道异物的危险性,掌握预防知识。

(1)避免给幼儿吃花生、瓜子、豆类等带硬壳的食物,避免给孩子玩能够进入口、鼻孔的细小玩具。

(2)教育儿童进食应保持安静,避免其间逗笑、哭闹、嬉戏或受惊吓,以免深吸气时将食物误吸入气道。

(3)教育儿童不要口中含物玩耍。成人要纠正口中含物作业的不良习惯。

(4)加强对昏迷及全麻患者的护理,防止呕吐物吸入下呼吸道,活动义齿应取下。

(刘 滢)

第二节 食管异物

食管异物是临床常见急诊之一,常发生于幼童及老人缺牙者。食管自上而下有4个生理狭窄,食管入口为第一狭窄,异物最常停留在食管入口。

一、食管异物的常见原因

(1)进食匆忙,食物未经仔细咀嚼而咽下,发生食管异物。

(2)进餐时注意力不集中,大口吞吃混有碎骨的汤饭。

(3)松动的牙齿或义齿脱落或使用义齿咀嚼功能差,口内感觉欠灵敏,易误吞。

(4)小儿磨牙发育不全,食物未充分咀嚼或将物件放在口中玩耍误咽等。

(5)食管本身的疾病如食管狭窄或食管癌时引起管腔变细。

二、食管异物的临床分级

Ⅰ级:食管壁非穿透性损伤(食管损伤达黏膜、黏膜下层或食管肌层,未穿破食管壁全层),伴少量出血或食管损伤局部感染。

Ⅱ级:食管壁穿透性损伤,伴局限性食管周围炎或纵隔炎,炎症局限且较轻。

Ⅲ级:食管壁穿透性损伤并发严重的胸内感染(如纵隔脓肿、脓胸),累及邻近器官(如气管)或伴脓毒症。

Ⅳ级:濒危出血型,食管穿孔损伤,感染累及主动脉,形成食管-主动脉瘘,发生致命性大出血。

三、食管异物的临床表现

(1)吞咽困难:小异物虽有吞咽困难,但仍能进流汁食;大异物并发感染可完全不能进食,重者饮水也困难。小儿患者常有流涎症状。

(2)疼痛:异物较小或较圆钝时,常仅有梗阻感。尖锐、棱角异物刺入食管壁疼痛明显,吞咽时疼痛更甚,患者常能指出疼痛部位。

(3)呼吸道症状:异物较大,向前压迫气管后壁时,或异物位置较高,未完全进入食管内压迫喉部时,可有呼吸困难。

(4)食管异物致食管穿破而引起感染者发生食管周围脓肿或脓胸,则可有胸痛、吐脓。损伤血管表现为呕血、黑粪、休克甚至死亡。

四、治疗原则

食管镜下取出异物;有食管穿孔者应禁经口进食、水,采用鼻饲及静脉给予营养;颈深部或纵隔脓肿形成者切开引流;给足量有效抗生素治疗;对症、支持治疗。

五、急救护理

(一)护理目标

(1)密切观察病情变化,使患者迅速接受治疗,提高救治成功率。

(2)协助患者迅速进入诊疗程序,完善围术期护理。

(3)预防各种并发症,提高救治成功率。

(4)保持呼吸道通畅,增加患者舒适感。

(5)帮助患者及家庭了解食管异物的有关知识。

(二)护理措施

1.密切观察病情变化

Ⅲ级、Ⅳ级食管异物患者病情危重、多变,胸腔、纵隔受累多见,而大血管损伤出血死亡率最高。

(1)给予持续心电、血压监护,密切监视心率和心律的变化。必要时需监测中心静脉压和血氧饱和度,随时观察患者的意识、神志变化。

(2)观察患者疼痛的部位、性质和持续时间,胸段食管异物痛常在胸骨后或背部;异物位于食管上段时,疼痛部位常在颈根部或胸骨上窝处,为诊断提供依据。

(3)观察有无呕血,估计出血量。观察大便次数、性质和量。注意肢体温度和湿度,睑结膜、皮肤与甲床色泽,如有异常及时通知医师。

(4)记录 24 h 出入量,病情危重者应记录每小时尿量。

(5)监测体温变化。食管穿孔后伴有局部严重感染,体温是观察、判断治疗效果的重要指标之一,每2 h测量 1 次。如体温过高应给予物理降温,防止高热惊厥,如出现体温不升,伴血压下降、脉搏细速、面色苍白应警惕有大出血的发生,要及时报告医师。

(6)随时监测电解质,患者有不明原因的腹胀和肌无力要警惕低血钾,结合检查结果及时补钾。

(7)注意全身基础疾病的护理。既往有糖尿病、肝硬化等全身基础疾病者,预后极差。合并糖尿病患者，需监测血糖，维持在正常范围。合并高血压者，加强血压监测。

2.食管异物取出术的围术期护理

(1)患者入院后，详细询问病史，包括时间、吞入异物的种类、异物是否有尖、吞咽困难及疼痛部位、有无呛咳史等，以便与气管异物鉴别。及时进行胸片检查，确定异物存留部位，并通知患者禁食，备好手术器械，配合医师及早手术。

(2)注意患者有无疼痛加剧、发热及食管穿孔等并发症的症状。

(3)患者因异物卡入食管，急需手术治疗，常表现为精神紧张、恐惧，应耐心做好解释工作，说明手术的目的、过程，消除患者不良心理，并指导其术中如何配合，避免手术中患者挣扎，使异物不能取出或引起食管黏膜损伤等并发症。

(4)对异物嵌顿时间过长、合并感染、水与电解质紊乱者，首先应用有效的抗菌药物，静脉补液，给予鼻饲，补充足够的水分与营养，待炎症控制，纠正酸碱平衡紊乱后，及时进行食管镜检查加异物取出术。

(5)术前 30 min 注射阿托品，减少唾液分泌，以利手术。将患者送入手术室，应将术前拍摄的胸片送入手术室，为手术医师提供异物存留部位的相关资料，避免手术盲目性。

(6)术后及时向术者了解手术过程是否顺利，异物是否取出，有无残留异物，并注意体温、脉搏、呼吸的变化，严密观察有无颈部皮下气肿、疼痛加剧、进食后呛咳、胸闷等症状。术后若出现颈部皮下气肿，局部疼痛明显或放射至肩背部，X 线检查见纵隔气肿等，提示食管穿孔可能。

(7)术后禁食 6 h，如病情稳定，可恢复软质饮食，如有食管黏膜损伤或炎症者，勿进食过早，应禁食48 h以上，以防引起食管穿孔，对发生穿孔者，应给予鼻饲，同时注意观察钾、钠、氯及非蛋白氮的变化，防止发生或加重水与电解质紊乱，从而加重病情。

3.并发症的护理

(1)食管周围炎：食管周围脓肿是较常见的并发症，常表现为局部疼痛加重，吞咽困难和发热。应严密观察病情，注意局部疼痛是否加剧，颈部是否肿胀，有无吞咽困难及呼吸困难等，定时测量体温、脉搏、呼吸，体温超过 39 ℃者，在给予药物降温的同时，进行物理降温，按时、按量应用抗菌药物，积极控制炎症，给予鼻饲，加强口腔护理。

(2)食管气管瘘的护理：卧床休息，严密观察病情变化，应用大量有效的抗生素、静脉补液、鼻饲饮食，控制病情发展，避免发生气胸。对发生气胸者，进行胸腔闭式引流术，并严格按胸腔闭式引流术常规护理。

(3)食管主动脉瘘的护理：食管主动脉瘘是食管异物最严重的致死性并发症，重点应在预防，避免发生。一旦疑为此并发症，应严密观察出血先兆，从主动脉损伤到引起先兆性出血潜伏期一般约 5 d 至3 周，此期间应注意观察患者有无胸骨后疼痛、不规则低热等症状，同时做好抢救的各种准备工作，根据患者情况，配合医师进行手术治疗。

4.保持呼吸道通畅

食管异物严重并发症多有气道压迫和肺部感染，通气功能往往受到影响，应加强气道管理。

(1)给予半卧位，减轻压迫症状和肺淤血，以利于呼吸。

(2)吸氧：对呼吸困难、低氧血症患者应给予鼻导管或面罩吸氧，并监测血氧饱和度，定时行血气分析。

(3)及时清除气道分泌物：协助患者变换体位，轻拍其背部，鼓励咳嗽，促进呼吸道分泌物排除。对痰液黏稠者，应给予雾化吸入以稀释痰液，利于咳出；必要时可予以吸痰。

(4)有呼吸困难者,应做好气管插管和气管切开的准备。气管切开后做好气管切开护理,及时有效地吸痰。

5.维持营养和水、电解质平衡

(1)密切观察病情,严格记录出入量,准确分析、判断有无营养缺乏、失水等表现。

(2)做好胃管护理:食管穿孔患者安置胃管最好在食管镜下进行,避免盲法反复下插加重食管损伤。留置胃管者,要保持通畅、固定,防止脱出。管饲饮食要合理配搭,保证足够的热量和蛋白质,适当的微量元素和维生素,以促进伤口愈合。管饲的量应满足个体需要,一般每天1 500~3 000 mL,具体应结合输入液量、丢失液量和患者饮食量来确定。

(3)维持静脉通畅:外周静脉穿刺困难者,应给予中心静脉置管,保证液体按计划输入。低位食管穿孔要禁止胃管管饲,可给予静脉高营养或胃造瘘。

(4)若有其他严重的基础疾病,应注意相应的特殊饮食要求,如糖尿病要控制糖的摄入,心脏病和肾脏病需限制钠盐及水分,以免顾此失彼。

6.做好心理护理,适时开展健康教育

由于病情重,病程长,患者往往有不良情绪反应,应关心、爱护患者,多与其交谈,建立良好的护患关系;介绍有关疾病的知识、治疗方法及效果,将检查结果及时告知患者,提高遵医率,消除不良情绪。在与患者交流中应介绍该病的预防知识,以防止疾病的发生。

(三)健康教育

食管异物虽不及气管异物危险,但仍是事故性死亡的一个原因,在护理上应予重视,加强卫生宣教,可减少食管异物发生,食管异物发生后尽早取出异物,可减少或避免食管异物所致的并发症。

(1)教育人们进食不宜太快,提倡细嚼慢咽,进食时勿高声喧哗、大笑。

(2)教育儿童不要把小玩具放在口中玩耍,小儿口内有食物时不宜哭闹、嬉笑奔跑等。工作时不要将钉子之类的物品含在口中边做事边从口中取用,以免误吞。

(3)照顾好年岁已高的老人,松动义齿应及时修复,戴义齿者尤应注意睡前将义齿取出,吃团块食物宜切成小块等。昏迷患者或做食管、气管镜检查者,应取下义齿。

(4)强酸、强碱等腐蚀性物品要标记清楚,严格管理,放在小孩拿不到的地方。

(5)误吞异物后要及时到医院就诊,不要强行自吞。切忌自己吞入饭团、韭菜等食物,以免加重损伤或将异物推入深部,增加取出难度。

(刘　滢)

第三节　胸部损伤

胸廓由胸椎、胸骨、肋骨和肋间组织组成,外有胸壁和肩部肌肉,内有胸膜。上口由胸骨上缘和第1肋组成,下口为膈所封闭,主动脉、胸导管、奇静脉、食管和迷走神经以及下腔静脉穿过各自裂孔进入腹腔。膈是重要呼吸肌,呼气时变为圆顶形,吸气时变为扁平以增加胸腔容量。

纵隔为两肺间的胸内空隙,前为胸骨,后为胸椎,两侧为左右胸膜。除两肺外,胸内器官均居于纵隔。纵隔的位置有赖于两侧胸膜腔压力的平衡。

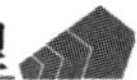

胸膜腔左右各一。胸膜有内外两层，即脏层和壁层，两层间为潜在的胸膜腔，只有少量浆液。腔内压力为－0.79～－0.98 kPa(－8～－10 cmH_2O)，如负压消失肺即萎陷，故在胸部损伤或开胸手术后，保持胸膜腔内的负压，至关重要。

一、病因与发病机制

胸部损伤一般根据是否穿破壁层胸膜，造成胸膜腔与外界相通而分为闭合性和开放性损伤两类。闭合性损伤多由暴力挤压、冲撞或钝器打击胸部引起，轻者造成胸壁软组织挫伤或单根肋骨骨折，重者可发生多根多处肋骨骨折或伴有胸腔内器官损伤；开放性损伤多为利器或枪弹伤所致，胸膜的完整性遭到破坏，导致开放性气胸或血胸，并常伴有胸腔内器官损伤，若同时伤及腹部脏器，称之为胸腹联合伤。

二、临床表现

(一)胸痛

胸痛是胸部损伤的主要症状，常位于受损处，伴有压痛，呼吸时加剧。

(二)呼吸困难

胸部损伤后，疼痛可使胸廓活动受限、呼吸浅快。血液或分泌物堵塞气管、支气管，肺挫伤导致肺水肿、出血或淤血，气、血胸使肺膨胀不全等均致呼吸困难。多根多处肋骨骨折，胸壁软化引起胸廓反常呼吸运动，则加重呼吸困难。

(三)咯血

小支气管或肺泡破裂，出现肺水肿及毛细血管出血者，痰中常带血或咯血；大支气管损伤者，咯血量较多，且出现较早。

(四)休克

胸内大出血、张力性气胸、心包腔内出血、疼痛及继发感染等，均可导致休克的发生。

(五)局部体征

因损伤性质和轻重而不同，可有胸部挫裂伤、胸廓畸形、反常呼吸运动、皮下气肿、骨摩擦音、伤口出血、气管和心脏向健侧移位征象。胸部叩诊呈鼓音或浊音，听诊呼吸音减低或消失。

三、护理

(一)护理目标

(1)患者能采取有效的呼吸方式或维持氧的供应，肺内气体交换得到改善。

(2)患者掌握正确的咳嗽排痰方法，保持呼吸道通畅和胸腔闭式引流的效果。

(3)维持体液平衡和血容量。

(4)疼痛缓解或消失。

(5)患者情绪稳定，解除或减轻心理压力。

(6)防治感染，并发症及时发现或处理。

(二)护理措施

1.严密观察生命体征和病情变化

如患者出现烦躁、口渴、面色苍白、呼吸短促、脉搏快弱、血压下降等休克时，应针对导致休克的原因加强护理。失血性休克的患者，应在中心静脉压的监测下，迅速补充血容量，维持水、电解质和酸碱平衡。对开放性气胸,应立即在深呼气末用无菌凡士林纱布及厚棉垫加压封闭伤口,以避免纵隔扑动。张力性气胸则应迅速在患者锁骨中线第2肋间行粗针头穿刺减压,置管行胸腔闭式引流术,以降低胸膜腔压力,减轻肺受压,改善呼吸和循环功能。

经以上措施处理后,病情无明显好转,血压持续下降或一度好转后又继续下将,血红蛋白、红细胞计数、血细胞比容持续降低,胸穿抽出血很快凝固或因血凝固抽不出血液,X线显示胸膜腔阴影继续增大,胸腔闭式引流抽出血量≥200 mL/h,持续时间>3 h,应考虑胸膜腔内有活动性出血,咯血或咯大量泡沫样血痰,呼吸困难加重,胸腔闭式引流有大量气体溢出,常提示肺、支气管严重损伤,应迅速做好剖胸手术准备工作。

2.多肋骨骨折

应紧急行胸壁加压包扎固定或牵引固定,矫正胸壁凹陷,以消除或减轻反常呼吸运动,维持正常呼吸功能,促使伤侧肺膨胀。

3.保持呼吸道通畅

严密观察呼吸频率、幅度及缺氧症状,给予氧气吸入,氧流量2~4 L/min。鼓励和协助患者有效咳嗽排痰,痰液黏稠不易排出时,应用祛痰药以及超声雾化或氧气雾化吸入。疼痛剧烈者,遵医嘱给予止痛剂。及时清除口腔、上呼吸道、支气管内分泌物或血液,可采用鼻导管深部吸痰或支气管镜下吸痰,以防窒息。必要时行气管切开呼吸机辅助呼吸。

4.解除心包压塞

疑有心脏压塞患者,应迅速配合医师施行剑突下心包穿刺或心包开窗探查术,以解除急性心包压塞,并尽快准备剖胸探查术。术前快速大量输血、抗休克治疗。对刺入心脏的致伤物尚留存在胸壁,手术前不宜急于拔除。如发生心搏骤停,须配合医师急行床旁开胸挤压心脏,解除心包压塞,指压控制出血,并迅速送入手术室继续抢救。

5.防治胸内感染

胸部损伤尤其是胸部穿透伤引起血胸的患者易导致胸内感染,要密切观察体温的变化,定时测体温。在清创、缝合、包扎伤口时注意无菌操作,防止伤口感染,合理使用抗生素。高热患者,给予物理或药物降温。患者出现寒战、发热、头痛、头晕、疲倦等中毒症状,血常规示白细胞计数升高,胸穿抽出血性混浊液体,并查见脓细胞,提示血胸已继发感染形成脓胸,应按脓胸处理。

6.行闭式引流

行胸穿或胸腔闭式引流术患者,按胸穿或胸腔闭式引流常规护理。

7.做好生活护理

因伤口疼痛及带有各种管道,患者自理能力下降,护士应关心体贴患者,根据患者需要做好生活护理。协助患者床上排大小便,做好伤侧肢体及肺的功能锻炼,鼓励患者早期下床活动。

8.做好心理护理

患者由于意外创伤的打击,对治疗效果担心,对手术恐惧,患者表现为心情紧张、烦躁、忧虑等。护士应加强与患者沟通,做好心理护理。向患者及其家属解释各项治疗、护理过程,愈后情况及手术的必要性,提供有关疾病变化及各种治疗信息,鼓励患者树立信心,积极配合治疗。

(刘　滢)

第四节 心脏损伤

心脏损伤是暴力作为一种能量作用于机体，直接或间接转移到心脏所造成的心肌及其结构的损伤，直至心脏破裂。心脏损伤又有闭合性和穿透性损伤的区别。

一、闭合性心脏损伤

心脏闭合性损伤又称非穿透性心脏损伤或钝性心脏损伤。实际发病率远比临床统计的要高。许多外力作用都可以造成心脏损伤，包括：①暴力直接打击胸骨传递到心脏；②车轮碾压过胸廓，心脏被挤压于胸骨椎之间；③腹部或下肢突然受到暴力打击，通过血管内液压作用到心脏；④爆炸时高击的气浪冲击。

1.心包损伤

心包损伤指暴力导致的心外膜和（或）壁层破裂和出血。

（1）分类：心包是一个闭合纤维浆膜，分为脏、壁两层。心包伤分为胸膜-心包撕裂伤和膈-心包撕裂伤。

（2）临床表现：单纯心包裂伤或伴少量血心包时，大多数无症状，但如果出现烦躁不安、气急、胸痛，特别当出现循环功能不佳、低血压和休克时，则应想到急性心脏压塞的临床征象。

（3）诊断。①心电图（ECG）检查：低电压、ST 段和 T 波的缺血性改变；②二维超声心动图（UCG）检查：心包腔有液平段，心排幅度减弱，心包腔内有纤维样物沉积。

（4）治疗：心包穿刺术（图 6-1）、心包开窗探查术（图 6-2）、开胸探查术。

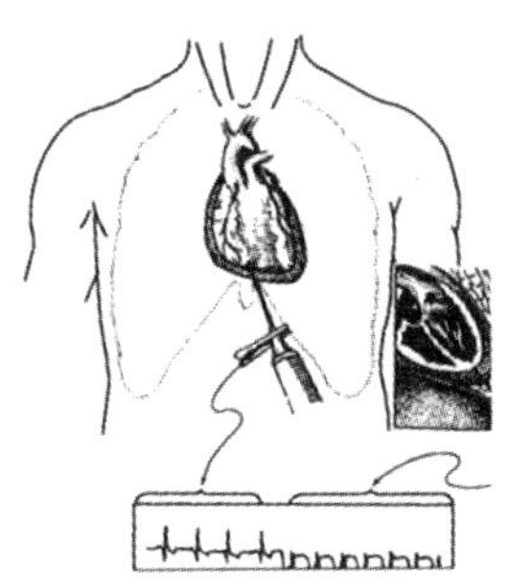

图 6-1 心包穿刺示意图

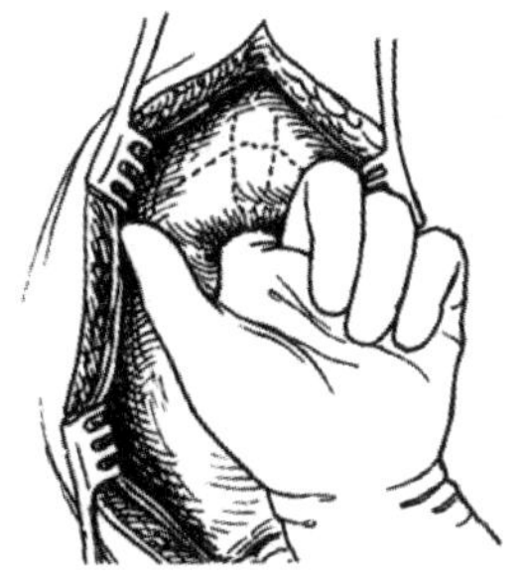

图 6-2 心包探查示意图

2.心肌损伤

所有因钝性暴力所致的心脏创伤,如果无原发性心脏破裂或心内结构(包括间隔、瓣膜、腱束或乳头肌)损伤,统称心肌损伤。

(1)原因:一般是由于心脏与胸骨直接撞击,心脏被压缩造成的不同程度心肌损伤,最常见的原因是汽车突然减速时方向盘的撞击。

(2)临床表现:主要症状取决于创伤造成心肌损伤的程度和范围。轻度损伤可无明显症状;中度损伤出现心悸、气短或一过性胸骨后疼痛;重度可出现类似心绞痛症状。

(3)检查方法。轻度ECG无改变,异常ECG分两类。①心律失常和传导阻滞;②复极紊乱。X线片一般无明显变化。UCG可直接观测心脏结构和功能变化,在诊断心肌挫伤以评估损伤程度上最简便、快捷、实用。

(4)治疗:主要采用非手术治疗。①一般心肌挫伤的处理:观察24 h,充分休息,检查ECG和激肌酸激酶同工酶(CPK-MB)。②有冠状动脉粥样硬化性心脏病(CAD)者:在ICU监测病情变化,可进行血清酶测定除外CAD;③临床上有低心排血量或低血压者:常规给予正性肌力药,必须监测中心静脉压(CVP),适当纠正血容量,避免输液过量。

3.心脏破裂

闭合性胸部损伤导致心室或心房全层撕裂,心腔内血液进入心包腔和经心包裂口流进胸膜腔。患者可因急性心脏压塞或失血性休克而死亡。

(1)原因:一般认为外力作用于心脏后,心腔易发生变形并吸收能量,当外力超过心脏耐受程度时,即出现原发性心脏破裂。

(2)临床表现:血压下降、中心静脉压高、心动过速、颈静脉扩张、发绀、对外界无反应;伴胸部损伤,胸片显示心影增宽。

(3)诊断。①ECG:观察ST段和T段的缺血性改变或有无心梗图形;②X线和UCG:可提示有无心包积血和大量血胸的存在。

(4)治疗:紧急开胸解除急性心脏压塞和修补心脏损伤是抢救心脏破裂唯一有效的治疗措施。

二、穿透性心脏损伤

该损伤以战时多见,按致伤物质不同可分为火器伤和刃器伤两大类。

(一)心脏穿透伤

(1)临床表现:主要表现为失血性休克和急性心脏压塞。前者早期有口渴、呼吸浅、脉搏细、血压下降、烦躁不安和出冷汗;后者有呼吸急促、面唇发绀、血压下降、脉搏细速、颈静脉怒张并有奇脉。

(2)诊断。①ECG:血压下降ST段和T波改变;②UCG:诊断价值较大;③心包穿刺:对急性心脏压塞的诊断和治疗都有价值。

(3)治疗:快速纠正血容量,并迅速进行心包穿刺或同时在急诊室紧急气管内插管进行开胸探查。

(二)冠状动脉穿透伤

冠状动脉穿透伤是心脏损伤的一种特殊类型,即任何枪弹或锐器在损伤心脏的同时也刺伤冠状动脉,主要表现为心外膜下的冠状动脉分支损伤,造成损伤远侧冠状动脉供血不足。

(1)临床表现:单纯冠脉损伤,可出现急性心脏压塞或内出血征象。冠状动脉瘘者心前区可闻及连续性心脏杂音。

(2)诊断:较小分支损伤很难诊断;较大冠脉损伤,ECG主要表现为创伤相应部位出现心肌缺血和心肌梗死图形。若心前区出现均匀连续性心脏杂音,则提示有外伤性冠状动脉瘘存在。

(3)治疗:冠脉小分支损伤可以结扎;主干或主要分支损伤可予以缝线修复;如已断裂则应紧急行心肺复苏术。

三、护理问题

(一)疼痛

疼痛与心肌缺血有关。

(二)有休克的危险

休克与大量出血有关。

四、护理措施

(一)维持循环功能,配合手术治疗

(1)迅速建立静脉通路。

(2)在中心静脉压及肺动脉楔压监测下,快速补充血容量,积极抗休克治疗并做好紧急手术准备。

(二)维持有效的呼吸

(1)半卧位,吸氧;休克者取平卧位或中凹卧位。

(2)清除呼吸道分泌物,保持呼吸道通畅。

(三)急救处理

(1)心脏压塞的急救:一旦发生,应迅速进行心包穿刺减压术。

(2)凡确诊为心脏破裂者,应做好急症手术准备,充分备血。

(3)出现心脏停搏立即进行心肺复苏术。

(4)备好急救设备及物品。

(四)心理护理

严重心脏损伤者常出现极度窘迫感,应提供安静舒适的环境,采取积极果断的抢救措施,向患者解释治疗的过程和治疗计划,使患者情绪稳定。

(刘 滢)

第七章

两腺外科护理

第一节　急性乳腺炎

一、疾病概述

（一）概念

急性乳腺炎是乳腺的急性化脓性感染。多发生于产后 3～4 周的哺乳期妇女，以初产妇最常见。主要致病菌为金黄色葡萄球菌，少数为链球菌。

（二）相关病理生理

急性乳腺炎开始时局部出现炎性肿块，数天后可形成单房或多房性的脓肿。表浅脓肿可向外破溃或破入乳管自乳头流出；深部脓肿不仅可向外破溃，也可向深部穿至乳房与胸肌间的疏松组织中，形成乳房后脓肿。感染严重者，还可并发脓毒血症。

（三）病因与诱因

1.乳汁淤积

乳汁是细菌繁殖的理想培养基，引起乳汁淤积的主要原因有：①乳头发育不良（过小或凹陷）妨碍哺乳；②乳汁过多或婴儿吸乳过少导致乳汁不能完全排空；③乳管不通（脱落上皮或衣服纤维堵塞），影响乳汁排出。

2.细菌入侵

当乳头破损时，细菌沿淋巴管入侵是感染的主要途径。细菌也可直接侵入乳管，上行至腺小叶而致感染。细菌主要来自婴儿口腔、母亲乳头或周围皮肤。多数发生于初产妇，因其缺乏哺乳经验；也可发生于断奶时，6 个月以后的婴儿已经长牙，易致乳头损伤。

（四）临床表现

1.局部表现

初期患侧乳房红、肿、胀、痛，可有压痛性肿块，随病情发展症状进行性加重，数天后可形成单房或多房性的脓肿。脓肿表浅时局部皮肤可有波动感和疼痛，脓肿向深部发展可穿至乳房与胸肌间的疏松组织中，形成乳房后脓肿和腋窝脓肿，并出现患侧腋窝淋巴结肿大、压痛。局部表现

可有个体差异，应用抗生素治疗的患者，局部症状可被掩盖。

2.全身表现

感染严重者，可并发败血症，出现寒战、高热、脉快、食欲减退、全身不适、白细胞上升等症状。

（五）辅助检查

1.实验室检查

白细胞计数及中性粒细胞比例增多。

2.B超检查

确定有无脓肿及脓肿的大小和位置。

3.诊断性穿刺

在乳房肿块波动最明显处或压痛最明显的区域穿刺，抽出脓液可确诊脓肿已经形成。脓液应做细菌培养和药敏试验。

（六）治疗原则

主要原则为控制感染，排空乳汁。脓肿形成以前以抗菌药治疗为主，脓肿形成后，需及时切开引流。

1.非手术治疗

（1）一般处理。①患乳停止哺乳，定时排空乳汁，消除乳汁淤积；②局部外敷，用25%硫酸镁湿敷，或采用中药蒲公英外敷，也可用物理疗法促进炎症吸收。

（2）全身抗菌治疗：原则为早期、足量应用抗生素。针对革兰氏阳性球菌有效的药物，如青霉素、头孢菌素等。由于抗生素可被分泌至乳汁，故避免使用对婴儿有不良影响的抗菌药，如四环素、氨基苷类、磺胺类和甲硝唑。如治疗后病情无明显改善，则应重复穿刺以了解有无脓肿形成，或根据脓液的细菌培养和药敏试验结果选用抗生素。

（3）中止乳汁分泌：患者治疗期间一般不停止哺乳，因停止哺乳不仅影响婴儿的喂养，且提供了乳汁淤积的机会。但患侧乳房应停止哺乳，并以吸乳器或手法按摩排出乳汁，局部热敷。若感染严重或脓肿引流后并发乳瘘（切口常出现乳汁）需回乳，常用方法：①口服溴隐亭1.25 mg，每天2次，服用7～14 d；或口服己烯雌酚1～2 mg，每天3次，2～3 d；②肌内注射苯甲酸雌二醇，每次2 mg，每天1次，至乳汁分泌停止；③中药炒麦芽，每天60 mg，分2次煎服或芒硝外敷。

2.手术治疗

脓肿形成后切开引流。于压痛、波动最明显处先穿刺抽吸取得脓液后，于该处切开放置引流，脓液做细菌培养及药物敏感试验。脓肿切开引流时注意：①切口一般呈放射状，避免损伤乳管引起乳瘘；乳晕部脓肿沿乳晕边缘做弧形切口；乳房深部较大脓肿或乳房后脓肿，沿乳房下缘做弧形切口，经乳房后间隙引流；②分离多房脓肿的房间隔以利引流；③为保证引流通畅，引流条应放在脓腔最低部位，必要时另加切口作对口引流。

二、护理评估

（一）一般评估

1.生命体征（T、P、R、BP）

评估是否有体温升高，脉搏加快。急性乳腺炎患者通常有发热，可有低热或高热；发热时呼吸、脉搏加快。

2.患者主诉

询问患者是否为初产妇,有无乳腺炎、乳房肿块、乳头异常溢液等病史;询问有无乳头内陷;评估有无不良哺乳习惯,如婴儿含乳睡觉、乳头未每天清洁等;询问有无乳房胀痛,浑身发热、无力、寒战等症状。

3.相关记录

体温、脉搏、皮肤异常等记录结果。

(二)身体评估

1.视诊

乳房皮肤有无红、肿、破溃、流脓等异常情况;乳房皮肤红肿的开始时间、位置、范围、进展情况。

2.触诊

评估乳房乳汁淤积的位置、范围、程度及进展情况;乳房有无肿块,乳房皮下有无波动感,脓肿是否形成,脓肿形成的位置、大小。

(三)心理-社会评估

评估患者心理状况,是否担心婴儿喂养与发育、乳房功能及形态改变。

(四)辅助检查阳性结果评估

患者血常规检查示血白细胞计数及中性粒细胞比例升高提示有炎症的存在;根据B超检查的结果判断脓肿的大小及位置,诊断性穿刺后方可确诊脓肿形成;根据脓液的药物敏感试验选择抗生素。

(五)治疗效果的评估

1.非手术治疗评估要点

应用抗生素是否有效果,乳腺炎症是否得到控制,患者体温是否恢复正常;回乳措施是否起效,乳汁淤积情况有无改善,患者乳房肿胀疼痛有无减轻或加重;患者是否了解哺乳卫生和预防乳腺炎的知识,情绪是否稳定。

2.手术治疗评估要点

手术切开排脓是否彻底;伤口愈合情况是否良好。

三、主要护理诊断(问题)

(一)疼痛

与乳汁淤积、乳房急性炎症使乳房压力显著增加有关。

(二)体温过高

与乳腺急性化脓性感染有关。

(三)知识缺乏

与不了解乳房保健和正确哺乳知识有关。

(四)潜在并发症

乳瘘。

四、主要护理措施

(一)对症处理

定时测患者体温、脉搏、呼吸、血压,监测白细胞计数及分类变化,必要时做血培养及药物敏感试验。密切观察患者伤口敷料引流、渗液情况。

1.高热者

给予冰袋、酒精擦浴等物理降温措施,必要时遵医嘱应用解热镇痛药;脓肿切开引流后,保持引流通畅,定时更换切口敷料。

2.缓解疼痛

(1)患乳暂停哺乳,定时用吸乳器吸空乳汁。若乳房肿胀过大,不能使用吸乳器,应每天坚持用手揉挤乳房以排空乳汁,防止乳汁淤积。

(2)用乳罩托起肿大的乳房以减轻疼痛。

(3)疼痛严重时遵医嘱给予止痛药。

3.炎症已经发生

(1)消除乳汁淤积用吸乳器吸出乳汁或用手顺乳管方向加压按摩,使乳管通畅。

(2)局部热敷:每次 20～30 min,促进血液循环,利于炎症消散。

(二)饮食与运动

给予高蛋白、高维生素、低脂肪食物,保证足量水分摄入。注意休息,适当运动,劳逸结合。

(三)用药护理

遵医嘱早期使用抗菌药,根据药物敏感试验选择合适的抗菌药,注意评估患者有无药物不良反应。

(四)心理护理

观察了解患者心理状况,给予必要的疾病有关的知识宣教,抚慰其紧张急躁情绪。

(五)健康教育

1.保持乳头和乳晕清洁

每次哺乳前后清洁乳头,保持局部干燥清洁。

2.纠正乳头内陷

妊娠期每天挤捏、提拉乳头。

3.养成良好的哺乳习惯

定时哺乳,每次哺乳时让婴儿吸净乳汁,如有淤积及时用吸乳器或手法按摩排出乳汁;培养婴儿不含乳头睡眠的习惯;注意婴儿口腔卫生,及时治疗婴儿口腔炎症。

4.及时处理乳头破损

乳晕破损或皲裂时暂停哺乳,用吸乳器吸出乳汁哺乳婴儿;局部用温水清洁后涂以抗菌药软膏,待愈合后再行哺乳;症状严重时及时诊治。

五、护理效果评估

(1)患者的乳汁淤积情况有无改善,是否学会正确排出淤积乳汁的方法,是否坚持每天挤出已经淤积的乳汁,回乳措施是否产生效果,乳房胀痛有无逐渐减轻。

(2)患者乳房皮肤的红肿情况有无好转,乳房皮肤有无溃烂,乳房肿块有无消失或增大。

(3)患者应用抗生素后体温有无恢复正常，炎症有无消退，炎症有无进一步发展为脓肿。

(4)患者脓肿有无及时切开引流，伤口愈合情况是否良好。

(5)患者是否了解哺乳卫生和预防乳腺炎的知识，焦虑情绪是否改善。

（刘　婷）

第二节　乳腺囊性增生

乳腺囊性增生病也称慢性囊性乳腺病，或称纤维囊性乳腺病，是乳腺间质的良性增生。增生可发生于腺管周围，并伴有大小不等的囊肿形成；也可发生在腺管内而表现为上皮的乳头样增生，伴乳管囊性扩张；另一类型是小叶实质增生。本病是妇女的常见病之一，多发生于30～50岁妇女，临床特点是乳房胀痛、乳房肿块及乳头溢液。

一、病因病理

本病的症状常与月经周期有密切关系，且患者多有较高的流产率。一般多认为其发病与卵巢功能失调有关，可能是黄体素的减少及雌激素的相对增多，致使两者比例失去平衡，使月经前的乳腺增生变化加剧，疼痛加重，时间延长，月经后的“复旧”也不完全，日久就形成了乳腺囊性增生病。主要病理改变是导管、腺泡以及间质的不同程度的增生；病理类型可分为乳痛症型（生理性的单纯性乳腺上皮增生症）、普通型腺病小叶增生症型、纤维腺病型、纤维化型和囊肿型（即囊肿性乳腺上皮增生症），各型之间的病理改变都有不同程度的移行。

二、临床表现

乳房胀痛和肿块是本病的主要症状，其特点是部分患者具有周期性。疼痛与月经周期有关，往往在月经前疼痛加重，月经来潮后减轻或消失，有时整个月经周期都有疼痛，部分患者可伴有月经紊乱或既往有卵巢或子宫病史。体检发现一侧或两侧乳腺有弥漫性增厚，可局限于乳腺的一部分，也可分散于整个乳腺；肿块呈颗粒状、结节状或片状，大小不一，质韧而不硬；增厚区与周围乳腺组织分界不明显，与皮肤无粘连。少数患者可有乳头溢液，本病病程较长，发展缓慢。

三、治疗

主要是对症治疗，绝大多数患者不需要外科手术治疗。一般首选具有疏肝理气、调和冲任、软坚散结及调整卵巢功能的中药或中成药，如逍遥散等。由于本病有少数可发生癌变，确诊后应注意密切观察、随访。乳房胀痛严重，肿块较多、较大者，可酌情应用维生素E及激素类药物。在治疗过程中还应注意情志疏导，配合应用局部外敷药物、激光局部照射、磁疗等方法也有一定疗效。

四、护理评估

(一)健康史和相关因素

本病的发生与内分泌失调有关。一是体内雌、孕激素比例失调，黄体素分泌减少、雌激素量

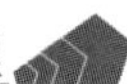

增多导致乳腺实质增生过度和复旧不全；二是部分乳腺实质中女性雌激素受体的质与量的异常，导致乳腺各部分发生不同程度的增生。

（二）身体状况

1.临床表现

(1)乳房疼痛特点是胀痛，具有周期性，常于月经来潮前疼痛发生或加重，月经来潮后减轻或消失，有时整个月经周期都有疼痛。

(2)乳房肿块一侧或双侧乳腺有弥漫性增厚，可呈局限性改变，对位于乳房外上象限，轻度触痛；也可分散于整个乳腺。肿块呈结节状或片状，大小不一。质韧而不硬，增厚区与周围乳腺组织分界不明显。

(3)乳头溢液少数患者可有乳腺溢液，呈黄绿色或血性，偶有无色浆液。

2.辅助检查

钼靶 X 线摄片、B 型超声波或组织病理学检查等均有助于本病的诊断。

（三）处理原则

主要是观察、随访和对症治疗。

1.非手术治疗

主要是观察和药物治疗。观察期间可用中医中药调理，或口服乳康片、乳康宁等；抗雌激素治疗仅在症状严重时采用，可口服他莫昔芬。由于本病有恶变可能，应嘱患者每隔 2～3 个月到医院复查，有对侧乳腺癌或有乳腺癌家族史者应密切随访。

2.手术治疗

若肿块周围乳腺组织局灶性增生较为明显、形成孤立肿块，或 B 超、钼靶 X 线摄片发现局部有沙粒样钙化灶者，应尽早手术切除肿块并做病理学检查。

五、常见护理诊断问题

疼痛：与内分泌失调致乳腺实质过度增生有关。

六、护理措施

（一）减轻疼痛

(1)解释疼痛发生的原因，消除患者的思想顾虑，保持心情舒畅。

(2)用宽松胸罩托起乳房。

(3)遵医嘱服用中药调理或其他对症治疗药物。

（二）定期复查

遵医嘱定期复查，以便及时发现恶性变。

（三）乳腺增生的日常护理

为预防乳腺疾病，成年女性每月都要自检。月经正常的妇女，月经来潮后第 2～11 d 是检查的最佳时间。以下介绍几种自检的方法。

1.对镜向照法

面对镜子，将双臂高举过头，观察乳房的形状和轮廓有无变化，皮肤有无异常（主要是有无红肿、皮疹、浅静脉曲张、发肤皱褶、橘皮样改变等），观察乳头是含在同一水平线上，是否有抬高、回缩、凹陷等现象，用拇指和示指轻轻挤捏乳头，检查是否有异常分泌物从乳头溢出，乳晕颜色是否改变。

2.平卧触摸法

平卧，双手高举过头，并在右肩下垫一小枕头，使右侧乳房变平。左手四指并拢，用指端检查乳房各部位是否有肿块或其他变化。

3.淋浴检查法

淋浴时，因皮肤湿润更易发现问题，用一手指指端掌面慢慢滑动，仔细检查乳房的各个部位及腋窝处是否有肿块。

（刘　婷）

第三节　乳房良性肿瘤

临床常见的乳房良性肿瘤中以纤维腺瘤为最多，约占良性肿瘤的3/4，其次为乳管内乳头状瘤，约占良性肿瘤的1/5。

一、乳房纤维腺瘤

乳房纤维腺瘤是女性常见的乳房良性肿瘤，好发年龄为20～25岁。其次为15～20岁和25～30岁。

（一）病因

本病的发生与雌激素的作用活跃度密切相关。原因是小叶内纤维细胞对雌激素的敏感性异常增高。可能与纤维细胞所含雌激素受体的量或质的异常有关。雌激素是本病发生的刺激因子，所以纤维腺瘤发生于卵巢功能期。

（二）临床表现

主要为乳房肿块。肿块多发生于乳房外上象限，约75%为单发，少数为多发。肿块增大缓慢，质似硬橡皮球的弹性感，表面光滑，易于推动。月经周期对肿块大小的影响不大。除肿块外，患者常无明显自觉症状。多为无意中扪及。

（三）处理原则

乳房纤维腺瘤虽属良性，癌变可能性很小，但有肉瘤变可能，故手术切除是唯一有效的治疗方法。由于妊娠可使纤维瘤增大，所以妊娠前或妊娠后发现的乳房纤维腺瘤一般应手术切除，并做常规病理学检查。术中应将肿瘤连同其包膜整块切除，周围包裹少量正常乳腺组织为佳。

（四）主要护理诊断/问题

知识缺乏：缺乏乳房纤维腺瘤诊治的相关知识。

（五）护理措施

(1)为患者讲解乳房纤维腺瘤的病因及治疗方法。

(2)行肿瘤切除术后，嘱患者保持切口敷料清洁干燥，及时更换敷料。

(3)指导不手术患者密切观察肿块的变化，明显增大者应及时到医院诊治。

二、乳管内乳头状瘤

乳管内乳头状瘤多见于40～50岁妇女。75%发生在大乳管近乳头的壶腹部，瘤体很小，且

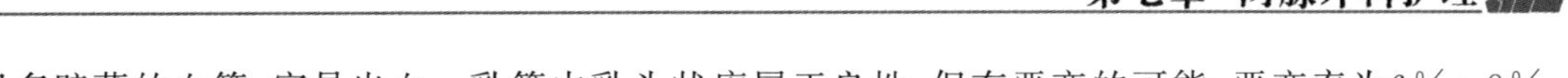

有很多壁薄的血管，容易出血。乳管内乳头状瘤属于良性，但有恶变的可能，恶变率为6%～8%。

(一)临床表现

乳头溢血性液为主要表现。无其他自觉症状。多数因瘤体小，常不能触及；偶有较大的肿块。大乳管乳头状瘤，可在乳晕区扪及直径为数毫米的小结节，质软、可推动，轻压之，常可见乳头溢出血性液体。

(二)辅助检查

乳腺导管造影可明确乳管内肿瘤的大小和部位；也可行乳管内镜检查，通过内镜成像技术观察乳腺导管内的情况。

(三)处理原则

以手术治疗为主，行乳腺区段切除并作病理学检查，若有恶变应施行根治性手术。

(四)主要护理诊断/问题

焦虑：与乳头溢液、缺乏乳管内乳头状瘤诊治的相关知识有关。

(五)护理措施

(1)提供疾病的相关知识，减轻患者的焦虑。

(2)对患者讲解乳头溢液的病因、手术治疗的必要性，解除患者的疑虑。

(刘 婷)

第四节 乳 腺 癌

乳腺癌是女性发病率最高的恶性肿瘤之一。病因尚不清楚，目前认为与激素(雌酮、雌二醇)、家族史、月经史、婚育史、乳腺良性疾病、饮食、营养、环境、生活方式等有关。早期表现为患侧乳房无痛、单发小肿块，质硬、表面不光滑、边界不清；随着肿瘤增大，累及乳房悬韧带(Cooper韧带)、乳腺淋巴管及乳管时，可出现“酒窝征”“橘皮征”、乳头内陷等。晚期癌肿可侵入胸筋膜、胸肌，肿块固定，出现卫星结节、铠甲胸，癌肿处皮肤破溃形成溃疡，伴有恶臭。常用辅助检查包括钼靶X线、B超、磁共振等。活组织病理学检查是明确乳腺癌诊断的主要方法。处理原则：乳腺癌的治疗以手术为主，辅以化疗、放疗、内分泌及生物靶向治疗等。

一、护理评估

(一)术前评估

1.健康史

(1)个人情况：患者的年龄、职业、居住地、月经史、婚育史、哺乳史、饮食习惯、生活环境等。

(2)既往史：患者既往有无乳腺良性肿瘤史。

(3)其他：患者有无乳腺癌家族遗传史，有无肥胖或营养过剩等。

2.身体状况

(1)乳房外形和外表：双侧乳房的形状、大小是否对称，乳房皮肤有无红、肿、隆起或凹陷、有无橘皮样改变，有无乳头乳晕糜烂。

(2)乳房肿块：肿块大小、质地、活动度，边界是否清楚。

(3)锁骨上或下、腋窝及全身淋巴结有无肿大,有无肺、骨和肝转移征象。

(4)全身营养情况及心、肺、肝、肾等重要脏器的功能状态。

(5)影像学和其他检查有无异常。

3.心理社会状况

(1)患者因乳腺癌产生的各种不良心理反应。

(2)患者是否了解乳腺癌的各种治疗方法。

(3)患者及家属的心理承受能力,是否担心手术治疗效果及疾病预后。

(二)术后评估

(1)麻醉及手术方式。

(2)术后伤口和皮瓣愈合情况,肢端血运循环情况。

(3)有无皮下积液、皮瓣坏死、上肢淋巴水肿等并发症发生。

(4)患肢功能锻炼计划实施情况及患肢功能的恢复情况。

二、常见护理诊断/问题

(一)自我形象紊乱

与术前乳房外形改变,术后乳房缺失和瘢痕形成有关。

(二)有组织完整性受损的危险

与留置引流管、患侧上肢淋巴液引流不畅、头静脉、腋静脉被结扎、静脉栓塞或感染有关。

(三)知识缺乏

缺乏有关术后功能锻炼的知识。

三、护理目标

(1)患者能够主动应对自我形象的改变。

(2)患者手术创面愈合良好,患侧上肢肿胀减轻或消失。

(3)患者知晓患肢功能锻炼相关知识并能正确进行功能锻炼。

四、护理措施

(一)手术治疗患者护理

1.术前护理

(1)心理护理:患者面对恶性肿瘤的威胁、不确定的疾病预后、乳房外形的改变、担心形象改变影响夫妻生活等问题,承受着巨大的心理压力,易出现不同程度的焦虑、恐惧、抑郁等心理状况。因此,对不同年龄、性格和文化程度的患者,给予相应的心理辅导;鼓励患者表达内心的感受,针对性地做好心理疏导;讲解手术的重要性和必要性,并邀请术后疗效较好者讲解亲身经历,促使进一步认识治疗的重要性,帮助患者度过心理调适期;告知患者乳房重建相关知识,增加恢复信心。同时做好家属的沟通工作,并取得丈夫的理解、支持及关心,帮助丈夫接受妻子术后乳房外形改变的事实。

(2)终止妊娠或哺乳:妊娠期及哺乳期乳腺癌患者应立即停止妊娠或哺乳。

(3)术前准备:除常规准备外,乳头内陷者注意局部清洁;乳房皮肤溃疡者,每天换药至创面好转;需植皮者做好供皮区皮肤准备。

2.术后护理

(1)病情观察:监测生命体征变化,观察伤口敷料渗血、渗液情况,并做好记录。

(2)体位与活动:术后麻醉清醒,生命体征平稳后予半卧位,有利于呼吸和引流。鼓励患者早期下床活动。

(3)伤口护理。①有效包扎:手术部位予弹力绷带加压包扎,使皮瓣紧贴胸壁,防止积气积液。包扎松紧度一般以能容纳一指、不影响患者呼吸及局部血运为宜。包扎期间告知患者不能自行松解绷带,若绷带脱落,及时重新包扎;瘙痒时不能将手指伸入敷料搔抓。包扎一般维持7~10 d;②密切观察患肢远端的血液循环:若发现患者有手指麻木、皮肤发绀、皮温降低、动脉搏动不能扪及等情况,提示腋窝血管受压、血运受阻,应及时调整绷带松紧度。

(4)引流管护理:乳腺癌根治术后,皮瓣下常规放置引流管并接负压引流,以便及时、有效地吸出残腔内的积血、积液,以利皮瓣愈合。要点如下:①保持有效负压:观察连接管是否连接紧密,保持负压吸引的压力大小适宜。若负压过低,不能有效引流,易引起皮下积血、积液;负压过高,引流管瘪陷,引流不畅;②妥善固定引流管:引流管长度适宜,卧床时固定在床旁,起床活动时固定于上衣,防止导管滑脱;③保持引流管通畅:防止其受压、扭曲和脱出。定时由近心端向远心端挤压引流管,防止积血、积液堵塞引流管;④观察引流液的量、颜色及性状:术后1~2 d,引流出血性液体为50~200 mL,之后颜色逐渐变淡,引流量逐渐变少;⑤拔管:术后4~5 d,若引流液转为淡黄色、引流量每天少于10 mL,创面与皮肤贴合紧密,手指按压伤口周围皮肤无空虚感,则可考虑拔管。

(5)患肢功能锻炼:由于乳腺癌根治术切除了胸肌、筋膜、皮肤,并作腋窝淋巴结清扫、淋巴管结扎,术后患侧肩关节活动明显受限制,易发生冰冻肩、肢体活动功能障碍以及患侧上肢水肿等并发症。合理的功能锻炼可增强肌肉力量,最大限度的恢复患者肩关节活动幅度。术后应鼓励并协助患者进行早期肢体功能锻炼。要点如下:①术后24 h内:活动手指及腕部,作伸指、握拳、屈腕等锻炼;②术后1~3 d:进行上肢肌肉等长收缩,利用肌肉泵作用促进血液及淋巴液的回流;可用健侧手臂或在他人协助下进行患肢屈肘、伸臂等锻炼,逐步过渡到肩关节小范围前屈、后伸运动(前屈小于30°,后伸小于15°);③术后4~7 d:练习患侧手触摸对侧肩和同侧耳郭等锻炼。鼓励患者坐起,用患侧手洗脸、刷牙及进食等。④术后1~2周:术后1周患者无皮瓣积液、伤口愈合良好的情况下,做肩关节活动,以肩部为中心,前后摆臂。术后10 d左右皮瓣与胸壁黏附牢固,循序渐进地抬高患肢(将患侧肘关节伸屈、手掌置于对侧肩,直至患侧肘关节与肩平)、手指爬墙(每天标记高度,逐渐增加幅度,直至患者手能高举过头)、摇绳、梳头等运动。

注意:指导患者做患肢功能锻炼时应注意锻炼的内容和活动量应根据患者的实际情况而定,一般每天3~4次,每次10~20 min为宜;应循序渐进、逐渐增加活动量;术后7~10 d内不外展肩关节,不以患侧肢体支持身体,以防皮瓣移动而影响创面愈合。

3.并发症的观察和护理

(1)皮下积液和皮瓣坏死。

观察:皮瓣血运循环情况,包括皮瓣颜色、温度、毛细血管充盈度,并做好记录。正常皮瓣皮温较健侧略低,颜色红润,与胸部紧贴。若皮瓣颜色变成青紫、暗红、发黑或苍白等,考虑血液循环障碍;若皮瓣触及波动感考虑皮下积液。

护理:一旦发生,安慰患者,及时报告医师,并协助处理。

(2)患侧上肢淋巴水肿。

观察：术后密切观察患者患侧肢体的臂围、活动度等，及早发现上肢淋巴水肿的发生。

注意：重视患者的主观感受，患者出现肢体肿胀、疼痛、麻木、发沉、发紧的感觉、肢体活动受限、衣服和首饰舒适性改变时要警惕有无淋巴水肿的发生。

护理。①饮食指导：进食低盐、高蛋白、易消化饮食，保持理想体重，避免吸烟饮酒；②保护患肢：保持局部皮肤清洁干燥；避免患侧上肢受压及长时间下垂；避免对患肢盲目用力按摩或过热、过冷的外敷刺激；不用患肢提重物或进行过度的推、拉等动作；平卧时患侧上肢下方垫软枕抬高10°～15°，肘关节轻度屈曲，半卧位时屈肘90°，放于胸腹部，下床活动时用健侧手将患侧上肢抬高于胸前，以促进患侧上肢静脉和淋巴回流；③避免损伤：禁止在患肢抽血、静脉注射、输血、输液、测血压；避免佩戴过紧的首饰、手表；避免外伤、蚊虫叮咬，局部有感染者，及时应用抗菌药物；④促进肿胀消退：患者出现患肢肿胀时，抬高患肢，可佩戴弹力袖套或予弹力绷带包扎，以减轻淋巴水肿。

(二)内分泌治疗的护理

乳腺癌是与雌激素关系密切的肿瘤，内分泌治疗已成为乳腺癌治疗的重要组成部分，可以显著提高雌激素受体阳性患者的无病生存率和总体生存率。服药周期为5～10年。治疗期间应做好药物相关不良反应的观察及护理。

1.提高服药依从性

向患者讲解内分泌治疗的目的及意义，强调坚持服药的重要性，避免间歇服药。

2.药物不良反应的观察与护理

(1)肌肉和关节疼痛：此症状出现的时间不等、轻重不等。做好解释工作，必要时可适当予以非甾体抗炎药(如西乐葆等)对症治疗。

(2)骨质疏松：雌激素降低可引起骨质疏松。用药期间定期检测骨密度，指导患者适当地摄取钙质和维生素D，规律运动如散步、骑自行车等。

(3)雌激素降低相关症状：表现为潮红、潮热、性欲下降、阴道干燥等。潮红与潮热同时出现，多在黄昏或夜间，活动、进食等热量增加的情况下或情绪激动时容易发作；个别患者还会出现情绪的变化。告知患者这是药物反应，停药后反应消失，消除顾虑。

(4)子宫内膜增厚：定期检查子宫内膜情况。内膜增厚者或出现不规则阴道流血者必须行诊断性刮宫，了解子宫内膜有无病变。

五、健康教育

(一)伤口保护

保持伤口清洁、干燥，特别是夏季，避免大量出汗。伤口愈合后局部会发痒，切忌抓挠。沐浴时应注意水温，防止烫伤或冻伤。

(二)保护患肢

避免患肢提重物或过度的推、拉等动作，继续进行患肢功能锻炼。

(三)避孕

术后5年内避免妊娠，防止乳腺癌复发。

(四)义乳

在专业人士的指导下佩戴义乳。出院后早期佩戴无重量义乳，有重量义乳在伤口一期愈合后佩戴。义乳的外形与重量选择要接近健侧乳房。

（五）坚持放疗、化疗

放疗期间注意保护照射野皮肤，出现放射性皮炎应及时就诊。化疗期间定期复查血常规、肝、肾功能。放化疗期间，机体抵抗力下降，避免到公共场所，减少感染机会。

（六）乳房修复重建术后自我护理

(1)佩戴运动型胸衣（无钢托）为宜，起塑形作用，避免肌瓣因重力作用下垂和固定缝线松脱。

(2)术后1周根据乳房伤口愈合情况，按摩重建乳房和周围皮肤。以乳头为中心，用指腹从近端向远端轻轻按摩移植乳房。

(3)腹直肌重建术后患者术后3个月内用腹部运动腹带，避免做增加腹内压的运动，保持前倾姿势，以防止腹疝形成。

（七）随访

2年内每3个月随访一次，2年后每半年随访一次，5年后每年随访一次直至终生。

六、护理评价

(1)患者焦虑、恐惧是否缓解，情绪是否稳定，患者及家属是否能够接受手术所致的乳房外形改变。

(2)患者创面愈合情况，是否出现感染征象，患肢是否肿胀，肢体功能是否障碍。

(3)患者是否知晓术后患肢功能锻炼的知识与方法。

七、关键点

(1)定期乳房检查（乳房自查，乳腺钼钯或乳房B超检查）有助于早期发现乳房病变。

(2)术后伤口引流管护理恰当，可有效避免皮下积液、皮瓣坏死等并发症发生。

(3)乳腺癌根治术后，早期、长期进行患肢功能锻炼，可有效预防患肢淋巴水肿、冰冻肩、肢体活动功能障碍等并发症发生。

(4)妊娠可能导致乳腺癌复发和转移，尤其是高危复发风险者，应在医师指导下计划妊娠。

（刘　婷）

第五节　甲状腺功能亢进症

甲状腺功能亢进症（简称甲亢）是由多种病因引起的甲状腺激素分泌过多的常见内分泌病。多发生于女性，发病年龄以20～40岁女性为最多，临床以弥漫性甲状腺肿大、神经兴奋性增高、高代谢综合征和突眼为特征。

一、病因

甲状腺功能亢进症的病因及发病机制目前得到公认的主要与以下因素有关。

（一）自身免疫性疾病

已发现多种甲状腺自身抗体，包括有刺激性抗体和破坏性抗体，其中最重要的抗体是促甲状腺激素（TSH）受体抗体（TRAb）。TRAb在本病患者血清阳性检出率为90%左右。该抗体具有加强甲状腺细胞功能的作用。

（二）遗传因素

可见同一家族中多人患病，甚至连续几代有患病。同卵双胞胎日后患病率高达 50%。本病患者家族成员患病率明显高于普通人群。有研究表明本病有明显的易感基因存在。

（三）精神因素

精神因素可能是本病的重要诱发因素。

二、临床表现

（一）高代谢症群

怕热、多汗、体重下降、疲乏无力、皮肤温暖湿润、可有低热（体温＜38 ℃），碳水化合物、蛋白质及脂肪代谢异常。

（二）神经系统

神经过敏、烦躁多虑、多言多动、失眠、多梦、思想不集中。少数患者表现为寡言抑郁、神情淡漠、舌平伸及手举细震颤、腱反射活跃、反射时间缩短。

（三）心血管系统

心悸及心动过速，常达 100～120 次/分钟，休息与睡眠时心率仍快，收缩压增高，舒张压降低，脉压增大，严重者发生甲亢性心脏病。①心律失常，最常见的是心房纤颤；②心肌肥厚或心脏扩大。③心力衰竭。

（四）消化系统

食欲亢进，大便次数增多或腹泻，肝脏受损，重者出现黄疸，少数患者（以老年人多见）表现厌食，病程长者表现为恶病质。

（五）运动系统

慢性甲亢性肌病、急性甲亢性肌病、甲亢性周期性四肢麻痹、骨质稀疏。

（六）生殖系统

女性月经紊乱或闭经、不孕，男性性功能减退、乳房发育、阳痿及不育。

（七）内分泌系统

本病可以影响许多内分泌腺体，其中垂体-性腺异常和垂体-肾上腺异常较明显。前者表现性功能和性激素异常，后者表现色素轻度沉着和血促肾上腺皮质激素及皮质醇异常。

（八）造血系统

部分患者伴有贫血，其原因主要是铁利用障碍和维生素 B_{12} 缺乏。部分患者有白细胞和血小板减少，其原因可能是自身免疫破坏。

（九）甲状腺肿大

甲状腺肿大常呈弥漫性，质较柔软、光滑，少数为结节性肿大，质较硬，可触及震颤和血管杂音（表 7-1）。

（十）突眼多为双侧性

1.非浸润性突眼（称良性突眼）

良性突眼主要由于交感神经兴奋性增高影响眼睑和睑外肌，突眼度小于 18 mm，可出现下列眼征。

表 7-1 甲状腺肿大临床分度

分度	体征
Ⅰ	甲状腺触诊可发现肿大,但视诊不明显
Ⅱ	视诊即可发现肿大
Ⅲ	甲状腺明显肿大,其外界超过胸锁乳突肌外缘

(1)凝视征:睑裂增宽,呈凝视或惊恐状。

(2)瞬目减少征:瞬目少。

(3)上睑挛缩征:上睑挛缩,而下视时,上睑不能随眼球同时下降,致使上方巩膜外露。

(4)辐辏无能征:双眼球内聚力减弱。

2.浸润性突眼(称恶性突眼)

突眼度常大于 19 mm,患者有畏光、流泪、复视、视力模糊、结膜充血水肿、灼痛、刺痛、角膜暴露,易发生溃疡,重者可失明。

三、实验室检查

(一)反映甲状腺激素水平的检查

1.血清 TT_3(总 T_3)、TT_4(总 T_4)测定

95%～98%的甲亢患者 TT_3、TT_4 增高,以 TT_3 增高更为明显。少数患者只有 TT_3 增高,TT_4 则在正常范围。

2.血清 FT_3(游离 T_3)、FT_4(游离 T_4)测定

FT_3、FT_4 是有生物活性的部分。诊断优于 TT_3、TT_4 测定。

3.基础代谢率测定

测定结果＞＋15%。

(二)反映垂体-甲状腺轴功能的检查

(1)血 TSH 测定:血中甲状腺激素水平增高可以抑制垂体 TSH 的分泌,因此,甲亢患者血清 TSH 水平降低。

(2)甲状腺片抑制试验有助于诊断。

(三)鉴别甲亢类型的检查

(1)甲状腺吸^{131}I 率:摄取率增高、高峰前移,且不被甲状腺激素抑制试验所抑制。

(2)甲状腺微粒体抗体(TMAb),甲状腺球蛋白抗体(TGAb):桥本甲状腺炎伴甲亢患者 TGAb、TMAb 可以明显增高。

(3)甲状腺扫描:对伴有结节的甲亢患者有一定的鉴别诊断价值。

四、护理观察要点

(一)病情判断

以下情况出现提示病情严重。

(1)甲亢患者在感染或其他诱因下,可能会诱发甲亢危象,在甲亢危象前,临床常有一些征兆:①出现精神意识的异常,突然表现为烦躁或嗜睡;②体温增高超过 39 ℃;③出现恶心,呕吐或腹泻等胃肠道症状;④心率在原有基础上增加至 120 次/分钟以上,应密切观察,警惕甲亢危象的

发生。

(2)甲亢患者合并有甲亢性心脏病，提示病情严重，表现为心律失常、心动过速或出现心力衰竭。

(3)患者合并甲亢性肌病，其中危害最大的是急性甲亢肌病，严重者可因呼吸肌受累致死。

(4)恶性突眼患者有眼内异物感、怕光流泪、灼痛、充血水肿常因不能闭合导致失明，会给患者带来很大痛苦，在护理工作中要细心照料。

(二)对一般甲亢患者观察要点

(1)体温、脉搏、心率(律)、呼吸改变。

(2)每天饮水量、食欲与进食量、尿量及液体量出入平衡情况。

(3)出汗、皮肤状况、大便次数、有无腹泻、脱水症状。

(4)体重变化。

(5)突眼症状改变。

(6)甲状腺肿大情况。

(7)精神、神经、肌肉症状：失眠、情绪不安、神经质、指震颤、肌无力、肌力消失等改变。

五、具体护理措施

(一)一般护理

(1)休息。①因患者常有乏力、易疲劳等症状，故需有充分的休息、避免疲劳，且休息可使机体代谢率降低；②重症甲亢及甲亢合并心功能不全、心律失常，低钾血症等必须卧床休息；③病区要保持安静，室温稍低、色调和谐，避免患者精神刺激或过度兴奋，使患者得到充分休息和睡眠。

(2)为满足机体代谢亢进的需要，给予高热量、高蛋白、高维生素饮食，并多给饮料以补充出汗等所丢失的水分，忌饮浓茶、咖啡等兴奋性饮料，禁用刺激性食物。

(3)由于代谢亢进、产热过多、皮肤潮热多汗，应加强皮肤护理。定期沐浴，勤更换内衣，尤其对多汗者要注意观察，在高热盛暑期，更要防止中暑。

(二)心理护理

(1)甲亢是与神经、精神因素有关的内分泌系统身心疾病，必须注意对躯体治疗的同时进行精神治疗。

(2)患者常有神经过敏、多虑、易激动、失眠、思想不集中、烦躁易怒，严重时可抑郁或躁狂等，任何不良刺激均可使症状加重，故医护人员应耐心、温和、体贴，建立良好的护患关系，解除患者焦虑和紧张心理，增强治愈疾病的信心。

(3)指导患者自我调节，采取自我催眠、放松训练、自我暗示等方法来恢复已丧失平衡的身心调节能力，必要时辅以镇静、安眠药。同时医护人员给予精神疏导、心理支持等综合措施，促进甲亢患者早日康复。

六、检查护理

(一)基础代谢率测定(BMR)护理

(1)测试前晚必须睡眠充足，过度紧张、易醒、失眠者可服用小剂量镇静剂。

(2)试验前晚 8 时起禁食，要求测试安排在清晨初醒卧床安静状态下测脉率与脉压，采用公式：BMR＝(脉率＋脉压)－111 进行计算，可作为治疗效果的评估。

(二)摄^{131}I率测定护理

甲状腺具有摄取和浓集血液中无机碘作为甲状腺激素合成的原料，一般摄碘高低与甲状腺激素合成和释放功能相平行，临床由此了解甲状腺功能。

1.方法

检查前日晚餐后不再进食，检查日空腹8:00服^{131}I，服后2 h、4 h、24 h测定其摄^{131}I放射活性值，然后计算^{131}I率。

2.临床意义

正常人2 h摄^{131}I率<15%，4 h<25%，24 h<45%，摄碘高峰在24 h，甲亢患者摄碘率增高，高峰前移。

3.注意事项

做此试验前，必须禁用下列食物和药品。①含碘较高的海产食品，如鱼虾、海带、紫菜；含碘中药，如海藻、昆布等，应停服1个月以上；②碘剂、溴剂及其他卤族药物，亦应停用1个月以上；③甲状腺制剂（甲状腺干片）应停服1个月；④硫脲类药物，应停用2周；⑤如用含碘造影剂，至少要3个月后才进行此项检查。

(三)甲状腺片(或T_3)抑制试验

正常人口服甲状腺制剂可抑制垂体前叶分泌TSH，因而使摄碘率下降。甲亢患者因下丘脑-垂体-甲状腺轴功能紊乱，服甲状腺制剂后，摄碘率不被抑制。亦可用于估计甲亢患者经药物长期治疗结束后，其复发的可能性。

1.方法

(1)服药前1 d做^{131}I摄取率测定。

(2)口服甲状腺制剂，如甲状腺干片40 mg，每天3次，共服2周；或T 320/μg，每天3次，共服7 d。

(3)服药后再作^{131}I摄取率测定。

2.临床意义

单纯性甲状腺肿和正常人^{131}I抑制率大于50%，甲亢患者抑制率小于50%。

3.注意事项

(1)一般注意事项同摄^{131}I试验。

(2)老年人或冠心病者不宜做此试验。

(3)服甲状腺制剂过程中要注意观察药物反应，如有明显高代谢不良反应应停止进行。

(四)血甲状腺素(T_4)和三碘甲腺原氨酸(T_3)测定

二者均为甲状腺激素，T_3、T_4测定是目前反映甲状腺功能比较敏感而又简便的方法，检查结果不受血中碘浓度的影响。由于T_3、T_4与血中球蛋白结合，故球蛋白高低对测定结果有影响。一般TT_3、TT_4、FT_3、FT_4、TSH共五项指标，采静脉血4 mL送检即可，不受饮食影响。

七、治疗护理

甲亢发病机制未完全明确，虽有少部病例可自行缓解，但多数病例呈进行性发展，如不及时治疗可诱发甲亢危象和其他并发症。治疗目的是：切除、破坏甲状腺组织或抑制甲状腺激素的合成和分泌，使循环中甲状腺激素维持在生理水平；控制高代谢症状，防治并发症。常用治疗方法有药物治疗、手术次全切除甲状腺、放射性碘治疗三种方法。

（一）抗甲状腺药物

常用硫脲类衍生物如他巴唑、甲基（或丙基）硫氧嘧啶。主要作用是阻碍甲状腺激素的合成，对已合成的甲状腺激素不起作用。适用于病情较轻、甲状腺肿大不明显、甲状腺无结节的患者。用药剂量按病情轻重区别对待，治疗过程常分三个阶段。

1.症状控制阶段

此期需 2～3 个月。

2.减量阶段

症状基本消失，心率为 80 次/分钟左右，体重增加，T_3、T_4 接近正常，即转为减量期，此期一般用原药量的 2/3 量，需服药 3～6 个月。

3.维持阶段

一般用原量的 1/3 量以下，常需 6～12 个月。

4.用药观察

药物治疗不良反应常有：①白细胞减少，甚至粒细胞缺乏，多发生于用药 3～8 周，故需每周复查白细胞 1 次，如白细胞＜4×10^9/L 需加升白细胞药，如白细胞＜3×10^9/L，应立即停药，如有咽痛、发热等应立即报告医师，必要时应予以保护性隔离，防止感染，并用升白细胞药；②药物疹：可给抗组织胺药物，无效可更换抗甲状腺药物；③突眼症状可能加重；④部分患者可出现肝功能损害。

（二）普萘洛尔

普萘洛尔（心得安）为 β 受体阻滞剂，对拟交感胺和甲状腺激素相互作用所致自主神经不稳定和高代谢症状的控制均有帮助，可改善心悸、多汗、震颤等症状，为治疗甲亢的常用辅助药。有支气管哮喘史者禁用此药。

（三）甲状腺制剂

甲亢患者应用此类药物，主要是为了稳定下丘脑-垂体-甲状腺轴的功能，防止或治疗药物性甲状腺功能减退，控制突眼症状。

（四）手术治疗

1.适应证

(1)明显甲状腺肿大。

(2)结节性甲状腺肿大。

(3)药物治疗复发，或药物过敏。

(4)无放射性碘治疗条件、又不能用药治疗。

2.禁忌证

恶性突眼、青春期、老年心脏病、未经药物充分准备。

3.术后护理

密切观察有否并发症发生，观察有无局部出血、伤口感染、喉上或喉返神经损伤，甲状旁腺受损出现低钙性抽搐或甲亢危象等。

（五）放射性同位素碘治疗

1.适应证

(1)中度的弥漫性甲亢，年龄 30 岁以上。

(2)抗甲状腺药物治疗无效或不能坚持用药。

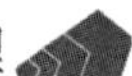

(3)有心脏病和肝肾疾病不宜手术治疗者。

2.禁忌证

(1)妊娠、哺乳期。

(2)年龄 30 岁以下。

(3)白细胞计数低于 3×10^9/L 者。

3.护理要点

(1)服^{131}I 后不宜用手按压甲状腺,要注意观察服药后反应,警惕可能发生的甲亢危象症状。

(2)服药后 2 h 勿吃固体食物,以防呕吐而丧失^{131}I。

(3)鼓励患者多饮水(2 000～3 000 mL/d)至少 2～3 d,以稀释尿液,排出体外。

(4)服药后 24 h 内避免咳嗽及吐痰,以免^{131}I 流失。

(5)服^{131}I 后一般要 3～4 周才见效,此期应卧床休息,如高代谢症状明显者,宜加用心得安,不宜加抗甲状腺药物。

(6)部分患者可暂时出现放射治疗反应,如头昏、乏力、恶心、食欲缺乏等,一般很快消除。

(7)如在治疗后(3～6 个月)出现甲减症状,给予甲状腺激素替代治疗。

八、并发症护理

(一)甲亢合并突眼

(1)对严重突眼者应加强思想工作,多关心体贴,帮助其树立治疗的信心,避免烦躁焦虑。

(2)配合全身治疗,给予低盐饮食,限制进水量。

(3)加强眼部护理,对于眼睑不能闭合者必须注意保护角膜和结膜,经常点眼药,防止干燥、外伤及感染,外出戴墨镜或用眼罩以避免强光、风沙及灰尘的刺激。睡眠时头部抬高,以减轻眼部肿胀,涂抗生素眼膏,并戴眼罩。结膜发生充血水肿时,用 0.5%醋酸可的松滴眼,并加用冷敷。

(4)突眼异常严重者,应配合医师做好手术前准备,作眶内减压术,球后注射透明质酸酶,以溶解眶内组织的黏多糖类,减低眶内压力。

(二)甲亢性肌病

甲亢性肌病是患者常有的症状,常表现为肌无力、轻度肌萎缩、周期性瘫痪。重症肌无力和急性甲亢肌病。要注意在甲亢肌病患者中观察病情,尤其是重症肌无力或急性甲亢肌病患者,有时病情发展迅速出现呼吸肌麻痹、一旦发现,要立即通知医师,并注意保持呼吸道通畅,及时清除口腔内分泌物,给氧,必要时行气管切开。

对吞咽困难及失语者,要注意解除思想顾虑,给予流质或半流质饮食,维持必要的营养素、热量供应,可采用鼻饲或静脉高营养。

(三)甲亢危象

甲亢危象是甲亢患者的致命并发症,来势凶猛,死亡率高。其诱因主要为感染、外科手术或术前准备不充足、应激、药物治疗不充分或间断等,导致大量甲状腺激素释放入血液中,引起机体反应和代谢率极度增高所致。其治疗原则是迅速降低血中甲状腺激素的浓度,控制感染,降温等对症处理。其护理要点为主要有以下几点。

(1)严密观察病情变化,注意血压、脉搏,呼吸、心率的改变、观察神志、精神状态、腹泻、呕吐、脱水状况的改善情况。

(2)安静:嘱患者绝对卧床休息,安排在光线较暗的单人房间内。加强精神护理,解除患者精神紧张,患者处于兴奋状态,烦躁不安时可适当给予镇静剂,如地西泮 5～10 mg。

(3)迅速进行物理降温:头戴冰帽、大血管处放置冰袋、必要时可采用人工冬眠。

(4)备好各种抢救药品、器材。

(5)建立静脉给药途径,按医嘱应用下列药物:①丙硫氧嘧啶 600 mg(或甲巯咪唑 60 mg)口服,以抑制甲状腺激素合成。不能口服者可鼻饲灌入;②碘化钠 0.5～1 g 加入 10%葡萄糖液内静脉滴注,以阻止甲状腺激素释放入血,亦可用卢戈液 30～60 滴口服;③降低周围组织对甲状腺激素的反应:常用心得安20 mg,4 h 1 次。或肌内注射利血平 1 mg,每天 2 次;④拮抗甲状腺激素,应用氢化可的松 200～300 mg静脉滴入。

(6)给予高热量饮食,鼓励患者多饮水,饮水量每天不少于 2 000～3 000 mL,昏迷者给予鼻饲饮食。注意水电平衡。有感染者应用有效抗生素。

(7)呼吸困难、发绀者给予半卧位、吸氧(2～4 L/min)。

(8)对谵妄、躁动者注意安全护理,可用床挡,防止坠床。

(9)昏迷者防止吸入性肺炎,防止各种并发症。

(刘　婷)

第六节　甲状腺功能减退症

甲状腺功能减退症简称甲减,系由多种原因引起的 TH 合成、分泌减少或生物效应不足导致的以全身新陈代谢率降低为特征的内分泌疾病。本病如始于胎、婴儿,则称克汀病或呆小症。始于性发育前儿童,称幼年型甲减,严重者称幼年黏液性水肿。成年发病则称甲减,严重时称黏液性水肿。按病变部位分为甲状腺性、垂体性、下丘脑性和受体性甲减。

一、护理目标

(1)维持理想体重。

(2)促进正常排便。

(3)增进自我照顾能力。

(4)维护患者的安全。

(5)预防并发症。

二、护理措施

(一)给予心理疏导及支持

(1)多与患者交心、谈心,交流患者感兴趣的话题。

(2)鼓励患者参加娱乐活动,调动参加活动的积极性。

(3)安排患者听轻松、愉快的音乐,使其心情愉快。

(4)嘱患者家属多探视、关心患者,使患者感到温暖和关怀,以增强其自信心。

(5)给患者安排社交活动的时间,以减轻其孤独感。

(二)合理营养与饮食

(1)进食高蛋白、低热量、低钠饮食。

(2)注意食物的色、味、香,以促进患者的食欲。

(3)鼓励患者少量多餐,注意选择适宜的进食环境。

(三)养成正常的排便习惯

(1)鼓励患者多活动,以刺激肠蠕动、促进排便。

(2)食物中注意纤维素的补充(如蔬菜、糙米等)。

(3)指导患者进行腹部按摩,以增加肠蠕动。

(4)遵医嘱给予缓泻剂。

(四)提高自我照顾能力

(1)鼓励患者由简单完成到逐渐增加活动量。

(2)协助督促完成患者的生活护理。

(3)让患者参与活动,并提高活动的兴趣。

(4)提供安全的场所,避免碰、撞伤的发生。

(五)预防黏液性水肿性昏迷(甲减性危象)

(1)密切观察甲减性危象的症状。①严重的黏液水肿;②低血压;③脉搏减慢,呼吸减弱;④体温过低(<35 ℃);⑤电解质紊乱,血钠低;⑥痉挛,昏迷。

(2)避免过多的刺激,如寒冷、感染、创伤。

(3)谨慎地使用药物,避免镇静药、安眠剂使用过量。

(4)甲减性危象的护理。①定时进行动脉血气分析;②注意保暖,但不宜做加温处理;③详细记录出入水量;④遵医嘱给予甲状腺激素及糖皮质激素。

(刘　婷)

第八章

肝胆外科护理

第一节　肝　脓　肿

肝脓肿是肝受感染后形成的脓肿。根据致病微生物不同分为细菌性肝脓肿和阿米巴性肝脓肿两种。临床上细菌性肝脓肿最多见，其中胆道感染是最常见的病因，细菌可经过胆道、肝动脉、门静脉、淋巴系统等侵入。主要症状是寒战、高热、肝区疼痛和肝大。体温可高达 39 ℃～40 ℃，病情急骤严重，全身中毒症状明显。细菌性肝脓肿可引起急性化脓性腹膜炎、膈下脓肿、脓胸、化脓性心包炎等并发症，严重者可致心脏压塞。辅助检查包括实验室检查和影像学检查，B 超是肝脓肿的首选检查方法。阿米巴性肝脓肿是肠道阿米巴感染的并发症，绝大多数是单发。处理原则为全身营养支持治疗，大剂量、联合应用抗菌药物，穿刺抽脓或置管引流，必要时行切开引流或肝叶切除。

一、常见护理诊断/问题

(一)体温过高

与肝脓肿及其产生的毒素吸收有关。

(二)疼痛

与脓肿导致肝包膜张力增加或穿刺、手术治疗有关。

(三)营养失调：低于机体需要量

与进食减少、感染、高热引起分解代谢增加有关。

(四)潜在并发症

腹膜炎、膈下脓肿、胸腔感染、出血及胆漏。

二、护理措施

(一)非手术治疗的护理/术前护理

1.高热护理

密切监测体温变化，遵医嘱给予物理降温或药物降温，必要时做血培养；及时更换汗湿的衣

裤和床单，保持舒适。

注意降温过程中观察出汗情况，注意保暖等。鼓励患者多饮水，每天至少摄入 2 000 mL 液体，口服不足者应加强静脉补液、补钠，纠正体液失衡，防止患者因大量出汗引起虚脱。

2.用药护理

(1)遵医嘱早期使用大剂量抗菌药物以控制炎症，促使脓肿吸收自愈。注意把握用药间隔时间与药物配伍禁忌。

(2)阿米巴性肝脓肿使用抗阿米巴药物，如甲硝唑、氯喹等。甲硝唑为首选药物，一般用药 2 d后见效，6～9 d 体温可降至正常。如“临床治愈”后脓腔仍存在者，可继续服用 1 个疗程的甲硝唑。氯喹多用于对甲硝唑无效的病例，但对心血管有不良反应如心肌受损等，应特别注意。

(3)长期使用抗菌药物者，应警惕假膜性肠炎和继发双重感染。糖尿病患者免疫功能低下，长期应用抗菌药物，可能发生口腔、泌尿系统、皮肤黏膜、肠道的各种感染。

3.营养支持

肝脓肿是一种消耗性疾病，应鼓励患者多食高蛋白、高热量、富含维生素及膳食纤维的食物；进食困难、食欲缺乏、贫血、低蛋白血症、营养不良者应适当给予清蛋白、血浆、氨基酸等营养支持。

4.病情观察

加强对生命体征和腹部、胸部症状、体征的观察。观察患者体温变化；及早发现有无脓肿破溃引起的腹膜炎、膈下脓肿、胸腔感染等并发症。肝脓肿患者如继发脓毒血症、急性化脓性胆管炎或出现中毒性休克征象时，应立即通知医师并协助抢救。

(二)经皮肝穿刺抽脓或脓肿置管引流的护理

1.术前护理

(1)解释：向患者和家属解释经皮肝穿刺抽脓或脓肿置管引流的方法、效果及配合要求；嘱患者术中配合做好双手上举、平卧位或侧卧位，以利于穿刺操作。

(2)协助做好穿刺药物和物品准备。

2.术后护理

(1)穿刺后护理：每小时测量血压、脉搏、呼吸，平稳后可停止，如有异常及时汇报医师。观察穿刺点局部有无渗血、脓液渗出、血肿等。

(2)引流管护理：如脓液较稠、抽吸后脓腔不能消失、脓液难以抽净者，留置管道引流。要点：①妥善固定，防止滑脱；②取半卧位，以利引流和呼吸；③保持引流管通畅，勿压迫、折叠管道。必要时协助医师每天用生理盐水或含抗菌药物盐水或持续冲洗脓腔，冲洗时严格无菌原则，注意出入量，观察和记录脓腔引流液的颜色、性状及量；④预防感染，适时换药，直至脓腔愈合；⑤拔管，B 超复查脓腔基本消失或脓腔引流量少于 10 mL/d，可拔除引流管。

(3)病情观察：观察患者有无发热、肝区疼痛等，观察肝脓肿症状和改善情况，适时复查B 超，了解脓肿好转情况。位置较高的肝脓肿，穿刺后应注意呼吸、胸痛及胸部体征，及时发现气胸、脓胸等并发症。

(三)手术治疗的护理

手术方式有切开引流和肝叶切除两种。

1.术前准备

协助做好术前检查，术前常规准备等。

2.术后护理

(1)疼痛护理。①评估疼痛的诱发因素、伴随症状,观察并记录疼痛程度、部位、性质及持续时间等;②遵医嘱给予镇痛药物,并观察药物效果和不良反应;③指导患者采取放松和分散注意力的方法应对疼痛。

(2)病情观察:行脓肿切开引流者观察患者生命体征、腹部体征,注意有无脓液流入患者腹腔而并发腹腔感染。观察肝脓肿症状和改善情况,适时复查B超,了解脓肿好转情况。

(3)肝叶切除护理:术后24 h内应卧床休息,避免剧烈咳嗽,以防出血。给予氧气吸入,保证血氧浓度,促进肝创面愈合。

(四)术后并发症的观察和护理

出血,胆汁漏等并发症。

三、健康教育

(一)预防复发

(1)有胆道感染等疾病者应积极治疗原发病灶。

(2)多饮水,进食高热量、高蛋白、富含维生素和纤维素营养丰富易消化的食物,增强体质,提高机体免疫力。

(3)注意劳逸结合,避免过度劳累。

(4)遵医嘱按时服药,不得擅自改变药物剂量或随意停药。

(5)合并糖尿病患者,让其了解控制血糖在本病治疗中的重要性,应注意维持血糖。嘱遵医嘱按时注射胰岛素或口服降糖药物,定时监测血糖,控制空腹血糖在5.8～7.0 mmol/L,餐后2小时血糖为8～11 mmol/L。

(6)注意饮食卫生,不喝生水,不进食不卫生、未煮熟的食物。

(二)自我观察与复查

遵医嘱定期复查。若出现发热、腹部疼痛等症状,警惕有复发的可能,应及时就诊。

(李　琴)

第二节　肝　　癌

肝癌是全球第五大常见癌症,位居癌症死亡原因的第二位,以40～50岁男性多见,可分为原发性和转移性两类。原发性肝癌的发病与病毒性肝炎、肝硬化、酒精、黄曲霉素等致癌物质密切相关。肝癌有三种病理组织学类型,包括肝细胞、胆管细胞及混合型,以肝细胞型多见。转移性肝癌系肝外器官的原发癌或肉瘤转移到肝所致。早期肝癌表现隐匿,一旦出现症状和体征多为中晚期,表现为肝区疼痛、肝大、食欲缺乏、乏力、消瘦、贫血、黄疸等。若转移至远处器官则可产生相应症状。对有肝脏病史的中年人,若出现相应症状,结合影像学(B超是肝癌定位、筛查的首选方法)、血清甲胎蛋白、肝穿刺活组织病理学检查等有助于早期诊断。肝癌的治疗包括手术切除、射频消融、介入治疗、靶向治疗等,以手术为主的综合治疗是延长患者生存期的关键。

一、护理评估

(一)术前评估

1.健康史

(1)个人情况:患者的年龄、性别、居住地、烟酒史,饮食、饮水、生活习惯(如长期进食含黄曲霉菌、亚硝胺类的食物,接触其他致癌物质等)等。

(2)既往史:有无病毒性肝炎、肝硬化等肝病史;有无癌肿和手术史;过敏史等。

(3)其他:家族中有无肝癌或其他癌症患者。

2.身体状况

(1)肝区疼痛的性质和程度。

(2)是否有肝病面容、贫血、黄疸、脾大、水肿等体征。

(3)是否有消瘦、乏力、食欲减退及恶病质表现。

(4)是否有肝性脑病、上消化道出血及各种感染。

(5)患者肝功能有无受损,甲胎蛋白水平是否升高,B 超、CT 等影像学检查有无异常。

3.心理-社会状况

(1)患者和家属对肝癌及治疗方案、预后的认知程度。

(2)患者和家属是否担心手术疗效、术后并发症及肝癌预后。

(3)亲属对患者的关心、支持程度,家庭对患者疾病治疗的经济承受能力,社会和医疗保障系统支持程度。

(二)术后评估

(1)手术、麻醉方式,术中出血、补液、输血及引流管等情况。

(2)严密监测患者意识状态、生命体征、血氧饱和度、尿量、肝功能等;观察腹部体征与切口情况、腹腔引流管是否通畅,引流液的颜色、量及性状等。

(3)肝功能恢复情况。

(4)有无腹腔内出血、肝性脑病、膈下积液或脓肿、肺部感染等并发症发生。

二、常见护理诊断/问题

(一)疼痛

与肿瘤迅速生长导致肝包膜张力增加或手术创伤、介入、射频消融治疗不适有关。

(二)营养失调:低于机体需要量

与消化功能紊乱、放疗及化疗引起的胃肠道不良反应、肿瘤消耗等有关。

(三)焦虑、恐惧

与担忧手术效果、疾病预后及生存期限有关。

(四)潜在并发症

腹腔内出血、肝性脑病、膈下积液或脓肿、胆汁漏、肺部感染。

三、护理目标

(1)患者自述疼痛减轻或无痛。

(2)患者营养需求基本得到满足,体重未见明显减轻。

(3)患者能正确面对疾病、手术和预后,积极配合治疗。

(4)患者未发生并发症或并发症被及时发现和处理。

四、护理措施

(一)手术治疗的护理

1.术前护理

(1)心理护理:积极主动关心患者,鼓励患者说出内心感受,疏导、安慰患者,根据患者个体情况提供信息,说明手术的意义、重要性及手术方案,讲解手术成功案例,帮助患者树立战胜疾病的信心,减轻患者焦虑和恐惧。

(2)疼痛护理。①评估疼痛发生的时间、部位、性质、诱因、程度及伴随症状;②遵医嘱给予镇痛药物,并观察药物效果和不良反应;③指导患者采取放松和分散注意力的方法应对疼痛。

(3)改善营养状况:给予高蛋白、高热量、高维生素、易消化饮食;合并肝硬化有肝功能损害者,应适当限制蛋白质摄入。必要时可给予肠内外营养支持,输血浆或清蛋白,以改善贫血、纠正低蛋白血症,提高手术耐受力。

(4)用药护理:遵医嘱给予护肝药物,如甘草酸二胺、还原性谷胱甘肽、多烯磷脂酰胆碱、熊去氧胆酸等;避免使用巴比妥类、红霉素、盐酸氯丙嗪等有损肝脏的药物。

(5)维持体液平衡:肝功能不良伴腹水者,需严格控制水和钠盐的摄入,摄水量不应超过2 000 mL/d,摄钠量少于0.5 g/d(折合成氯化钠,应少于1.5 g);若伴有水肿及血钠降低者,则摄水量严格控制在1 000～1 500 mL/d;同时遵医嘱合理补液和利尿,注意纠正低钾血症等水电解质失衡;准确记录24 h出入量;每天观察、记录体重及腹围变化。

(6)预防出血。①改善凝血功能,大多数肝癌合并肝硬化,术前3 d开始给予维生素K_1,适当补充血浆和凝血因子,以改善凝血功能,预防术中、术后出血;②告知患者避免致癌肿破裂出血或食管下段胃底静脉曲张破裂出血的诱因,如剧烈咳嗽、用力排便等使腹内压骤升的动作和外伤等;③癌肿直径>10 cm时,嘱患者卧床休息,避免活动幅度过大导致癌肿破裂;④若患者突发腹痛伴腹膜刺激征,应高度怀疑肝癌破裂出血,立即通知医师,做好急症手术的各项准备。

(7)术前准备:协助做好术前检查;术前常规准备。

2.术后护理

(1)病情观察:密切观察生命体征、神志、面色、尿量、中心静脉压、切口渗血渗液及腹腔引流液的量和颜色等的变化,并做好记录。

(2)休息与活动:术后患者麻醉清醒、生命体征平稳后取半卧位。根据患者术式及机体恢复情况逐步由半坐卧位、坐位过渡到下床活动。随着加速康复外科技术的推广和应用,肝脏手术患者术后下床活动时间已逐渐提前。

(3)疼痛护理。①评估疼痛发生的时间、部位、性质、程度;②遵医嘱给予镇痛药物;③密切观察镇痛泵的泵入速度、剂量、输注管路是否通畅、镇痛泵的效果及不良反应;④指导患者减轻疼痛及转移注意力的方式,如听音乐、松弛疗法、加强护患沟通等。

(4)饮食指导:术后早期禁食,禁食期间予肠外营养支持,术后24～48 h可进食流质,逐步改为半流质和软食。随着加速康复外科技术的推广和应用,肝脏手术患者术后麻醉完全清醒即可少量饮水,自术后第一天开始,饮食可逐渐由流质过渡到半流质、软食。

(5)腹腔引流管的护理:引流腹腔积聚的液体,防止腹腔继发感染。要点:①妥善固定,防止滑脱；②保持引流通畅，防止引流管受压和扭曲；如引流管被凝血块、组织碎屑等堵塞，应反复挤压促其排出，必要时协助医师用生理盐水冲洗；③观察引流液的颜色、量及性质，并记录；④严格无菌操作，定时更换引流袋，防止感染；⑤拔管：置管 3～5 d，如引流液颜色较淡，24 h 少于 20 mL，腹部无阳性体征者可考虑拔管。

3.术后并发症的观察及护理

(1)腹腔出血：是肝切除术后常见的并发症之一，术后 24 h 易发生。

观察：术后 48 h 内应严密观察生命体征变化，严密观察引流液的量、性质及颜色。短时间内引流管引出大量鲜红色血液，1 h 内引流出 200 mL 以上或每小时 100 mL 持续 3 h 以上的鲜红色血性液体，应考虑活动性腹腔出血，立即通知医师及时处理。

护理。①体位与活动，术后 24 h 内卧床休息，避免剧烈咳嗽和打喷嚏等，以防止术后肝断面出血；②输液、输血，若短期内或持续引流较大量的鲜红色血性液体，经输血、输液，患者血压、脉搏仍不稳定时，应做好再次手术的准备；③若明确为凝血机制障碍性出血，可遵医嘱给予凝血酶原复合物、纤维蛋白原，输新鲜血等。

(2)肝性脑病：见门静脉高压症患者的护理。

(3)膈下积液及脓肿的观察与护理内容如下。

观察：发生在术后 1 周。患者术后体温下降后再度升高，或术后发热持续不退，同时伴右上腹胀痛、呃逆、脉速、白细胞计数升高，中性粒细胞百分比达 90%以上，应疑有膈下积液或膈下脓肿。B 超检查可明确诊断。

护理：①协助医师行 B 超定位引导穿刺抽脓或置管引流，后者应加强冲洗和吸引护理；②患者取半坐位，以利于呼吸和引流；③严密观察体温变化，鼓励患者多饮水；④遵医嘱加强营养支持和抗菌药物的应用护理。

(4)胸腔积液的观察与护理内容如下。

观察：患者胸闷、气促、发热情况。

护理：①协助医师行穿刺抽胸腔积液，行胸腔闭式引流者，做好胸腔闭式引流护理；②遵医嘱加强保肝治疗，给予高蛋白饮食，必要时遵医嘱给予清蛋白、血浆及利尿剂应用。

(5)胆汁漏的观察与护理内容如下。

观察：腹痛、发热和腹膜刺激征，切口有无胆汁渗出和(或)腹腔引流液有无含胆汁。

护理：①胆汁渗出者，注意保护局部皮肤；②协助医师调整引流管，保持引流通畅，并注意观察引流液的颜色、量与性状；③如发生局部积液，应尽早行 B 超定位穿刺置管引流；④如发生胆汁性腹膜炎，应尽早手术。

(二)介入治疗的护理

1.介入治疗前准备

(1)解释：向患者及家属解释介入治疗的目的、方法及治疗的重要性和优点。嘱患者术中配合体位。

(2)饮食：术前禁食水 4 h。

(3)穿刺处皮肤准备，备好所需物品及化疗、止吐药品等。

2.介入治疗后的护理

(1)预防出血：术后取平卧位休息 24 h，穿刺处沙袋加压 1 h，肢体制动 6 h，弹力绷带加压包扎防止局部出血。

(2)鼓励患者多饮水:每天饮水 2 000 mL 以上,减轻化疗药物对肾的毒副作用,同时观察排尿及肾功能情况。

(3)栓塞后综合征的护理:肝动脉栓塞化疗后多数患者可出现发热、肝区疼痛、恶心、呕吐、心悸、白细胞计数下降等临床表现,称为栓塞后综合征。要点:①肝区疼痛,由肝动脉栓塞后,肝脏水肿,肝被膜张力增大所致。轻度可不处理或给予少量对肝脏无害的镇静剂,一般 48 h 后腹痛可减轻或消失。重度持续疼痛,考虑是否合并其他并发症,如胆囊动脉栓塞致胆囊坏死等。必要时可适当给予止痛剂;②发热,机体对坏死组织重吸收的不良反应,轻度发热可不必处理。若体温高于 38.5 ℃,可予物理、药物降温;③恶心、呕吐,为化疗药物的反应,嘱患者深呼吸,及时擦去呕吐物并漱口,遵医嘱对症治疗;④白细胞计数低于 4×10^9/L 时,应暂停化疗并应用升白细胞药。

3.并发症的观察及护理

(1)穿刺部位血肿。①观察,定时观察穿刺处有无肿胀或渗血;②护理,一旦发现渗血,立即指压穿刺处直至出血停止,并报告医师给予更换绷带,重新加压包扎。

(2)上消化道出血。①观察,呕吐液和大便的颜色、性状及量;②护理,遵医嘱应用制酸药和保护胃黏膜药物,发生呕血者头偏向一侧,防止误吸;暂禁食,及时通知医师并协助处理。

(3)股动脉栓塞。①观察,术后密切观察穿刺侧肢体皮肤颜色、温度、感觉、足趾运动及足背动脉搏动情况,并与对侧对比。若出现足背动脉搏动减弱或消失,下肢皮肤苍白、变凉且伴有麻木感,应警惕为股动脉栓塞;②护理,一旦发现,立即抬高患肢,热敷,遵医嘱应用扩张血管及解痉药物。注意禁忌按摩,以防栓子脱落。

(三)射频、微波治疗的护理

有开腹射频、微波治疗和经皮射频、微波治疗。开腹射频、微波治疗护理同肝癌的围术期护理。

1.经皮射频、微波治疗前准备

(1)解释:向患者及家属解释射频、微波治疗的目的、方法及治疗的重要性和优点。嘱患者术前进行屏气锻炼、术中配合体位。

(2)饮食:术前禁食禁水 4~6 h。

2.经皮射频、微波治疗后的护理

(1)穿刺点护理:术后按压穿刺点 30 min,观察穿刺点有无出血。

(2)病情观察:术后 6 h 密切观察患者病情,给予心电监护,注意心率和血压的变化,及时发现出血征象,如血压突然下降、腹痛、大汗淋漓、腹部移动性浊音等。

(3)发热、恶心、呕吐:是术后常见的反应。如果出现高热或发热持续不退,应考虑感染可能。对食管静脉曲张者,如有严重呕吐,应及时控制,避免诱发曲张静脉破裂出血。

(4)疼痛护理:评估疼痛程度、部位、性质、持续时间等,指导患者采取放松和分散注意力的方法应对疼痛,必要时遵医嘱给予镇痛药物。

3.并发症的观察及护理

出血、胆汁漏、胸腔积液等并发症。

五、健康教育

(一)疾病指导

注意防治肝炎,不吃霉变食物、饮用安全水。有肝炎、肝硬化病史者和肝癌高发地区人群,应定期做甲胎蛋白检测或B超检查,以期早期发现,早期诊断及治疗。

(二)休息与活动

术后3个月内保证充分休息,避免重体力活动或过度劳累,注意劳逸结合,进行适当锻炼,如散步、慢跑;保持情绪稳定和心情愉快,避免精神紧张和情绪激动。

(三)饮食指导

进食高热量、优质蛋白质、富含维生素和纤维素的食物。食物以清淡、易消化为宜。若有腹水、水肿,应控制水和食盐的摄入量,如有肝性脑病征象或血氨升高,应限制蛋白质摄入。

(四)用药指导

指导患者按医嘱服用抗病毒及保肝药物,服用抗病毒药必须按时坚持服用,不能随便中断。避免使用损害肝功能的药物。

(五)自我观察与复查

定期复诊,第1年每1～2个月复查甲胎蛋白、胸片和B超检查1次,必要时行CT检查。若患者出现发热、水肿、体重减轻、出血倾向,黄疸和乏力等症状及时就诊,以便早期发现临床复发或转移。

六、护理评价

(1)患者是否疼痛减轻或无痛。

(2)患者营养状况是否改善,体重得以维持或增加。

(3)患者情绪是否稳定,积极配合治疗。

(4)患者有无发生并发症或并发症是否被及时发现与处理。

(李　琴)

第三节 胆 囊 炎

一、疾病概述

(一)概念

胆囊炎是指发生在胆囊的细菌性和(或)化学性炎症。根据发病的缓急和病程的长短分为急性胆囊炎、慢性胆囊炎和慢性胆囊炎急性发作三类。约95%的急性胆囊炎患者合并胆囊结石,称为急性胆石性胆囊炎;未合并胆囊结石者,称为急性非结石性胆囊炎。胆囊炎的发病率很高,仅次于阑尾炎。年龄多见于35岁以后,以40～60岁为高峰。女性发病率约为男性的4倍,肥胖者多于其他体型者。

（二）病因

1.急性胆囊炎

急性胆囊炎是外科常见急腹症，其发病率居于炎性急腹症的第二位，仅次于急性阑尾炎，女性居多。急性胆囊炎的病因复杂，胆囊结石和细菌感染是引发急性胆囊炎的两大重要因素，主要包括：

（1）胆道阻塞：由于结石阻塞或嵌顿于胆囊管或胆囊颈，导致胆汁排出受阻，胆汁潴留，其中水分吸收而胆汁浓缩，胆汁中的胆汁酸刺激胆囊黏膜而引起水肿、炎症，甚至坏死。90%～95%的急性胆囊炎与胆石有关，在少数情况下，胰液从胰管和胆总管共同的腔道中反流，也可进入胆囊产生化学性刺激。结石亦可直接损伤受压部位的胆囊黏膜引起炎症。此外，胆囊颈或胆囊管腔的狭窄，或受到管外肿块的压迫也可以导致阻塞。胆管和胆囊颈结石嵌塞是引起急性胆囊炎重要的诱因。

（2）细菌入侵：急性胆囊炎时胆囊胆汁的细菌培养阳性率可高达80%～90%，包括需氧菌与厌氧菌感染，其中大肠埃希菌最为常见。细菌多来源于胃肠道，致病菌通过胆道逆行、直接蔓延或经血液循环和淋巴途径入侵胆囊。结石压迫局部囊壁的静脉，使静脉回流受阻而淤血、出血，以至坏死而引起炎症。

（3）化学性刺激：胆汁酸、逆流的胰液和溶血卵磷脂，对细胞膜有毒性作用和损伤作用。

（4）病毒感染：乙肝病毒可以侵犯许多组织和器官，可以在胆管上皮中复制，对胆道系统有直接的侵害作用。

（5）胆囊的血流灌注量不足：如休克和动脉硬化等，可引起胆囊黏膜的局灶性坏死。

（6）其他：严重创伤、烧伤后、严重过敏、长期禁食或与胆囊无关的大手术等导致的内脏神经功能紊乱时发生急性胆囊炎。

2.慢性胆囊炎

大多继发于急性胆囊炎，是急性胆囊炎反复发作的结果。有较多的病例直接由化学刺激引起。胆囊结石或有阻塞常伴有慢性胆囊炎，这些原因不去除，浓缩胆汁长期刺激可造成慢性炎症。结石和慢性胆囊炎的关系尤为密切，约95%的慢性胆囊炎有胆石存在和反复急性发作的病史。

（三）病理生理

1.急性胆囊炎

（1）急性结石性胆囊炎：当结石致胆囊管梗阻时，胆汁淤积，胆囊内压力升高，胆囊肿大、黏膜充血、水肿，渗出增多；镜下可见血管扩张和炎性细胞浸润，称为急性单纯性胆囊炎。若梗阻未解除或炎症未控制，病情继续发展，病变可累及胆囊壁的全层，胆囊壁充血、水肿加重，出现瘀斑或脓苔，部分黏膜坏死脱落，甚至浆膜液有纤维素和脓性渗出物；镜下可见组织中有广泛的中性粒细胞浸润，黏膜上皮脱落，即为急性化脓性胆囊炎；还可引起胆囊积脓。若梗阻仍未解除，胆囊内压力继续升高，胆囊壁张力增高，导致血液循环障碍时，胆囊组织除上述炎性改变外，整个胆囊呈片状缺血坏死；镜下见胆囊黏膜结构消失，血管内外充满红细胞，即为急性坏疽性胆囊炎。若胆囊炎症继续加重，积脓增多，胆囊内压力增高，在胆囊壁的缺血、坏死或溃疡处极易造成穿孔，会引起胆汁性腹膜炎，穿孔部位常在颈部和底部，如胆囊坏疽穿孔发生过程较慢，周围粘连包裹，则形成胆囊周围脓肿。

（2）急性非结石性胆囊炎：病理过程与急性结石性胆囊炎基本相同，但急性非结石性胆囊炎

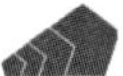

更容易发生胆囊坏疽和穿孔,约 75%的患者发生胆囊坏疽,15%的患者出现胆囊穿孔。

2.慢性胆囊炎

慢性胆囊炎是胆囊炎症和结石的反复刺激,胆囊壁炎性细胞浸润和纤维组织增生,胆囊壁增厚,可与周围组织粘连,甚至出现胆囊萎缩,失去收缩和浓缩胆汁的功能。可分为慢性结石性胆囊炎和慢性非结石性胆囊炎两大类,前者占本病的 70%~80%,后者占 20%~30%。

(四)临床表现

1.急性胆囊炎

(1)症状。①腹痛,多数患者有上腹部疼痛史,表现为右上腹阵发性绞痛,常在饱餐、进食油腻食物后或夜间发作,疼痛可放射至右肩及右肩胛下;②消化道症状,患者腹痛发作时常伴恶心、呕吐、厌食等消化道症状;③发热或中毒症状,根据胆囊炎症反应程度的不同,患者可出现不同程度的体温升高和脉搏加速。

(2)体征。①腹部压痛,早期可有右上腹压痛或叩痛。胆囊化脓坏疽时可扪及肿大的胆囊,可有不同程度和不同范围的右上腹压痛,或右季肋部叩痛,墨菲征常为阳性,伴有不同程度的肌紧张,如胆囊张力大时更加明显。腹式呼吸可因疼痛而减弱,常显吸气性抑制;②黄疸,10%~25%的患者可出现轻度黄疸,多见于胆囊炎症反复发作合并 Mirizzi 综合征的患者。

2.慢性胆囊炎

临床症状常不典型,主要表现为上腹部饱胀不适、厌食油腻和嗳气等消化不良的症状以及右上腹和肩背部隐痛。多数患者曾有典型的胆绞痛病史。体检可发现右上腹胆囊区压痛或不适感,墨菲征可呈弱阳性,如胆囊肿大,右上腹肋下可及光滑圆形肿块。在并发胆道急性感染时可有寒战、发热等。

(五)辅助检查

1.急性胆囊炎

(1)实验室检查:血常规检查可见血白细胞计数和中性粒细胞比例升高;部分患者可有血清胆红素、转氨酶、碱性磷酸酶和淀粉酶升高。

(2)影像学检查:B 超检查可显示胆囊肿大,胆囊壁增厚,大部分患者可见胆囊内有结石光团。^{99m}Tc-EHIDA 检查,急性胆囊炎时胆囊常不显影,但不作为常规检查。

2.慢性胆囊炎

B 超检查是慢性胆囊炎首选的辅助检查方法,可显示胆囊增大,胆囊壁增厚,胆囊腔缩小或萎缩,排空功能减退或消失,并可探知有无结石。此外,CT、MRI、口服胆囊造影、腹部 X 线平片等也是重要的检查手段。

(六)主要处理原则

主要为手术治疗,手术时机和手术方式取决于患者的病情。

1.非手术治疗

(1)适应证:诊断明确、病情较轻的急性胆囊炎患者;老年人或伴有严重心血管疾病不能耐受手术的患者。在非手术治疗的基础上积极治疗各种并发症,待患者一般情况好转后再考虑择期手术治疗。作为手术前准备的一部分。

(2)常用的非手术治疗措施:主要包括禁饮食(和)或胃肠减压、纠正水电解质和酸碱平衡紊乱、控制感染、使用消炎利胆及解痉止痛药物、全身支持、对症处理,还可以使用中药、针刺疗法等。在非手术治疗期间,若病情加重或出现胆囊坏疽、穿孔等并发症应及时进行手术治疗。

2.手术治疗

(1)急诊手术适应证。①发病在 48～72 h 者;②经非手术治疗无效且病情加重者;③合并胆囊穿孔、弥漫性腹膜炎、急性梗阻性化脓性胆管炎、急性坏死性胰腺炎等严重并发症者。④其余患者可根据具体情况择期手术。

(2)手术方式。

胆囊切除术:根据病情选择开腹或腹腔镜行胆囊切除术。手术过程中遇到下列情况应同时作胆总管切开探查加 T 管引流术。①患者有黄疸史;②胆总管内扪及结石或术前 B 超提示肝总管、胆总管结石;③胆总管扩张,直径大于 1 cm 者;④胆总管内抽出脓性胆汁或有胆色素沉淀者;⑤患者合并有慢性复发性胰腺炎者。

胆囊造口术:目的是减压和引流胆汁。主要用于年老体弱,合并严重心、肺、肾等内脏器官功能障碍不能耐受手术的患者,或局部炎症水肿、粘连严重导致局部解剖不清者。待病情稳定、局部炎症消退后再根据患者情况决定是否行择期手术治疗。

二、护理评估

(一)术前评估

1.健康史及相关因素

(1)一般情况:患者的年龄、性别、职业、居住地及饮食习惯等。

(2)发病的病因和诱因:腹痛的病因和诱因,腹痛发生的时间,是否与饱餐、进食油腻食物及夜间睡眠改变体位有关。

(3)腹痛的性质:是否为突发性腹痛,疼痛的性质是绞痛、隐痛、阵发性或持续性疼痛,有无放射至右肩背部或右肩胛下等。

(4)既往史:有无胆石症、胆囊炎、胆道蛔虫病史;有无胆道手术史;有无消化性溃疡及类似疼痛发作史;有无用药史、过敏史及腹部手术史。

2.身体评估

(1)全身:患者有无寒战、发热、恶心、呕吐;有无面色苍白等贫血现象;有无黏膜和皮肤黄染等;有无体重减轻;有无意识及神经系统的其他改变等。

(2)局部:腹痛的部位是位于右上腹还是剑突下,有无全腹疼痛;有无压痛、肌紧张及反跳痛;能否触及胆囊及胆囊肿大的程度,墨菲征是否阳性等。

(3)辅助检查:血常规检查中白细胞计数及中性粒细胞比例是否升高;血清胆红素、转氨酶、碱性磷酸酶及淀粉酶有无升高;B 超是否观察到胆囊增大或结石影;^{99m}Tc-EHIDA 检查胆囊是否显影;心、肺、肾等器官功能有无异常。

3.心理-社会评估

了解患者及其家属在疾病治疗过程中的心理反应与需求,家庭及社会支持情况,心理承受程度及对治疗的期望等,引导患者正确配合疾病的治疗与护理。

(二)术后评估

1.手术中情况

了解手术的方式和手术范围,如是胆囊切除还是胆囊造口术,是开腹还是腹腔镜;术中有无行胆总管探查,术中出血量及输血、补液情况;有无留置引流管及其位置和目的。

2.术后病情

术后生命体征及手术切口愈合情况;T 管及其他引流管引流情况,包括引流液的量、颜色、性质等;对老年患者尤其要评估其呼吸及循环功能等状况。

3.心理-社会评估

患者及其家属对术后和术后康复的认知和期望。

三、主要护理诊断/问题

(一)疼痛

与胆囊结石突然嵌顿、胆汁排空受阻致胆囊强烈收缩或继发胆囊感染、术后伤口疼痛有关。

(二)有体液不足的危险

与恶心、呕吐、不能进食和手术前后需要禁食有关。

(三)潜在并发症

胆囊穿孔、感染等。

四、主要护理措施

(一)减轻或控制疼痛

根据疼痛的程度,采取非药物或药物方法止痛。

1.卧床休息

协助患者采取舒适体位,指导其有节律的深呼吸,达到放松和减轻疼痛的效果。

2.合理饮食

病情较轻且决定采取非手术治疗的急性胆囊炎患者,指导其清淡饮食,忌食油腻食物;病情严重需急诊手术的患者予以禁食和胃肠减压,以减轻腹胀和腹痛。

3.药物止痛

对诊断明确的剧烈疼痛者,可遵医嘱通过口服、注射等方式给予消炎利胆、解痉或止痛药,以缓解疼痛。

4.控制感染

遵医嘱及时合理应用抗生素。通过控制胆囊炎症,减轻胆囊肿胀和胆囊压力达到减轻疼痛的效果。

(二)维持体液平衡

对于禁食患者,根据医嘱经静脉补充足够的热量、氨基酸、维生素、水、电解质等,以维持水、电解质及酸碱平衡。对能进食、进食量不足者,指导和鼓励其进食高蛋白、高碳水化合物、高维生素和低脂饮食,以保持良好的营养状态。

(三)并发症的预防和护理

1.加强观察

严密观察患者的生命体征变化,了解腹痛的程度、性质、发作的时间、诱因及缓解的相关因素和腹部体征的变化。若腹痛进行性加重,且范围扩大,出现压痛、反跳痛、肌紧张等,同时伴有寒战、高热的症状,提示胆囊穿孔或病情加重。

2.减轻胆囊内压力

遵医嘱应用敏感抗菌药,以有效控制感染,减轻炎性渗出,达到减少胆囊内压力、预防胆囊穿孔的目的。

3.及时处理胆囊穿孔

一旦发生胆囊穿孔，应及时报告医师，并配合做好紧急手术的准备。

五、护理效果评估

(1)患者腹痛得到缓解，能叙述自我缓解疼痛的方法。

(2)患者在禁食期间得到相应的体液补充。

(3)患者没有发生胆囊穿孔或能及时发现和处理已发生的胆囊穿孔。

(4)疾病愈合良好，无并发症发生。

(5)患者对疾病的心理压力得到及时的调适与干预。依从性较好，并对疾病的治疗和预防有一定的了解。

(李　琴)

第四节　急性梗阻性化脓性胆管炎

一、疾病概述

(一)概念

急性梗阻性化脓性胆管炎又称急性重症胆管炎，是在胆道梗阻基础上并发的急性化脓性细菌感染，急性胆管炎和急性梗阻性化脓性胆管炎是同一疾病的不同发展阶段。

(二)病因

1.胆道梗阻

最常见的原因为胆道结石性梗阻。此外，胆道蛔虫、胆管狭窄、吻合口狭窄、胆管及壶腹部肿瘤等亦可引起胆道梗阻而导致急性化脓性炎症。胆道发生梗阻时，胆盐不能进入肠道，易造成细菌移位。

2.细菌感染

胆道内细菌多来源于胃肠道，其感染途径可经十二指肠逆行进入胆道，或小肠炎症时，细菌经门静脉系统入肝到达胆道引起感染。可以是单一菌种感染，也可是两种以上的菌种感染。以大肠埃希菌、变形杆菌、克雷伯菌、绿脓杆菌等革兰氏阴性杆菌多见。近年来，厌氧菌及革兰氏阳性球菌在胆道感染中的比例有增高的趋势。

(三)病理生理

急性梗阻性化脓性胆管炎的基本病理改变是胆管梗阻、肝实质及胆道系统胆汁淤滞和胆管内化脓性感染。胆管梗阻及随之而来的胆道感染造成梗阻以上胆管扩张、胆管壁黏膜肿胀，使梗阻进一步加重并趋向完全性；胆管内压力升高，胆管壁充血、水肿、炎性细胞浸润及溃疡形成，管腔内逐渐充满脓性胆汁或脓液，使胆管内压力继续升高，当胆管内压力超过 3.92 kPa 时，肝细胞停止分泌胆汁，胆管内脓性胆汁及细菌逆流，引起肝内胆管及肝细胞化脓性感染；若感染进一步加重，可使肝细胞发生大片坏死；胆小管破溃后形成胆小管与肝动脉或门静脉瘘，可在肝内形成

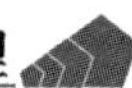

多发性脓肿及胆道出血；大量细菌和毒素还可经肝静脉进入人体循环引起全身化脓性感染和多器官功能损害，甚至引起全身脓毒血症或感染性休克，严重者可导致多器官功能障碍综合征或多器官功能衰竭。

（四）临床表现

多数患者有胆道疾病史，部分患者有胆道手术史。本病发病急骤，病情进展迅速，除了具有急性胆管炎的夏科氏三联症（腹痛、寒战高热、黄疸）外，还有休克及中枢神经系统受抑制的表现，即雷诺五联征。

1.症状

（1）腹痛：患者常表现为突发的剑突下或右上腹持续性疼痛，可阵发性加重，并向右肩胛下及腰背部放射。腹痛及其程度可因梗阻的部位不同而有差异。肝内梗阻者疼痛较轻，肝外梗阻时症状明显。

（2）寒战、高热：体温持续升高达 39 ℃～40 ℃或更高，呈弛张热热型。

（3）胃肠道症状：多数患者伴恶心、呕吐，黄疸。

2.体征

（1）腹部压痛或腹膜刺激征：剑突下或右上腹部可有不同程度和不同范围的压痛或腹膜刺激征，可有肝大及肝区叩痛，可扪及肿大的胆囊。

（2）黄疸：多数患者可出现不同程度的黄疸，若仅为一侧胆管梗阻可不出现黄疸。

（3）神志改变：主要表现为神志淡漠、烦躁、谵妄或嗜睡、神志不清，甚至昏迷，病情严重者可在短期内出现感染性休克表现。

（4）休克表现：呼吸急促、出冷汗、脉搏细速，可达 120 次/分钟以上，血压在短时间内迅速下降，可出现全身发绀或皮下瘀斑。

（五）辅助检查

1.实验室检查

血常规检查可见白细胞计数升高，可超过 $20\times10^9/L$；中性粒细胞比例明显升高；细胞质内可出现中毒颗粒；凝血酶原时间延长；血生化检查可见肝功能损害、电解质紊乱和 BUN 增高等；血气分析检查可提示血氧分压降低和代谢性酸中毒的表现。尿常规检查可发现蛋白及颗粒管型。寒战时做血培养，多有细菌生长。

2.影像学检查

B 超是主要的辅助检查方法。B 超检查可显示肝和胆囊肿大，胆囊壁增厚。肝、内外胆管扩张及胆管内结石光团伴声影。必要时可行 CT、经内镜逆行胆胰管成像（ERCP）、磁共振胆胰管成像（MRCP）、经皮穿刺肝胆道成像（PTC）等检查，以了解梗阻部位、程度、结石大小和数量等。

（六）主要处理原则

紧急手术解除胆道梗阻并引流，尽早而有效降低胆管内压力，积极控制感染和抢救患者生命。

1.非手术治疗

既是治疗手段又是手术前准备。在严密观察下进行，若非手术治疗期间症状不能缓解或病情进一步加重，则应紧急手术治疗。主要措施如下。

（1）禁食、持续胃肠减压及解痉止痛。

（2）抗休克治疗：建立通畅的静脉输液通道，加快补液扩容，恢复有效循环血量；及时应用肾上腺皮质激素，必要时使用血管活性药物；纠正水、电解质、酸碱平衡紊乱。

(3)抗感染治疗：联合应用足量、有效、广谱并对肝肾毒性小的抗菌药物。

(4)其他：包括吸氧、降温、支持治疗等，以保护重要内脏器官功能。

(5)引流：非手术方法进行胆管减压引流，如经皮肝穿刺胆道引流术、经内镜鼻胆管引流术等。

2.手术治疗

主要目的是解除梗阻、胆道减压，挽救患者生命。手术力求简单而有效。多采用胆总管切开减压加 T 管引流术。术中注意肝内胆管是否引流通畅，以防形成多发性肝脓肿。若病情无改善，应及时手术治疗。

二、护理评估

(一)术前评估

1.健康史及相关因素

(1)发病情况：是否为突然发病，有无表现为起病急、症状重、进展快的特点。

(2)发病的病因和诱因：此次发病与饮食、活动的关系，有无肝内、外胆管结石或胆囊炎反复发作史，有无类似疼痛史等。

(3)病情及其程度：是否表现为急性病容，有无神经精神症状，是否为短期内即出现感染性休克的表现。

(4)既往史：有无胆道手术史；有无用药史、过敏史及腹部手术史。

2.身体状况

(1)全身。①生命体征：患者是否在发病初期即出现畏寒发热，体温持续升高至 39 ℃～40 ℃或更高。有无伴呼吸急促、出冷汗、脉搏细速及血压在短时间内迅速下降等。②黄疸：患者有无巩膜及皮肤黄染及黄染的程度；③神志：有无神志改变的表现，如神志淡漠、谵妄或嗜睡、神志不清甚至昏迷等；④感染：有无感染、中毒的表现，如全身皮肤湿冷、发绀和皮下瘀斑等。

(2)局部：腹痛的部位、性质、程度及有无放射痛等；肝区有无压痛、叩击痛；腹膜刺激征是否为阳性；腹部有无不对称性肿大等。

(3)辅助检查：血常规检查白细胞计数升高及中性粒细胞比例是否明显升高；细胞质内是否出现中毒颗粒；尿常规检查有无异常；凝血酶原时间有无延长；血生化检查是否提示肝功能损害、电解质紊乱、代谢性酸中毒及 BUN 增高等；血气分析检查是否提示血氧分压降低。B 超及其他影像学检查是否提示肝和胆囊肿大，肝内外胆管扩张和结石。心、肺、肾等器官功能有无异常。

3.心理和社会支持状况

了解患者和家属对疾病的认知、家庭经济状况、心理承受程度及对治疗的期望。

(二)术后评估

1.手术中情况

了解术中胆总管探查及解除梗阻、胆道减压、胆汁引流情况；术中患者生命体征是否平稳；肝内、外胆管结石清除及引流情况；有无多发性肝脓肿及处理情况；各种引流管放置位置和目的等。

2.术后病情

术后生命体征及手术切口愈合情况；T 管及其他引流管引流情况等。

3.心理-社会评估

患者及其家属对术后康复的认知和期望程度。

三、主要护理诊断/问题

(一)疼痛

与胆道梗阻、胆管扩张及手术后伤口疼痛有关。

(二)体液不足

与呕吐、禁食、胃肠减压及感染性休克有关。

(三)体温过高

与胆道梗阻并继发感染有关。

(四)低效性呼吸困难

与感染中毒有关。

(五)潜在并发症

胆道出血、胆瘘、多器官功能障碍或衰竭。

四、主要护理措施

(一)减轻或控制疼痛

根据疼痛的程度,采取非药物或药物方法止痛。

1.卧床休息

协助患者采取舒适体位,指导其有节律的深呼吸,达到放松和减轻疼痛的效果。

2.合理饮食

病情较轻且决定采取非手术治疗的急性胆囊炎患者,指导其清淡饮食,忌食油腻食物;病情严重需急诊手术的患者予以禁食和胃肠减压,以减轻腹胀和腹痛。

3.解痉镇痛

对诊断明确的剧烈疼痛者,可遵医嘱通过口服、注射等方式给予消炎利胆、解痉或止痛药,以缓解疼痛。

4.控制感染

遵医嘱及时合理应用抗生素。通过控制胆囊炎症,减轻胆囊肿胀和胆囊压力达到减轻疼痛的效果。

(二)维持体液平衡

1.加强观察

严密观察患者的生命体征和循环功能,如脉搏、血压、中心静脉压和每小时尿量等,及时准确记录出入水量,为补液提供可靠依据。

2.补液扩容

对于休克患者应迅速建立静脉输液通路,补液扩容,尽快恢复血容量。遵医嘱及时给予肾上腺皮质激素,必要时应用血管活性药物,以改善和保证组织器官的血流灌注及供氧。

3.纠正水、电解质、酸碱平衡紊乱

根据病情、中心静脉压、胃肠减压及每小时尿量等情况,确定补液的种类和输液量,合理安排输液的顺序和速度,维持水、电解质及酸碱平衡。

（三）降低体温

1.物理降温

温水擦浴、冰敷等物理方法。

2.药物降温

在物理降温的基础上，根据病情遵医嘱通过口服、注射或其他途径给予药物降温。

3.控制感染

遵医嘱联合应用足量有效的广谱抗生素，以有效控制感染，使体温恢复正常。

（四）维持有效呼吸

1.加强观察

密切观察患者的呼吸频率、节律和深浅度；动态监测血氧饱和度的变化，定期进行动脉血气分析检查，以了解患者的呼吸功能状况。若患者呼吸急促、血氧饱和度下降、氧分压降低，提示患者呼吸功能受损。

2.采取合适体位

协助患者卧床休息，减少耗氧量。非休克患者取半卧位，使腹肌放松、膈肌下降，有助于改善呼吸和减轻疼痛。半卧位还可促使腹腔内炎性渗出物局限于盆腔，减轻中毒症状。休克患者应取头低足高位。

3.禁食和胃肠减压

禁食可减少消化液的分泌，减轻腹部胀痛。通过胃肠减压，可吸出胃内容物，减少胃内积气和积液，从而达到减轻腹胀、避免膈肌抬高和改善呼吸功能的效果。

4.解痉镇痛

对诊断明确的剧烈疼痛患者，可遵医嘱给予消炎利胆、解痉或止痛药，以缓解疼痛，利于平稳呼吸，尤其是腹式呼吸。

5.吸入氧气

根据患者呼吸的频率、节律、深浅度及血气分析情况选择给氧的方式和确定氧气流量和浓度，如可通过鼻导管、面罩、呼吸机辅助等方法给氧，以维持患者正常的血氧饱和度及动脉血氧分压，改善缺氧症状，保证组织器官的氧气供给。

（五）营养支持

1.术前

不能进食或禁食及胃肠减压的患者，可从静脉补充能量、氨基酸、维生素、水、电解质等，以维持和改善营养状况。对凝血机制障碍的患者，遵医嘱给予维生素 K_1 肌内注射。

2.术后

在患者恢复进食前或进食量不足时，仍需从胃肠外途径补充营养素；当患者恢复进食后，应鼓励患者从清流饮食逐步转为进食高蛋白、高碳水化合物、高维生素和低脂饮食。

（六）并发症的预防和护理

(1)加强观察：包括神志、生命体征、每小时尿量、腹部体征及引流液的量、颜色、性质，同时注意血常规、电解质、血气分析和心电图等检查结果的变化。若 T 管引流液呈血性，伴腹痛、发热等症状，应考虑胆道出血；若腹腔引流液呈黄绿色胆汁样，应警惕胆瘘的可能；若患者出现神志淡漠、黄疸加深、每小时尿量减少或无尿、肝肾功能异常、血氧分压降低或代谢性酸中毒以及凝血酶原时间延长等，提示多器官功能障碍或衰竭，应及时报告医师，并协助处理。

(2)加强腹壁切口、引流管和T管护理。

(3)加强支持治疗:患者发生胆瘘时,在观察并准确记录引流液的量、颜色的基础上,遵医嘱补充水、电解质及维生素,以维持水、电解质平衡;鼓励患者进食高蛋白、高碳水化合物、高维生素和低脂易消化饮食,防止因胆汁丢失影响消化吸收而造成营养障碍。

(4)维护器官功能:一旦出现多器官功能障碍或衰竭的征象,应立即与医师联系,并配合医师采取相应的急救措施。

五、护理效果评估

(1)患者及时得到补液,体液代谢维持平衡。

(2)患者感染得到有效控制,体温恢复正常。

(3)患者能维持有效呼吸,没有发生低氧血症或发生后得到及时发现和纠正。

(4)患者的营养状况得到改善或维持。

(5)患者没有发生胆道出血、胆瘘及多器官功能障碍或衰竭等并发症,或发生后得到及时发现和处理。

(苏　方)

第五节　胆道蛔虫症

胆道蛔虫症是由于饥饿、胃酸降低、驱虫不当等因素致肠道内环境改变,肠道蛔虫上行钻入胆道所致的一系列临床症状,是常见的外科急腹症之一。多见于农村儿童和青少年。随着生活环境、卫生条件、饮食习惯的改善及防治工作的开展,本病的发病率已明显下降,但不发达地区仍是常见病。胆道蛔虫症的发病特点为突发性剑突下钻顶样剧烈绞痛与较轻的腹部体征不相称,所谓“症与征不符”。首选B超检查,可见平行强光带或蛔虫影。处理原则以非手术治疗为主,主要包括解痉镇痛、利胆驱虫、控制胆道感染、ERCP驱虫;在非手术治疗无效或合并胆管结石或有急性重症胆管炎、肝脓肿、重症胰腺炎等并发症者,可行胆总管切开探查、T管引流术。

一、常见护理诊断/问题

(一)急性疼痛

与蛔虫进入胆管引起奥迪括约肌痉挛有关。

(二)知识缺乏

缺乏预防胆道蛔虫症、饮食卫生保健知识。

二、护理措施

(一)非手术治疗的护理

1.缓解疼痛

(1)卧床休息:将患者安置于安静、整洁的病室,协助患者采取舒适体位;指导患者做深呼吸、放松以减轻疼痛。

(2)解痉止痛:疼痛发作时,给予床档保护,专人床旁守护,保证患者安全;遵医嘱给予阿托品、山莨菪碱等药物;疼痛剧烈时可用哌替啶。

(3)心理护理:主动关心、体贴患者,尤其在疼痛发作时,帮助其缓解紧张、恐惧心理。

2.对症处理

患者呕吐时应及时清除口腔呕吐物,防止误吸,保持皮肤清洁;大量出汗时应及时协助患者更衣,并保持床单元清洁干燥。疼痛间歇期指导患者进食清淡、易消化饮食,保证足量水分摄入,忌油腻食物。

(二)手术治疗的护理

见胆石症的相关内容。

三、健康教育

(一)胆道蛔虫症的预防

1.养成良好饮食卫生习惯

饭前便后洗手,不饮生水,不食生冷不洁食物;蔬菜应洗净煮熟,水果应洗净或削皮后食用;切生食、熟食的刀、板应分开。

2.注意个人卫生

勤剪指甲,不吮手指,防止病从口入。

(二)饮食指导

给予低脂、易消化的流质或半流质饮食,如面条、菜粥等;驱虫期间不宜进食过多油腻食物,避免进食甜、冷、生、辣食物,以免激惹蛔虫。

(三)用药指导

遵医嘱正确服用驱虫药。应选择清晨空腹或晚上临睡前服用,服药后注意观察大便中是否有蛔虫排出,并复查大便是否有蛔虫卵。

(四)复查

指导患者定期来院复查,必要时定期行驱虫治疗。当出现恶心、呕吐、腹痛等症状时,及时就诊。

(苏　方)

第六节　胆　石　症

一、疾病概述

(一)概念

胆石症是指胆道系统任何部位发生的结石,包括发生在胆囊和胆管内的结石,是胆道系统的最普遍疾病。其发病率随年龄增长而增高。在我国,胆石症已由以胆管的胆色素结石为主转变为胆囊的胆固醇结石为主,胆石症的患病率为0.9%～10.1%,平均为5.6%;男女比例为1∶2.57。近二十余年来,随着影像学(B超、CT及MRI等)检查的普及,在自然人群中,胆石症

的发病率达10%左右，国内尸检结果报告，胆石症的发生率为7%。随着生活水平的提高及饮食习惯的改变，胆石症的发生率有逐年增高的趋势，我国的胆结石以胆管的胆色素结石为主逐渐转变为以胆囊的胆固醇结石为主。

(二)相关病理生理

多年来的研究已证明，胆石是在多种因素影响下，经过一系列病理生理过程而形成的。这些因素包括胆汁成分的改变、过饱和胆汁或胆固醇呈过饱和状态、胆汁囊泡及胆固醇单水晶体的沉淀、促成核因子与抗成核因子的失调、胆囊功能异常、氧自由基的参与及胆道细菌、寄生虫感染等。部分胆道结石并不引起后果。一般胆石引起胆囊炎、结石嵌顿或阻塞胆道是重要和常见的后果。小的胆囊结石可移动到胆囊管、胆总管而使其发生堵塞，还可到达十二指肠内胆总管的末端。

(三)胆石的成因

胆石的成因非常复杂，迄今仍未完全明确，可能是多种因素综合作用的结果。有大量的研究探讨并从不同的侧面阐述了胆石的成因，提出了诸如胆固醇过饱和学说、β-葡萄糖醛酸苷酶学说、胆红素钙沉淀-溶解平衡学说等。随着生物医学的不断发展，人们对胆石形成诱因的认识也在不断深入。主要归纳为以下几个方面。

1.胆道感染

各种原因所致胆汁滞留，细菌或寄生虫侵入胆道而致感染。细菌产生的β-葡萄糖醛酸酶和磷脂酶能水解胆汁中的脂质，使可溶性的结合胆红素水解为游离胆红素，后者与钙结合形成胆红素钙，促使胆色素结石形成。

2.胆道异物

胆汁中的脱落上皮、炎症细胞、寄生虫残体和虫卵可构成胆红素钙结石的核心。胆道手术后的手术线结或奥迪括约肌功能紊乱时，食物残渣随肠内容物反流入胆道成为结石形成的核心。

3.胆道梗阻

胆道梗阻引起胆汁淤滞，胆汁排出受阻，为胆红素钙的析出、沉淀、成核、聚积成石做了时间上的准备。其中的胆色素在细菌的作用下分解为非结合性胆红素，形成胆色素结石。

4.代谢因素

胆汁内的主要成分为胆盐、磷脂酰胆碱和胆固醇。正常情况下，保持相对高的浓度而又成溶解状态，三种成分按一定比例组成。胆固醇一旦代谢失调，如回肠切除术后，胆盐的肝肠循环被破坏，三种成分聚合点落在ABC曲线范围外，即可使胆固醇呈过饱和状态并析出、沉淀、结晶，从而形成胆固醇结石。此外，胆汁中的某些成核因子(如糖蛋白、黏蛋白和钙离子等)有明显的促成核作用，缩短了成核时间，促进结石的生长。

5.胆囊功能异常

胆囊排空障碍，淤胆是胆囊结石形成的动力学机制，为结石生长提供了充足的时间和空间。

6.其他

雌激素会影响肝内葡萄糖醛酸胆红素的形成，使非结合胆红素增高，而雌激素又影响胆囊排空，引起胆汁淤滞，促发结石形成。绝经后用雌激素者，胆结石发病率明显增高；遗传因素与胆结石的成因有关。

(四)胆石的分类

从胆石含有的化学成分的种类来看，所有的胆石都大致相同：有胆固醇、胆红素、糖蛋白、脂肪酸、胆汁酸、磷脂等有机物,碳酸盐、磷酸盐等无机盐,以及钙、镁、铜、铁等十余种金属元素。但不同的结石中,各种化学成分的含量却差别甚大。

1.根据结石的主要成分分类

根据结石的主要成分将常见的结石分为三大类:胆固醇结石、胆色素结石和混合性结石。其中以胆固醇结石最为多见。其他少见的结石:以脂肪酸盐为主要成分的脂肪酸盐结石、以蛋白质为主要成分的蛋白结石。①胆固醇结石:主要成分是胆固醇。成石诱因为脂类代谢紊乱。结石质坚,色白或浅黄。80%胆固醇结石位于胆囊内。小结石可通过胆囊管降入胆总管成为继发性胆总管结石;肝内胆管结石中虽然也有胆固醇结石,但极罕见;②胆色素结石:分为棕色胆色素结石和黑色胆色素结石两个亚类,主要成分都是胆红素的化合物,包括胆红素酸与钙等金属离子形成的盐和螯合型高分子聚合物;③混合型结石。

2.根据胆石在胆道中的位置分类

根据胆石在胆道中的位置分类可分为:①胆囊结石,指位于胆囊内的结石。其中70%以上是胆固醇结石;②肝外胆管结石;③肝内胆管结石。其中胆囊结石约占结石总数的50%。

二、胆囊结石

(一)概念

胆囊结石是指发生在胆囊内的结石,常与急性胆囊炎并存。是胆道系统的常见病、多发病。在我国,其患病率为7%～10%,其中70%～80%的胆囊结石为胆固醇结石,约25%为胆色素结石。多见于女性,男女比例为1∶(2～3)。40岁以后发病率随着年龄增长呈增高的趋势,随着年龄增长性别差异逐渐缩小,老年男女发病比例基本相等。

(二)病因

对胆囊结石,尤其是胆固醇结石成因的研究一度成为胆道外科的热点。研究表明,胆囊结石的形成不仅有多种生物学因素的影响,遗传因素和环境因素也是不可忽视的条件。胆囊结石是综合性因素作用的结果,主要与胆汁中胆固醇过饱和、胆固醇成核过程异常及胆囊功能异常有关。这些因素引起胆汁的成分和理化性质发生变化,使胆汁中的胆固醇呈过饱和状态,沉淀析出、结晶而形成结石。胆囊结石有明显的“4F征”,即女性(female)、40岁(forty)、肥胖(fat)、多产次(fertile)。此外,相关疾病也与胆石症的发生有关,如肝硬化患者的胆石症患病率高于非肝硬化患者;糖尿病患者的胆石症患病率也明显增高;多数胆囊结石含有胆固醇部分,而胆固醇饱和指数与血脂有关,故胆囊结石与血清总胆固醇水平呈正相关;胃切除术后,患者容易并发胆石症。

(三)病理生理

饱餐、进食油腻食物后胆囊收缩,或睡眠时体位改变致结石移位并嵌顿于胆囊颈部,导致胆汁排出受阻,胆囊强烈收缩而发生胆绞痛。结石长时间持续嵌顿和压迫胆囊颈部,或排入并嵌顿于胆总管,临床可出现胆囊炎、胆管炎或梗阻性黄疸,称为Mirizzi综合征。较小的结石可经过胆囊管排入胆总管,形成继发性胆管结石。进入胆总管的结石在通过胆总管下端时可损伤奥迪括约肌或嵌顿于壶腹部引起胆源性胰腺炎;较大结石可经胆囊十二指肠瘘进入小肠引起个别患者发生胆石性肠梗阻。此外,结石及炎症反复刺激胆囊黏膜可诱发胆囊癌。若胆囊结石长期嵌顿而未合并感染时,积聚于胆囊胆汁中的胆色素被胆囊膜吸收,加上胆囊分泌的黏性物质而形成胆囊积液,积液呈无色透明,称为白色胆汁。

(四)临床表现

部分单发或多发的胆囊结石,在胆囊内自由存在,不易发生嵌顿,很少产生症状,被称为无症状胆囊结石。约30%的胆囊结石患者可终身无临床症状。仅于体检或手术时发现的结石称为静止性结石。单纯性胆囊结石,未合并梗阻或感染时,在早期常无临床症状,大多数是在常规体检、手术或尸体解剖中偶然发现,或仅有轻微的消化系统症状被误认为是胃病而没有及时就诊。当结石嵌顿时,则可出现明显症状和体征。

1.症状

(1)胆绞痛:为典型的首发症状,表现为突发的右上腹、阵发性剧烈绞痛。临床症状也可在几小时后自行缓解。常发生于饱餐、进食油腻食物后或睡眠时,是由于油腻饮食后胆囊素大量分泌,胆囊平滑肌痉挛,收缩功能增强,引起胆囊内压力增高;加之胆汁酸刺激胆囊黏膜,胆囊壁充血、水肿、炎性物质渗出,导致急性胆囊炎发生;或由于睡眠时体位改变,导致结石移位并嵌顿于胆囊颈部,胆汁不能通过胆囊颈和胆囊管排出,导致胆囊内压力增高,胆囊强烈收缩所致。有部分患者可以在几小时后临床症状自行缓解。如果胆囊结石嵌顿持续不缓解,胆囊继续增大、积液,甚至合并感染,从而进展为急性胆囊炎。如果治疗不及时,少部分患者可以进展为急性化脓性胆囊炎或胆囊坏疽,严重时可发生胆囊穿孔,临床后果严重。多数患者有右肩部、肩胛部或背部放射性疼痛,常伴有恶心、呕吐、厌油、腹胀等消化不良症状。

(2)消化道症状:主要表现为上腹部或右上腹部闷胀不适、饱胀、嗳气、恶心、呕吐、厌食、呃逆等非特异性的消化道症状。大多数患者仅在进食后,特别是进食油腻食物后,胃肠道症状更明显,服用治"胃病"药物多可缓解,易被误诊。

2.体征

(1)腹部体征:有时可在右上腹部触及肿大的胆囊。可有右上腹胆囊区压痛,若继发感染,右上腹部可有明显压痛、肌紧张或反跳痛。检查者将左手平放于患者右肋部,拇指置于右腹直肌外缘于肋弓交界处,嘱患者缓慢深吸气,使肝脏下移,若患者因拇指触及肿大的胆囊引起疼痛而突然屏气,称为墨菲征阳性。

(2)黄疸:胆囊结石形成Mirizzi综合征时黄疸明显。黄疸时常有尿色变深、粪色变浅。

(五)辅助检查

1.腹部超声

腹部超声是胆囊结石病首选的诊断方法,特异性高、诊断准确率高达96%以上。

2.口服胆囊造影

胆囊显影率很高,可达80%以上,故可发现胆囊内,甚至肝外胆管内有无结石存在。但由于显影受到较多因素的影响,故诊断胆囊结石的准确率仅为50%~60%。

3.CT或MRI检查

经B型超声波检查未能发现病变时,可进一步作CT或MRI检查。CT对含钙的结石敏感性很高,常可显示直径为2 mm的小结石,CT诊断胆石的准确率可达80%~90%。平扫即可显示肝内胆管总肝管、胆总管及胆囊内的含钙量高的结石;经口服或静脉注射造影剂后,CT可显示胆色素性结石和混合性结石,亦能显示胆囊内的泥沙样结石。CT对单纯胆固醇性结石有时易发生漏诊。近年来,MRI诊断技术已逐渐应用于临床,其对胆石的诊断正确率也很高。由于CT或MRI检查的费用较昂贵,所以一般不作为首选的检查方法。

（六）主要处理原则

胆囊结石治疗的历史较长、方法较多，但仍以外科手术治疗为主。胆石症的治疗目的在于缓解症状、消除结石、减少复发、避免并发症的发生。急性发作期宜先行非手术治疗，待症状控制后，进一步检查，明确诊断；如病情严重，非手术治疗无效，应在初步诊断的基础上及时进行手术治疗。

1.非手术治疗

（1）适应证：初次发作的青年患者；经非手术治疗症状迅速缓解者；临床症状不典型者；发病已逾 3 d，无紧急手术指征且在非手术治疗下症状有消退者。合并严重心血管疾病不能耐受手术的老年患者。

（2）常用的非手术疗法：主要包括卧床休息、禁饮食、低脂饮食或胃肠减压、输液、纠正水电解质和酸碱平衡紊乱、合理使用抗生素、解痉止痛和支持对症处理。有休克应加强抗休克的治疗，如吸氧、维持血容量、及时使用升压药物等。还可采用溶石疗法、排石疗法、体外冲击波碎石治疗等。

2.手术治疗

（1）适应证：胆囊造影时胆囊不显影；结石直径超过 2 cm；胆囊萎缩或瓷样胆囊；B 超提示胆囊局限性增厚；病程超过 5 年，年龄在 50 岁以上的女性患者；结石嵌顿于颈部或胆囊管；慢性胆囊炎，结石反复发作引起临床症状；无症状，但结石已充满整个胆囊。

（2）手术方式：胆囊切除术是胆囊结石治疗的首选方法。但对无症状的胆囊结石，一般无须立即手术切除胆囊，只需观察和随诊。根据病情选择经腹或腹腔镜作胆囊切除术。继发胆道感染的患者，最好是待控制急性感染发作和缓解症状后再择期手术治疗。

三、胆管结石

（一）概念

胆管结石为发生在肝内、外胆管的结石。又分为原发性和继发性胆管结石。原发于胆囊的结石迁徙到肝外胆管，称继发性胆管结石；不是来自胆囊，而是直接在肝外胆管生成的结石，称原发性胆管结石。因此，凡是不伴有胆囊结石者可确认为原发性胆管结石。但伴有胆囊结石的胆管结石是原发性还是继发性，要具体分析。肝内胆管结石无论是否合并胆囊结石，均为原发性胆管结石。

（二）病因

胆管结石的主要原因包括胆汁淤滞、细菌感染和脂类代谢异常。肝外胆管结石的形成除上述原因外，胆道内异物，如虫卵和蛔虫的尸体亦可成为结石的核心；胆囊内结石或肝内胆管结石在某些因素作用下进入肝外胆管（左右肝管汇合部以下）引起肝外胆管结石。

（三）病理生理

胆管结石所致的病理生理改变与结石的部位、大小及病史的长短有关。胆管结石可引起胆道不同程度的梗阻，梗阻可使近端胆管呈现不同程度的扩张、管壁增厚、胆汁滞留在胆管内；胆管壁的充血、水肿进一步加重梗阻，使之从不完全梗阻变为完全性梗阻而出现梗阻性黄疸。胆管的完全性梗阻可激发化脓性感染，引起急性梗阻性化脓性胆管炎；脓液在胆管内积聚，使胆管内压力继续升高，当胆管内压力超过 1.96 kPa（20 cmH_2O）时，细菌和毒素可随胆汁逆流入血，引起脓毒血症；当感染致胆管壁坏死、破溃，甚至形成胆管与肝动脉或门静脉瘘时，可并发胆道大出血。

胆管的梗阻和化脓性感染可造成肝细胞损害，甚至肝细胞坏死或形成肝源性肝脓肿；长期梗阻和(或)反复发作可引起胆汁性肝硬化和门脉高压症。当结石嵌顿于胆总管壶腹部时，可造成胰液排出受阻甚至发生逆流而引起胆源性急、慢性胰腺炎。

肝内胆管结石可局限于一叶或一段肝内，也可弥漫分布于所有肝内胆管，临床以左叶及右叶肝内胆管结石多见。其基本病理生理改变为结石导致的肝内胆管狭窄或扩张、胆管炎及肝纤维组织增生、肝硬化、萎缩，甚至癌变。

(四)分类

根据胆管结石发病的病因，胆管结石可分为原发性胆管结石和继发性胆管结石。在胆管内形成的结石称为原发性胆管结石，以胆色素结石和混合性结石多见。胆管内结石来自胆囊结石者，称为继发性胆管结石，以胆固醇结石多见。根据结石所在的部位，胆管结石可分为肝外胆管结石和肝内胆管结石。肝管分叉部以下的胆管结石为肝外胆管结石，肝管分叉部以上的胆管结石为肝内胆管结石。

(五)临床表现

取决于胆道有无梗阻、感染及其程度。当结石阻塞胆道并继发感染时，典型的表现是反复发作的腹痛、寒战高热和黄疸，称为查科三联征。

1.肝外胆管结石

(1)腹痛：多为剑突下或右上腹部阵发性绞痛，或持续性疼痛、阵发性加剧，呈阵发性刀割样，疼痛常向右肩背部放射。这是由于结石下移嵌顿于胆总管下端或壶腹部，刺激胆管平滑肌，引起奥迪括约肌痉挛收缩和胆道高压所致。

(2)寒战、高热：是结石阻塞胆管并继发感染后引起的全身性中毒症状。由于胆道梗阻，胆管内压升高，感染随胆管逆行扩散，细菌和毒素通过肝窦入肝静脉进入体循环，引起菌血症或毒血症。多发生于剧烈腹痛后，体温可高达 39 ℃～40 ℃，呈弛张热热型，伴有寒战。

(3)黄疸：是胆管梗阻后胆红素逆流入血所致。胆管结石嵌于 Vater 壶腹部不缓解，1～2 d 后即可出现黄疸。患者首先表现为尿黄，接着出现巩膜黄染，然后出现皮肤黄染伴瘙痒。黄疸的程度取决于梗阻的程度及是否继发感染，若梗阻不完全或结石有松动，则黄疸程度轻，且呈波动性；若为完全性梗阻，则黄疸呈进行性加深。若梗阻性黄疸长期未得到解决，将会导致严重的肝功能损害。部分患者结石嵌顿不重，阻塞的胆管近端扩张，胆石可漂移上浮，或小结石通过壶腹部排入十二指肠，使上述症状缓解。间歇性黄疸是肝外胆管结石的特点。

(4)消化道症状：多数患者有恶心、腹胀、嗳气、厌食油腻食物等。

2.肝内胆管结石

肝内胆管结石常与肝外胆管结石并存，其临床表现与肝外胆管结石相似。一般没有肝外胆管结石那样典型和严重。位于周围胆管的小结石平时可无症状。当胆管梗阻和感染仅发生在部分肝叶、段胆管时，患者可无症状或仅有轻微的肝区和患侧背部胀痛。位于Ⅱ、Ⅲ级胆管的结石平时只有肝区不适或轻微疼痛。结石位于Ⅰ、Ⅱ级胆管或整个肝内胆管充满结石，患者会有肝区胀痛，常无胆绞痛，一般无黄疸。若一侧肝内胆管结石合并感染而未能及时治疗，并发展为叶、段胆管积脓或肝脓肿时，则出现寒战、高热、轻度黄疸，甚至休克，称为急性梗阻性化脓性胆管炎。1983 年，我国胆道外科学组建议将原“急性梗阻性化脓性胆管炎”改称为“急性重症胆管炎”，因为胆管梗阻引起的急性化脓性胆管炎并非全部表现为急性梗阻性化脓性胆管炎，还有一部分表现为没有休克的轻型急性化脓性胆管炎，而且后者为多数。因此，目前在我国，急性梗阻性化脓性胆管炎一词已逐渐被废弃，被更能反映实际病因、病例特点的急性重症胆管炎替代。患者可由于长时间发热、消耗而出现消瘦、体弱等表现。部分患者可有肝大、肝区压痛和叩痛等体征。

（六）辅助检查

1.实验室检查

血常规检查可见血白细胞计数和中性粒细胞比例明显升高；血清胆红素、转氨酶和碱性磷酸酶升高。尿液检查示尿胆红素升高，尿胆原降低甚至消失，粪便检查示粪中尿胆原减少。高热时血细菌培养阳性，以大肠埃希菌最多见，厌氧菌感染也属常见。

2.影像学检查

B超诊断肝内胆管结石的准确率可达100%。检查可显示胆管内结石影，提示胆石存在的部位、胆管有无扩张、有无肝萎缩。同时可提供是否合并肝硬化、脾大、门脉高压及肝外胆管结石等信息。PTC、ERCP或MRCP等检查可显示梗阻部位、程度、结石大小和数量等。

（七）处理原则

以手术治疗为主。原则为解除胆道梗阻或狭窄，取净结石，去除感染灶。肝内胆管结石的治疗难度明显高于肝外胆管结石。胆道术后常放置T引流管。主要目的如下：①引流胆汁和减压，防止因胆汁排出受阻导致胆总管内压力增高、胆汁外漏而引起胆汁性腹膜炎；②引流残余结石，使胆道内残余结石，尤其是泥沙样结石通过T管排出体外；③支撑胆道，防止胆总管切口瘢痕狭窄、管腔变小、粘连狭窄等；④经T管溶石或造影等。

此外，术后注意调整水、电解质及酸碱失衡，合理应用抗生素，注意保护肝功能。

四、护理评估

（一）一般评估

1.生命体征

胆石症患者如与细菌感染并存，可出现体温偏高，疼痛刺激可能会导致心率加快、呼吸频率加快、血压上升，应监测生命体征的变化。还要注意评估患者的神志、皮肤色泽、肢端循环、尿量等，以判断有无休克的发生。

2.患者主诉

腹痛、腹胀、恶心等不适症状，发病及诊治经过等。

3.相关记录

体重、体位、饮食、面容与表情、皮肤、出入量等。

（二）身体评估

1.视诊

面部表情、皮肤黏膜颜色（黄疸、贫血）、体态、体位、腹部外形等。

2.触诊

（1）腹部触诊：腹壁紧张度、压痛与反跳痛、腹腔内包块。

（2）胆囊触诊：胆囊肿大、墨菲征等。

3.叩诊

胆囊叩击痛（胆囊炎的重要体征）。

4.听诊

一般无特殊。

(三)心理-社会评估

患者在疾病治疗过程中的心理反应与需求,家庭及社会支持情况,引导患者正确配合疾病的治疗与护理。

(四)辅助检查阳性结果评估

1.实验室检查

胆管结石血常规检查可见血白细胞计数和中性粒细胞比例明显升高;血清胆红素、转氨酶和碱性磷酸酶升高,凝血酶原时间延长。尿液检查示尿胆红素升高,尿胆原降低甚至消失,粪便检查示粪中尿胆原减少。

2.影像学检查

胆囊结石B超检查可显示胆囊内结石影;胆管结石可显示胆管内结石影,近端胆管扩张。PTC、ERCP或MRCP等检查可显示梗阻部位、程度、结石大小和数量等。

(五)治疗效果的评估

1.非手术治疗评估要点

生命体征平稳、疼痛缓解。

2.手术治疗评估要点

(1)患者自觉症状:有无腹痛、恶心、呕吐的情况。

(2)生命体征稳定,无腹部疼痛(术后伤口疼痛除外)。

(3)腹部及全身体征:腹部无阳性体征、肠鸣音恢复正常、皮肤无黄染及瘙痒等不适。

(4)伤口愈合情况:一期愈合。

(5)T管引流的评估:引流液色泽正常、引流量逐渐减少。

(6)结合辅助检查:如胆道造影无结石残留或结合B超检查判断。

五、主要护理诊断/问题

(一)疼痛

与胆囊结石突然嵌顿、胆汁排空受阻致胆囊强烈收缩及手术后伤口疼痛有关。

(二)体温过高

与细菌感染致急性胆囊炎或胆管结石梗阻导致急性胆管炎有关。

(三)知识缺乏

与缺乏胆石症和腹腔镜手术相关知识、引流管及饮食保健知识有关。

(四)有体液不足的危险

与恶心、呕吐及感染性休克有关。

(五)营养失调:低于机体需要量

与胆汁流动途径受阻有关。

(六)焦虑

与手术及不适有关。

(七)潜在并发症

(1)术后出血:与术中结扎血管线脱落、肝断面渗血及凝血功能障碍有关。

(2)胆瘘:与胆管损伤、胆总管下端梗阻、T管引流不畅等有关。

(3)胆道感染:与腹部切口及多种置管(引流管、尿管、输液管)有关。

(4)胆道梗阻:与手术及引流不畅有关。

(5)水、电解质平衡紊乱:与患者恶心、呕吐、体液补充不足有关。

(6)皮肤受损:与胆管梗阻、胆盐沉积致皮肤黄疸、瘙痒及术后胆汁渗漏有关。

六、主要护理措施

(一)减轻或控制疼痛

根据疼痛的程度,采取非药物或药物方法止痛。

1.加强观察

观察疼痛的程度、性质;发作的时间、诱因及缓解的相关因素;与饮食、体位、睡眠的关系;腹膜刺激征及墨菲征是否阳性等,为进一步治疗和护理提供依据。

2.卧床休息

协助患者采取舒适体位,指导其有节律的深呼吸,达到放松和减轻疼痛的效果。

3.合理饮食

根据病情指导患者进食清淡饮食,忌食油腻食物;病情严重者予以禁食、胃肠减压,以减轻腹胀和腹痛。

4.药物止痛

对诊断明确的剧烈疼痛者,可遵医嘱通过口服、注射等方式给予消炎利胆、解痉或止痛药,以缓解疼痛。

(二)降低体温

根据患者的体温情况,采取物理降温和(或)药物降温的方法尽快降低患者的体温。遵医嘱应用足量有效的抗菌药,以有效控制感染,恢复患者正常体温。

(三)营养支持

对于梗阻未解除的禁食患者,通过胃肠外途径补充足够的热量、氨基酸、维生素、水、电解质等,以维持良好的营养状态。对梗阻已解除、进食量不足者,指导和鼓励患者进食高蛋白、高碳水化合物、高维生素和低脂饮食。

(四)皮肤护理

1.提供相关知识

胆道结石患者常因胆道梗阻致胆汁淤滞、胆盐沉积而引起皮肤瘙痒等,应告知患者相关知识,不可用手抓挠,防止抓破皮肤。

2.保持皮肤清洁

可用温水擦洗皮肤,减轻瘙痒。瘙痒剧烈者,遵医嘱使用外用药物和(或)其他药物治疗。

3.注意引流管周围皮肤的护理

若术后放置引流管,应注意其周围皮肤的护理。若引流管周围见胆汁样渗出物,应及时更换被胆汁浸湿的敷料,局部皮肤涂氧化锌软膏,防止胆汁刺激和损伤皮肤。

(五)心理护理

关心体贴患者,使患者保持良好情绪,减轻焦虑,安心接受治疗与护理。

(六)并发症的预防与护理

1.出血的预防和护理

术后早期出血的原因多由于术中结扎血管线脱落、肝断面渗血及凝血功能障碍所致,应加强

预防和观察。

(1)卧床休息:对于肝部分切除术后的患者,术后应卧床3～5 d,以防过早活动致肝断面出血。

(2)改善和纠正凝血功能:遵医嘱予以维生素K 110 mg肌内注射,每天2次,以纠正凝血机制障碍。

(3)加强观察:术后早期若患者腹腔引流管内引流出血性液增多,每小时100 mL,持续3 h以上,或患者出现腹胀、腹围增大,伴面色苍白、脉搏细速、血压下降等表现时,提示患者可能有腹腔内出血,应立即报告医师,并配合医师进行相应的急救和护理。治疗上如经积极的保守治疗效果不佳,则应及时采用介入治疗或手术探查止血。

2.胆瘘的预防和护理

胆管损伤、胆总管下端梗阻、T管引流不畅等均可引起胆瘘。

(1)加强观察:术后患者若出现发热、腹胀、腹痛等腹膜炎的表现,或患者腹腔引流液呈黄绿色胆汁样,常提示患者发生胆瘘。应及时与医师联系,并配合进行相应处理。

(2)妥善固定引流管:无论是腹腔引流管还是T管,均应用缝线或胶布将其妥善固定于腹壁,避免将管道固定在床上,以防患者在翻身或活动时被牵拉而脱出,T管引流袋挂于床旁应低于引流口平面。对躁动及不合作的患者,应采取相应的防护措施,防止脱出。

(3)保持引流通畅:避免腹腔引流管或T管扭曲、折叠及受压,定期从引流管的近端向远端挤捏,以保持引流通畅,术后5～7 d内,禁止加压冲洗引流管。

(4)观察引流情况:定期观察并记录引流管引出胆汁的量、颜色及性质。正常成人每天分泌胆汁的量为800～1 200 mL,呈黄绿色、清亮、无沉渣、有一定黏性。术后24 h内引流量为300～500 mL,恢复进食后,每天可有600～700 mL,以后逐渐减少至每天200 mL左右。术后1～2 d胆汁的颜色可呈淡黄色、混浊状,以后逐渐加深、清亮。若胆汁突然减少甚至无胆汁引出,提示引流管阻塞、受压、扭曲、折叠或脱出,应及时查找原因和处理;若引出胆汁量较多,常提示胆管下端梗阻,应进一步检查,并采取相应的处理措施。

3.感染的预防和护理

(1)采取合适体位:病情允许时应采取半坐或斜坡卧位,以利于引流和防止腹腔内渗液积聚于膈下而发生感染;平卧时引流管的远端不可高于腋中线,坐位、站立或行走时不可高于腹部手术切口,以防止引流液和(或)胆汁逆流而引起感染。

(2)加强皮肤护理:每天清洁、消毒腹壁引流管口周围皮肤,并覆盖无菌纱布,保持局部干燥,防止胆汁浸润皮肤而引起炎症反应。

(3)加强引流管护理:定期更换引流袋,并严格执行无菌技术操作。

(4)保持引流通畅:避免腹腔引流管或T管扭曲、折叠和滑脱,以免胆汁引流不畅、胆管内压力升高而致胆汁渗漏和腹腔内感染。

(七)T管拔管的护理

若T管引流出的胆汁色泽正常,且引流量逐渐减少,可在术后10 d左右,试行夹管1～2 d,夹管期间应注意观察病情,患者若无发热、腹痛、黄疸等症状,可经T管做胆道造影,如造影无异常发现,在持续开放T管24 h充分引流造影剂后,再次夹管2～3 d,患者仍无不适时即可拔管。拔管后残留窦道可用凡士林纱布填塞,1～2 d可自行闭合。若胆道造影发现有结石残留,则需保留T管6周以上,再做取石或其他处理。

(苏 方)

第七节 胆道肿瘤

胆道肿瘤包括胆囊肿瘤和胆管癌。胆囊肿瘤多见，包括胆囊息肉样病变和胆囊癌。胆囊息肉样病变多为良性，常无特殊临床表现，部分患者有右上腹部疼痛或不适，偶有恶心、呕吐、食欲减退等消化道症状。胆囊癌是发生在胆囊的癌性病变，发病隐匿，预后较差，早期无典型、特异性症状或仅有慢性胆囊炎的表现，晚期可在右上腹触及肿块，并出现腹胀、黄疸、腹水及全身衰竭等。胆管癌的临床表现主要为进行性无痛性黄疸，尿色深黄、大便陶土色、皮肤巩膜黄染等；少数无黄疸者有上腹部饱胀不适、隐痛或绞痛，可伴厌食、乏力、消瘦、贫血等。辅助检查主要包括实验室检查和影像学检查。胆道肿瘤首选手术切除，包括单纯胆囊切除术、胆管癌根治术、扩大根治术、姑息性手术等。

一、常见护理诊断/问题

（一）焦虑、恐惧

与担心肿瘤预后和病后家庭、社会地位改变有关。

（二）疼痛

与肿瘤浸润、局部压迫及手术创伤有关。

（三）营养失调：低于机体需要量

与肿瘤所致的高代谢状态、摄入减少及吸收障碍有关。

（四）潜在并发症

出血、胆瘘及感染等。

二、护理措施

（一）非手术治疗的护理

1.心理护理

运用心理沟通技巧，主动关心患者，取得患者信任；讲解胆道肿瘤手术目的、重要性及手术方案，介绍手术成功的案例；提供有利于患者治疗和康复的信息；强化家庭功能和社会支持，使患者感受到被关心和重视。

2.缓解疼痛

协助患者采取舒适体位，保证足够的睡眠；指导有节律地深呼吸，通过共同讨论患者感兴趣的问题、听音乐、做放松操等分散患者注意力。对诊断明确而剧烈疼痛者，遵医嘱给予镇痛药物。

3.饮食指导

（1）合理饮食：营造良好、舒适进餐环境；提供低脂、清淡、易消化饮食，少量多餐。

（2）对症处理：因疼痛、恶心、呕吐而影响食欲者，餐前可适当用药控制症状，保持口腔清洁，鼓励患者尽可能经口进食；不能进食或摄入不足者，给予肠内、肠外营养支持。

（二）手术治疗的护理

1.术前护理/术后护理

见胆石症的相关内容。

2.术后并发症的观察与护理

（1）出血：术后早期易出现，可能与动脉血管扩张或凝血功能障碍有关。应严密观察患者的面色、意识、生命体征及腹腔引流液情况。发现异常，及时报告医师，遵医嘱输血、应用止血药，出血严重者应剖腹探查。

（2）胆瘘：可能由于胆道损伤、引流管脱出、吻合口渗漏等原因引起。应观察患者有无腹膜炎体征，监测体温，加强营养，促进漏口愈合。

（3）感染：胆道肿瘤切除术后，由于肝断面胆汁漏出、吻合口漏、引流不畅等可引起感染，应根据药物敏感试验和引流液细菌培养合理使用抗菌药物，并保持引流通畅。

三、健康教育

（一）合理饮食

注意营养宜保持低脂、低胆固醇及高蛋白质的膳食结构。

（1）不吃肥肉、动物内脏、蛋黄、油炸食物，尽量减少脂肪、特别是动物脂肪的食用量，尽可能地以植物油代替动物油。

（2）增加鱼、瘦肉、豆制品及新鲜蔬菜和水果等富含优质蛋白和碳水化合物的摄入量。

（3）烹调食品以蒸、煮、炖、烩为佳，忌大量食用炒、炸、烧、烤、熏、腌制食品。

（4）禁饮浓茶、咖啡，戒烟酒，少食辛辣刺激性食物。

（二）合理休息

胆道肿瘤患者应保持良好心态，避免精神紧张、情绪刺激；养成良好的工作、休息规律；合理安排作息时间，劳逸结合，避免过度劳累。

（三）带引流管的出院指导

带管出院者告知出院注意事项，定期更换引流袋；若发现引流液异常或出现腹痛、寒战、高热、黄疸等，应及时就诊。

（四）复查

规律随访，可早期发现复发或转移征象；遵医嘱按时来院复查，检查肝功能、肾功能、胆红素、肿瘤标记物等。

（苏　方）

第八节　门静脉高压症

门静脉高压症指门静脉血流受阻、血液淤滞、门静脉系统压力升高，继而引起脾大及脾功能亢进、食管和胃底静脉曲张及破裂出血、腹水等一系列症状和体征的疾病。门静脉主干由肠系膜上、下静脉和脾静脉汇合而成，其左、右两干分别进入左、右半肝后逐渐分支。门静脉系与腔静脉系之间存在 4 个交通支，即胃底-食管下段交通支、直肠下端-肛管交通支、前腹壁交通支和腹膜后交通支，其中以胃底-食管下段交通支为主。正常情况下上述交通支血流量很少，于门静脉高压症时开放。门静脉血流量占全肝血流的60%～80%，正常情况下压力1.3～2.3 kPa。门静脉压力高时，压力可升高至2.9～4.9 kPa。

一、病因与病理生理

门静脉无瓣膜，其压力由流入的血量和流出阻力形成并维持。门静脉血流阻力增加是门静脉高压症的始动因素。按阻力增加的部位，可将门静脉高压症分为肝前型、肝内型和肝后型三类，其中肝内型门静脉高压症在我国最常见。

门静脉高压形成后发生下列病理变化：

(一)脾大、脾功能亢进

门静脉高压时可见脾窦扩张，单核-吞噬细胞增生和吞噬红细胞现象。外周血细胞减少，以白细胞和血小板减少明显，称为脾功能亢进。

(二)静脉交通支扩张

门静脉高压时正常的门静脉通路受阻，加之门静脉无静脉瓣，因而四个交通支大量开放，并扩张、扭曲形成静脉曲张。其中最有临床意义的是食管下段、胃底形成的曲张静脉，因离门静脉主干和腔静脉最近，压力差最大，因而受门静脉高压的影响最早，最明显。肝硬化患者常因胃酸反流而腐蚀食管下段黏膜，引起反流性食管炎，或由于坚硬、粗糙食物的机械性损伤，以及咳嗽、呕吐、用力排便、重负等因素使腹腔内压力突然升高，造成曲张静脉破裂，可引起致命性大出血。

(三)腹水

门静脉压力升高，门静脉系统毛细血管床的滤过压增加，肝硬化引起的低蛋白血症，血浆胶体渗透压下降及淋巴液生成增加，都是促使液体从肝表面、肠浆膜面漏入腹腔而形成腹水的原因，且中心静脉血流量降低，继发性醛固酮分泌增多，导致钠、水潴留而加剧腹水形成。

(四)门静脉高压性胃病

约20%的门静脉高压症患者有门静脉高压性胃病，占门静脉高压症上消化道出血的5%～20%。门静脉高压性胃病是由于门静脉高压时，胃壁淤血、水肿、胃黏膜下层的动-静脉交通支大量开放，胃黏膜微循环发生障碍，导致胃黏膜防御屏障的破坏而形成。

(五)肝性脑病

门静脉高压症时由于自身门体血流短路或手术分流，造成大量门静脉血流绕过肝细胞或因肝实质细胞功能严重受损，致使有毒物质(如氨、硫醇和γ-氨基丁酸)不能代谢与解毒而直接进入体循环，对脑产生毒性作用并出现精神神经综合征，称为肝性脑病或门体性脑病。常因胃肠道出血、感染、过量摄入蛋白质、镇静药和利尿剂而诱发肝性脑病。

二、临床表现

门静脉高压症多见于中年男子，病情发展缓慢。主要表现是脾大、脾功能亢进、呕血或黑粪、腹水或非特异性全身症状(如疲乏、嗜睡、畏食)。曲张的食管、胃底静脉一旦破裂，可发生急性大出血。因肝功能损害引起凝血功能障碍，以及脾功能亢进引起血小板减少，因此出血不易停止。由于大出血引起肝组织严重缺氧，可导致肝性脑病。

三、辅助检查

(一)血常规

脾功能亢进时,血细胞计数减少,以白细胞计数降至 3×10^9/L 以下和血小板计数减少至 70×10^9/L 以下最为明显。

(二)肝功能检查

表现为血浆清蛋白降低而球蛋白升高,白、球蛋白比例倒置。血清总胆红素超过 51 μmol/L(3 mg/dL),血浆清蛋白低于 30 g/L 提示肝功严重失代偿。

(三)影像学检查

腹部超声可显示腹水、肝密度及质地、血流情况;食管吞钡 X 线检查和内镜检查可见曲张静脉形态;腹腔动脉造影的静脉相或直接肝静脉造影,可明确静脉受阻部位及侧支回流情况,对于术式选择有参考价值。

四、治疗要点

(一)预防和控制急性食管、胃底曲张静脉破裂出血

肝硬化患者中仅有 40%出现食管、胃底静脉曲张,其中 50%～60%并发大出血。控制大出血的具体治疗方案需依据门静脉高压症的病因、肝功能储备、门静脉系统主要血管的可利用情况,以及医师的操作技能和经验来制定。

目前常用 Child 肝功能分级评价肝功能储备。Child A 级、B 级和 C 级患者的手术死亡率分别为 0～5%、10%～15%和超过 25%。

1.非手术治疗

食管胃底曲张静脉破裂出血,肝功能储备 Child C 级的患者,尽可能采用非手术治疗。对有食管胃底静脉曲张但没有出血的患者,不宜做预防性手术。

(1)初步处理:输液、输血、防治休克。但应避免过度扩容,防止门静脉压力反跳性增加而引起再出血。

(2)药物治疗:首选血管收缩药,或与血管扩张药硝酸酯类合用。如三甘氨酰赖氨酸加压素、生长抑素及其八肽衍生物奥曲肽。药物治疗早期再出血率较高,须采取进一步措施防止再出血。

(3)内镜治疗:包括硬化剂注射疗法(EVS)和经内镜食管曲张静脉套扎术(EVL)两种方法。但二者对胃底曲张静脉破裂出血无效。

(4)三腔管压迫止血:利用充气的气囊压迫胃底和食管下段的曲张静脉,达到止血目的。常适用于药物和内镜治疗无效的患者。三腔管压迫可使 80%的食管、胃底曲张静脉出血得到控制,但约 50%的患者排空气囊后又再出血。

结构:三腔管有三腔,一通圆形气囊,充气后压迫胃底;一通椭圆形气囊,充气后压迫食管下段;一通胃腔,通过此腔可行吸引、冲洗和注入止血药。

用法:先向两个气囊各充气约 150 mL,将气囊置于水下,证实无漏气后抽出气体。液状石蜡润滑导管,由患者鼻孔缓慢插管至胃内。插入 50～60 cm,抽出胃内容物为止。此后,先向胃气囊充气 150～200 mL 后,向外拉提管直到三腔管不能被拉出,并有轻度弹力时予以固定;也可利用滑车装置,于尾端悬挂重量 0.25～0.5 kg 的物品作牵引压迫。观察止血效果,如仍有出血可再向食管气囊注气 100～150 mL。放置三腔管后,应抽除胃内容物,并反复用生理盐水灌洗,同时

观察胃内有无鲜血吸出。如无鲜血，且脉搏、血压渐趋稳定，说明出血已基本控制。三腔管一般放置 24 h，持续时间不宜超过 3～5 d。出血停止时先排空食管气囊，后排空胃气囊，观察12～24 h，如明确出血已停止，将管慢慢拉出。

并发症及预防：包括吸入性肺炎、食管破裂和窒息等，其发生率为 10%～20%。故应在严密监护下进行三腔管压迫止血，注意下列事项：①置管期间严密观察患者的呼吸情况，慎防气囊上滑或胃囊破裂食管囊堵塞咽喉引起窒息；②做好肺部护理，以防发生吸入性肺炎；③置管期间每隔 12 h 将气囊放空 10～20 min，避免食管或胃底黏膜因长时间受压而发生溃烂、坏死、食管破裂。

(5)经颈静脉肝内门体分流术(TIPS)：采用介入放射方法，经颈静脉在肝内肝静脉与门静脉主要分支间建立通道，置入支架以实现门体分流。TIPS 用于食管胃底曲张静脉破裂出血经药物和内镜治疗无效，肝功能失代偿(Child C 级)不宜行急诊门体分流手术的患者。并发症包括肝性脑病和支架狭窄或闭塞。

2.手术疗法

包括分流手术和断流手术两种方法。此外，肝移植是治疗终末期肝病并发门静脉高压食管胃底曲张静脉出血患者的最理想方法。

(二)解除或改善脾大、脾功能亢进

对于严重脾大，合并明显的脾功能亢进者，单纯行脾切除术效果良好。

(三)治疗顽固性腹水

对于肝硬化引起的顽固性腹水，有效的治疗方法是肝移植。

五、护理措施

(一)术前护理

1.休息与活动

肝功能代偿较好的患者应适当休息，注意劳逸结合，肝功能代偿差的患者应卧床休息，避免腹压增加活动，如咳嗽、打喷嚏，用力大便，提举重物等，防止食管、胃底静脉因腹内压升高而破裂出血。

2.心理护理

对门静脉高压出血者，应稳定患者的情绪，避免恐惧，防止出血量增多或因误吸而造成窒息。

3.饮食护理

进食高热量、高维生素、无渣软食，避免粗糙、干硬及刺激性食物，以避免诱发大出血。为减少腹水形成，需限制液体和钠的摄入，每天钠摄入量限制在 500～800 mg(氯化钠 1.2～2.0 g)内，少食含钠高的食物，如咸肉、酱菜、酱油、罐头和含钠味精等。

4.维持体液平衡

定时、定部位测量体重和腹围，了解患者腹水变化情况。遵医嘱使用利尿剂，记录 24 h 出入液量，并观察有无低钾、低钠血症。

5.预防和处理出血

择期手术患者可于术前输全血，补充 B 族维生素、维生素 C、维生素 K 及凝血因子，防止术中和术后出血。术前一般不放置胃管，断流术患者必须放置时应选择细、软胃管，插入时涂大量润滑油，动作轻巧，在手术室放置。当患者出现出血时应迅速建立静脉通路、备血，及时补充液体

及输血。肝硬化患者宜用新鲜血，有利止血和预防肝性脑病；严密监测患者的生命体征、中心静脉压和尿量，呕吐物的颜色、性状、量，大便的颜色、性状、量；遵医嘱给予止血药物，注意药物不良反应。

6.预防肝性脑病

急性出血时，肠道内血液在细菌作用下分解成氨，肠道吸收氨增加而导致肝性脑病。故使用弱酸性溶液灌肠（禁忌碱性溶液灌肠）清除肠道内积血，减少氨的吸收；或使用肠道杀菌剂，减少肠道菌群，减少氨的生成。择期手术术前一天口服肠道杀菌剂，术前一晚灌肠，防止术后肝性脑病。

（二）术后护理

1.体位

脾切除术患者血压平稳后取半卧位；行分流术者，为使血管吻合口保持通畅，1 周内取平卧位或低坡半卧位（$<15°$），1 周后可逐渐下床活动。

2.引流管护理

膈下置引流管者应保持负压引流系统的无菌、通畅；观察和记录引流液的颜色、性状和量。如引流量逐日减少、色清淡、每天少于 10 mL 时可拔管。

3.并发症的预防和护理

包括：①出血，密切观察血压、脉搏、呼吸及有无伤口、引流管和消化道出血情况。若 1～2 h 内经引流管引出 200 mL 以上血性液体应警惕出血的发生；②感染，加强基础护理，预防皮肤、口腔和肺部感染的发生；③静脉血栓，脾切除术后 2 周内隔天检查血小板，注意观察有无腹痛、腹胀和便血等肠系膜血栓形成的迹象。必要时，遵医嘱给予抗凝治疗，注意用药后的凝血时间延长、易出血等不良反应。

4.肝性脑病的观察和预防

包括：①病情观察，分流术后患者按时监测肝功能和血氨浓度，观察有无性格异常、定向力减退、嗜睡与躁动，黄疸是否加深，有无发热、畏食、肝臭等肝功能衰竭表现；②饮食，术后 24～48 h 进流质饮食，待肠蠕动恢复后逐渐过渡到普食。分流术后患者严格限制蛋白质摄取量（<30 g/d），避免诱发或加重肝性脑病；③肠道准备，为减少肠道细菌量，分流术后应用非肠道吸收的抗菌药；采用生理盐水灌肠或缓泻剂刺激排泄；保持大便通畅，促进氨由肠内排出。

5.其他

分流术取自体静脉者需观察局部有无静脉回流障碍；取颈内静脉者需观察有无头痛、呕吐等颅内压升高表现，必要时根据医嘱快速滴注甘露醇。

六、健康指导

（一）饮食

少量多餐，养成规律进食习惯。进食无渣软食，避免粗糙、干硬及刺激性食物，以免诱发大出血。进食高热量、丰富维生素饮食，维持足够的能量摄入。肝功能损害较轻者，可酌情摄取优质高蛋白（50～70 g/d）；肝功能严重受损及分流术后患者，限制蛋白质摄入；腹水患者限制水和钠摄入。指导患者戒烟戒酒。

（二）活动

逐步增加活动量，一旦出现头晕、心慌、出汗等症状，应卧床休息。避免劳累和过度活动，保证充分休息。

(三)避免腹内压升高

避免咳嗽、打喷嚏、用力大便、提举重物等活动,以免诱发曲张静脉破裂出血。

(四)维持良好心理状态

避免精神紧张、抑郁等不良情绪,保持乐观、稳定的心理状态。

(五)注意自身防护

避免牙龈出血,用软毛牙刷刷牙,防止外伤。

(六)观察病情和及时就诊

指导患者及家属注意避免出血的诱因及掌握出血先兆。掌握急救电话号码、紧急就诊的途径和方法。

(苏　方)

第九章

肛肠外科护理

第一节　痔

痔是肛垫的病理性肥大、移位及肛周皮下血管丛血流淤滞形成的团块。痔是一种常见病、多发病，其发病率占肛门直肠疾病的首位，约为 80.6%。随着年龄的增长，发病率逐渐增高。任何年龄皆可发病，但以 20～40 岁为最多。主要表现为便血、肿物脱出及肛缘皮肤突起三大症状。

一、病因与发病机制

痔的确切病因尚不完全明了，可能与以下学说有关。

(一)肛垫下移学说

1975 年，Thomson 提出肛垫病理性肥大和下移是内痔的原因，亦是目前临床上最为接受的痔的原因学说。肛垫具有协助肛管闭合、节制排便。若肛垫发生松弛，导致肛垫病理性肥大、移位，从而形成痔。

(二)静脉曲张学说

早在 18 世纪，Huter 在解剖时发现痔内静脉中呈连续扩张为依据，认为痔静脉扩张是内痔发生的原因。但现代解剖已证实痔静脉丛的扩张属生理性扩张，内痔的好发部位与动脉的分支类型无直接联系。

(三)血管增生学说

其认为痔的发生是由于黏膜下层类似勃起的组织化生而成。

(四)慢性感染学说

直肠肛管区的感染易引起静脉炎，使周围的静脉壁和周围组织纤维化、失去弹性、扩张而形成痔。

此外，长期饮酒、嗜食刺激性食物、肛周感染、长期便秘、慢性腹泻、妊娠分娩及低膳食纤维饮食等因素都可诱发痔的发生。

二、临床表现

临床上，痔分为内痔、外痔、混合痔及环形痔 4 种(图 9-1)。

（一）内痔

临床上最多见，占64.1%。主要临床表现是无痛性便血和肿物脱出。常见于右前、右后和左侧。根据内痔的脱出程度，将内痔分为4期。Ⅰ期：便时带血、滴血或喷射状出血，色鲜红，便后自行停止，无肛内肿物脱出。Ⅱ期：常有便血，色鲜红，排便时伴有肿物脱出肛外，便后可自行还纳。Ⅲ期：偶有便血，便后或久站、久行、咳嗽、劳动用力、负重远行增加腹压时肛内肿物脱出，不能自行还纳，需休息或手法还纳。Ⅳ期：痔体增大，肛内肿物脱出肛门外，不能还纳，或还纳后又脱出。

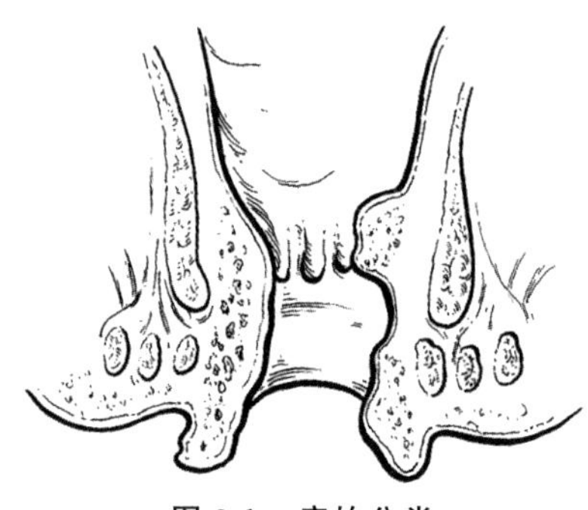

图9-1 痔的分类

1.便血

其便血特点是无痛性、间歇性便后出鲜血，是内痔及混合痔的早期的常见症状。便血较轻时表现为大便表面附血或手纸上带血，继而滴血，严重时则可出现喷射状出血。长期出血可导致患者发生缺铁性贫血。

2.肿物脱出

常是晚期症状。轻者可自行回纳，重者需手法复位，严重时，因不能还纳，常可发生嵌顿、绞窄。

3.肛门疼痛

单纯性内痔无疼痛，当合并有外痔血栓形成内痔、感染或嵌顿时，可出现肛门剧烈疼痛。

4.肛门瘙痒

痔块外脱时常有黏液或分泌物流出，可刺激肛周皮肤引起肛门瘙痒。

（二）外痔

平时无感觉，仅见肛缘皮肤突起或肛门异物感。当排便用力过猛时，肛周皮下静脉破裂形成血栓或感染，出现剧烈疼痛。

（三）混合痔

兼有内痔和外痔的症状同时存在。

三、辅助检查

（一）直肠指诊

内痔早期无阳性体征，晚期可触到柔软的痔块。其意义在于除外肛管直肠肿瘤性疾病。

（二）肛门镜检查

肛门镜检查是确诊内痔的首选检查方法。不仅可见到痔的情况，还可观察到直肠黏膜有无充血、水肿、溃疡、肿块等，以及排除其他直肠疾病。

(三)直肠镜检查

图文并茂,定位准确,防止医疗纠纷,可准确诊断痔、直肠肿瘤等肛肠疾病。

(四)肠镜检查

对于年龄超过 45 岁便血者,应建议行电子结肠镜检查,除外结直肠肿瘤及炎症性肠病等。

四、治疗要点

痔的治疗遵循 3 个原则。①无症状的痔无须治疗,仅在合并出血、痔块脱出、血栓形成和嵌顿时才需治疗;②有症状的痔重在减轻或消除其主要症状,无须根治;③首选保守治疗,失败或不宜保守治疗时才考虑手术治疗。

(一)非手术治疗

1.一般治疗

适用于痔初期及无症状静止期的痔。

(1)调整饮食:多饮水,多吃蔬菜、水果,如韭菜、菠菜、地瓜、香蕉、苹果等,忌食辣椒、芥末等辛辣刺激性食物。多进食膳食纤维性食物,改变不良的排便习惯。

(2)热水坐浴:改善局部血液循环,有利于消炎及减轻瘙痒症状。便后热水坐浴擦干、便纸宜柔软清洁、肛门要保温、坐垫要柔软。

(3)保持大便通畅:通过食物来调整排便,养成定时排便,每 1～2 d 排出一次软便,防止便秘或腹泻。

(4)调整生活方式,改变不良的排便习惯,保持排便通畅,禁烟酒。

2.药物治疗

药物治疗是内痔首选的治疗方法,能润滑肛管,促进炎症吸收,减轻疼痛,解除或减轻症状。局部用痔疾洗液或硝矾洗剂(张有生方)熏洗坐浴,可改善局部血液循环,有消肿、止痛作用;肛内注入痔疮栓剂(膏)或奥布卡因凝胶,有止血、止痛和收敛作用。

3.注射疗法

较常用,适用于Ⅰ期、Ⅱ期内痔。年老体弱、严重高血压、有心、肝、肾等内痔患者均可适用。常用的硬化剂有聚桂醇注射液、芍倍注射液、消痔灵注射液等。

4.扩肛疗法

适用于内痔、嵌顿或绞窄性内痔剧痛者。

5.胶圈套扎疗法

适用于单发或多发Ⅰ～Ⅲ期内痔的治疗。

6.物理治疗

包括 HCPT 微创技术、激光治疗及铜离子电化学疗法等。

(二)手术治疗

当非手术治疗效果不满意,痔出血、脱出严重时,则有必要采用手术治疗。常用的方法主要有以下 6 种。

1.内痔结扎术

常用于Ⅱ～Ⅲ期内痔。

2.血栓外痔剥离术

适用于血栓较大且与周围粘连者或多个血栓者。

3.外剥内扎术

目前临床上最常用的术式，是在外切内扎术(Milligan-Morgan)和中医内痔结扎术基础上发展演变而成，简称外剥内扎术。适用于混合痔和环状痔。

4.分段结扎术

适于环形内痔、环形外痔、环形混合痔。

5.吻合器痔上黏膜环切术

该方法微创、无痛，是目前国内外首选的治疗方法(图 9-2)。主要适用于Ⅱ～Ⅳ期环形内痔、多发混合痔、以内痔为主的环状混合痔，也适用于直肠前突和直肠内脱垂。由于此手术保留了肛垫，不损伤肛门括约肌，故与传统手术相比具有术后疼痛轻、住院时间短、恢复快、无肛门狭窄及大便失禁、肛门外形美观等优点，临床效果显著。

6.选择性痔上黏膜切除术

选择性痔上黏膜切除术是一种利用开环式微创痔吻合器进行治疗的手术方式。适用于Ⅱ～Ⅳ期内痔、混合痔、环状痔、严重脱垂痔、直肠前突、直肠黏膜脱垂等。可准确定位目标组织，做到针对性切除，并保护非痔脱垂区黏膜组织，该术式更加符合肛管形态和生理，有效预防术后大出血、肛门狭窄等并发症，值得临床推广应用。

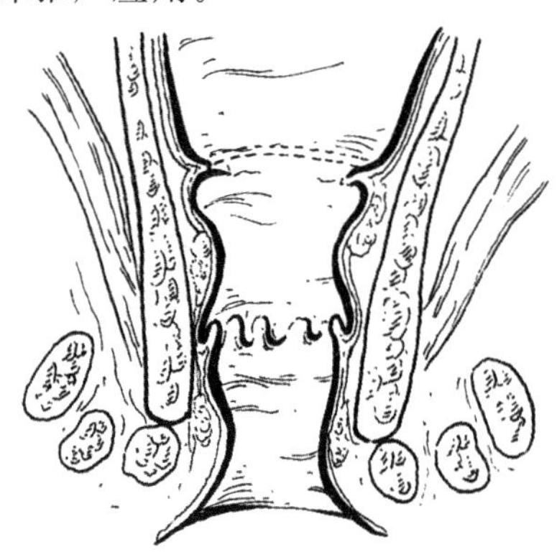

图 9-2　术后吻合口示意图

五、护理评估

(一)术前评估

1.健康史

(1)了解患者有无长期饮酒的习惯，有无喜食刺激性食物或低纤维素饮食的习惯。

(2)有无长期便秘、腹泻史，长期站立、坐位或腹压增高等因素。或有痔疮药物治疗、手术史；有无糖尿病、血液疾病史。

(3)了解患者有无肛隐窝炎、肛周感染、营养不良等情况促进痔的形成。

(4)家族中有无家族性息肉、家族中有无大肠癌或其他肿瘤患者。

(5)既往是否有溃疡性结肠炎、克罗恩病、腺瘤病史、手术治疗史及用药情况。

2.身体状况

(1)注意观察患者的生命体征、神志、尿量、皮肤弹性等。

(2)排便时有无疼痛及排便困难，大便是否带鲜血或便后滴血、喷血，有无黏液，有无脓血、便血量、发作次数等。

(3)注意患者的营养状况,有无消瘦、头晕、眼花、乏力等贫血的体征。

(4)肛门有无肿块脱出,能否自行回纳或用手推回,有无肿块嵌顿史。

(5)直肠指诊肛门有无疼痛、指套退出有无血迹、直肠内有无肿块等。

3.心理-社会状况

(1)疾病认知:了解患者及家属对疾病相关知识的认知程度,评估患者及家属对所患疾病及站立方法的认识,对手术的接受程度,对痔传统手术或微创手术知识及手术前配合知识的了解和掌握程度。

(2)心理承受程度:患者和家属对接受手术及手术可能导致的并发症带来的自我形象紊乱和生理功能改变的恐惧、焦虑程度和心理承受能力。

(3)经济情况:家庭对患者手术及并发症进一步治疗的经济承受能力。

(二)术后评估

1.手术情况

了解麻醉方式、手术方式,手术过程是否顺利,术中有无出血、出血部位、出血量,有无输血及输血量。

2.病情评估

观察患者神志和生命体征变化,生命体征是否平稳,切口敷料是否渗血,出血量多少,引流是否通畅,引流液的颜色、性质和引流量,切口愈合情况,大便是否通畅,有无便秘或腹泻等情况。

3.切口情况

切口渗出、愈合情况,有无肛缘水肿、切口感染,引流是否通畅,有无假性愈合情况。定期进行血常规、血生化等监测,及时发现出血、切口感染、吻合口出血、吻合口瘘等并发症的发生。

4.评估手术患者的肛门直肠功能

有无肛门狭窄、肛门失禁,包括排便次数、控便能力等。

5.心理-社会状况

患者对手术后康复知识的了解程度。评估患者有无焦虑、失眠,家庭支持系统等。

六、护理诊断

(一)恐惧

与出血量大或反复出血有关。

(二)便秘

与不良饮食、排便习惯及惧怕排便有关。

(三)有受伤的危险

出血与血小板减少、凝血因子缺乏、血管壁异常有关。

(四)潜在并发症

尿潴留、肛门狭窄、排便失禁等。

七、护理措施

(一)非手术治疗护理/术前护理

1.调整饮食

嘱患者多饮水,多进食新鲜蔬菜、水果,多食粗粮,少食辛辣刺激性食物,忌烟酒。养成良好生活习惯。适当增加运动量,促进肠蠕动,切忌久站、久坐、久蹲。

2.热水坐浴

便后及时清洗,保持局部清洁舒适。必要时用1∶5 000高锰酸钾溶液或复方荆芥熏洗剂熏洗坐浴,控制温度在43 ℃～46 ℃,每天2次,每次20～30 min,可有效改善局部血液循环,减轻出血、疼痛症状。

3.痔块还纳

痔块脱出时应及时还纳,嵌顿性痔应尽早行手法复位,防止水肿、坏死;不能复位并有水肿及感染者用复方荆芥熏洗剂坐浴,局部涂痔疮膏,用手法再将其还纳,嘱其卧床休息。注意动作轻柔,避免损伤。

4.纠正贫血

缓解患者的紧张情绪,指导患者进少渣食物,术前排空大便,必要时灌肠,做好会阴部备皮及药敏试验,贫血患者应及时纠正。贫血体弱者,协助完成术前检查,防止排便或坐浴时晕倒受伤。

5.肠道准备

术前1 d予全流质饮食,手术当天禁食,术前晚口服舒泰清4盒,饮水2 500 mL或术晨2小数甘油灌肠剂110 mL灌肠,以清洁肠道。

(二)术后护理

1.饮食护理

术后当天应禁食或给无渣流食,次日半流食,以后逐渐恢复普食。术后6 h内尽量卧床休息,减少活动。6 h后可适当下床活动,如厕排尿、散步等,逐渐延长活动时间,并指导患者进行轻体力活动。

2.疼痛护理

因肛周末梢神经丰富,痛觉十分敏感,或因括约肌痉挛、排便时粪便对创面的刺激、敷料堵塞过多导致大多数肛肠术后患者创面剧烈疼痛。疼痛轻微者可不予处理,但疼痛剧烈者应给予处理。指导患者采取各种有效止痛措施,如分散注意力、听音乐等,必要时遵医嘱予止痛药物治疗。

3.局部坐浴

术后每次排便或换药前均用1∶5 000高锰酸钾溶液或痔疾洗液熏洗坐浴,控制温度在43 ℃～46 ℃,每天2次,每次20～30 min,坐浴后用凡士林油纱覆盖,再用纱垫盖好并固定。

4.保持大便通畅

术后早期患者有肛门下坠感或便意,告知其是敷料压迫刺激所致;术后3 d内尽量避免解大便,促进切口愈合,可于术后48 h内口服阿片酊以减少肠蠕动,控制排便。术后第2天应多吃新鲜蔬菜和水果,保持大便通畅。如有便秘,可口服液体石蜡或麻仁软胶囊等润肠通便药物,宜用缓泻剂,忌用峻下剂或灌肠。避免久站、久坐、久蹲。

5.避免剧烈活动

术后7～15 d应避免剧烈活动,防止大便干燥,以防痔核或吻合钉脱落而造成继发性大出血。

6.并发症的观察与护理

(1)尿潴留:因手术、麻醉刺激、疼痛等原因造成术后尿潴留。若术后8 h仍未排尿且感下腹胀痛、隆起时,可行诱导、热敷或针刺帮助排尿。对膀胱平滑肌收缩无力者,肌内注射新斯的明1 mg(1支),增强膀胱平滑肌收缩,可以排尿。必要时导尿。

(2)创面出血:术后 7~15 d 为痔核脱落期,因结扎痔核脱落、吻合钉脱落、切口感染、用力排便等导致创面出血。如患者出现恶心、呕吐、头昏、眼花、心慌、出冷汗、面色苍白等并伴肛门坠胀感和急迫排便感进行性加重,敷料渗血较多,应及时通知医师行相应消除处理。

(3)切口感染:直肠肛管部位由于易受粪便、尿液等的污染,术后易发生切口感染。应注意术前改善全身营养状况;术后 2 d 内控制好排便;保持肛门周围皮肤清洁,便后用 1∶5 000 高锰酸钾液坐浴;切口定时换药,充分引流。

(4)肛门狭窄:术后观察患者有无排便困难及大便变细,以排除肛门狭窄。术后 15 d 左右应行直肠指诊如有肛门狭窄,定期扩肛。

八、护理评价

(1)患者便血、脱出明显减轻或消失。

(2)患者及家属知晓所患疾病名称、手术术式、优缺点及相关知识,能复述并遵从护士指导。

(3)患者是否能正确面对手术,积极参与手术的自我护理并了解手术并发症的预防和处理,如大出血、切口感染、肛门狭窄等。未发生并发症或并发症被及时发现和处理。

(4)患者排便正常、顺畅,无腹泻、便秘或排便困难。肛周皮肤完整清洁无损。

九、健康教育

(1)指导患者合理搭配饮食,多饮水,多食蔬菜,水果以及富含纤维素的食物,少食辛辣等刺激性食物,忌烟酒。

(2)指导患者养成良好的排便习惯,保持排便通畅,避免久蹲、久坐。

(3)便秘时,应增加粗纤维食物,必要时口服适量蜂蜜或润肠通便药物。

(4)出院后近期可坚持熏洗坐浴,保持会阴部卫生清洁,并有利于创面愈合。

(5)术后适当活动,切勿剧烈活动。若出现创面出血,随时与医师联系,及早处理。

(6)术后早期做提肛运动,每天 2 次,每次 30 min,促进局部血液循环。一旦出现排便困难或便条变细情况时,应及时就诊,定期进行肛门扩张。

(朱林林)

第二节 肛　裂

肛裂是指齿状线以下肛管皮肤全层破裂形成的慢性溃疡,主要表现为便后肛门疼痛、便血、便秘三大症状。其发病率仅次于痔位居第二位,可发生于任何年龄,但多见于青壮年。具有"四最"特点:病变最小、痛苦最大、诊断最易、治法最多。

一、病因与发病机制

(一)解剖因素

肛门外括约肌浅部在肛门后方形成肛尾韧带,较硬,伸缩性差,并且皮肤较固定,肛直角在此部位呈 90°,且肛门后方承受压力较大,故后正中处易受损伤。

（二）外伤因素

大便干硬，排便时用力过猛，可损伤肛管皮肤，反复损伤使裂伤深及全层皮肤，形成溃疡。肛门镜等内镜检查或直肠指检方法不当，也容易造成肛管后正中的皮肤损伤，形成肛裂。

（三）感染因素

齿状线附近的慢性炎症，如发生在肛管后正中处的肛窦炎，可向下蔓延而致肛管皮下脓肿，脓肿破溃后形成溃疡，加之肛门后正中的血供较其他部位差，肛管直肠的慢性炎症易引起内括约肌痉挛又加重了缺血，致使溃疡不易愈合。

肛裂与肛管纵轴平行，其溃疡直径<1 cm。一般地，将肛管裂口、前哨痔和肛乳头肥大称为肛裂三联征(图 9-3)。按病程分为：急性(早期)肛裂：可见裂口边缘整齐，底浅，呈红色并有弹性，无瘢痕形成；慢性(陈旧性)肛裂：因反复发作，底深，边缘不整齐、增厚纤维化，肉芽灰白，伴有肛乳头肥大、前哨痔及皮下瘘形成。

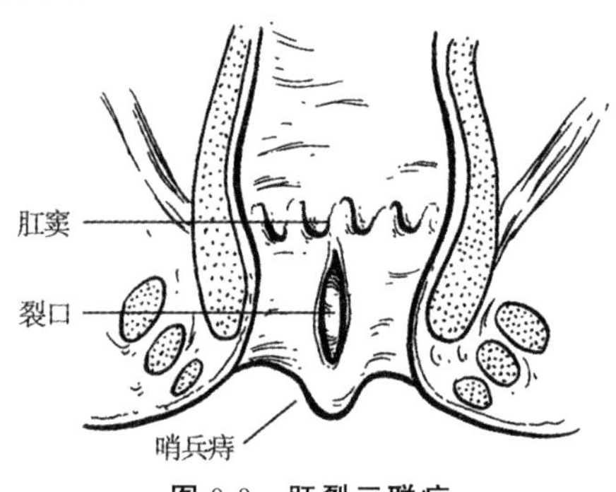

图 9-3　肛裂三联症

二、临床表现

肛裂患者的典型临床表现是疼痛、便秘和便血。

（一）疼痛

肛裂可因排便引起肛门周期性疼痛，这是肛裂的主要症状。排便时，粪块刺激溃疡面的神经末梢，立刻感到肛门灼痛或剧痛，便后数分钟疼痛缓解，此期称疼痛间歇期。

（二）便血

排便时常在粪便表面或便纸上有少量新鲜血迹或滴鲜血。出血的多少与裂口的大小，深浅有关，但很少发生大出血。

（三）便秘

因肛门疼痛不愿排便，久而久之引起便秘，粪便变得更为干硬，排便时会使肛裂进一步加重，形成恶性循环。这种恐惧排便现象可导致大便嵌塞。

三、辅助检查

(1)用手牵开肛周皮肤视诊，可看见裂口或溃疡，此时，应避免强行直肠指诊或肛门镜检查。

(2)若发现侧位的慢性溃疡，应想到有否结核、癌、克罗恩病及溃疡性结肠炎等罕见病变，必要时行活组织病理检查。

四、治疗要点

(一)非手术治疗

1.调整饮食

对于急性新鲜肛裂,通过调整饮食、软化大便,可以缓解肛裂症状,促使裂口愈合。增加多纤维食物如蔬菜、水果等,增加每天饮水量,纠正便秘。

2.局部坐浴

用温热盐水或中药坐浴,温度 43 ℃~46 ℃,每天 2~3 次,每次 20~30 min。温水坐浴可松弛肛门括约肌,改善局部血液循环,促进炎症吸收,减轻疼痛,并清洁局部,以利创口愈合。

3.口服药物

口服缓泻剂如福松或液状石蜡,使大便松软、润滑,以利排便。

4.外用药物

通过局部用药物如太宁栓可缓解内括约肌痉挛以达到手术效果。新近用于临床的奥布卡因凝胶可有效缓解肛管括约肌痉挛性疼痛,改善局部血液循环,促进肛裂愈合,疼痛剧烈者可以选用。必要时局部应用长效麻药封闭治疗,可有效缓解疼痛,部分病例可以使溃疡愈合。

5.扩肛疗法

适用于急性或慢性肛裂不伴有肛乳头肥大及前哨痔者。优点是操作简便,不需要特殊器械,疗效迅速。

(二)手术治疗

对经久不愈,非手术治疗无效的慢性肛裂可采用以下手术方法治疗。目前国内常用的术式有:①肛裂切除术;②肛裂切除术加括约肌切断术;③V-Y 肛门成形术;④肛裂切除纵切横缝术等。实践证明,肛裂切除术加括约肌切断术的效果较好,可作为首选术式。

五、护理评估

(一)术前评估

1.健康史

了解患者疼痛部位多与病灶位置及疾病性质有关。注意询问患者疼痛的部位、持续的时间、急缓、性质及病程长短,有无明确的原因或诱因;了解患者有无长期便秘史,便秘发生的时间、病程长短、有无便意感,起病原因或诱因;排便的次数和量;有无便血、肛门疼痛、腹痛、腹胀、嗳气、食欲减退、肛门坠胀、排便不尽、反复排便等伴随症状,甚至用手挖便的情况;有无用药史,效果如何。有无焦虑、烦躁、失眠、抑郁,乃至性格改变等精神症状。评估患者有无肛窦炎、直肠炎等诱发肛管溃疡的因素。

2.身体评估

(1)便秘的原因很多,有功能性便秘和器质性便秘两种,应加以区分。

(2)有无便后肛周出现烧灼样或刀割样剧烈疼痛,缓解后又再次出现剧痛,持续 30 min 至数小时。

(3)因惧怕肛周疼痛而不敢排便。便后滴新鲜血,或便中带新鲜血。

(4)肛裂便秘,多伴便后手纸染血、肛门剧痛,呈周期性。

(5)了解肛门局部检查结果,有无发现裂口、肛乳头肥大、哨兵痔、肛窦炎、皮下瘘、肛门梳硬结。

3.心理-社会状况

评估患者及家属对肛裂相关知识的了解程度及心理承受能力，以及对治疗、护理等的配合程度。

(二)术后评估

1.手术情况

了解患者术中采取的麻醉方式、手术方式，手术过程是否顺利，术中有无出血及其量。

2.康复状况

观察患者生命体征是否平稳，手术切口愈合情况，有无发生出血、肛门狭窄、排便失禁等并发症。

3.心理-社会状况

评估患者有无焦虑、失眠，家庭支持系统等。了解患者及其家属对术后康复知识的掌握程度；是否担心并发症及预后等。

六、护理诊断

(一)排便障碍

与患者惧怕疼痛不愿排便有关。

(二)急性疼痛

与粪便刺激及肛管括约肌痉挛、手术创伤有关。

(三)潜在并发症

增加了结直肠肿瘤发生的风险。

七、护理措施

(一)非手术治疗护理/术前护理

1.心理支持

向患者详细讲解有关肛裂知识，鼓励患者克服因害怕疼痛而不敢排便的情绪，配合治疗。

2.调理饮食

增加膳食中新鲜蔬菜、水果及粗纤维食物的摄入，少食或忌食辛辣和刺激性食物，多饮水，以促进胃肠蠕动，防止便秘。

3.热水坐浴

每次排便后应热水坐浴，清洁溃疡面或创面，减少污染，促进创面愈合，水温 43 ℃～46 ℃，每天 2～3 次，每次 20～30 min。

4.肠道准备

术前 3 d 少渣饮食，术前 1 d 流质饮食，术前日晚灌肠，尽量避免术后 3 d 内排便，有利于切口愈合。

5.疼痛护理

遵医嘱适当应用止痛剂，如肌内注射吗啡、消炎栓纳肛等。

(二)术后护理

1.术后观察

有无渗血、出血、血肿、感染和尿潴留并发症发生,如有急事报告医师,并协助处理。

2.保持大便通畅

鼓励患者多饮水,多进食新鲜蔬菜、水果、粗纤维食物,指导患者养成每天定时排便的习惯,进行适当的户外锻炼,防止便秘。便秘者可服用缓泻剂或液体石蜡等,也可选用蜂蜜、番泻叶等泡茶饮用,以润滑、松软大便利于排便。

3.局部坐浴

术后每次排便或换药前均用 1∶5 000 高锰酸钾溶液或痔疾洗液熏洗坐浴,控制温度在 43 ℃～46 ℃,每天 2 次,每次 20～30 min,坐浴后用凡士林油纱覆盖,再用纱垫盖好并固定。

4.术后常见并发症的预防和护理

(1)切口出血:多发生于术后 7～12 d,常见原因多为术后大便干结、用力排便、换药粗暴等导致创面裂开、出血。预防措施包括:保持大便通畅,防止便秘;避免腹内压增高的因素如剧烈咳嗽、用力排便等;切忌换药动作粗暴,轻轻擦拭。密切观察创面的变化,一旦出现创面大量渗血,紧急压迫止血,并报告医师处理。

(2)肛门狭窄:大便变细或肛门狭窄者,遵医嘱可于术后 10～15 d 行扩肛治疗。

(3)排便失禁:多由于术中不慎损伤肛门括约肌所致。询问患者排便前有无便意,每天的排便次数、量及性状。若为肛门括约肌松弛,可于术后 3 d 开始指导患者进行提肛运动,每天 2 次,每次 30 min;若发现患者会阴部皮肤常有黏液及粪便污染,或无法随意控制排便时,立即报告医师,及时处理。

八、护理评价

(1)患者术后焦虑情绪得到缓解,心态平和,积极配合治疗。

(2)术后患者疼痛、便血得到缓解,自诉伤口疼痛可耐受,疼痛评分为 2～3 分。

(3)未发生肛门狭窄、肛门失禁等并发症,或得到及时发现和处理。

九、健康教育

(1)指导患者养成定时排便的习惯,避免排便时间延长。保持排便通畅,鼓励患者有便意时,尽量排便,纠正便秘。

(2)多饮水,多吃蔬菜、水果以及富含纤维素的食物,禁止饮酒及食辛辣等刺激性食物。

(3)出现便秘时,应增加粗纤维食物,必要时口服适量蜂蜜或润肠通便药物。

(4)出院时如创面尚未完全愈合者,便后温水坐浴,保持创面清洁,促进创面早期愈合。

(5)大便变细或肛门狭窄者,遵医嘱可于术后 10～15 d 行扩肛治疗。

(6)肛门括约肌松弛者,手术 3 d 后做肛门收缩舒张运动,大便失禁者需二次手术。

(朱林林)

第三节 肛 瘘

肛瘘是指肛门直肠因肛门周围间隙感染、损伤、异物等病理因素形成的与肛门周围皮肤相通，形成异常通道的一种疾病。肛瘘是常见的直肠肛管疾病之一，发病年龄以20～40岁青壮年为主，男性多于女性。

一、病因与发病机制

大多数肛瘘由直肠肛周脓肿发展而来。由内口、瘘管和外口三部分组成。内口即原发感染灶，外口为脓肿破溃处或手术切开引流部位，内外口之间由脓腔周围增生的纤维组织包绕的管道即瘘管，近管腔处有炎性肉芽组织。其内口多在肛窦内及其附近，外口位于肛门周围的皮肤上，内、外口既可为单个，也可以为多个。由于致病菌不断由内口进入，而瘘管迂曲，少数存在分支，常引流不畅，且外口皮肤生长速度较快，常发生假性愈合并形成脓肿。脓肿可从原外口溃破，也可从他处穿出形成新的外口，反复发作，发展为有多个瘘管和外口的复杂性肛瘘。

二、临床表现

肛门周围流脓水、潮湿、瘙痒，甚至出现湿疹。外口处有脓性、血性、黏液性分泌物流出，有时有粪便及气体排出。外口因假性愈合或暂时封闭时，脓液积存，形成脓肿，可出现肛周肿痛、发热、寒战、乏力等症状。脓肿破溃或切开引流后，脓液排出，症状缓解，上述症状反复发作是肛瘘的特点。

三、辅助检查

（一）直肠指诊

在内口处有轻压痛，瘘管位置表浅时可触及硬结内口及条索样肛瘘。

（二）探针检查

探针检查是最常用、最简便、最有效的方法。自外口处插入，沿瘘管轻轻探向肠腔，可找到内口的位置。

（三）染色检查

自外口注入1%亚甲蓝溶液，检查确定内口位置。

（四）实验室检查

发生肛周脓肿时，血常规中可出现白细胞计数及中性粒细胞比例增高。

（五）X线造影

碘油造影或70%泛影葡胺造影，适用于高位复杂性肛瘘的检查。检查自外口注入造影剂，可判定瘘管的分布、多少、位置、走行和内口的位置。

（六）MRI检查

可清晰显示瘘管位置及括约肌间的关系，明确肛瘘分型。

另外，特别注意复杂性肛瘘青年患者是否合并炎症性肠病可能，必要时行肠镜检查。

四、治疗要点

肛瘘一般不能自愈，必须手术治疗。手术成败的关键在于：①准确寻找和处理内口；②切除或清除全部瘘管和无效腔；③合理处理肛门括约肌；④创口引流通畅。

(一)堵塞法

适用于单纯性肛瘘。瘘管用1%甲硝唑、生理盐水冲洗后，自外口注入生物蛋白胶。治愈率较低。

(二)手术治疗

1.肛瘘切开术

主要应用于单纯性括约肌间型肛瘘和低位经括约肌间型肛瘘。用探针自外口进入瘘管，沿瘘管到达位于齿状线附近的内口。将探针上方的组织切开，将肉芽组织用刮匙刮除，若存在高位盲道或继发分支，则需彻底清除。

2.肛瘘切除术

在瘘管切开的基础上，将瘘管壁全部切除，直至健康组织，并使创面呈内小外大，以利引流。

3.肛瘘切开挂线术

适用于距肛缘3～5 cm，有内外口的单纯性肛瘘、高位单纯性肛瘘，或坐位复杂性肛瘘切开、切除的辅助治疗。利用橡皮筋或有腐蚀作用药线的机械性压迫作用，使结扎处组织发生血运障碍而坏死，以缓慢切开肛瘘。

4.经肛直肠黏膜瓣内口修补术

经肛直肠黏膜瓣内口修补术是治疗复杂性肛瘘的一种保护括约肌的技术，切除内口及其周围约1 cm的全厚直肠组织，然后游离其上方的直肠瓣，并下移修复内口处缺损。通过清除感染灶，游离内口上方直肠黏膜肌瓣或内口下方肛管皮瓣覆盖缝合于内口上，阻碍直肠内容物使之不能进入瘘管管道。

五、护理评估

(一)术前护理评估

1.健康史

了解有无肛管直肠周围脓肿自行溃破或切开引流的病史。

2.病情评估

(1)肛门皮肤有无红、肿。

(2)肛周外口有无反复流脓及造成皮肤瘙痒感。

(3)了解直肠指检、内镜及钡灌肠造影等检查结果。

3.心理-社会状况

对肛瘘的认知程度及心理承受能力。

4.其他

自理能力。

(二)术后护理评估

(1)肛门皮肤有无红、肿、疼痛，肛周外口有无反复流脓及造成皮肤瘙痒感。

(2)了解辅助检查结果及手术方式。

(3)患者的饮食及排便情况。

(4)评估患者对术后饮食、活动、疾病预防的认知程度。

六、护理诊断

(一)急性疼痛

与肛周炎症及手术有关。

(二)完整性受损

与肛周脓肿破溃、皮肤瘙痒、手术治疗等有关。

(三)潜在并发症

肛门狭窄、肛门松弛。

七、护理措施

(一)术前护理措施

(1)观察患者有无肛门周围皮肤红、肿、疼痛,流脓或排便困难。症状明显时,嘱其卧床休息,肛门局部给予热水坐浴,以减轻疼痛,利于大便的排出。

(2)鼓励患者进高蛋白、高热量、高维生素、易消化的少渣饮食,多食新鲜蔬菜、水果及脂肪类食物,保持大便通畅。

(3)急性炎症期,遵医嘱给予抗生素,每次排便后用清水冲洗干净,再用 1∶5 000 高锰酸钾溶液温水坐浴,每次 20 min,3 次/天。

(4)术前一天半流质饮食,术前晚进食流质,视所采取的麻醉方式决定术前是否禁食禁饮。术前晚按医嘱给予口服泻药,但应具体应用时视患者有无长期便秘史进行调整。若排便不充分时,可考虑配合灌肠法,洗至粪便清水样,肉眼无粪渣为止。

(5)准备手术区域皮肤,保持肛门皮肤清洁,予修剪指甲。

(二)术后护理措施

(1)腰麻、硬膜外麻醉,术后需去枕平卧 6 h,避免脑脊液从蛛网膜下腔针眼处漏出,致脑脊液压力降低引起头痛。监测脉搏、呼吸、血压 6～8 h,至生命体征平稳。

(2)加强伤口换药,避免假性闭合。伤口距离肛门近,有肠黏液或粪便污染时,需拆除敷料,温水冲洗、1∶5 000 的高锰酸钾溶液或中药熏洗坐浴,洗净沾在伤口上的粪渣和脓血水;伤口换药要彻底、敷料填塞要达深部,保证有效引流,避免无效腔。如行挂线术的患者创面换药至挂线脱落后 1 周。

(3)做好排便管理术前给予口服泻药或清洁灌肠,术后给予轻泻软便药乳果糖或麻仁丸及纤维增加剂,使粪便松软,易于排出。排便后及时坐浴和换药,以保持伤口和肛门周围皮肤清洁。

(4)肛门括约肌松弛者,术后 3 d 可指导患者进行提肛运动。

八、护理评价

(1)能配合坐浴、换药,肛周皮肤清洁,术后伤口未发生二次感染。

(2)能配合术后的饮食、活动及提肛训练技巧。

(3)掌握复诊指征。

九、健康教育

(1)饮食指导:术后1～2 d少渣半流饮食,之后正常饮食,忌辛辣刺激性食物如辣椒及烈性酒等,多食粗纤维富营养的食物,如新鲜蔬菜、水果等,切忌因惧怕疼痛而少吃饭或不吃饭。鼓励患者多饮水,防止便秘。

(2)肛门伤口的清洁:每天排便后用1∶5 000高锰酸钾溶液或痔疮洗液坐浴,坐浴时应将局部创面全部浸入药液中,药液温度适中。平时排便后,可用温水清洗肛门周围,由周边向中间洗净分泌物。

(3)术后活动指导:手术创面较大,而伤口尚未完全愈合期间,应尽量少走路,避免伤口边缘因用力摩擦而形成水肿,延长创面愈合时间。创面愈合后3个月左右不要长时间骑自行车,以防愈合的创面因摩擦过多而引起出血。

(4)如发现排便困难或大便失禁,应及时就诊。

(朱林林)

第四节 肛管直肠狭窄

肛管直肠狭窄是指由于先天缺陷或后天炎症反复刺激、肛门直肠损伤、肿瘤等因素,正常的肠道黏膜被瘢痕组织取代或者肠管被瘢痕组织包绕,直肠、肛管、肛门进而出现管径缩小变窄,患者出现排便困难或排便时间延长,常伴有便时肛门疼痛、便形细窄等症状。

一、病因与发病机制

(一)直肠肛门损伤

直肠肛门在受到外伤、烧伤、烫伤、药物腐蚀、分娩时会阴的裂伤、直肠及肛门部手术后出现瘢痕生长,形成的直肠与肛门狭窄。

(二)慢性炎症或溃疡粘连

如克罗恩病,结肠与肛门瘢痕会形成挛缩,进而造成结肠、肛门狭窄。

(三)直肠肛门肿瘤等因素

因直肠恶性肿瘤、肛门部肿瘤、性病、淋巴肉芽肿、平滑肌瘤、畸胎瘤等,也可引起肛门和肛管狭窄。

二、临床表现

(一)排便困难或排便时间延长

排便困难是肛门狭窄最常见的临床表现之一。肛门直肠腔瘢痕导致肛门直肠腔径变小,瘢痕缺乏弹性使较硬或较粗的粪便较难通过,排便的时间延长。

(二)粪便形状改变

由于肛门狭窄、排便困难,服用泻药后,粪便可成扁形或细条状,且自觉排便不净。即使排便次数增加,也多为少量稀便排出。

(三)疼痛

由于粪便通过困难,排粪便时经常导致肛管裂伤,造成持续性钝痛。也可在排粪便后出现持续性剧痛,甚至长达数小时。

(四)出血

肛门弹性差,粪便通过肛门时,使肛管皮肤破裂而导致出血。

(五)肛门瘙痒

肛门狭窄常合并肛门炎症,肛门狭窄也会导致直肠肛管黏膜或肛门皮肤的裂伤,使分泌物明显增加,导致肛门瘙痒和皮炎。

(六)肛门失禁

括约肌损伤导致的纤维化瘢痕形成会使肛门失去良好弹性,一方面表现为肛门狭窄,另一方面表现为肛门收缩功能差,出现肛门失禁,难于控制气体、液体甚至固体的排出。

(七)全身表现

肛门狭窄,会造成不同程度的肠道机械性梗阻,故部分患者出现腹痛、腹胀的症状;而且部分患者由于出现肛门狭窄、排便困难、排便疼痛等问题,会伴有不同程度的精神症状,如焦虑、紧张。

三、辅助检查

(一)直肠指检

可判断肛门狭窄及较低位的直肠狭窄或肛管直肠狭窄。狭窄处不能通过指尖,并可扪及程度不同的坚硬瘢痕组织。

(二)气钡双重造影和排粪造影

可明确狭窄位置及诊断直肠狭窄。

四、治疗要点

(一)非手术治疗

通过高纤维膳食、灌肠等疗法缓解患者的排便困难及便时疼痛的症状;渐进式扩肛法,如手指扩张法或扩张器扩张法,使狭窄处扩张来缓解症状;内镜下置入球囊扩张器的方法进行扩肛,可获得较好的疗效。

(二)直肠狭窄治疗

对于较低位的直肠狭窄,可应用超声刀、激光、尿道切开器在狭窄环后方切开狭窄,完成纵切横缝的手术;或者经肛门直肠狭窄环切除术也可达到比较好的疗效。

(三)肛门狭窄的手术治疗

瘢痕松解同时行内括约肌切开手术。中至重度的肛门狭窄,可考虑应用皮瓣转移的肛门成形术。

五、护理评估

(1)既往是否有肠道炎症、结直肠肛门部手术、痔注射治疗及臀部外伤或使用腐蚀性药物史。

(2)排便困难的严重程度,是否可以通过高纤维膳食、灌肠等疗法缓解患者的排便困难及便时疼痛的情况。

(3)了解辅助检查结果及主要治疗方式。

(4)心理状态和认知程度,是否存在紧张、焦虑的心理状态,对术后的扩肛是否配合,对术后的康复是否有信心,对出院后的继续扩肛是否清楚。

六、护理诊断

(一)急性疼痛

与肛门狭窄、排便困难有关。

(二)完整性受损

与肛周炎症、皮肤瘙痒等有关。

(三)潜在并发症

与出血、肛门狭窄有关。

(四)焦虑

与担心治疗效果有关。

七、护理措施

(一)术前护理措施

(1)观察患者排便情况,有无腹胀、腹痛、排便出血。

(2)有无肛门周围皮肤红、肿、疼痛、流脓、瘙痒,症状明显时,嘱其卧床休息,肛门局部给予热水坐浴,以减轻疼痛。

(3)鼓励患者进食高纤维的蔬菜、水果,如番薯叶、芹菜、韭菜、竹笋、茼蒿及苹果、香蕉,主食以燕麦、麦皮、番薯等为主,以软化大便,缓解患者的排便困难。

(4)术前一天半流质饮食,术前晚进食流质,配合灌肠,以减少术后早期粪便排出。术前视手术和麻醉方式给予禁食禁饮。

(5)准备手术区域皮肤,保持肛门皮肤清洁。

(二)术后护理措施

(1)腰麻、硬膜外麻醉,术后需去枕平卧 6 h,避免脑脊液从蛛网膜下腔针眼处漏出,致脑脊液压力降低引起头痛。监测脉搏、呼吸、血压持续 6～8 h,至生命体征平稳。

(2)做好排便管理。术后给予轻泻软便药乳果糖或麻仁丸及纤维增加剂,使粪便松软,易于排出。排便后及时坐浴和换药,以保持肛门周围皮肤清洁。

(3)术后 7～10 d,指导患者扩肛。术后扩肛治疗必须长期坚持,半年以上的扩肛会减少肛门部手术再次导致肛门狭窄的可能性,可以巩固手术的治疗效果。

八、护理评价

(1)能配合术前的饮食,灌肠,保证粪便的排出。

(2)能配合坐浴、换药,肛周皮肤清洁。

(3)能配合术后的饮食、活动及扩肛训练技巧。

(4)掌握复诊指征。

九、健康教育

(1)饮食指导:术后 1～2 d 少渣半流饮食,之后正常饮食,忌辛辣刺激性食物如辣椒及烈性酒等，进食高纤维的蔬菜、水果，如番薯叶、芹菜、韭菜、竹笋、茼蒿及苹果、香蕉，主食以燕麦、麦皮、番薯等，以软化大便，利于粪便排出。

(2)肛门伤口的清洁：每天排便后用 1∶5 000 高锰酸钾溶液或温水坐浴，坐浴时应将局部创面全部浸入药液中，药液温度适中。

(3)术后扩肛指导：渐进式扩肛法，用手指扩张或扩张器扩张，通过逐步增加手指数目或扩张器的大小使狭窄处扩张以达到缓解症状的目的。

(4)如发现排便困难或大便变细、变硬，应及时就诊。

(朱林林)

第五节　肛门失禁

肛门失禁又称大便失禁，是指因各种原因引起的肛门自制功能紊乱，以致不能随意控制排气和排便，不能辨认直肠内容物的物理性质，不能保持排便能力。它是多种复杂因素参与而引起的一种临床症状。据过外文献报道，大便失禁在老年人中的发生率高达 1.5%，女性多于男性。

一、病因及发病机制

(一)先天异常

肛门闭锁、直肠发育不全、脊椎裂、脊髓膜突出等先天性疾病均可造成肛门失禁。

(二)解剖异常

医源性损伤、产科损伤(阴道分娩)、直肠肛管手术、骨盆骨折、肠道切除手术后、肛门撕裂、直肠脱垂、内痔脱出等。

(三)神经源性

各种精神及中枢、外周神经病变和直肠感觉功能改变如痴呆、脑动脉硬化、运动性共济失调、脑萎缩、精神发育迟缓；中风、脑肿瘤、脊柱损伤、多发性硬化、脊髓瘤；马尾损伤，多发性神经炎，肛门、直肠、盆腔及会阴部神经损伤、“延迟感知”综合征等疾病均能导致肛门失禁。

(四)平滑肌功能异常

放射性肠炎、炎症性肠病、直肠缺血、粪便嵌顿、糖尿病、儿童肛门失禁。

(五)骨骼肌疾病

重症肌无力、肌营养不良、硬皮病、多发性硬化等。

(六)其他

精神疾病、全身营养不良、躯体残疾、肠套叠、肠易激综合征、特发性甲状腺功能减退等。

二、临床表现

(一)症状特点

患者不能随意控制排便和排气。完全失禁时，粪便自然流出，污染内裤，睡眠时粪便排出污染被褥；肛门、会阴部经常潮湿，粪性皮炎、疼痛瘙痒、湿疹样改变。不完全失禁时，粪便干时无失禁，粪便稀时和腹泻时则不能控制。

(二)专科体征

1.视诊

(1)完全性失禁:视诊常见肛门张开呈圆形,或有畸形、缺损、瘢痕、肛门部排出粪便、肠液,肛门部皮肤可有湿疹样改变或粪性皮炎的发生。

(2)不完全失禁:肛门闭合不紧,腹泻时可在肛门部有粪便污染。

2.直肠指诊

肛门松弛,收缩肛管时括约肌及肛管直肠环收缩不明显和完全消失,如损伤引起,则肛门部可扪及瘢痕组织,不完全失禁时指诊可扪及括约肌收缩力减弱。

3.肛门镜检查

可观察肛管部有无畸形,肛管皮肤黏膜状态,肛门闭合情况。

三、辅助检查

(一)肛管直肠测压

可测定内、外括约肌及耻骨直肠肌有无异常。肛门直肠抑制反射,了解其他基础压、收缩压和直肠膨胀耐受容量。失禁患者肛管基础、收缩压降低,内括约肌反射松弛消失,直肠感觉膨胀耐受容量减少。

(二)肌电图测定

可测定括约肌功能范围,确定随意肌、不随意肌及其神经损伤恢复程度。

(三)肛管超声检查

应用肛管超声检查,能清晰显示出肛管直肠黏膜下层、内外括约肌及其周围组织结构,可协助诊断肛门失禁,观察有无括约肌受损。

四、治疗要点

(一)非手术治疗

1.提肛训练

通过提肛训练以改进外括约肌、耻骨直肠肌、肛提肌随意收缩能力,从而锻炼盆底功能。

2.电刺激治疗

常用于神经性肛门失禁。将刺激电极置于内、外括约肌和盆底肌,使之有规律收缩和感觉反馈,提高患者对大便的感受,增加直肠顺应性,调节局部反射,均可改善肛门功能。

3.生物反馈治疗

生物反馈治疗是一种有效的治疗肛门失禁的方法。生物反馈仪监测到肛周肌肉群的生物信号,并将信号以声音传递给患者,患者通过声音和图片高低形式显示进行模拟排便的动作,达到锻炼盆底肌功能的作用。生物反馈的优点是安全无痛,但需要医患双方的耐心和恒心。

(二)手术治疗

由于手术损伤或产后、外力暴力损伤括约肌致局部缺陷。先天性疾病、直肠癌术后肛管括约肌切除等则需要进行手术治疗,手术方式较多,根据情况选用。包括:肛管括约肌修补术、括约肌折叠术、肛管成形术等。

五、护理评估

(一)焦虑

与大便不受控制影响生活质量有关。

(二)自我形象紊乱

与大便失禁污染有关。

(三)粪性皮炎

与大便腐蚀肛周皮肤有关。

(四)睡眠形态紊乱

与大便失禁影响睡眠质量有关。

(五)疼痛

与术后伤口有关。

(六)潜在并发症

尿潴留、出血、伤口感染。

六、护理措施

(一)焦虑护理

(1)术前患者心理护理:与患者及家属进行沟通,向患者及家属讲解所患疾病发生的原因、治疗方法、护理要点、影响手术效果的因素、可能出现的并发症和不适,使其对肛门失禁有正确的认识,积极配合手术治疗,对术后出现的并发症有心理准备。

(2)术后做好家属宣教使其亲人陪护在身边,使患者有安全感。向患者讲解手术的过程顺利使其放心,护士在护理过程中以耐心、细心的优质服务理念贯穿整个护理工作中让患者感到安心。

(二)自我形象紊乱的护理

护士做好患者基础护理,保持肛周及会阴清洁。及时协助患者更换衣裤及病床。护理操作过程中注意保护患者隐私。

(三)粪性皮炎护理

(1)一旦患者发生粪性皮炎护士应指导患者正确清洗肛周的方法。

(2)及时更换被粪便污染的衣裤。

(3)保持肛周、会阴局部清洁干燥。需要在护理粪性皮炎时同压疮做好鉴别。

(四)睡眠形态紊乱护理

病房保持安静,定时通风,鼓励患者养成良好的睡眠习惯。向患者及家属做好沟通,使其放松心情,评估影响患者睡眠的因素,帮助其排除,并讲解良好的睡眠质量对术后恢复的重要性。

(五)疼痛护理

术后建立疼痛评分表,根据评分值采取相应的护理措施,必要时常规使用镇痛泵。给予患者心理疗法,让其分散注意力,以缓解疼痛。

(六)并发症的护理

1.尿潴留

嘱患者小便时可听流水声、热敷小腹诱导排便。

2.出血

严密观察患者伤口敷料是否有渗血渗液;严密观察患者的生命体征、脉搏、心率、呼吸、神志、体温;观察患者排便时有无带血,嘱患者勿用力排便,以免引起伤口出血。如患者伤口敷料有鲜红色血液渗出,应立即通知医师并协助医师进行止血甚至抢救处理。

3.伤口感染

每天给予伤口换药,严密观察患伤口愈合情况及有无发热等症状。

七、护理评价

患者围术期细致的护理不仅是提高患者满意度,也是提高手术成功的重要保障,通过相应的护理措施可促进患者早日康复,在治疗护理过程中,心理护理尤为重要,可帮助患者及家属减轻心理负担,减少和消除患者术后不必要的并发症,提高患者的生活质量,使患者早日回归社会。

八、健康教育

(1)嘱患者清淡饮食避免刺激辛辣等食物。

(2)指导患者正确的提肛运动;③向患者讲解扩肛的目的、方法、注意事项;④以多种形式的健康教育指导患者包括口头讲解、书面法、操作示范等,使患者充分掌握自我观察和自我调护的方法;⑤对出院患者进行出院指导,并讲解随访时间,定期随访;⑥告知患者适当活动,不可进行剧烈运动,保持肛周局部清洁干燥。

(朱林林)

第六节 肛门周围化脓性汗腺炎

肛门周围化脓性汗腺炎是由于各种因素导致的肛周大汗腺开口发生角化性阻塞而继发的慢性复发性感染,是一种慢性蜂窝织炎样皮肤病。特点为肛周、会阴、臀部或骶尾反复出现疖肿,自行溃破或切开后形成窦道和瘘管,反复发作,病程较长,发病缓慢,常影响患者生活质量,若疏于治疗有恶变倾向。

一、病因与发病机制

人体大汗腺有较复杂的腺管,一般位于真皮深度,分布在腋下、腹股沟、阴囊、颈后、会阴部和肛门周围。分布在肛门周围的大汗腺约占11%,这种大汗腺由毛囊发育而来。当全身或局部的汗腺分泌功能障碍,或腺管阻塞、水肿感染,即可引起化脓性汗腺炎。若多数腺体均有严重的感染,即可发生脓肿。由于肛门周围的皮下毛囊与汗腺之间有导管相通,并和淋巴管相连,炎症可沿淋巴管或导管向会阴、臀部蔓延,形成广泛性脓肿和蜂窝织炎。反复感染即造成慢性化脓性汗腺炎,在皮下形成复杂性窦道和瘘管,甚至相互连通而形成“桥形瘢痕”。致病菌主要为金黄色葡萄球菌、链球菌。本病以20~40岁青壮年男性为多,尤其是有吸烟习惯、糖尿病、痤疮和肥胖者易患此病,可能与雄性激素分泌异常相关,由于本病有家族高发倾向,因此可能存在遗传易感性。

二、临床表现

（一）症状和体征

1.症状

初起肛门周围皮肤表面出现单发或多发的皮下或皮内、大小不等、与汗腺毛囊位置一致的小硬结，色红肿胀时有脓液，形如疖肿，触痛明显。脓肿自溃或切开后排出黏稠糊状有臭味的脓性分泌物，反复发作，愈合与复发交替出现，逐渐形成广泛皮下窦道和瘘口融合成片，瘘口可达数个至数十个。一般全身症状较轻，若继发感染，向深部蔓延，则有发热、头痛、全身不适、白细胞升高、淋巴结疼痛肿大等症。病程较长的可表现为慢性病容，贫血、消瘦、低蛋白血症等。

2.体征

病变部位色素沉着，皮肤呈褐色；皮肤萎缩、变硬、肥厚，形成片状瘢痕；窦道、瘘管和小脓肿融合成片，相互连通，炎症可广泛蔓延至会阴、臀部等处。病变一般相对浅表，仅位于皮下，但极少情况下也可侵犯深部组织；一般不深入内括约肌。若伴有腋窝、乳腺等大汗腺分布处相同的感染，则更易确诊。

（二）分类

赫尔利（Herley）分期。Ⅰ期：单发或多发的孤立性脓肿形成，不伴窦道和瘢痕。Ⅱ期：≥1个复发性脓肿，伴有窦道形成和瘢痕。Ⅲ期：多个窦道相互联通和广泛脓肿形成。

三、辅助检查

彩超检查可见瘘管表浅，位于皮下组织，未深及肌肉筋膜。

四、治疗要点

肛周化脓性汗腺炎的治疗，初期以抗感染治疗为主，可以局部或系统使用抗生素治疗；成脓、形成窦道或反复感染者，以手术彻底切除炎症累及的大汗腺组织为主。

（一）非手术治疗

1.抗生素的使用

抗生素可根据培养加药敏决定，针对软组织感染推荐的抗生素有头孢菌素类、克林霉素、青霉素、米诺环素、环丙沙星等，虽然抗生素不能治愈，但能有效缓解疼痛和减少排脓，可以对赫尔利Ⅰ期的患者起到控制感染的作用，宜早期介入。由于本病病变部位长期慢性炎症刺激，局部病灶纤维化明显，药物浸润困难，所以药敏试验不一定与临床效果一致。

2.抗雄性激素治疗

没有足够的证据支持化脓性汗腺炎患者使用抗雄激素治疗。对于疾病分期为轻、中度（赫尔利Ⅰ、Ⅱ期），抗感染治疗无效的女性患者或激素水平异常的女性患者可考虑抗雄激素治疗。

3.激素治疗

早期皮损局部使用激素软膏可以迅速缓解局部症状。大剂量抗生素控制不佳的患者可全身性使用激素，阻止硬结形成脓肿。激素治疗需要尽快减量并撤药。

4.急性炎症期

可局部应用温高渗性盐水冲洗。

(二)手术治疗

反复发作形成皮内窦道、瘘管及瘢痕时,应选择手术治疗。

1.术前准备

完善术前辅助检查:血、尿常规,凝血机制,生化等实验室检查,腹部彩色多普勒超声等影像学检查。清洁灌肠1～2次。根据病情选择腰部麻醉、硬膜外麻醉或全身麻醉,需术前禁食禁水。一般取侧卧位或折刀位。

2.手术方法

(1)急性期:可简单切开引流术。

(2)缓解期:根据病变情况,手术可一期或分期进行。

初期阶段,各病变部位范围局限且独立未融合,可将各病灶分别切开,并充分敞开引流。

病灶广泛,有感染,深达正常筋膜者可行扩创术,充分切开潜在皮下瘘管,术中将病变区瘘管全部切开,彻底搔刮管壁,术中用过氧化氢溶液冲洗。手术时充分暴露化脓性汗腺炎瘘管的基底,修剪时必须在正常组织的边缘,目的是去除可能因炎症的纤维化反应而使汗腺管道堵塞,防止病变复发。要细心检查残留的瘘管基底。任何微小的残留肉芽都应用细探针详细探查,以发现极微细的瘘管,广泛切除感染灶,开放引流,用填塞法或袋形缝合术创口Ⅱ期愈合或植皮。切除时,既要范围广泛,使窦道彻底开放,又要尽量保留皮岛或真皮小岛,以利于伤口愈合。

病灶特大者,可行广泛切除加转流性结肠造口术。造口是为了避免创口污染,并非常规,一般不轻易采用。

3.术后处理

由于本病的手术主要是扩创,故术后换药至关重要,密切观察创面,直到整个创面完全被皮肤覆盖。可选用甲硝唑、碘伏等局部换药,紫草膏等促进愈合。

4.注意事项

(1)汗腺炎的治疗必须个体化,并且涉及多学科。对于皮肤缺损大的患者可采用皮瓣移植的方法,本病对患者的心理影响也不能被医师忽视。

(2)易复发是本病的特点,尽管有多种治疗方式,复发仍然很常见。

(3)皮肤或皮下有较多窦道,故应注意探查切除,以免遗漏。切除时,既要范围广泛,切开全部瘘管,使窦道彻底开放,又要尽量保留皮岛或真皮小岛,以利于伤口的愈合。

五、护理评估

(一)健康史

了解患者年龄、性别、身高、体重、既往史(肛周有反复发作的化脓性感染、破溃或切开引流史,病程持续3个月以上)、家族史、职业、生活及饮食习惯等,找出诱发疾病发生发展的因素。本病以20～40岁青壮年男性为多,尤其是有吸烟习惯、糖尿病、痤疮和肥胖者易患此病,由于本病有家族高发倾向,因此可能存在遗传易感性。

(二)身体情况

典型的症状:肛门周围可见数个甚至数十个瘘口,瘘口周围增厚、变硬,色素沉着,呈暗紫色,瘘口处瘢痕多,融合成片,以致病变区凹凸不平。

(三)心理-社会状况

由于本病发病年龄较年轻,多有痤疮和肥胖,病程较长,发病缓慢,又容易反复发作,易形成瘢痕，常影响患者生活质量，若疏于治疗有恶变倾向。给患者生活和工作带来痛苦和不适，而产生焦虑、恐惧或自卑心理。

(四)辅助检查

彩色多普勒超声检查可见瘘管表浅，位于皮下组织，未深及肌肉筋膜。

六、护理诊断

(一)疼痛

与肛周疾病或手术创伤有关。

(二)便秘

与饮水或纤维素摄入量不足、惧怕排便时疼痛有关。

(三)潜在并发症

切口出血、感染等。

(四)尿潴留

与麻醉后抑制排尿反射、切口疼痛等有关。

(五)焦虑

与病情反复、病程长、易形成瘢痕等因素有关。

(六)知识缺乏

缺少有关疾病的治疗和术后康复知识有关。

七、护理措施

(一)非手术治疗护理

1.饮食护理

高脂食物会使皮脂腺分泌过量皮脂。含糖高的食品如摄入过量，大量的糖可以转化为脂类，可加重痤疮生长。因而嘱家属为患者提供低脂、低糖、高维生素、高蛋白质饮食，并鼓励患者多饮水，多进食新鲜蔬菜、水果，避免辛辣刺激性食物。

2.养成良好排便习惯

习惯性便秘者，轻症可每天服用适量蜂蜜，重症可用缓泻药。粪便过于干结有排便困难者，可考虑灌肠通便。

3.肛周中药熏洗

可以清洁肛门，改善局部血液循环、促进炎症吸收、缓解括约肌痉挛、减轻疼痛。

4.缓解疼痛

对有剧烈疼痛的患者，可肛周使用消炎镇痛的药膏。

5.保持肛周清洁

每天便后或睡前清洗肛周。

(二)手术治疗护理

1.术前护理

(1)饮食：术前 1 天禁食辛辣、刺激、肥腻的食物。术前晚 6 点遵医嘱服用清肠药。术前禁食 10 h，禁水 4 h。

(2)肠道准备：术日晨给予清洁灌肠，以确保肠道清洁。

2.术后护理

(1)饮食:手术当天宜进少渣的半流质饮食,如稀饭、米粥、面条等。不宜过早饮用豆浆、牛奶,以免肠胀气不适;术后第1天可进普食,适当摄入肉、蛋等营养食物;术后第2天可进食含纤维素的蔬菜、水果。禁烟酒、辛辣刺激、肥甘食品,同时应多饮水以软化大便。

(2)保持大便通畅:48 h后鼓励患者排便,并要养成每天定时排便的习惯,保持大便通畅。便秘时,用手绕脐周顺时针按摩腹部,每天3次,每次20～30圈。有一部分患者因为害怕排便引起伤口疼痛,故通过严格控制饮食来控制排便,常常因此导致营养不良使伤口愈合延迟,作为护理人员应及时发现此类患者并加以劝导,告之为控制饮食而控制排便会人为导致排便困难的后果,应顺其自然形成规律饮食、规律排便的良性循环。

(3)疼痛护理:由于肛周部血管、神经丰富,神经末梢对炎症、水肿、压力等刺激非常敏感,也和患者对疼痛的耐受性有关。要多与患者交谈,分散其注意力,如疼痛较重不能耐受者,中医疗法可给予中药熏洗、耳穴压豆、穴位按摩、理疗、中药湿敷等,必要时遵医嘱给予止痛药物。

(4)病情观察:密切观察术后情况,及时测量血压、脉搏、呼吸及面色变化,注意创面有无渗血,敷料是否染血等。观察有无切口感染等其他并发症。如发现异常,应及时报告医师,做到及时处理。

(5)尿潴留处理:术后患者出现排尿障碍是因为麻醉、精神紧张、切口疼痛等所致,要做到心平气和,不要急躁,正常饮水。可听流水声,热敷小腹部,一般都能自行排出,如上述措施无效,可遵医嘱给予耳穴压豆。若患者腹部难忍、有急迫排尿感、膀胱充盈,小便仍未自行解出,则考虑为尿潴留,遵医嘱可导尿。

(6)换药与肛周中药熏洗:术后应保持伤口清洁,要每天换药。伤口在排便后中药熏洗,并更换敷料。护理程序为:先排便-再清洗-再熏洗-后换药。

3.心理护理

在护理本病患者时,护理人员首要问题是鼓励患者主动宣泄疾病带来的各种身心压抑,用心倾听患者,主动调动患者积极性,对患者表示理解与同情。耐心向患者讲解肛门周围化脓性汗腺炎的病情及相关知识,消除或减轻患者的焦虑、恐惧、自卑心理。

八、护理评价

(1)患者疼痛是否减轻或消失。

(2)患者的排便是否正常。

(3)患者有无并发症发生或并发症得以及时发现或处理。

(4)患者的排尿是否正常。

(5)患者是否发生过焦虑或焦虑减轻。

(6)患者是否了解肛门周围化脓性汗腺炎治疗和术后康复知识的方法。

九、健康教育

(1)患者应多进食新鲜蔬果,发病时禁饮酒或食辛辣刺激食物,少食厚味食物。

(2)加强局部卫生护理,保持皮肤功能的完整性及肛周干燥,对于皮肤病,尤其是瘙痒性皮肤病,应及时进行合理治疗,防治皮肤损伤,避免搔抓及皮肤摩擦等刺激。嘱患者注意个人卫生,既要保持皮肤、头发清洁,又要避免过度清洗。清洁皮肤时应以温水为宜,如需选择洗涤剂,则应选择中性、柔和的洗涤剂，不能选择碱性或刺激性强的洗涤剂。穿着以宽松、柔软的棉质衣服为宜，尤其是贴身衣服，宜勤换并用开水烫洗或阳光曝晒消毒。嘱患者不与他人混用梳子，宜选用稀齿梳，尖端不可过锐，用力不能过猛，以免损伤头皮，用后定时清洁消毒。

(3)养成良好的生活习惯，勤剪指甲，勿搔抓、搓擦皮肤，严禁挤压痤疮脓点，尤其面部三角区部位的脓点，防止继发颅内感染。

(4)本病易发生于肥胖人群，故控制吸烟、减轻体重、多运动，有利于改善患者内环境的代谢紊乱。

(5)给予患者适当的心理疏导，帮助患者建立正确的疾病观，益于治疗。

(朱林林)

第七节　肛隐窝炎与肛乳头炎

肛隐窝炎与肛乳头炎均为常见病，只是由于其症状较轻而易被忽视。临床上这两种疾病多为伴发而可视为一种疾病。

肛隐窝炎(又称肛窦炎)是指肛隐窝、肛门瓣的急、慢性炎症性疾病。由于炎症的慢性刺激，常可并发肛乳头炎、肛乳头肥大。其临床症状是肛门部不适、潮湿、瘙痒，甚至有分泌物、疼痛等。通常由于症状较轻，又在肛门内部，易被忽视。有研究表明肛隐窝炎是引起肛肠感染性疾病的主要原因。据统计约有85%的肛门周围脓肿、肛瘘、肛乳头肥大等是由肛窦感染所引起。因此，对本病的早期诊断和治疗，对预防严重的肛管直肠部位感染性疾病有积极的意义。

肛乳头炎是由于排便时创伤或齿状线附近炎症引起的疾病。常与肛窦炎并发，是肛裂、肛瘘等疾病的常见并发症。

一、病因与发病机制

(一)解剖因素

肛隐窝炎的发生与肛门部位的解剖特点有着密切的关联。肛隐窝的结构呈杯状，底在下部，开口朝上，不仅引流差，还使积存的粪渣或误入的外物通过肛管时，引发感染和损伤。

(二)机械因素

干硬粪便通过肛管时，超过了肛管能伸张的限度，造成肛窦及肛门瓣的损伤。

(三)细菌侵入

肛窦中存在大量细菌，当排便时肛窦加深呈漏斗状，造成粪渣积存，肛腺分泌受阻，细菌易繁殖，病原菌从其底部侵入肛腺，引起肛隐窝炎，继而向周围扩散引发其他肛肠疾病。

(四)病理改变

局部水肿、充血、组织增生。

二、临床表现

轻度的肛隐窝炎和肛乳头炎常无明显的症状，病变程度较重时可出现以下表现。

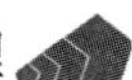

(一)肛隐窝炎临床表现

1.肛门不适

往往会有排便不尽、肛门坠胀及异物感。

2.疼痛

疼痛为常见症状,一般为灼痛或撕裂样痛。撕裂样痛多为肛门瓣损伤或肛管表层下炎症扩散所致,排便时加重。若肛门括约肌受炎性刺激,可引起括约肌轻度或中度痉挛性收缩使疼痛加剧,常有短时间阵发性钝痛,或疼痛持续数小时,严重者疼痛可通过阴部内神经、骶神经、会阴神经出现放射性疼痛。

3.肛门潮湿、瘙痒、分泌物

由于肛隐窝炎和肛门瓣的炎症致使分泌物增加。肛门周围组织炎性水肿可引起肛门闭锁不全性渗出,出现肛门潮湿、瘙痒。

(二)肛乳头炎临床表现

发生急性炎症时,而引起肛内不适感或隐痛。长时期炎症刺激可引起肛乳头肥大,并随多次排便动作使肥大的乳头逐渐伸长而成为带蒂的白色小肿物,质地较硬,不出血。该肿物起源齿状线,在排便时脱出肛门外,同时加重肛门潮湿和瘙痒症状。

三、辅助检查

直肠指诊和肛门镜是主要的检查手段。明确诊断可以通过上述的临床表现,再结合直肠指诊和肛门镜即可。

(一)直肠指诊

检查时常会感到肛门括约肌较紧张,转动手指时在齿线附近可扪及明显隆起或凹陷,并伴有明显触痛,多在肛管后方中线处。

(二)肛门镜检查

检查时可看见肛窦和肛门瓣充血、水肿,轻压肛窦会有分泌物溢出,肛乳头炎也肿大、充血。

四、治疗要点

(一)肛隐窝炎

1.非手术治疗

包括中药灌肠,每天 2 次;栓剂有止痛栓、消炎栓。方法:大便后清洗肛门,坐浴后将栓剂轻轻塞入肛门内,每天 2 次,每次 1～2 粒;化腐生肌膏外敷,同时配合坐浴等治疗。

2.手术治疗

对于药物治疗无效者,可行肛窦切开术等。肛窦切开术方法:先用钩形探针钩探加深的肛隐窝,然后沿探针切开肛隐窝到内括约肌,切断部分内括约肌,切除病窦及结节,做梭形切口至皮肤,创面修整,使引流通畅。可在切口上方黏膜缝合 1 针以止血。注意切除不可过深以防术后出血,本术式可根治肛窦炎。

(二)肛乳头炎

1.非手术治疗

适用于急性肛乳头炎,方法:同肛隐窝炎的非手术治疗处理。

2.手术治疗

可行肛乳头切除术。方法:患者侧卧位,在骶麻下用止血钳将肛乳头基底部钳夹,用丝线结扎,然后切除。对术后患者,应每天中药熏洗坐浴,口服润肠通便的药物,防止大便干燥,影响伤口愈合。同时,在3～5 d后以手指扩张肛管,以免伤口粘连。

五、护理评估

(一)术前评估

1.健康史

(1)一般情况:包括性别、年龄、婚姻状况。

(2)家族史:了解患者家庭中有无肿瘤等病史。

(3)既往史:了解患者有无习惯性便秘、肠炎等病史。

2.身体情况

(1)主要症状与体征:评估患者大便性质、次数,大便后有无疼痛、坠胀,肛门有无肿物脱出,有无分泌物从肛门流出,肛周皮肤有无瘙痒等情况。

(2)辅助检查:直肠指诊、肛门镜等检查结果异常。

(3)心理-社会状况:了解患者对本病及手术的认知情况、心理承受能力,家庭对患者支持度,患者承担手术的经济能力等。

(二)术后评估

1.手术情况

了解术后手术、麻醉方式及术中情况。

2.康复情况

了解术后生命体征是否平稳,伤口出血和愈合情况,有无感染并发症发生,肛门功能恢复情况。

3.心理-社会状况

了解患者情绪变化,对术后护理相关知识的知晓及配合程度。

六、护理诊断

(一)疼痛

与排便时肛管扩张,刺激肛管引起括约肌痉挛有关。

(二)便秘

与不良饮食或不良的排便习惯或患者恐惧排便疼痛等因素有关。

(三)潜在并发症

感染,与直肠肛管脓肿、肛门周围脓肿与积存粪渣,细菌繁殖引起局部感染,并向周围组织扩张有关。

七、护理措施

(一)非手术治疗护理

1.缓解疼痛

(1)坐浴:便后用中药熏洗坐浴或温水坐浴,可松弛肛门括约肌,改善局部血液循环,缓解肛

门疼痛。坐浴过程中注意观察患者意识、神志、面色等防止虚脱;严格控制水温防止烫伤。

(2)药物:疼痛明显者,可遵医嘱口服止痛药或肛门内塞入止痛或消炎栓,注意观察用药后的反应。

2.肛门护理

每次大便后及时清洗肛门,定期更换内裤,保持局部清洁干燥。肛门局部瘙痒时,勿用手抓挠,以免损伤皮肤。

3.保持大便通畅

(1)饮食上要多饮水,多食含粗纤维多的蔬菜和水果。如笋类纤维素含量达到30%~40%。此外,还有蕨菜、菜花、菠菜、南瓜、白菜、油菜菌类等;水果有其红果干、桑葚干、樱桃、酸枣、黑枣、大枣、小枣、石榴、苹果、鸭梨等,其中含量最多的是红果干,纤维素含量接近50%。少食辛辣刺激的食物,防止大便干燥,引起便秘。

(2)养成良好的排便习惯。每天定时排便,适当增加机体活动量,促进肠蠕动,利于排便。

(3)对于排便困难者,必要时服用缓泻剂或灌肠,以润肠松软大便,促进大便的排出。

(二)手术治疗护理

1.术前护理

(1)心理护理:多与患者沟通,讲解疾病的相关知识及术前术后注意事项等,消除患者紧张的心理,积极配合治疗,使其以良好的心态迎接手术。

(2)肠道准备:术前1天晚上7点开始口服润肠药如聚乙二醇电解质散,排便数次。晚10点起禁食水。术日晨首先给肥皂水500 mL灌肠,排一次便后,再给予甘油灌肠剂110 mL肛注。

2.术后护理

(1)病情观察:观察患者神志、生命体征是否平稳、有无肛门坠胀疼痛、伤口敷料有无渗血等,发现异常,及时报告医师,给予相应处理。

(2)饮食与活动:手术当天给予清淡的半流食,术后第一天开始进普食。可选择高蛋白、高热量、高维生素的饮食。手术当天卧床休息,术后第一天开始下地活动,以后逐渐增加活动量。目的是防止由于过早排便造成伤口出血或感染。

(3)伤口换药:每天伤口换药1~2次,换药时评估伤口创面肉芽生长情况。换药时注意消毒要彻底,动作要轻柔,以免增加患者痛苦。

(4)排便的护理:术后控制大便2 d,术后第一天晚上口服润肠药如聚乙二醇电解质散,术后第二天早晨开始排便,以后保持每天排成形软便一次。便后首先用温水冲洗伤口,再用中药熏洗坐浴10 min。目的是清洁伤口,减轻疼痛,促进创面愈合、预防感染的发生。熏洗坐浴过程中要防止患者虚脱、烫伤等意外发生。

八、护理评价

(1)患者疼痛缓解或消失。

(2)患者排便正常。

(3)并发症能够被有效预防或及时发现并得到相应治疗。

九、健康教育

(1)加强饮食调节,防止大便干燥。多食新鲜的水果和蔬菜,多饮水,禁食辣椒等刺激性食物。

(2)积极锻炼身体,增强体质,增进血液循环,加强局部的抗病能力。

(3)保持肛门清洁,勤换内裤,坚持每天便后清洗肛门,防止感染。

(4)积极防治便秘及腹泻,对预防肛隐窝炎和肛乳头炎的形成有重要意义。

(5)一旦发生肛隐窝炎或肛乳头炎,应早期医治,以防止并发症的发生。

(朱林林)

第八节 肛乳头瘤

肛乳头瘤又称肛乳头肥大或乳头状纤维瘤,是一种肛门常见的良性肿瘤。由于直肠下端与口径较小的肛管相接,呈现8~10个隆起的纵行皱襞,称肛柱。肛管与肛柱连接部位的三角形乳头状隆起,称为肛乳头。有很多学者认为,肛乳头肥大是一种增生性炎症改变的疾病,是肛乳头因粪便或慢性炎症的长期刺激,持续地纤维化增生而逐渐增大变硬而形成的。临床上随着肛乳头逐渐增大,有时可随排大便脱出肛外,反复脱出,刺激肛管,可使局部分泌物增多,有时还会出现便后带血,排便不净的感觉和肛门瘙痒。很少癌变,但不排除恶变倾向,因此积极的治疗可早期切除。

一、病因与发病机制

(1)肛乳头周围组织的反复炎性刺激便秘致粪便长期存留刺激、腹泻致排便刺激频繁,局部肛窦炎、肛乳头炎长期迁延。

(2)慢性肛裂三期以上的肛裂的顶端与肛窦接近,肛裂反复发作,炎性刺激此处的肛乳头,致逐渐增生而成。

(3)外伤或肛门其他疾病致局部血流障碍、淋巴回流不畅。

二、临床表现

(1)早期一般无明显症状,常在体检时被指诊发现。

(2)肿物逐渐生长增大,部分患者可出现某些症状,如肛内坠胀、排便不尽感。

(3)瘤体反复脱出可有异物摩擦不适感,少数患者发生嵌顿感染时,可有疼痛、出血,或看见表面破溃、糜烂。另外,因生长部位不同临床表现也不尽相同。①肛门不适:初起,肛门有坠胀的感觉,有时肛门瘙痒不适,如有炎症,不仅坠胀感明显,还可因刺激而频欲排便;②肛乳头脱出:肛乳头长到一定程度,大便时能脱出肛外。开始大便后能自行回缩于肛内,逐渐需用手推方能缩回肛内,甚至长期脱出肛外;③出血和疼痛:遇干硬大便擦伤肛门,可带血、滴血及疼痛;④嵌顿:肥大肛乳头脱出肛门外后,若未及时推回肛内,则会发生嵌顿,嵌顿后水肿、疼痛较剧烈,行动不便,坐卧不宁,甚至大小便均困难;⑤肛门镜检查可见齿线处充血水肿;⑥肛门瘙痒和易潮湿。

三、辅助检查

(一)肛门镜或电子直肠乙状结肠镜

于齿线水平可见单发或多发肥大肛乳头或乳头状瘤。

(二)病理切片

可见肛乳头肥大,间质慢性炎及血管扩张。

四、治疗要点

为解除其恶变的后顾之忧,宜早期手术切除或结扎。

(一)非手术治疗

对一些症状比较轻的患者,非手术疗法仍然是主要的治疗方法。热水坐浴每天1～2次,局部热敷,改善血液循环,促使炎症的吸收。

早期瘤体较小时,可呈锥状或乳头状突起,若暂不予手术时应注意其生长变化情况,若伴有肛窦炎、便秘、腹泻等需积极治疗,避免持续刺激瘤体增生。

(二)手术治疗

对于可触及齿线处明显隆起肿物,或有脱出,或呈明显增长趋势。伴有反复破溃出血、疼痛、局部摩擦感等不适等症状者,可选择手术切除术。

五、护理评估

术前详细了解病史,认真做好全身检查,注意患者有无心脏病、高血压、糖尿病等全身性疾病。常规行血、尿、便、胸片、凝血机制、心电图、肝功能、肾功能等检查,肛门直肠的局部检查包括直肠指诊、直肠乙状结肠镜检查等。做好患者的思想工作,消除其紧张情绪。

六、护理诊断

(一)急性疼痛

与血栓形成,肥大肛乳头嵌顿,术后创伤有关。

(二)便秘

与不良饮食,排便习惯等有关。

(三)潜在并发症

贫血、肛门狭窄、尿潴留、创面出血、切口感染等。

七、护理措施

(一)非手术治疗护理/术前护理

1.饮食与活动

嘱患者多饮水,多吃新鲜蔬菜、水果,多吃粗粮,少饮酒,少吃辛辣刺激食物。养成良好生活习惯,养成定时排便的习惯。适当增加运动量,促进肠蠕动,切忌久站、久坐、久蹲。必要时使用通便药物。

2.温水坐浴

便后及时清洗,保持局部清洁舒适,必要时用肛洗一号坐浴,控制温度在43 ℃～46 ℃,每天

2～3 次，每次 20～30 min，以预防病情进展及并发症。

3.脱出肥大乳头回纳

痔块脱出时应及时回纳，嵌顿性肥大乳头应尽早行手法复位，注意动作温柔，避免损伤；急性肛乳头炎应局部应用抗生素软膏。

4.术前准备

缓解患者的紧张情绪，指导患者进少渣饮食，术前排空大便，必要时灌肠，做好会阴部备皮及药敏试验，贫血患者应及时纠正。

（二）术后护理

1.饮食与活动

术后 1～2 d 应以无渣或少渣流质、半流质为主。术后 24 h 内可在床上适当活动四肢、翻身等，24 h 后可适当下床活动，逐渐延长活动时间，并指导患者进行轻体力活动。伤口愈合后可以恢复正常工作，学习和劳动，但要避免久站或久坐。同时，便后坚持肛门坐浴，可用 1∶1 000 高锰酸钾液或肛洗一号，或用中药煎熬坐浴熏洗肛门，每次 10～15 min。还要忌食生冷之物及油腻之品，以防发生腹泻或粪渣堵塞肛窦。注意创面有无渗血，如敷料已被染湿应及时更换。按医嘱补充液体或抗生素，或口服各类药物。饮食以高蛋白、低脂肪为主，多喝汤汤水水，促进营养吸收。

2.控制排便

术后早期患者会存在肛门下坠感或便意，告知其是敷料刺激所致，术后 3 d 尽量避免解大便，促进切口愈合，可于术后 48 h 内口服阿片酊以减少肠蠕动，控制排便。之后应保持大便通畅，避免便干，避免排便时用力。如有便秘，口服液状石蜡或其他缓泻剂，但切忌灌肠。肛乳头瘤术后患者如果已行肛门直肠周围脓肿手术，术后的护理及换药即成为主要的治疗手段，是关键所在。所以患者应遵从医嘱，注意饮食，忌食辛辣刺激醇酒之品，多食瓜果蔬菜，以保持大便通畅。

3.疼痛护理

大多数肛肠术后患者创面疼痛剧烈，是由于肛周末梢神经丰富，或因括约肌痉挛，排便时粪便对创面的刺激，敷料堵塞过多等导致。判断疼痛原因，给予相应处理，如使用镇痛剂、去除多余敷料等。

4.并发症的观察与护理

（1）尿潴留：术后 24 h 内，每 4～6 h 嘱患者排尿 1 次，避免因手术、麻醉刺激、疼痛等原因造成术后尿潴留。若术后 8 h 仍未排尿且感下腹胀痛隆起时，可行诱导排尿，针刺耳穴埋籽或导尿等。

（2）创面出血：由于肛管直肠的静脉丛丰富，术后容易因为止血不彻底、用力排便等导致创面出血。通常术后 7 d 内粪便表面会有少量出血，如患者出现恶心、呕吐、心慌、出冷汗、面色苍白等，并伴肛门坠胀感和急迫排便感进行性加重，敷料渗血较多，应及时通知医师行相应处理。

（3）切口感染：直肠肛管部位由于易受粪便，尿液等的污染，术后易发生切口感染。应注意术前改善全身营养状况；术后 2 d 内控制好排便；保证肛门周围皮肤清洁，便后用 1∶5 000 高锰酸钾溶液坐浴；切口定时换药，充分引流。

（4）肛门狭窄：术后观察患者有无排便困难及大便变细，以排除肛门狭窄。如发生狭窄，及早行扩肛治疗。

（5）如有发热、寒战等症状，须及时加用清热凉血药，亦可使用抗生素治疗。

(6)并发肛裂则一并切除。

(7)如伴有多个肛乳头肥大者，需分次手术。

5.术后换药护理

换药时肉芽以新鲜红色为佳，如遇肉芽组织生长高出表皮，应做修剪；遇有创口桥形愈合或缝合创口有感染者，则应剥离敞开创口，或拆除缝线敞开创口。有挂线者，如术后 7～9 d 挂线未脱落，做换线再挂处理，缝合创口以 5～7 d 拆线为佳，还要注意保持创面的引流通畅，填塞凡士林纱条或药条，应紧贴创面，内口应到位，以创面肉芽从下朝上、从内至外生长为最佳，这样就能避免桥形愈合，获得最佳的手术效果。

八、护理评价

(1)患者疼痛得到缓解或控制，自述疼痛减轻。

(2)患者排便正常。

(3)患者未发生并发症，或并发症能够及时发现并得到相应处理。

九、健康教育

肛乳头肥大的预防：肛乳头肥大是由慢性炎症长期刺激而引起的，得了肛乳头肥大使患者坐立不安，心情低落，要如何预防肛乳头肥大？下面简单介绍肛乳头肥大的预防措施。

(1)避免吃一些刺激性食物，如辛辣。

(2)改正不良的生活习惯，如饮酒、久坐都会刺激。

(3)保持肛门清洁，勤换内裤，坚持每天便后清洗肛门，对预防感染有积极作用。

(4)积极锻炼身体，增强体质，增进血液循环，加强局部的抗病能力，预防感染。

(5)及时治疗可引起肛周脓肿的全身性疾病，如溃疡性结肠炎、肠结核等。

(6)不要久坐湿地，以免肛门部受凉受湿，引起感染。

(7)积极防治其他肛门疾病，如肛隐窝炎和肛乳头炎，以避免肛周脓肿和肛瘘发生。

(8)防止便秘和腹泻，对预防肛周脓肿与肛瘘形成有重要意义。

(9)一旦发生肛门直肠周围脓肿，应早期医治，以防蔓延、扩散。

(刘　婷)

第九节　骶尾部藏毛窦

骶尾部藏毛窦是指发生于骶尾臀间裂的软组织内形成的窦道或囊肿，内藏毛发是其特征。该病好发于青年群体，因毛发脂腺活动增加出现症状，其中肥胖及多毛体质男性更易发。该病以肛门坠胀、疼痛、肛周流脓为特征，伴有感染时可见恶寒、发热、周身不适。典型症状即骶尾部急性浅表脓肿，破溃后为一窦道，反复破溃，经久难愈。第二次世界大战期间，欧美军人因长期乘坐吉普车，发病率较高，又称为吉普病。近年来，该类疾病在我国的报道呈上升趋势。

一、病因与发病机制

本病的发生与下列因素相关，如久坐、肥胖、骶尾部外伤史等。

(一)先天性原因

认为藏毛窦的发生与发育密切相关，由于骶管残留物或骶尾部中央缝畸形发育导致皮肤包涵物形成囊肿，其中的毛发被解释为内陷的上皮存在毛囊。但在婴儿的中线位肛后浅凹部位很少找到藏毛疾病的前驱病变，而在成年人却多见。

(二)后天性原因

认为窦和囊肿是由于损伤、手术、异物刺激和慢性感染引起的肉芽肿疾病。走路、久坐等使骶尾部摩擦，特别是多毛的男性，臀中裂之间的毛发刺入局部皮肤，臀间裂有负吸引作用，可使脱落的毛发向皮下穿透，穿入皮肤，形成短管道，短管上皮化，产生吸力，毛发聚集于皮下脂肪内成为异物，一旦感染发生，便发病形成慢性感染或脓肿。常见的病菌有厌氧菌、葡萄球菌和大肠埃希菌等。

在尾骨部背侧中线的原发窦道在皮肤开口，深为 2～3 cm，末端有小腔。窦道内含毛发，有时毛发在窦道口伸出(图 9-4)。这种毛发全然是游离的，两端尖细，很难发现毛囊。继发管道位于原发窦道深处，感染后破向皮肤，含有丰富的肉芽组织。原发窦道开口部以鳞状上皮为衬里，这种上皮衬里深入窦口内2 mm左右即为肉芽组织替代。继发的窦道多在原发窦道口的上方即“颅侧”(图 9-5)。

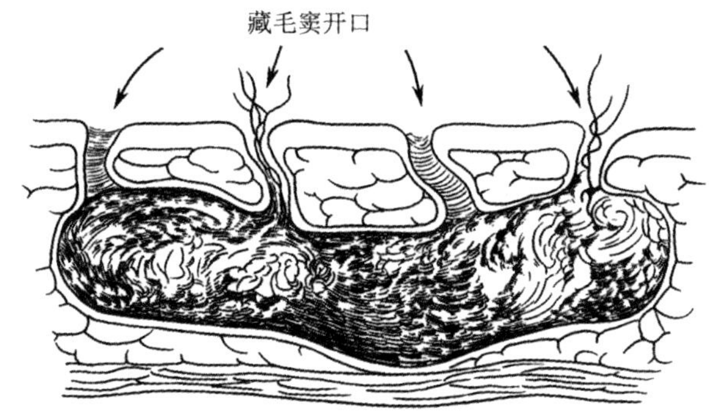

图 9-4 藏毛窦纵切面

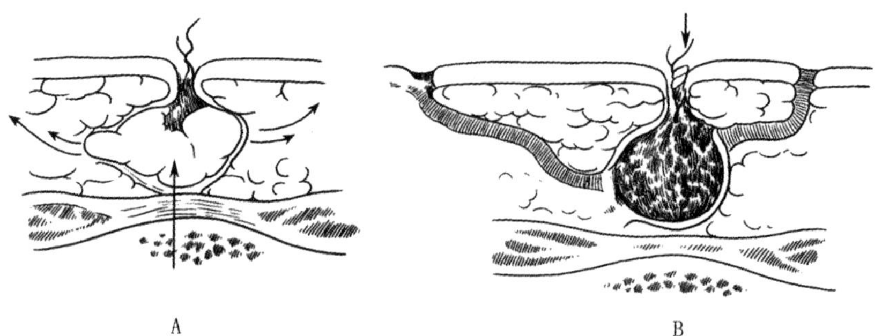

图 9-5 藏毛窦横切面

A.藏毛窦脓肿；B.脓肿破溃形成继发窦道

二、临床表现

藏毛囊肿如无继发感染常无症状，患者仅有骶尾部突起，有些患者感觉骶尾部轻微疼痛和肿胀。通常主要首发症状是在骶尾部发生急性脓肿，局部可伴有红、肿、热、痛等急性炎症表现。骶尾部胀痛或间歇性流脓，自行破溃或手术切开后，暂时消退，少数引流口可以完全闭合，但多数反复发作形成窦道或瘘管。

三、辅助检查

(一)视诊

骶尾部中线可见一个或多个窦道，窦道口较小，周围皮肤红肿变硬，常有瘢痕。

(二)直肠指诊

在窦道口附近可摸到长椭圆形或不规则硬结区，挤压时可排出稀淡臭液体。急性发作期有急性炎症表现，有红、肿、热、痛，排出较多脓性分泌物，有时发生脓肿。

(三)探针检查

探针探查可探入 3～4 cm，有的可探入更深，远端为盲端，不与直肠相通。

(四)影像学检查

影像学检查、超声检查可进一步帮助藏毛窦的诊断及鉴别。造影可了解藏毛窦的范围、深度及走向。X 线检查可鉴别骨质破坏性疾病，身体其他部位是否有结核性病变等；骶尾部畸胎瘤，多为实性组织，X 线可见肿瘤内有骨、牙阴影；腔内超声可鉴别诊断骶尾部藏毛窦和肛瘘。

四、治疗要点

(一)非手术治疗

包括酚溶液注射、激光脱毛、纤维蛋白胶黏堵术等，保守疗法易操作，患者痛苦小，短期拥有比较好的效果，但复发率极高，一般只用于手术的辅助治疗，保持局部清洁，如发生再现脓肿，应进一步行手术治疗。

(二)手术治疗

1.切开刮除术

此法简单，创伤小，可保留较多正常组织，但有手术可能使病灶残留，易感染、易复发等缺点。

2.一期切除缝合术

需要整块完全的切除病变组织，切除后封层缝合皮下脂肪和皮肤。此法适用于只有囊肿或单一窦道的藏毛窦患者，优点是愈合时间短，局部瘢痕少，复发率低，但由于坐位和立位的改变可产生持续张力造成缝合口裂开的可能。

3.Z 字成形术

病变范围过大时，可采用 Z 字成形术(图 9-6)。消除肥胖患者臀部较深的臀间裂及其产生的负压力，尽可能减少伤口裂开、出现血肿及脓肿的风险。

4.窦道切除创面开放术

适用于手术创面过大不能直接缝合或手术后复发者。

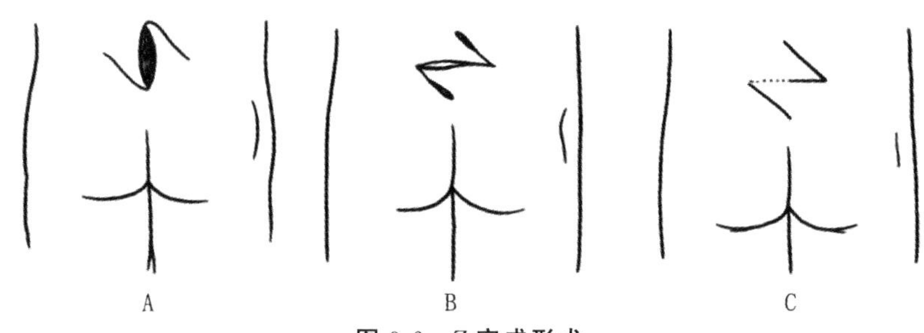

图 9-6 Z字成形术

A.在藏毛窦处做椭圆形切口;B.全层皮瓣分离及移位;C.缝合皮肤

5.窦道切除袋形缝合术

适用于手术创面过大不能直接缝合者,切除窦道壁表面部分和上盖皮肤,清理腔内肉芽组织、毛发及皮脂等物,切口边缘皮肤与其下的囊壁用可吸收线间断缝合。

五、护理评估

(一)术前评估

1.健康史

有无藏毛窦疾病先天因素、饮食、排便习惯,诱发因素和有无基础疾病。

2.基本情况

了解职业、患病年龄、发病时间和病程。

3.身体状况

了解疾病的性质、疼痛的程度,有无肛门坠胀、疼痛、肛周流脓以及患者对于手术的耐受能力。

4.评估

辅助检查患者视诊、触诊、影像学等检查情况。

5.心理-社会状况

评估患者有无对疾病、拟采取手术及治疗护理产生的不良反应及其应对能力;患者采取的手术方式以及术后康复知识的了解掌握程度;家属对于患者治疗、预后的认知程度和心理承受能力。

(二)术后评估

1.手术情况

了解患者手术方式、麻醉方式,手术过程是否顺利,术中有无出血及出血量。

2.康复情况

术后观察患者生命特征是否平稳,营养状况是否得到保证,大便是否通畅,大便的颜色、性质、量及伤口愈合情况。评估患者术后有无出血、切口感染等并发症。

3.心理-社会状况

了解患者术后心理适应程度,能否生活自理,目前的治疗是否达到期望。

六、护理诊断

(一)疼痛

与疾病本身和手术创伤有关。

(二)尿潴留

与创面疼痛,麻醉药物作用和术后体位有关。

(三)焦虑

与疾病反复发作有关及缺乏相关疾病防治知识。

(四)躯体移动障碍

与疼痛、体位受限有关。

(五)潜在并发症

出血、伤口感染等。

七、护理措施

(一)术前护理

1.常规准备

遵医嘱做好血常规、血型、出凝血时间、尿常规、便常规、肝肾心肺等功能的检查。

2.肠道准备

术前1 d进食少渣半流食,禁食4～6 h,禁饮2 h。术前排空大便,保证直肠清洁无便,手术当天清洗肛门周围皮肤。

3.皮肤准备

剃除骶尾部及会阴部毛发,注意防止损伤皮肤。

4.心理护理

藏毛窦易反复发作,对患者生活和工作造成很大影响,护士应给予心理疏导,详细了解并解答有关疾病知识,减轻患者焦虑。

5.体位

训练侧卧、屈膝位。

6.监测生命体征

血压、心率控制在正常范围,高热时可遵医嘱给予物理降温、药物降温。必要时可先切开引流。

(二)术后护理

1.体位护理

术后1～2 d尽量采取仰卧或俯卧位。术后2 d后嘱患者自动体位,可以下床活动,暴露伤口,有利于创面愈合。

2.伤口观察

术后按压伤口半小时,预防出血。观察伤口敷料渗血、渗液情况。渗液较少者,嘱患者尽量平卧位;渗液较多者,及时换药处理。保持伤口周围皮肤清洁,排便时避免污染伤口敷料。如有污染及时更换敷料。伤口未愈合出院的患者,嘱定期复查。

3.疼痛护理

评估患者疼痛的性质及程度,大部分患者术后都有疼痛症状出现,必要时遵医嘱使用镇痛药物。

4.尿潴留护理

创面疼痛、麻醉药物作用和术后体位等原因易引起排尿不畅或尿潴留,可热敷小腹、冲洗刺激会阴部、温水坐浴等诱导排尿,必要时遵医嘱在无菌原则下行导尿术,留置尿管期间应每天会阴冲洗,防止尿路感染。

5.饮食指导

手术后 6 h 可进食营养丰富清淡易消化饮食,多饮水。排便后可逐渐增加高蛋白、高维生素、高纤维素饮食,保证营养及大便通畅,促进伤口的愈合。

6.皮肤护理

保持皮肤清洁干燥,避免感染。

7.监测生命体征

观察体温变化,防止伤口感染引起高热,必要时给予物理降温和药物降温。

8.心理护理

因术后伤口愈合时间较长,患者常因创面疼痛及害怕复发而忧虑、焦躁。应耐心解释病情,分散患者注意力,消除患者对疾病的恐惧紧张心理。

9.预防感染

(1)药物预防:遵医嘱静脉输注抗生素,并观察用药后有无不良反应。

(2)伤口换药:术后无菌换药,每天 1～2 次,观察伤口情况,避免感染。

八、护理评价

(1)患者是否顺利接受各项检查及治疗。

(2)有无术后感染出现,伤口有无异常。

(3)患者是否可以正常排尿、排便。

(4)患者是否能保证足够营养水分摄入。

(5)患者及家属是否获得精神支持,是否掌握疾病有关知识,是否能复述健康教育内容。

(6)并发症是否得到预防、及时发现和处理。

(7)疼痛是否能及时有效处理。

九、健康教育

(1)出院后充分休息,避免熬夜,适当参加体育锻炼。

(2)养成良好的卫生习惯,臀部皮肤保持清洁。

(3)避免过食辛辣刺激性食物。充分的营养补给,多食高蛋白、高维生素饮食,提高机体免疫力。

(4)出院定期换药复查。

(刘　婷)

第十节　出口梗阻型便秘

出口梗阻型便秘又称直肠型便秘或盆底肌功能不良,是指排便出口组织、器官发生形态结构改变,导致大便不能顺利通过肛门排出,约占慢性便秘的 60%,本病以青壮年女性为多见、直肠

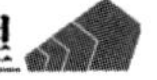

无力型见于老年人。在传统分类所指的出口梗阻型便秘中，有相当比例的患者存在或合并存在肛门直肠形态结构异常，特别是在与手术有关的研究报道中。

一、病因与发病机制

在导致出口梗阻型便秘的常见病因中，临床将其分型为以下3种。

(一)盆底松弛综合征

包括直肠内脱垂、直肠前突、直肠内套叠、直肠瓣肥大。

(二)盆底失弛缓综合征

包括耻骨直肠肌综合征、盆底痉挛综合征(包括耻骨直肠肌痉挛、肛门痉挛)、会阴下降综合征、内括约肌失弛缓症则与罗马Ⅲ标准中的功能性排便障碍中的不协调排便属于同义词。不协调性排便是指在试图排便时耻骨直肠肌、肛门括约肌未能松弛，或松弛不足，或反而收缩；既往也有将不协调收缩翻译为矛盾收缩。

(三)肠外梗阻型

如子宫后倾、盆底肿瘤、炎症等。部分出口梗阻患者同时存在形态结构改变和排便功能障碍，临床上难以区分二者在慢传输型便秘的症状产生中孰因孰果，或各自所占百分比，这也是在现阶段一些学者仍主张沿着出口梗阻型便秘来表述这类慢性便秘的理由。出口梗阻型便秘包括了比功能性排便障碍更广泛的疾病谱。

二、临床表现

(1)排便困难、费时费力。

(2)排便肛门有不尽感及肛门坠胀。

(3)排便时肛门有持续压力下降感。

(4)会阴部有下坠感。

(5)排便大多数需灌肠。

(6)需在肛门周围加压才能排便，或者需用手指插入阴道或直肠才能排便。

(7)将卫生纸卷插入直肠诱导排便。

(8)肛门处有疝或陷窝的感觉。

(9)肛门直肠指检时肠内可存在泥样粪便，用力排便时，肛门外括约肌呈矛盾性收缩。

(10)结肠慢传输试验中，72 h多数标志物滞留在直肠内不能排除。

(11)肛门直肠测压时显示。①肛管直肠静息压升高；②用力排便时肛门外括约肌矛盾性收缩或直肠壁的感觉阈异常。

三、辅助检查

便秘患者除了血、尿、便三大常规，以及血生化、腹部彩超、胸片、心电图等检查外，为了明确诊断，还需要完善以下专科检查。

(一)直肠指诊

通过检查患者模拟排便的动作，对其肛门内外括约肌、耻骨直肠肌的张力情况以及功能是否协调有一个基本评估。

（二）肛门镜或直肠镜检查

通过肛门镜或直肠镜经肛门缓缓进入检查肛管直肠局部之病变，有无痔疮、肛乳头纤维、溃疡、炎症、直肠瓣变异等，必要时可取组织病理检查。

（三）电子结肠镜

通过安装于肠镜前端的电子摄像探头观察大肠黏膜颜色有无变化，肠腔有无狭窄、有无溃疡、炎症、息肉、肿瘤等，此检查需要完全清洁灌肠，否则不能检查彻底。

（四）钡灌肠

通过肛门注入钡剂拍片观察大肠的长短、有无冗长、下垂、盘曲、有无畸形、狭窄、扩张、袋形是否正常以及大肠位置是否正常等来判断是否存在巨结肠、结肠冗长症、脾曲综合征、盆底疝等，此检查前后需要清洁灌肠。

（五）胃肠运输实验

通过口服含有特殊标志物的胶囊并服后 8 h、24 h、48 h、72 h 拍片观察标志物的位置来判断胃肠蠕动功能的异常。若 72 h 拍片标志物不能超过 80%即可诊断为结肠慢传输型便秘，此检查期间不能应用任何影响胃肠道的药物。

（六）排粪造影检查

又称为动态性或排空型造影检查，是一种模拟排便的过程。它是通过向患者直肠内注入造影剂（硫酸钡），动态观察静息、提肛、力排及排空后状态下直肠及肛管形态、功能位置及位置变化的特殊造影检查方法。用以了解直肠、肛管及盆底结构有无功能性及器质性改变，明确引起出口梗阻型便秘诊断的重要依据。

1.静息状态

直肠注入钡剂后，患者保持静息自然状态。

2.提肛状态

遵医师嘱咐，患者用力向上收紧肛门病适时保持。

3.力排状态

遵医师嘱咐，患者用力将钡剂排出肛门。

（七）肛门直肠压力测定

为研究某些肛门直肠疾病和排便异常提供病理生理依据。正常排便应该有内外括约肌、盆底肌同步迟缓，排便压的有效升高及排便通道的畅通无阻。排便时，结肠及直肠松弛，内外括约肌、耻骨直肠肌均处于张力收缩状态，排便阻力大于排便动力，粪便得以储存；排便时，结、直肠肌收缩，肠腔内压力增高，腹肌亦收缩使腹压增高，而内括约肌、耻骨直肠肌、外括约肌均反射性松弛，肛管压力迅速降低，上述压力梯度逆转，排便动力大于排便阻力，粪便排出肛门。这两种状态下肛管、直肠、盆底的功能变化及各器官协调功能均能通过压力变化而表现出来，通过测压的方法，了解并量化评估肛门直肠维持自制和排便功能，对诊断出口梗阻型便秘有重要临床意义。评估流程：①安静状态下测压；②持续收缩肛门，收缩状态下测压；③持续用力排便，模拟排便测压；④肛管功能长度测定。肛门直肠测压。

（八）盆底表面肌电评估

盆底肌电图是一种无创的，应用于表面电极测量盆底横纹肌复合体的表面肌电活动水平，以此研究盆底横纹肌综合肌动作电位的活动方式。对整个盆底肌群Ⅰ、Ⅱ型肌纤维功能进行评估，辅助诊断、鉴别诊断盆底疾病，指导治疗方案的设定，了解患者盆底肌功能恢复进展及评价治疗

的效果。同时有助于判断便秘有无肌源性和神经源性病变，了解有无直肠-肛门括约肌协调运动异常。

(九)球囊逼出试验

球囊逼出试验是检查直肠排便功能的一项辅助检查，其对判断盆底肌功能和直肠感觉功能有重要意义。

(十)盆腔动态多重造影

通过腹腔穿刺，向腹腔内注入造影剂(碘普罗胺)，安置尿管，排空小便，向膀胱内注入造影剂(碘普罗胺)，在阴道(女性)内放置造影纱布(碘普罗胺)，直肠内注入造影剂(硫酸钡)，在患者行排便动作中，动态拍片，了解整个盆腔内组织器官在排便过程中的改变，能全面了解盆底的功能状态，此项检查前后需清洁灌肠。

(十一)胃肠心理评估

心理评估对治疗慢性便秘非常重要，有研究显示近 50%的功能性便秘患者均存在不同程度的心理异常，如通过焦虑评估量表、抑郁评估量表、气质量表等评分，综合评估患者是否存在因便秘疾病本身造成的心理精神异常、影响的程度如何，是否需要药物干预等。

在出口型便秘检查中其中排粪造影检查、肛门直肠测压、球囊逼出实验、盆腔多重造影检查对诊断出口梗阻型便秘尤为重要，也是诊断与鉴别慢传输型便秘的重要辅助检查。

四、治疗要点

(一)保守治疗

1.合理饮食

(1)保证充足的水分摄入，晨起空腹温水或蜂蜜水 500 mL，每天至少 1 500～2 000 mL。

(2)保证膳食纤维摄入，成人每天摄入纤维含量 25～35 g，如糙米、玉米、大麦、米糠等杂粮，胡萝卜、薯类、四季豆等根茎和海藻类食物。

(3)每天摄入 1～2 个香蕉、苹果。

(4)每天一杯酸牛奶。

(5)建议不饮酒及服用咖啡因的饮料，它们会加重大便的干燥。

(6)优质蛋白：每天保证鸡蛋 1 个、瘦肉 100～150 g，牛奶 250～500 mL 和豆腐 100 g。

(7)油脂：适量增加烹饪油用量(心血管疾病慎用)。

2.适当运动

每天达到 30 min，每周能有 5 d 时间。

(1)健康散步，40 min 以上，坚持 12 周，其他全是运动跑步、跳绳、游泳等。

(2)锻炼腹肌训练：如仰卧起坐、吹气球。

(3)锻炼肛门括约肌力量：如提肛运动。

(4)促进肠蠕动：仰卧，顺时针方向，自右下腹开始，顺时针按摩腹部，2～3 指，用力中等，每次约 1 min，每天重复 10 次。

3.生物反馈治疗

生物反馈治疗作为便秘的一线疗法，具有无痛苦、治愈率高、安全无不良反应等特点。每个患者耐受力不同，直肠感觉阈值不同，盆底肌力不同，接受电刺激、肌电促发电刺激及 Kegel 模板训练治疗方案不同。在治疗过程中通过让患者充分认识所患疾病的病情，强调患者自主盆底肌肉训练，增强患者自我意识和自我调节能力，改善盆底血供，增强盆底神经肌肉兴奋性，改善盆底松弛、痉挛的病症，促进肠蠕动，增加便意，最终达到治疗的目的。一般推荐2～3个月为1个疗程，病情严重，反复发作者建议适当延长疗程，每个疗程10次，每大1次，每次30～40 min。如果配合规范的球囊训练，可取得较好的治疗效果和稳定的愈合。

4.小球囊盆底肌功能锻炼

小球囊盆底肌功能训练前期准备同小球囊逼出实验，将球囊置于离患者肛门5～10 cm外，指导患者做收缩和放松肛门肌肉，时间为20 min，每天总共60次。

5.每天晨起坚持锻炼

时间为20～30 min。

6.建立正确的排便习惯

(1)养成正确的排便习惯，每天晨起或餐后2 h内尝试排便，因为此时肠活动最活跃，即使无便意每次排便5～10 min，养成排便习惯。

(2)不能抑制便意及刻意忍耐，有便意应立即去排便。

(3)排便时集中精力，不可阅读、玩手机、吸烟等。

7.合理使用泻剂

在医师指导下使用泻剂，长期服用泻剂易引起药物依赖，加重便秘。

(1)益生菌：双歧杆菌，也可服用妈咪爱、酸奶等益生菌制剂。

(2)乳果糖：每次15～30 mL，15～45 mL/d。普芦卡必利(力洛)每天半片或1片(若能正常排便无须继续服用)。上述药物无效可加福松，应避免长期服用刺激性泻药如番泻叶、果导片等。

8.精神心理治疗

在治疗过程中应强调精神心理治疗的重要性，包括健康教育、心理治疗、认知行为治疗、药物治疗等。必要时遵医嘱给予抗焦虑抑郁药物治疗。

(二)手术治疗

经肛手术治疗，包括经肛吻合器直肠切除术、直肠瓣缝扎悬吊术、经会阴直肠前突修补术、盆底抬高术等。

五、护理评估

(1)患者的职业、饮食习惯、排便习惯及诱发饮食。

(2)患者年龄、对疾病的认识以及心理状况。

(3)排便需服泻药及其他方式辅助排便。

(4)患者有无便意或便意淡漠。

(5)患者肛门有无坠胀、有无腹胀等症状。

六、护理诊断

(一)焦虑、恐惧

与患者对自身疾病及手术效果有关。

(二)疼痛

与术后切口有关。

(三)部分生活自理能力缺陷

与手术伤口及卧床有关。

(四)知识缺乏

与对便秘相关知识及术后康复知识有关。

(五)睡眠形态紊乱

与伤口疼痛有关。

(六)自我形象紊乱

与手术部位有关。

(七)潜在并发症

尿潴留、出血、感染、排便困难、肛门坠胀。

七、护理措施

(一)术前护理

1.心理护理

患者手术前常有情绪紧张、焦虑、注意力高度集中或恐惧,对治疗心存顾虑,对治疗相关知识缺乏,担心手术后恢复效果。护士应帮助患者做好充分的心理准备,耐心讲解疾病相关知识,对疾病进行健康宣教,讲解手术的优点,并向患者成功手术案例,使患者接受手术,树立战胜疾病的信心。

2.术前常规准备及肠道准备

(1)饮食:术前 1 天清淡易消化饮食,术前 6 h 禁食、4 h 禁饮。

(2)皮肤、肠道准备:术前备皮,术前晚、术晨行清洁灌肠。

(3)术前建立静脉通道给予术前抗生素及林格液静脉滴注。

(二)术后护理

1.一般护理

观察患者意识、面色,测量患者体温、脉搏、呼吸、血压,注意观察创口敷料有无渗血、脱落,发现异常及时报告医师,及时给予更换敷料并加压包扎,严密观察病情变化。

2.体位

术后回病房遵医嘱去枕平卧 4 h,禁饮、禁食。手术当天减少活动,除需下床如厕外需在床上休息,避免早坐位或下蹲,防止肛内缝合处裂开。下床时需动作缓慢、搀扶,不可离人。

3.饮食护理

嘱患者 4 h 后麻醉清醒后可适量饮水,若无恶心、呕吐等不适,给予正常饮水同时可给予半流质饮食,如稀饭、面条、藕粉等,避免进食刺激或胀气的食物,如豆类、牛奶、洋葱等。术后第 2 天遵医嘱给予普食,进食富含纤维素的食物和足够的水分,禁辛辣燥热的食物。

4.疼痛护理

术后伤口疼痛是肛肠手术患者最常见的症状,也是患者最担心的,麻醉作用消失后患者会开始感觉到疼痛。

(1)术后应定时评估患者有无疼痛、疼痛的性质、症状。通过建立疼痛评分表,及时、准确、客观地对患者术后疼痛做出评分,根据评分采取相应的护理措施。

(2)术后必要时给予患者镇痛泵使用,此方法止痛效果明显,在使用镇痛泵的过程中,观察患者有无头晕、恶心欲吐等症状，镇痛泵一般在 72 h 停用。

(3)若患者疼痛不能耐受者，应立即报告医师，遵医嘱给予肌内注射止痛针。

(4)给予患者心理支持，分散其注意力，嘱患者听音乐、看书等，疏导不良心理，消除疑虑，保持乐观情绪。

5.小便护理

(1)观察患者术后有无便意感，有无小腹胀痛，叩诊膀胱是否充盈。嘱患者下床小便时可听流水声、按摩腹部诱导排便。

(2)若观察患者小便自解困难，叩诊膀胱充盈，给予热敷小腹，并报告医师，遵医嘱给予口服特拉唑嗪，或肌内注射新斯的明。仍不能自解者遵医嘱给予床旁留置导尿。

6.大便护理

一般情况下患者术后当天不会有大便排出，术后第一天嘱患者尽量不排便。

(1)嘱患者每天清晨温水或蜂蜜水温服，嘱患者养成排便习惯，晨起或餐后 2 h 如厕排便，避免久蹲。

(2)术后的患者常因精神紧张，由于伤口疼痛惧怕排便，担心大便影响伤口愈合，护士应加强患者健康宣教，讲解疼痛的机制，解释术后排便的重要性，消除患者的紧张、顾虑情绪，嘱患者自然放松，是肛门括约肌处于松弛状态，改变肛直角，使大便顺利排出，必要时给予止痛药。便后给予中药坐浴，换药。

7.睡眠形态紊乱的护理

(1)评估导致患者不寐的具体原因，尽量减少或消除患者睡眠形态的因素。

(2)为患者安排合理的运动、活动，减少白天卧床、睡眠时间，帮助患者适应环境及生活方式的改变，夜间患者睡眠时，除必要的操作，不宜干扰患者休息。

(3)有计划性地对患者进行心理疏导，减轻患者焦虑、抑郁、恐惧等心理状态，从而改善患者的睡眠。

(4)药物指导给予抗抑郁药物(草酸艾司西酞普兰片)。

8.自我形象紊乱的护理

护士在为患者进行操作时应注意保护患者的隐私。

9.术后并发症的护理

(1)出血：严密观察患者伤口敷料，是否有渗血渗液。严密观察患者的生命体征、脉搏、心率、呼吸、神志、体温。观察患者排便时有无带血，嘱患者勿用力排便，以免引起伤口出血。如患者伤口敷料有鲜红色血液渗出，应立即通知医师并协助医师进行止血甚至抢救处理。

(2)排便困难：术后患者因恐惧排便引起伤口疼痛，担心伤口愈合，刻意忍耐便意，导致粪便干硬不易排出。观察患者术后第二天起有无自行排大便，有无腹胀，有无强烈的便意感，如 3～4 d仍未排便必要时遵医嘱给予清洁灌肠。

(3)肛门坠胀：术后 1 周观察患者有无肛门坠胀感，指导患者适当的提肛运动或膝胸卧位，以减轻患者肛门坠胀感。

八、护理评价

患者术后焦虑情绪得到缓解，心态平和，积极配合治疗。术后患者疼痛得到缓解，自诉伤口疼痛可耐受，疼痛评分为 2～3 分。小便均自解、通畅，偶有大便排出困难的患者，遵医嘱给予清

洁灌肠后，腹胀等不适均缓解，至患者出院大便每天 1～2 次。通过以上护理措施，对提出的护理诊断均得到缓解和消除。

九、健康教育

(1)保持心情舒畅，适量活动、避免久蹲、久坐。

(2)饮食原则宜食清淡易消化食物，可食粗纤维食物，适量水果。

(3)每天水的摄入量在 2 000～2 500 mL，清晨空腹温水或蜂蜜水 500 mL。

(4)保持大便通畅，并观察有无便血，发现异常及时报告医师。

(5)腹部按摩嘱患者仰卧，按摩者以顺时针方向，自右下腹开始，沿结肠走行方向缓慢进行，一般使用 2～3 根手指，用力中等，每一圈用时约 1 min，每天重复 10 次。

(6)每天坚持做提肛运动，缓解肛门坠胀，促进伤口愈合；院外指导督促患者排便训练，注意劳逸结合，避免过度劳累，定期随访。

(刘 婷)

第十一节 结肠慢传输型便秘

结肠慢传输型便秘是指排便次数减少，无便意或少便意，粪便坚硬，排便困难。肛门直肠指诊时直肠内无粪便或触及坚硬粪便，而肛管括约肌和用力排便功能正常；全胃肠或结肠传输时间延长；缺乏出口梗阻型便秘的证据，如排粪造影和肛门直肠测压正常。

一、病因及发病机制

目前结肠慢传输型便秘的发生的病因、病理尚未完全明了，可能与以下因素相关。

(一)摄入纤维素量不足

当摄入纤维素量不足，尤其是膳食纤维不足，粪便内的含水量和容积减少，对肠壁的刺激减弱，肠蠕动降低，肠内容物通过时间延长，水分过度重吸收，导致粪便干结、排出困难。

(二)药物

许多药物可以引起便秘，如抗抑郁药、抗癫痫药、抗组胺药、抗震颤麻痹药、抗精神病药、解痉药、钙通道阻滞剂、利尿剂、单胺氧化酶抑制剂、阿片类药、拟交感神经药、含铝或钙的抗酸药、钙剂、铁剂、止泻药、非甾体抗炎药，此外，长期口服刺激性泻剂(含蒽醌类：大黄、番泻叶、芦荟等)也可导致便秘。

(三)器质性疾病

肠道疾病(结直肠肿瘤、憩室、肠腔狭窄或梗阻、巨结肠)，神经系统疾病(自主神经病变、脑血管疾病、认知障碍或痴呆、多发性硬化、帕金森病、脊髓损伤)，肌肉疾病(淀粉样变性、皮肌炎、硬皮病、系统性硬化)。

(四)内分泌紊乱

结肠慢传输型便秘多发于育龄期妇女，女性激素紊乱可能在发病中占据重要作用。研究发现血清黄体酮的浓度升高，能使胃肠平滑肌舒张，推进性蠕动减弱，结肠传输减慢，内分泌和代谢性疾病(严重脱水、糖尿病、甲状腺功能减退、甲状旁腺功能亢进、多发内分泌腺瘤、重金属中毒、高钙血症、高或低镁血症、低钾血症、卟啉病、慢性肾病、尿毒症)多可引起结肠蠕动减慢,导致便秘。

二、临床表现

(一)症状

主要表现为长期便次减少,可 3～7 d 以上排便 1 次,缺乏便意,腹胀,食欲缺乏,有食欲,不敢正常进食,进食后腹胀加重,或有便意,排便费力,蹲厕后不能排出粪便,或每次排出少量粪便,粪便干结,排便时间较长,一般在 15～45 min,甚至更长,甚至不能排出粪便仅能排气,口服刺激性泻剂能排便,必须依赖泻剂排便,且疗效逐渐减弱至消失,甚至最后使用泻剂也完全不能排便。部分患者伴有下腹隐痛、口苦、口干、口臭、呃逆、面色晦暗、心情烦躁、焦虑、抑郁、睡眠障碍等全身症状。

(二)体征

结肠慢传输型便秘患者多无特殊体征,超过 7 d 未排便者常可见腹部膨隆,腹部触诊可扪及腹腔内有条索状硬结形成,其中左下腹常见,直肠指检可扪及直肠中上段有成形干结粪块形成,嘱患者行排便动作,粪块未见明显下移,合并盆底疝患者可触及直肠前壁饱满、向下冲击感。

三、辅助检查

此辅助检查同出口梗阻型便秘,其中结肠运输试验、排粪造影、多重动态造影、内镜检查是主要诊断结肠慢传输型便秘的重要专科检查。

四、治疗要点

治疗方式主要分为两大类:非手术治疗和手术治疗。

(一)非手术治疗

为首选方式,目的在于减轻和(或)消除便秘的症状。

1.一般治疗

包括多进食膳食纤维、多饮水,养成良好的定时、定时的排便习惯等。

2.药物治疗

主要为泻剂,以促动力药为主,但对含有蒽醌类物质的刺激型泻剂要合理应用,不宜长期服用,以免损害肠神经系统,导致结肠无力,并可诱发“结肠黑变病”。

(二)手术治疗

经完善检查,排除器质性等因素,经过严格的非手术治疗,效果不明显者,对患者的生活质量影响严重,应尽早考虑手术治疗。

手术治疗包括经腹腔镜结肠次全切除吻合、升-直吻合术;全结肠切除回-直吻合术;全结直肠切除、回肠贮袋肛管吻合术。

五、护理评估

(1)患者的职业、饮食、排便习惯、诱发因素。

(2)排便需要泻药和灌肠协助。

(3)无便意或便意淡漠、腹胀、腹痛。
(4)结肠镜检查排除器质性病变。
(5)心理-社会状况。

六、护理诊断

(一)焦虑、恐惧
与担心手术及术后恢复效果有关。
(二)粪性皮炎
与术后早期排便次数较多有关。
(三)疼痛
与手术创面有关。
(四)知识缺乏
与缺乏相关知识及术后功能锻炼有关。
(五)自我形象紊乱
与造瘘有关。
(六)部分生活自理能力缺陷
与术后卧床、留置导管有关。
(七)活动无耐力
与术后疼痛、长时间卧床、禁食有关。
(八)舒适度的改变
与术后留置导管有关。
(九)潜在并发症
肠梗阻、吻合出血或吻合口瘘、肛门坠胀、大便失禁、尿路感染、切口感染、皮下气肿、深静脉血栓。

七、护理措施

(一)术前护理
1.心理护理
(1)评估患者的心理状况,了解患者胃肠心理评估结果,是否存在抑郁、焦虑、自杀倾向。
(2)加强护患沟通,护士具备敏锐的观察力和预见性,了解患者需求,及时发现患者情绪变化。
(3)向患者介绍腹腔镜手术最大的特点,让患者及家属对手术有初步的认识,举例手术恢复效果较好的患者,并请在院做同样手术的患者向患者分享经验及恢复效果,提高患者对疾病治疗的信心,同时做好家属的宣教,得到家属的心理支持,减轻患者的心理负担。
2.完善便秘专科检查
患者检查期间护士应知晓患者检查进展及检查项目。根据检查注意事项指导患者完成相关辅助检查,了解患者检查结果和心理变化。
3.术前1周功能锻炼
(1)术前指导患者有效咳痰,翻身叩背增强患者术后依从性。

(2)指导患者进行肺功能锻炼,包括吹气球、爬楼梯,改善患者呼吸功能,提高患者对手术的耐受力,降低围术期风险。

(3)术前给予盆底肌功能锻炼生物反馈治疗、低频脉冲电治疗、肌电图监测。

4.营养支持

(1)术前清淡饮食,遵医嘱给予肠内营养支持口服肠内营养剂(瑞能)。

(2)给予肠外营养支持,因全营养制剂渗透压较高,外周静脉输注时及易损伤血管,易造成静脉炎,给予中心静脉置管或经外周静脉中心置管。

5.皮肤、肠道准备

(1)术前 1 d,给予全腹部至大腿部位备皮,并做好清洁。特别注意需指导家属清洁患者肚脐。

(2)术前 1 周左右开始进行肠道准备,术前 1 d 行全肠道清洁,口服复方聚乙二醇电解质散兑温开水 2 000 mL 口服。

(3)术前一晚、术晨给予清洁灌肠。

6.其他准备

术晨更衣、床旁安置胃管、尿管,避免术中误伤膀胱。

(二)术后护理

1.密切观察病情变化、合理的体位

(1)患者术后由监护室观察 2～3 d 转入普通科室,遵医嘱根据患者病情给予心电监护和氧气吸入,观察患者生命体征,体温、脉搏、呼吸、血压、氧饱和度,观察患者意识及配合程度。

(2)体位:给予半卧位休息,利于腹腔引流管引流。

2.心理护理

在与便秘患者心理护理过程中应注重沟通交流,以热情、尊重、倾听、理解贯穿干预全过程,详细收集患者的资料,向患者讲解术后相关注意事项,取得患者及家属配合,做好患者宣教工作,鼓励家属参与到患者心理支持活动中。

3.饮食护理

医嘱禁饮禁食,待肠蠕动功能恢复后改为流质饮食如乌鱼汤、口服肠内营养剂(瑞能)100 mL,每天2 次。饮食指导应遵循循序渐进的原则,少量多餐,患者可 2～3 h 进一次餐,每天进食 5～6 次,术后第 3 天给予半流质饮食,如稀饭、面条、蛋花、馄饨、藕粉等,1 周后可软食,嘱其清淡营养、高蛋白、高能量饮食。根据患者肠功能恢复及排便情况逐渐过渡至普食。

4.疼痛护理

由于该疾病采用腹腔镜手术,大部分患者术后疼痛症状较轻。责任护士定时评估患者术后有无疼痛、疼痛的程度、性质及症状和体征。通过对患者疼痛评分来确定给予相应的护理措施。术后一般患者会配备 PCA 镇痛泵,护士应针对 PCA 镇痛泵的使用给予患者和家属进行讲解,并操作演示,评估对其掌握情况。定期巡视病房,评估患者疼痛的程度,给予患者心理护理。

5.营养支持及药物治疗

术后患者因禁食禁水,经中心静脉置管给予患者肠外营养支持,护士应做好深静脉置管的护理,每 2 h 冲管 1 次,根据深静脉置管护理常规进行护理。同时观察患者排气情况,待肠蠕动恢复给予肠内营养支持。

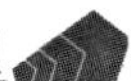

6.引流管护理

建立导管评估表，对中、高危风险患者护士应加强巡视，术后严密观察各种引流管引流液的颜色、性状、量。术后指导患者卧床时用安全别针将引流袋固定于床边；下床活动时，应夹闭尿管，将尿管固定于耻骨联合下；其他引流管可固定在患者上衣衣襟处；时刻保持引流管通畅，避免其受压、打折、牵拉，严防管路脱出、自拔。若血浆引流管出现大量血性引流液，要警惕患者出现腹部内部出血，应及时通知医师，并配合积极治疗。

7.功能锻炼

(1)术后转入普通病房，当天可指导患者端坐卧位，协助患者早期下床活动，活动应遵循先坐起-床旁站立-行走的原则。注意防止患者应突然站立导致直立性低血压。活动时应有专人陪护，防止发生跌倒。

(2)盆底肌功能及腹肌锻炼，嘱其每天坚持做提肛运动，每天 3 组，每组提肛 100 次，持续5～10 min 即可。术后 20 d 左右给予生物反馈治疗、低频脉冲治疗。

8.睡眠形态紊乱的护理

(1)评估导致患者睡眠质量差的具体原因，尽量减少或消除患者睡眠形态的因素。

(2)为患者安排合理的运动、活动，减少白天卧床、睡眠时间，帮助患者适应环境及生活方式的改变，夜间患者睡眠时，除必要的操作，不宜干扰患者休息。

(3)有计划性地对患者进行心理疏导，减轻患者焦虑、抑郁、恐惧等心理状态，从而改善患者的睡眠。

(4)遵医嘱给予耳穴埋豆。

(5)药物指导给予抗抑郁药物(草酸艾司西酞普兰片)。

9.自我形象紊乱

(1)鼓励患者以各种方式表达形体改变所致的心理感受，确定患者对自身改变的了解程度及这些改变对其生活方式的影响，接受患者所呈现的焦虑和失落，使患者在表达感受的同时获得情感上的支持。

(2)帮助患者及家属正确认识疾病所致的形体外观改变，提高对形体改变的认识和适应能力，给予患者健康宣教。

(3)指导患者身体改观的方法，如衣着合体和恰当的装饰等；鼓励患者参加正常的社会交往活动。

10.并发症护理

(1)肛门坠胀：持续盆底肌及腹肌功能锻炼，给予提肛运动，每天提肛运动 3 组，每组 100 次，或给予消炎止痛药坐浴。如患者自觉肛门坠胀明显指导患者做膝胸卧位，可缓解肛门坠胀感。

(2)肠梗阻：严密观察患者有无腹痛、腹胀等症状，观察患者排气、排便，发现异常及时报告医师，嘱其早期下床活动，卧床时勤翻身，术后指导患者咀嚼口香糖，促进肠蠕动，防止肠粘连。用白酒将小茴香浸润合并 TDP 照射熨烫腹部。

(3)吻合口瘘及吻合口出血：观察患者大便的颜色、性状及生命体征，体位、脉搏、呼吸、血压；观察患者有无腹胀、腹痛、血浆引流颜色、性状、量。

(4)下肢静脉血栓：评估患者下肢有无肿胀、麻木感，下肢是否屈伸灵活，以便及时发现异常情况，同时协助患者进行下肢的被动屈伸运动，间断按摩下肢，防止深静脉血栓形成。

(5)皮下气肿护理：观察面部皮下扪及有无捻发音，有无咳嗽、胸痛、呼吸频率的变化，皮下气肿一般1～2 d可自愈。

八、护理评价

针对结肠慢传输型便秘提出以上护理问题采取相应的护理措施，患者无不良反应及不适，其护理诊断均得到缓解及消除。

九、健康教育

(1)通过口头讲解教育、向患者发放健康教育手册、试听播放等不同方式给予患者健康宣教。

(2)向患者讲解慢传输型便秘定义，使其正确认识便秘。

(3)向患者讲解需要改变的生活方式，如饮食、活动、作息等，养成良好的排便习惯，(具体方式同出口梗阻型便秘保守治疗)。

(4)保持乐观、开朗的情绪，丰富生活内容，使气血调达，心气和顺。

(5)治疗过程中做好患者安全宣教，防止患者跌倒、坠床、烫伤的发生。

(苏　方)

第十章

泌尿外科护理

第一节 肾 损 伤

肾深藏于肾窝，受到肋骨、腰肌、脊椎和前面的腹壁、腹腔内脏器、上面膈肌的保护，正常肾有一定的活动度，不易受损。但肾质地脆，包膜薄，周围有骨质结构，一旦受暴力打击也可以引起肾损伤，如肋骨骨折断端可穿入肾实质而受到损伤。肾损伤病因主要有闭合性损伤、开放性损伤、医源性损伤。肾损伤包含有开放性损伤、闭合性损伤两种类型，而肾损伤中大部分都是闭合性损伤。肾损伤包含肾蒂裂伤、肾挫伤、肾全层破裂、肾部分裂伤四种，其中肾蒂裂伤的危害程度最大。

一、病因与受伤机制

(一)按受伤机制分类

1.根据伤口开放与否

可分为开放性肾损伤、闭合性肾损伤两种。

(1)开放性肾损伤：开放性肾损伤多见于刀扎伤，且多合并胸、腹及其他器官损伤。

(2)封闭式肾损伤：封闭式肾损伤占肾脏损伤的70%，包括直接和间接暴力、自发性肾破裂，暴力是由外力直接撞击或挤压上腹部或肾脏区域而直接造成的，出于最常见的原因，如交通事故、人身伤害等，间接暴力伤害指的是运动的加速和减速。脚跌倒或臀部撞击地面后，会产生强烈的冲击波，造成肾脏惯性振动位移。身体突然剧烈运动，用力过度用力，剧烈运动，肌肉严重收缩也会导致肾脏损伤，自发性肾破裂是指在外力作用下无外伤或轻微肾损伤。

2.根据病变部位

可分为肾实质、肾盂和肾血管破裂3种，可发生肾包膜下出血、肾周出血。

3.医源性肾损伤

系指在施行手术或施行内腔镜诊治时使肾脏受到意外的损伤。体外冲击波碎石亦可造成肾脏的损伤。

(二)按肾脏损伤的病理分类

1.肾挫伤

在肾实质遭受轻微的伤害后,会出现肾实质内瘀斑或包膜下出现小血肿,甚至血肿。即使肾盂肾盏和肾被膜未受伤,也有可能会造成集合系统受损,从而出现少量血尿。

2.肾裂伤

肾裂伤是肾脏实质的挫裂伤。肾被膜及肾盂可完整,仅表现为肾被膜下血肿。

3.肾全层裂伤

肾实质严重损伤时肾被膜及收集系统同时破裂,这种情况下会出现严重血尿及尿外渗,同时造成肾周血肿。如果肾周筋膜已经破裂,外渗的尿液、血可能会沿着后腹膜在体内蔓延开。

4.肾蒂损伤

肾蒂血管撕裂伤时可致大出血、休克。锐器刺伤肾血管可致假性动脉瘤、动静脉瘘或肾盂静脉瘘。

5.病理性肾破裂

肾脏遭受暴力有很大可能造成有病理改变的破裂,可能会产生肾肿瘤、肾囊肿、肾积水、等病状。当遭受的暴力非常细微,也会出现以上病状,在临床上被叫作自发性肾破裂。

二、临床表现

在临床表现上肾损伤的表现差异巨大。在与别的器官组织损伤相合并的时候,表现出来的症状比较难与肾损伤相联系起来。因肾损伤的症状难以察觉,可能会引起病患者血尿、疼痛、休克、出血、感染等。

(一)休克

肾损伤在晚、早期都有可能出现休克,同时造成剧烈的疼痛,以及大量的失血,和损伤程度,存在大量的失血和其他器官损伤。

(二)血液和尿液

血尿是肾脏损害的主要症状之一,大多数患者的血尿能用肉眼观察到,也可以出现镜下血尿,血尿对于肾脏损害的诊断非常重要,尤其是血尿带有血块更有意义,一般来说,血尿的程度不等于肾脏损害的程度。

(三)疼痛及肿块

伤后出现同侧肾区及上腹部疼痛,轻重程度不一。一般为钝痛,肾被膜下出血或腰部挫伤通常会导致腰痛。腰部、上腹、全腹、肩部、髋区和腰骶部都有可能出现。由于肾脏周围局部肿胀和充盈,肿块形成明显的压痛和肌肉僵硬。在肾损伤期间,由于肾脏循环时血液的淤积和尿液的外渗,会产生无外形限制并伴有疼痛的肿块。

(四)发热、感染

尿外渗和血肿很大概率产生感染,造成肾周脓肿,致使局部疼痛更加明显,同时引起发热、感冒,甚至全身从产生中毒症状。

三、辅助检查

(一)通过尿液进行检查

肾损伤的关键表现之一是血尿。对伤后不能自行排尿者,应进行导尿检查。血尿程度与肾损伤程度不成正比,对伤后无血尿者,不能忽视肾脏损伤的可能性。

(二)影像学检查

1.腹部平片检查

出现肾脏损伤需要尽早执行腹部平片检查,不然肾脏阴影轮廓会因为肠胀气而遮挡。在腹部平片中如果观察到肾阴影增大,脊柱弯向伤侧等现象,则患者可能已经出现了尿外渗和肾周出血的症状。

2.排泄静脉肾盂造影

需要掌握肾脏损伤的范围及程度可以通过排泄静脉肾盂造影来观察到。轻微的肾脏挫伤不起作用。随着损伤的加重,可以显示肾脏的变形,肾脏实质中的不规则阴影,甚至肾脏也没有发育。多年来,排泄静脉热造影是诊断腹部钝伤和泌尿系统损伤的重要方法。所有疑似肾脏损伤应及早进行造影检查,不仅要显示损伤的程度,而且在掌握侧肾脏功能的正常与否,判断是否为原病症病变而来提供帮助。但是,这种创伤后效应类型的诊断方法,有可能因为创伤造成肾功能降低,引起肾功能对试剂的抑制,最终可能只有少部分的造影剂排出,得到的结果不尽人意。因此为增加准确度,利用加大剂量,进行静脉输的液造影剂被用于肾盂造影加上断层造影,正确的诊断率高达 60%~85%。

3.肾动脉造影检查

经大剂量静脉肾盂造影检查伤肾未显影,此类病例中有 40%左右为肾蒂损伤。通过肾动脉造影能检查出肾血管、肾实质在完整性上的非常规变化,像肾实质撕裂、肾蒂损伤、被膜下血肿等。当然,这种检查对于每个肾损伤患者来说是不需要的。如大剂量的静脉尿路造影显示输尿管、肾盂、排泄系统、肾小管或者肾脏实质产生抽搐,同时产生肾脏阴影变大、肾小管变形等。但是临床表现中严重出血的患者则应该选择肾动脉造影进行检测,以便在临床治疗中提供更准确的诊断。

4.膀胱镜及逆行尿路造影

通过膀胱镜及逆行尿路造影能够掌握膀胱和输尿管的状态和肾脏损伤的严重程度,但有概率会导致检测人员继发感染,增加伤者的疼痛,严重创伤的患者应谨慎对待。

5.CT 扫描

CT 扫描在发现肾损伤和判断其严重性方面比排泄性静脉肾盂造影更敏感。

6.其他检查

B 超有助于了解对侧肾脏,也能观察血肿的形状的变化,同时还可以对脾包膜下血肿、肝进行鉴别。但核素肾扫描在急诊情况下敏感性较 CT 或动脉造影差,对肾损伤的诊断及分类价值不大。

四、护理措施

(一)控制出血,预防休克

(1)观察血尿,若有浓的血尿出现,表示出血持续,应让患者平躺,保持安静。

(2)抬高下肢,以增加回心血量,预防休克的发生。

(3)输血和输液,以增加循环血量。

(4)行肾周围间隙引流,预防感染。

(二)放入引流管,以引流肾周围的出血及渗出物

(1)保持引流管的通畅。

(2)严格无菌操作,保持引流管周围无菌清洁。

(2)遵医嘱给予抗生素。

(三)绝对卧床休息

3～4 周,恢复后 2～3 个月内参加体力劳动,过早离床活动可能再次出血。

(四)有手术指征则手术治疗,积极做好术前准备

(1)经抗休克治疗后,症状未见好转,提示有继续内出血。

(2)血尿逐渐加重,血红蛋白及血细胞比容继续下降。

(3)腹部肿块增大,局部症状明显。

(4)疑有腹腔内脏损伤。

(五)术后应注意

(1)严密观察生命体征,维持生命体征的平稳,肾脏是血管极丰富的器官,且手术时止血操作较困难,所以术后有发生大出血的可能。

(2)观察尿液的量、颜色、性质,定期进行生化检查。①准确测量并记录每小时尿量,若出现尿量＜30 mL/h,应立即报告医师;②手术后 12 h 内尿大多带有红色,但尿液鲜红且浓时,立即报告医师。③补充足够的液体量,维持水、电解质平衡,保持足够尿量。

(3)患者生命体征平稳,病情许可,在术后 24 h 即可离床。

(4)引流管在术后 5～6 d 拔除。

(侯敬翠)

第二节　输尿管损伤

输尿管位于腹膜后间隙,受到周围组织的良好保护,且有相当的活动范围。

一、病因

输尿管损伤的受外伤因素较少,在医源性损伤如手术损伤或仪器损伤和放射性损伤中较为常见。在患者进行腹盆腔手术之后无尿液排出、漏尿现象,在盆腔、腹腔中有刺激时,可以假设患者有可能是尿管损伤。针对有输尿管损伤可能的患者,要采取系统性的泌尿科目检查。在进行剖宫产、宫外孕破裂、妇科肿瘤根治等妇科手术中,输尿管意外结扎或者夹紧等损伤最容易导致输尿管损伤。

二、临床表现

采集患者外伤史,盆腔、腹腔、腹膜后手术史,妇科手术史及泌尿系统手术史,如出现相应的症状应警惕输尿管损伤的可能。

输尿管损伤的临床表现较复杂,轻度黏膜损伤可仅表现为血尿和腰、腹部胀痛,症状多可在短期内缓解、消失。而部分输尿管损伤的患者如未能及时发现,进而继发或合并其他脏器受损,

可能因休克、腹膜炎等严重的全身症状而掩盖了输尿管损伤的原发症状。输尿管损伤常见的临床表现如下。

(一)腹痛及感染症状

表现为腰部胀痛、寒战、局部触痛、叩击痛。若输尿管被误扎,多数病例数天内患侧腰部出现胀痛,并可出现寒战、发热,局部触痛、叩击痛,并可扪及肿大的肾脏。若采用输尿管镜套石或碎石操作,不慎造成输尿管穿孔破损者,由于漏尿或尿液外渗可引起患侧腰痛及腹胀,继发感染后则出现寒战、发热,肾区压痛并可触及尿液积聚而形成的肿块。

(二)尿瘘

分慢性尿瘘和急性尿瘘。后者在遭受输尿管损伤之后几天中伤口出现漏尿现象,形成盆腔、腹腔积尿或阴道漏尿。后者以盆腔手术所致输尿管阴道瘘最常见。尿瘘形成前,多有尿外渗引起感染症状,常见伤后 2～3 周内形成尿瘘。

(三)无尿

双侧输尿管发生断裂或误扎,伤后即可无尿,应注意与创伤性休克所致急性肾衰竭的无尿鉴别。

(四)血尿

输尿管损伤后可以出现肉眼或镜下血尿,但也可以尿液检查正常,一旦出现血尿,应高度怀疑有输尿管损伤。

三、辅助检查

(一)静脉肾盂造影

可显示患肾积水,损伤以上输尿管扩张、扭曲、成角、狭窄及对比剂外溢。

(二)膀胱镜及逆行造影

可观察瘘口部位并与膀胱损伤鉴别,逆行造影对明确损伤部位、损伤程度有价值。

(三)B 超检查

可检测出患者输尿管扩张以及患肾积水症状。

(四)CT 检查

能够对输尿管外伤性部位,尿外渗、合并肾损伤或别处器官的损伤观察有对应的判别依据。

(五)阴道检查

通过阴道检查有概率能直接看到瘘口的创伤口。

(六)体格检查

膀胱腹膜外破裂后尿外渗,下腹耻骨检查有可能触及包块,同时在上区会感觉到触痛。出现膀胱腹膜内破裂的情况,有可能造成大量的尿液进入腹腔,检查有腹壁紧张、压痛、反跳痛及移动性浊音。

四、护理措施

(一)心理护理

输尿管损伤因为手术的损伤发病率较高,因此,心理护理显得尤为重要。要做到详细评估患者的心理状况及接受治疗的心理准备,与患者建立良好的护患关系,掌握患者的心理变化并给予相应的健康指导,减少医疗纠纷的发生。输尿管损伤后患者情绪紧张、恐惧,尤其是发生漏尿或无尿时,护士在密切观察病情的同时要向患者说明在损伤之后应该要留意的安全隐患和康复协助方法,给予患者能够痊愈的信心,以平常心对待伤病,在治疗康复期间自动配合,减轻患者的焦虑。

(二)生活护理

(1)多次探访患者,对患者在生活中护理进行协助,遵循“七清洁”原则:对手、脚、口、皮肤、指甲、会阴、头发、床单有针对性的进行处理,保持患者在生理上保持清洁。

(2)观察并保持各种管路的清洁通畅,正确记录引流液的颜色及量,尿袋、引流袋定期更换。

(3)关心患者,讲解健康保健知识。

(4)观察尿外渗的腹部体征,腹痛的程度;观察体温的变化,每天测量体温 4 次,并记录在护理病例中,发热时及时通知医师。

(5)观察 24 h 尿量,注意血尿情况,少尿、无尿要立即通知医师处理。

(6)配制较为均衡的饮食,容易消化,且营养丰富。避免食用大豆、牛奶等会造成腹胀的食品。做到排便通畅,必要时服润肠药。

(三)治疗及护理配合

输尿管损伤后治疗采取修复输尿管、保持通畅、保护肾功能的原则。及时采用双 J 管引流,有利于损伤的修复和狭窄的改善。

1.治疗方法

(1)外伤造成的伤害最先要观察患者全身状况,检查患者的其他器官是否也有损伤。应该根据输尿管的受损情况进行修复,尽量保留肾脏,不被切除。

(2)输尿管由器械造成的伤害伤口通常是撕裂伤,保守治疗往往可以治愈,如果尿液外溢的症状继续恶化,应尽快进行引流。

(3)在手术过程中,应按照现场的确切状况,对受损的输尿管进行修复,可以采取结扎尿管,但要及时松开结扎线,将导管放置于输尿管中几天,便可以对输尿管切口进行缝合、修补,之后进行引流管的插入,在输尿管被阻断后,在端部配对,引流导管约两周。低水平切断输尿管,行可行的输尿管膀胱吻合术,损伤小时钳夹输尿管,有较大损伤时应进行结扎,同时可以把受损部分切除,以杜绝组织坏死而导致尿瘘的出现。当输尿管受伤过于严重,无法保留,要按照患者状况,利用膀胱组织进行输尿管成形术,防止输尿管外瘘、肾瘘的出现。

2.保守治疗的护理配合

(1)密切监测生命体征的变化,记录及时准确。

(2)观察腹痛情况,不能盲目给予止痛剂。

(3)保持各种管路的清洁通畅,正确记录引流液的颜色及量,尿袋定期更换。

(4)备皮、备血、皮试,做好必要时手术探查的准备。

(5)正确记录 24 h 尿量,注意血尿情况,少尿、无尿要立即通知医师处理。

(6)嘱患者卧床休息,做好生活护理,保持排便通畅,必要时服润肠药。

3.手术治疗的护理

(1)输尿管断端吻合术后留置双 J 管,在此期间嘱患者多饮水,保证引流尿液通畅,防止感染,促进输尿管损伤的愈合。

(2)预防感染,术后留置导尿管,注意各引流管的护理,定期更换引流袋。更换引流袋应无菌操作,防止感染,尿道口护理每天 1～2 次。女性患者每天冲洗会阴。

(3)严密观察尿量,间接地了解有无肾衰竭的发生。

(4)高热的护理,给予物理降温,鼓励患者多饮水,及时更换干净衣服,必要时遵医嘱给予药物降温。

4.留置双 J 管的护理

(1)双 J 管的保留会引起侧腰不适,手术初期有许多背痛,它主要与输尿管放置双 J 管后的输尿管插管、水肿和回流有关。

(2)双管放置不当和双管向下运动都有可能造成膀胱刺激症状,这是由于患者膀胱三角形和后尿道受刺激所引起的。

(3)术后输尿管内放置双 J 管做内支架以利内引流,勿打折,保持通畅,同时防止血块聚集造成输尿管阻塞。

(4)要调整体位保持导尿管通畅,防止膀胱内尿液反流。

(5)观察尿液及引流情况,由于双 J 管放置时间长,且双 J 管的上端和下端会增加对肾盂的刺激,在膀胱黏膜中出现血尿,所以,在手术之后必须时刻留意患者尿液颜色的改变,对患者血尿颜色检查的办法是在每天早上收集患者尿液样本,放入透明无色玻璃试管中进行颜色检查。观察到患者尿液存在亮红色,或者患者肾区肿胀疼痛和腹部不适等症状,应及时报告医师。

(6)双 J 管于手术后 1～3 个月在膀胱镜下拔除。

五、健康教育

(1)输尿管损伤严重易引起输尿管狭窄,因此告之患者双 J 管需要定期更换直至狭窄改善为止。

(2)定期复查了解损伤愈合的情况及双 J 管的位置。若出现尿路刺激征、发热、腹痛、无尿等症状时,及时就诊。

(侯敬翠)

第三节 膀胱损伤

膀胱在盆骨深处,排空后肌层较厚,一般不容易受伤,当膀胱充满时,它向下腹高柱延伸,如果下腹受到猛烈撞击,很可能发生膀胱损伤,骨盆骨折可刺破膀胱;临产、难产时,胎儿头部长期受压可导致膀胱壁缺血性坏死,一般分为闭合性损伤、开放性损伤和医源性损伤,

一、病因

封闭的破坏膀胱是空的,它受到骨盆深处周围组织的保护,不容易受到外部暴力的伤害,膀胱扩张,由于膀胱的扩张,当下腹受到踢打、损伤、瘀伤等暴力时,可造成膀胱损伤,骨盆骨折断骨可刺穿膀胱;难产时,胎儿头部长期受压可引起膀胱壁缺血性坏死;开放损害在火器伤中更为常见,通常与骨盆的其他组织损伤相关;在疝修补、妇科恶性肿瘤切除、行尿道扩张时也有可能导致

膀胱受损。

二、临床表现

轻度膀胱壁挫伤仅有下腹疼痛,少量终末血常规,短期内可自行消失。膀胱全层破裂时症状明显。依裂口所在的位置、大小、受伤后就诊时间以及有无其他器官伴有损伤而不同。腹膜内型与腹膜外型的破裂又有其各自特殊的症候。膀胱破裂一般可有下列症状。

(一)腹痛

尿液外渗以及血肿导致下腹部产生剧烈疼痛,尿液进入腹腔后可以引发严重的腹膜炎症,一般为急性炎症。同时伴有骨盆骨折的时候,在耻骨这个位置压痛明显。

(二)疼痛

腹下部或耻骨疼痛和腹壁强直,伴有骨盆骨折时挤压骨盆时尤为明显。血尿外渗于膀胱周围和耻骨后间隙可导致局部肿胀,一旦继发感染发生蜂窝织炎和败血症则症状更为危重。如尿液漏入腹腔可出现腹腔炎的症状,腹膜重吸收肌酐和 BUN 而致血肌酐和 BUN 升高。

(三)血尿和排尿障碍

患者有尿急或排尿感,但无尿液排出或仅排出少量血性尿液。

(四)尿瘘

遭受贯穿性的伤害有可能会造成直肠或生殖系统漏尿。而遭受闭合性的损伤可能会形成尿外渗,造成感染性尿瘘,严重时会引起膀胱及其附近脏器形成膀胱直肠瘘、膀胱阴道瘘,之后患者的泌尿系统将极易继发性感染。

(五)晚期症状

尿液自伤口溢出,或经膀胱直肠瘘或膀胱阴道瘘自肛门或阴道排出。膀胱容易缩小,致有尿频、尿急症状。并可有反复尿路感染症状。

三、辅助检查

根据受伤的历史和临床症状不难诊断,腹部受伤或骨盆骨折后,肌肉紧张和其他迹象出现在小腹,除了考虑腹腔内脏器官,膀胱损伤的可能性也应考虑,当尿液外渗,尿腹膜炎或尿瘘发生,在疑似膀胱损伤的情况下,应该做进一步的检查。

(一)尿导管插入术

如果没有尿道损伤,膀胱放入导管顺利,如果患者不能排泄尿液应进一步了解膀胱是否破裂,可以保留导管注水测试,和提取的数量显著降低注入的数量相比,显示膀胱破裂。

(二)膀胱造影

当导管被注入碘化钠或空气后,可以通过前、后和斜位 X 线片来确定膀胱是否破裂、破裂的位置和溢出的位置。

(三)膀胱镜检查

在膀胱无主动出血或者膀胱内有液体时可以通过膀胱镜检查可以对膀胱瘘的判断提供依据。

(四)排泄性尿路造影术

如果怀疑上尿道有损伤,可以考虑用它来了解肾脏和输尿管。

四、护理措施

（一）生活护理

（1）满足患者的基本生活需要。

（2）做好引流管护理。①妥善固定、保持通畅；②准确记录引流液量、性质；③保持尿道口清洁，定期更换尿袋。

（3）多饮水，多食易消化食物，保持排便通畅。

（二）心理护理

（1）损伤后患者恐惧、焦虑，担心预后情况。护士主动向患者介绍康复知识，介绍相似病例，鼓励患者树立信心，配合治疗，减少焦虑。

（2）从生活上关心、照顾患者，满足基本生活护理，使其感到舒适。

（3）加强病房管理，创造整洁安静的休养环境。

（三）治疗及护理配合

患者遭受膀胱挫伤不用进行手术治疗，可以通过适当休息，同时使用抗生素以及镇静剂进行治疗，能很快治愈。

1.紧急处理

膀胱破裂是一种较严重的损伤，常伴有出血和尿外渗，病情严重，应尽早施行手术。护士需协助做好手术前的各项相关检查和护理，积极采取抗休克治疗，如输液、输血、镇静及止痛等各项措施。

2.保守治疗的护理

如果患者的症状较轻，且采用膀胱造影检测仅出现微量尿外渗，则选择保守治疗，将导尿管插入尿道，对患者进行连续性的引流排尿，以此保证人体尿液的正常排出，预防感染。

（1）密切观察生命体征，及时发现有无持续出血，观察有无休克发生。

（2）保持尿液引流通畅，及时清除血块防止阻塞膀胱，观察并记录 24 h 尿的色、质、量。妥善固定尿管。

（3）适当休息、充分饮水，保证每天尿量＞3 000 mL，以起到内冲洗的作用。

（4）注意观察体温的变化，警惕有无盆腔血肿、感染。观察腹膜刺激症状。

3.手术治疗的护理

对于比较严重的病情，患者膀胱破裂，导致出现尿外渗以及出血，必须要及时进行手术治疗。

（1）按外科术前准备进行备皮、备血、术前检查。

（2）开放静脉通道，观察生命体征。

（3）准确填写手术护理记录单，与手术室护士认真交接。

（4）术后监测生命体征，并详细记录。

（5）按医嘱正确输入药物，掌握液体输入的速度，保持均匀的摄入。

（6）保持各种管路通畅，并妥善固定，防止脱落。定期更换引流袋。

（7）观察伤口渗出情况，及时更换敷料，遵守无菌操作原则。

五、健康教育

(1)讲解引流管护理的要点,如防止扭曲、打折、保持引流袋位置低于伤口及尿管,防止尿液反流。

(2)拔除尿管前要训练膀胱功能,先夹管训练 1~2 d,拔管后多饮水,达到冲洗尿路、预防感染的目的。

(3)卧床期间防止压疮、防止肌肉萎缩,进行功能锻炼。

(侯敬翠)

第十一章

妇产科护理

第一节　细菌性阴道炎

细菌性阴道炎是一种混合性细菌感染。临床阴道黏膜充血不明显，病理特征无炎症病变，因而命名为细菌性阴道病。

一、病因

由于阴道内乳杆菌减少而其他细菌大量繁殖，主要有动弯杆菌、普雷沃菌、紫单胞菌、类杆菌、消化链球菌等厌氧菌以及加德纳菌及支原体引起的混合感染。因阴道内产生过氧化氢的乳杆菌减少，其他细菌大量繁殖，代谢产物使阴道分泌物生化成分改变，pH 升高，胺类物质(尸胺、腐胺、三甲胺)、有机酸及一些酶类(黏多糖酶、唾液酸酶、磷脂酶等)增加。胺类物质使阴道分泌物增多并有鱼腥臭味。酶和有机酸破坏宿主防御机制，溶解宫颈黏液，可促进微生物进入上生殖道引起感染。

二、临床表现

10%～40%患者无临床症状，有症状者主要表现为阴道排液增多，有恶臭(鱼腥臭)味，白带呈灰白色，均匀一致而稀薄，黏度很低，有时可见泡沫，系厌氧菌代谢所产生的气体所致。

三、处理原则

杀灭及抑制有关细菌，改善阴道内环境。可全身、局部同时用药。首选抗厌氧菌药物。

(1)首选甲硝唑，口服每次 500 mg，每天 2 次，连用 7 d，建议连续使用 3 个疗程疗效最好。局部用药，每次甲硝唑 200 mg，置入阴道内，每天一次，7 d 为 1 个疗程。甲硝唑的近期疗效可达 98.6%。

(2)克林霉素为另一有效药物，口服每次 300 mg，每天 2 次，连服 7 d，有效率达 94%。也可局部用 2%克林霉素膏剂，每晚一次连用 7 d。

(3)改善阴道内环境：可用过氧化氢阴道冲洗，每天一次共 7 d，或用 1%乳酸或 0.5%醋酸冲洗阴道以提高疗效。

四、护理问题

注意以下几点。

病史:注意询问白带性状改变及时间,是否经过治疗及效果。

诊断检查:一般认为以下4项中有3项阳性即可确立临床诊断。

(1)阴道内可见多量灰白色稀薄恶臭的分泌物,阴道黏膜无明显充血的炎症表现。

(2)阴道 pH>4.5,由于厌氧菌产氨所致。

(3)线索细胞阳性。

(4)氨臭味试验阳性,取阴道分泌物少许于玻片上,加入10%氢氧化钾溶液1~2滴,产生烂鱼样腥臭气味即为阳性。

目前认为革兰氏染色诊断标准是诊断细菌性阴道病的金标准。乳杆菌为革兰氏阳性大杆菌,常呈链状排列;加德纳菌为革兰氏阴性或阳性小杆菌;普雷沃菌为革兰氏阴性杆菌;动弯杆菌为革兰氏染色变异、弯曲、弧形的小杆菌。但由于革兰氏染色诊断标准需培训检验人员且不能立即获得结果,故临床应用受限。

五、护理处理

(1)注意个人卫生,保持外阴清洁、干燥,注意改善阴道内环境,用过氧化氢或弱酸性溶液冲洗阴道。

(2)选用抗厌氧菌药物治疗,如甲硝唑、克林霉素。甲硝唑治疗方法首选7 d疗法而不是单次大剂量顿服。阴道局部用药与口服药物效果基本相同。

(3)指导患者掌握正确阴道置药方法。

(刘钇彤)

第二节 滴虫性阴道炎

一、病因

滴虫阴道炎是常见的阴道炎,由阴道毛滴虫引起。滴虫呈梨形,后端尖,约为多核白细胞的2~3倍大小。虫体顶端有鞭毛4根,体部有波动膜,后端有轴柱凸出,活体虫透明无色,呈水滴状,鞭毛随波动膜的波动而摆动。可寄生在人体内而不引起临床症状。滴虫只有滋养体而无包囊期,滋养体的生活力较强,能在3 ℃~5 ℃温度下生存21 d,在46 ℃时生存20~60 min,在半干燥的环境下生存10 h左右,在普通肥皂水中也能生存45~120 min。最适宜生长繁殖的 pH 为5.5~6,在 pH 在5以下或7.5以上的环境中则不生长。滴虫阴道炎患者的阴道 pH 一般为5.1~5.4。月经前后,阴道 pH 升高,隐藏在腺体及阴道皱襞中的滴虫常得以繁殖,引起炎症发作。它能消耗阴道细胞内的糖原,阻碍乳酸生成。除寄生于阴道外,滴虫还可侵入尿道、尿道旁腺,甚至膀胱、肾盂及男方的包皮褶、尿道或前列腺中。

滴虫引起阴道炎症，主要通过滴虫表面的凝集素（AP65，AP51，AP33，AP23）及半胱氨酸蛋白酶黏附于阴道上皮细胞，进而通过阿米巴样运动的机械损伤和分泌蛋白水解酶、蛋白溶解酶的细胞毒作用，共同摧毁阴道上皮细胞并诱导产生炎症介质，最终导致上皮细胞溶解、脱落，阴道上皮细胞局部炎症发生。滴虫阴道炎的临床症状轻重，取决于局部免疫因素、滴虫数量多少及毒力强弱。滴虫数量多、毒力强容易引起症状，滴虫数量少、毒力弱不易引起症状。25%～50%患者感染初期无症状，其中 1/3 将在 6 个月内出现症状。

二、传播途径

（一）直接传染

经由性交传染：与女性患者行一次非保护性交后，约 70%男性发生感染，男性感染滴虫后常无临床症状，容易成为感染源；通过性交，男性传染给女性的概率可能更高。

（二）间接传染

经公共浴池、浴盆、浴巾、游泳池、厕所、衣物、器械及敷料等途径传播。

三、临床表现

典型症状为白带增多，呈稀薄泡沫状，伴有外阴瘙痒，间或有灼热、疼痛感。若有其他细菌混合感染，则白带可呈脓性，可有臭味。如尿道口有感染，可出现尿频、尿痛，有时可有血尿。

少数患者阴道内可有滴虫感染但无炎症反应，称为带虫者。

阴道分泌物中找到滴虫可确诊。最简便的方法为 0.9%氯化钠液湿片法，可疑患者多次悬滴法未见活动滴虫，强调选择培养法，准确性及敏感性均高。

四、处理原则

治疗药物主要为甲硝唑及替硝唑，治愈此病需全身用药，故强调口服用药，不是局部用药。甲硝唑及替硝唑与乙醇结合可出现皮肤潮红、呕吐、腹痛、腹泻等戒酒样反应。口服甲硝唑及替硝唑，能通过乳汁排泄。甲硝唑用药期间及停药 24 h 内，替硝唑用药期间及停药 72 h 内禁止饮酒。哺乳期用药不应哺乳。甲硝唑耐药菌株较少，初次服用甲硝唑治疗失败，应加大剂量或增加疗程，或改服替硝唑。

甲硝唑致畸作用尚未排除，因此妊娠早期及哺乳期妇女宜慎用。替硝唑为妊娠期 C 类药，应禁用。

滴虫阴道炎再感染，可继续之前的方法治疗，对甲硝唑及替硝唑耐药病例极少见，因甲硝唑很少耐药，替硝唑耐药病例更少。应强调同时治疗性伴侣，以减少再次感染。

五、护理问题

（1）黏膜（皮肤）完整性受损。

（2）知识缺乏。

（3）焦虑。

（4）有交叉感染的潜在危险。

相关因素：因自我防护知识缺乏，与他人（患者）共用浴巾、浴盆等，导致感染及交叉感染。因炎症的侵袭、瘙痒而搔抓可致皮肤损伤。因羞于治疗、不理想的治疗效果或反复感染，可致焦虑。

主要表现：患者感染后出现白带增多，呈稀薄泡沫状，有腥臭味，可伴有外阴瘙痒，间或有灼热、疼痛感。合并其他细菌混合感染则白带可呈脓性。如感染延及尿道口，可出现尿频、尿痛，有时可有血尿。

护理措施：根据相关护理问题、主要表现等进行护理评估，制订相应的护理措施。

病史：询问出现白带增多、外阴瘙痒的时间，有无相关诱因，既往有无类似病史，月经周期与发病的关系。了解并记录发病后是否接受治疗及过程和效果。了解个人卫生习惯，分析可能的感染途径。

身心状况：重点评估患者出现典型症状后影响其及时就诊的因素，影响效果致反复发病造成的烦恼，接受妇科检查的顾虑，对疾病的忧虑所造成的心理压力，亲属对其的理解与配合。

诊断检查。①妇科检查，外阴充血，阴道黏膜有散在红色斑点，后穹隆有多量稀薄泡沫状或黄色泡沫状分泌物；②白带检查，悬滴法——从后穹隆取少许分泌物混悬于盐水中，取少许置于玻片上，立即在低倍镜下寻找滴虫，阳性率可达 80%～90%。冬季应注意保温，否则滴虫活动力减低，可造成辨认上的困难。培养法——对可疑患者多次悬滴法未能发现滴虫时，可送培养，准确率可高达 98%。注意取分泌物前 24～48 h 避免性交、阴道灌洗或局部用药，不行双合诊，窥阴器不涂润滑剂。

健康指导：指导患者进行自我防护与隔离，避免不适当和不必要的阴道灌洗，以免破坏阴道的正常环境。不随便使用不消毒公共物品，如浴巾、浴盆、坐式便池、衣物等，不仅可导致感染，同时又可使感染扩散。指导患者掌握健康的性卫生知识。

六、潜在并发症

(一)宫颈炎症

与炎症直接蔓延有关。

(二)合并其他病原体感染

与阴道环境改变、防御功能受到破坏有关。

七、护理处理

(1)保持外阴清洁干燥，避免搔抓造成皮肤破损。治疗期间应避免性生活或房事时使用避孕套，勤换内裤，与所用洗涤用具一并煮沸消毒 5～10 min，以防止重复感染和交叉感染。

(2)指导患者掌握治疗方法：教会患者各种剂型的阴道用药方法，嘱其坚持按医嘱规定的正规疗程进行治疗，用药前宜先用酸性溶液灌洗阴道以提高治疗效果。月经期宜暂停各种局部治疗。

(3)治疗必须彻底：嘱患者按医嘱门诊复查，滴虫性阴道炎常于月经后复发。故治疗后滴虫检查为阴性时，仍应于下次月经干净后继续治疗 1 个疗程以巩固疗效。已婚患者应检查配偶是否患有生殖器滴虫，必要时应同时治疗。

(4)注意排除有无合并其他性传播疾病。

(5)认真做好健康卫生宣传和普查普治工作，提高群体维护公德和自我保护意识。积极治疗患者，消灭传染源，禁止患者和带虫者进入游泳池。医疗器械和公共洗浴用品应严格消毒，防止交叉感染。

(刘钇彤)

第三节 萎缩性阴道炎

一、病因

萎缩性阴道炎常见于绝经后或卵巢去势后的妇女，因卵巢功能衰退，雌激素水平降低，阴道壁萎缩，黏膜变薄，上皮细胞内糖原含量减少，阴道 pH 上升(多为 5.0～7.0)，局部抵抗力降低，致病菌容易入侵繁殖引起感染。此外不注意外阴清洁卫生，营养不良，尤以维生素 B_6 缺乏等也易患此病。

二、临床表现

主要症状为阴道分泌物增多，呈黄水样，也可呈脓性或血性，由于分泌物刺激，可有外阴瘙痒、灼热不适，甚至尿频、尿痛等泌尿系统症状。

三、处理原则

增加阴道抵抗力，抑制细菌生长。

(一)增加阴道酸度

用弱酸溶液冲洗阴道，如 0.5%醋酸或 1%乳酸，每天一次，冲洗后局部用药，如甲硝唑或诺氟沙星每次 1 片置入阴道，连用 7～10 d。

(二)雌激素局部或全身用药

对炎症较重者可辅以雌激素治疗。己烯雌酚 0.125～0.25 mg 置入阴道，每晚一次，7 d 为 1 个疗程。顽固病例可口服尼尔雌醇，首次 4 mg，以后每 2～4 周 1 次，每次 2 mg，连用 2～3 个月。乳腺癌、子宫内膜癌患者慎用。

四、护理问题

注意以下几点。

(一)病史

常为绝经期及绝经后妇女发生，也可于卵巢切除后出现症状，询问患者白带性状及伴随症状。

(二)身心状况

老年妇女出现白带增多，一般不予重视，未来诊治，更有个别患者因为惧怕癌症而逃避检查，需注意影响其就医的因素。

(三)诊断检查

1.妇科检查

阴道黏膜上皮菲薄苍白，阴道皱襞消失，黏膜可见充血、点状出血点，偶有浅表溃疡，如溃疡与对面粘连，检查时可将粘连分开，但易引起出血，粘连严重可造成阴道闭锁、炎症分泌物引流不畅而致阴道或宫腔积脓。

2.实验室

阴道分泌物检查未见滴虫或念珠菌,有血性白带时可作宫颈刮片等与恶性肿瘤相鉴别。

五、潜在并发症

(1)阴道狭窄或闭锁。

(2)阴道积脓、宫腔积脓。

六、护理措施

加强健康教育,告知患者按医嘱正确用药,并指导局部用药方法,用药前洗净双手及会阴,以减少感染的机会。自已用药有困难者,指导家属协助用药,乳腺癌或子宫内膜癌患者慎用雌激素制剂。注意保持会阴清洁,勤换会阴垫、内裤。

(刘钇彤)

第四节　外阴阴道假丝酵母菌病

一、病因

白假丝酵母菌(又称白色念珠菌)为主要致病菌,占80%～90%,其次为非白假丝酵母菌(光滑假丝酵母菌、近平滑假丝酵母菌、热带假丝酵母菌),占10%～20%。假丝酵母菌对热的抵抗力不强,加热至60 ℃ 1 h即死亡;但对干燥、日光、紫外线及化学制剂等抵抗力较强。酸性环境适宜其生长。白假丝酵母菌为双相菌,有酵母相和菌丝相。酵母相为芽生孢子,在无症状寄居及传播中起作用;菌丝相为芽生孢子伸长成假菌丝,侵袭组织能力增强。白假丝酵母菌为条件致病菌,10%～20%非孕妇女及30%孕妇阴道中有此菌寄生,但菌量少,为酵母相,无症状。当机体免疫力下降时,假丝酵母菌大量繁殖,转为菌丝相,才出现症状。

常见发病诱因为:滥用抗生素、糖尿病、妊娠、应用免疫抑制剂及接受大剂量雌激素治疗者。假丝酵母菌感染的阴道pH常在4.0～4.7。妊娠及糖尿病时,阴道组织内糖原增加,酸度升高;长期应用抗生素,改变了阴道内微生物之间的相互抑制关系,易使假丝酵母菌得以繁殖而引起感染。一般青春期前和绝经期后的妇女极少发生此病,原因可能因卵巢等丧失功能或功能低下,雌激素水平低,阴道pH高,不适合假丝酵母菌的生长繁殖。

二、传播途径

(一)内源性感染

内源性感染为主要方式,假丝酵母菌可存在于人的口腔、肠道与阴道黏膜而不引起症状。这三个部位的假丝酵母菌可相互传染,当局部条件适合时发病。

(二)直接传染

假丝酵母菌尚可寄生于男性生殖器包皮内,故可以通过性生活传染。

（三）间接传染

通过污染的衣物、公共浴池、浴巾等途径传染，极少见。

三、临床表现

主要表现为外阴瘙痒，外阴阴道刺激症状，如性交痛、排尿痛，后者为排尿时尿液刺激红肿的大小阴唇、阴蒂造成疼痛，严重时可坐卧不安，痛苦异常。部分患者有阴道分泌物增多，典型的白带为白色稠厚豆渣样或乳酪状。妇科检查时可以为阴道炎，常同时伴有外阴炎，外阴有弥漫红肿、皲裂、脱皮，提示为重度外阴阴道假丝酵母菌病。

临床上可分为单纯性和复杂性外阴阴道假丝酵母菌病（表 11-1）。

有阴道炎症状和体征，阴道分泌物找到假丝酵母菌芽孢和菌丝即可确诊。

表 11-1　外阴阴道假丝酵母菌病临床分类

	单纯性外阴阴道假丝酵母菌病	复杂性外阴阴道假丝酵母菌病
发生频率	散发或非经常发作	复发性
临床表现	轻到中度	重度
真菌种类	白假丝酵母菌	非白假丝酵母菌
宿主情况	免疫功能正常	妊娠、糖尿病、免疫功能低下、应用免疫抑制剂

四、处理原则

治疗选用抗真菌药物。治疗前对患者进行评估，是单纯性还是复杂性外阴阴道假丝酵母菌病。

（1）消除诱因：如有糖尿病，应积极治疗，及时停用广谱抗生素、雌激素。勤换内裤并与洗浴用具一并用开水烫洗。

（2）单纯性外阴阴道假丝酵母菌病：采用局部用药或口服用药，唑类药物优于制霉菌素，均应采用短疗程方案。

（3）复杂性外阴阴道假丝酵母菌病：治疗需个体化，病情严重者应延长用药时间，局部用药延长为7～14 d。

（4）复发性外阴阴道假丝酵母菌病（recurrent vulvovaginal candidiasis，RVVC）初次治疗后需维持巩固治疗。初次治疗局部用药延长为 7～14 d；维持治疗常用氟康唑 150 mg，每周一次，共 6 个月。

（5）妊娠期病例可以采用局部抗真菌药物。

（6）有症状、体征，阴道分泌物涂片未发现假丝酵母菌芽孢和菌丝者，无真菌培养条件，应行预防性抗真菌药物治疗。对无症状，阴道分泌物培养假丝酵母菌阳性者，可不给予治疗。

（7）性伴侣治疗：无须常规进行治疗，对有症状男性应进行假丝酵母菌检查及治疗，以预防女性重复感染。

（8）该病容易复发，故有学者提出补充乳酸杆菌降低复发，但目前尚无肯定性结论。

五、护理问题

基本同滴虫阴道炎，应注意以下几点。

(一)病史

注意询问白带的性状,既往有无类似病史,有无糖尿病、长期应用抗生素、雌激素的病史。

(二)身心状况

需停用抗生素或雌激素药物的患者可能产生一定的顾虑,应权衡利弊合理对待,合并妊娠者则可能导致对胎儿的担忧等心理压力。

(三)诊断检查

1.妇科检查

外阴、阴道充血、红肿,分泌物呈稠厚豆渣状,常可见小阴唇内侧及阴道黏膜上附有白色膜状物,不易擦除,其下黏膜红肿,可有糜烂面和表浅溃疡。

2.实验室检查

(1)悬滴法:取少许分泌物与10%氢氧化钠或10%氢氧化钾溶液相混合取一滴在显微镜下找芽孢或假菌丝。

(2)培养法:若有症状而多次检查为阴性,可采用培养法确诊。

六、护理处理

基本同滴虫阴道炎。

(1)鼓励患者坚持用药,不可随意中断。

(2)勤换内裤,用过的内裤、毛巾、盆等用具均要用开水烫洗。

(3)妊娠合并感染者为避免感染新生儿,应坚持进行局部治疗,有时需达妊娠8个月。

(4)合并有滴虫感染者,应同时给予抗滴虫治疗。

(韩艺晞)

第五节　慢性宫颈炎

慢性宫颈炎是妇科常见病之一。正常情况下,宫颈具有多种防御功能,但宫颈易受性交、分娩及宫腔操作的损伤,引起感染,一旦发生感染,病原体很难被完全清除,久而导致慢性宫颈炎。近年来随着性传播疾病的增加,宫颈炎已经成为常见疾病。由于长期慢性宫颈炎症可诱发宫颈癌,故应及时诊断与治疗。

一、护理评估

(一)健康史

1.病因评估

主要见于感染性流产、产褥期感染、宫颈损伤和阴道异物并发感染,多由急性宫颈炎未治疗或治疗不彻底导致。主要致病菌是葡萄球菌、链球菌、大肠埃希菌和厌氧菌,其次为性传播疾病的病原体,如沙眼衣原体、淋病奈瑟菌,单纯疱疹病毒与慢性宫颈炎的发生也有关系。

2.病史评估

了解婚育史、分娩史、流产及妇科手术后有无损伤;有无性传播疾病的发生;有无急性盆腔炎

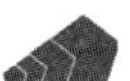

的感染史及治疗情况；有无不良卫生习惯。

3.病理评估

(1)宫颈糜烂：宫颈糜烂是慢性宫颈炎最常见的病理类型。由于宫颈外口处鳞状上皮坏死脱落，由颈管柱状上皮增生覆盖，宫颈外口处的宫颈阴道部外观呈细颗粒状的红色区，称为宫颈糜烂。根据病理组织形态结合临床，宫颈糜烂可分三种类型。①单纯型糜烂：炎症初期，鳞状上皮脱落后，仅由单层柱状上皮覆盖，表面平坦；②颗粒型糜烂：炎症继续发展，柱状上皮过度增生并伴有间质增生，糜烂面凹凸不平，呈颗粒状；③乳突型糜烂：柱状上皮和间质继续增生，糜烂面高低不平更加明显，呈乳突状突起。根据糜烂面的面积大小，宫颈糜烂分为3度(图11-1)：糜烂面积小于宫颈面积的1/3为轻度糜烂；糜烂面积占宫颈面积的1/3～2/3为中度糜烂；糜烂面积大于宫颈面积的2/3为重度糜烂。根据糜烂深度，宫颈糜烂分为：单纯型、颗粒型、乳突型。描写宫颈糜烂时，应同时表示糜烂面积和深度，如中度糜烂颗粒型。

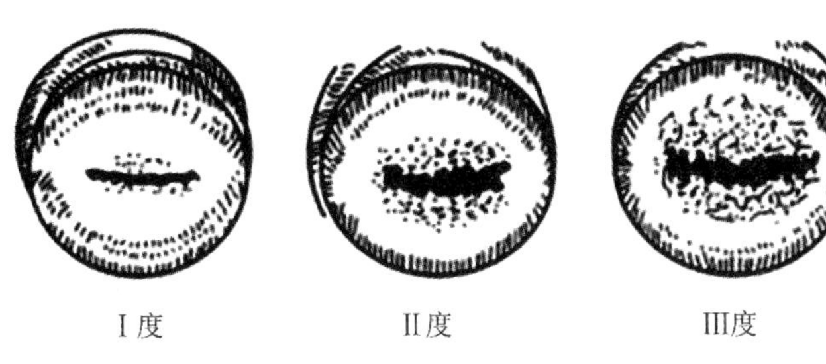

图11-1 宫颈糜烂分度

(2)宫颈肥大：由于慢性炎症的长期刺激，宫颈组织充血、水肿，腺体及间质增生，使宫颈肥大，但表面光滑，由于结缔组织增生而使宫颈硬度增加。

(3)宫颈息肉：慢性炎症长期刺激使宫颈局部黏膜增生，子宫有排出异物的倾向，使增生的黏膜逐渐自基底层向宫颈外口突出而形成息肉。息肉为一个或多个不等，色鲜红、质脆、易出血(图11-2)。由于炎症持续存在，息肉去除后常有复发。

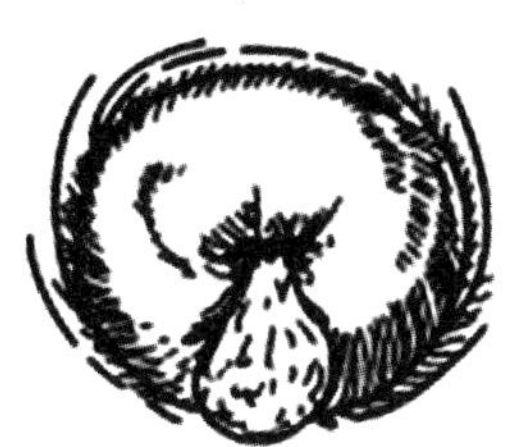

图11-2 宫颈息肉

(4)宫颈腺囊肿：在宫颈糜烂愈合的过程中，新生的鳞状上皮覆盖宫颈腺管口或伸入腺管，将腺管口堵塞。腺管周围的结缔组织增生或瘢痕形成，压迫腺管，使腺管变窄甚至堵塞，腺体分泌物引流受阻、潴留而形成囊肿(图11-3)。囊肿表面光滑，呈白色或淡黄色。

(5)宫颈黏膜炎：宫颈黏膜炎又称宫颈管炎，病变局限于宫颈管黏膜及黏膜下组织充血、红、肿，向外突出。

(二)身心状况

1.症状

白带增多，多数呈乳白色黏液状，也可为淡黄色脓性。如有宫颈息肉时为血性白带或性交后出血。一旦炎症沿宫骶韧带扩散至盆腔时，患者可有腰骶部疼痛、下坠感，因黏稠脓性白带不利于精子穿透而致不孕。

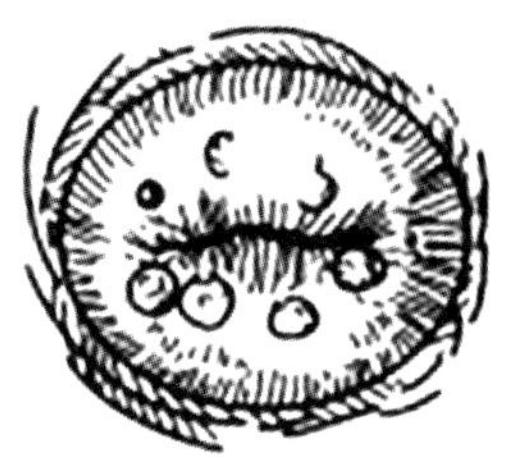

图 11-3　宫颈腺囊肿

2.体征

妇科检查可见宫颈有不同程度的糜烂、囊肿、肥大或息肉。

3.心理及社会状况

由于白带增多、腰骶部不适，加之病程长、有异味及外阴不适等，患者常常焦虑不安，接触性出血者担心癌变，思想压力大，因此，应详细评估患者心理及社会状态及家属态度。

（三）辅助检查

宫颈刮片细胞学检查，排除宫颈癌，必要时宫颈活检，协助明确宫颈病变性质。

二、护理诊断及合作性问题

(1)焦虑及恐惧：与缺乏相关知识及担心癌变有关。

(2)舒适改变：与分泌物增多、下腹及腰骶部不适有关。

(3)组织完整性受损：与宫颈糜烂有关。

三、护理目标

(1)产妇的情绪稳定，能配合护理人员与家人采取有效应对措施。

(2)患者分泌物减少，性状转为正常，舒适感增加。

(3)患者病情得到及时控制，无组织完整性受损。

四、护理措施

（一）一般护理

告知患者注意外阴清洁卫生，每天更换内裤，定期妇科检查。

（二）心理护理

让患者了解慢性宫颈炎的发病原因、临床表现、治疗方法及注意事项，解除患者焦虑心理，鼓励患者积极配合治疗。

（三）治疗护理

1.治疗原则

以局部治疗为主，根据临床特点选用物理治疗、药物治疗、手术治疗。在治疗前先排除宫颈癌。

2.治疗配合

(1)物理治疗：物理疗法是目前治疗慢性宫颈炎效果较好、疗程最短的方法，因而较为常用。

用物理方法将宫颈糜烂面上皮破坏。使之坏死脱落后，由新生的鳞状上皮覆盖。常用的方法有宫颈激光、冷冻、红外线凝结疗法及微波疗法等。治疗时间是月经干净后 3～7 d。

(2)手术治疗：宫颈息肉可手术摘除，宫颈肥大、宫颈糜烂较深者且累及宫颈管者可做宫颈锥形切除。

(3)药物治疗：适宜于糜烂面小、炎症浸润较浅者，可局部涂硝酸银、铬酸、中药等，现已少用。目前临床多用康妇特栓剂，简便易行，疗效满意，每天放入阴道 1 枚，连续 7～10 d。

3.病情监护

物理治疗后分泌物增多，甚至有多量水样排液，术后 1～2 周脱痂时可有少量出血，创口愈合需4～8 周。故应嘱患者保持外阴清洁，注意 2 个月内禁止性生活和盆浴。2 次月经干净后复查，效果欠佳者可进行第二次治疗。

五、健康指导

向患者传授防病知识，积极治疗急性宫颈炎；告知患者定期做妇科检查，发现炎症排除宫颈癌后予以积极治疗；避免分娩或器械损伤宫颈；产后发现宫颈裂伤应及时缝合。此外，应注意个人卫生，加强营养，增强体质。

六、护理评价

(1)患者主要症状是否明显改善，甚至完全消失。

(2)患者焦虑情绪是否缓解，是否能正确复述预防及治疗此疾病的相关知识。

(韩艺晞)

第六节 子宫肌瘤

子宫平滑肌瘤，简称子宫肌瘤，是女性生殖器官中最常见的一种良性肿瘤。主要由子宫平滑肌组织增生而成，其间还有少量的纤维结缔组织。多见于 30～50 岁女性。由于肌瘤生长速度慢，对机体影响不大。所以，子宫肌瘤的临床报道发病率远比真实的要低。

一、病因

确切病因仍不清楚。

好发于生育年龄女性，而且绝经后肌瘤停止生长，甚至萎缩、消失，发生子宫肌瘤的女性常伴发子宫内膜的增生。所以，绝大多数的人认为子宫肌瘤的发生与女性激素有关，特别是雌激素。雌激素可以使子宫内膜增生，使子宫肌纤维增生肥大，肌层变厚，子宫增大，而且肌瘤组织经过检验，其中雌激素受体和雌二醇的含量比正常子宫肌组织高。所以，目前认为子宫肌瘤与长期和大量的雌激素刺激有关。

二、病理

(一)巨检

肌瘤为实质性球形结节,表面光滑,与周围肌组织有明显界限。外无包膜,但是肌瘤周围的肌层受压可形成假包膜。肌瘤切开后,切面呈漩涡状结构,颜色和质地与肌瘤成分有关,若含平滑肌较多,则肌瘤质地较软,颜色略红;若纤维结缔组织多,则质地较硬、颜色发白。

(二)镜检

肌瘤由皱纹状排列的平滑肌纤维相互交叉组成,切面呈漩涡状,其间掺有不等量的纤维结缔组织。细胞大小均匀,呈卵圆形或杆状,核染色质较深。

三、分类

(一)按肌瘤生长部位分类

子宫体肌瘤(90%)与子宫颈肌瘤(10%)。

(二)按肌瘤生长方向与子宫肌壁的关系分类

1.肌壁间肌瘤

最多见,占总数的60%~70%。肌瘤全部位于肌层内,四周均被肌层包围。

2.浆膜下肌瘤

约占总数的20%。肌瘤向子宫浆膜面生长,突起于子宫表面,外面仅有一层浆膜包裹。这种肌瘤还可以继续向浆膜面生长,仅留一细蒂与子宫相连,成为带蒂的浆膜下肌瘤,活动度大。蒂内有供应肌瘤生长的血管,若因供血不足,肌瘤易变性、坏死;若发生蒂扭转,可出现急腹痛。若因扭转而造成断裂,肌瘤脱落至腹腔或盆腔,可形成游离性肌瘤。有些浆膜下肌瘤生长在宫体侧壁,突入阔韧带,形成阔韧带肌瘤。

3.黏膜下肌瘤

占总数的10%~15%。肌瘤向宫腔内生长,并突出于宫腔,仅由黏膜层覆盖,称黏膜下肌瘤。黏膜下肌瘤使宫腔变形、增大,易形成蒂。在宫腔内就好像长了异物一样,可刺激子宫收缩,在宫缩的作用下,黏膜下肌瘤可被挤压出宫颈口外,或堵于宫颈口处,或脱垂于阴道。

各种类型的肌瘤可发生在同一子宫,称为多发性子宫肌瘤(图11-4)。

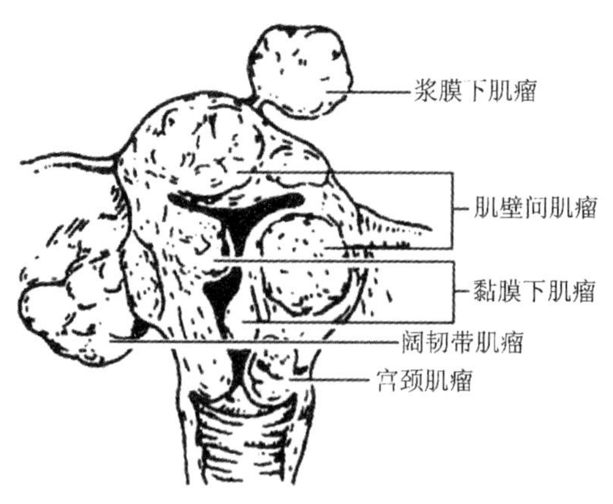

图11-4 各型子宫肌瘤示意图

四、临床表现

（一）症状

多数患者无明显症状，只是偶尔在进行盆腔检查时发现。肌瘤临床表现的出现与肌瘤的部位、生长速度及是否发生变性有关。而与其数量及大小关系不大。

1.月经改变

最常见的症状。主要表现为月经周期缩短，经期延长，经量过多，不规则阴道出血。其中以黏膜下肌瘤最常见。其次是肌壁间肌瘤。浆膜下肌瘤及小的肌壁间肌瘤对月经影响不明显。若肌瘤发生坏死、溃疡、感染，则可出现持续或不规则阴道流血或脓血性白带。

2.腹部包块

常为患者就诊的主诉。当肌瘤增大超过妊娠 3 个月子宫大小时，可在下腹部扪及肿块，质硬，无压痛，清晨膀胱充盈将子宫推向上方时更加清楚。

3.白带增多

子宫肌瘤使宫腔面积增大，内膜腺体分泌增多，加之盆腔充血，所以患者白带增多。若为黏膜下肌瘤脱垂于阴道，则表面易感染、坏死，产生大量脓血性排液及腐肉样组织排出，伴臭味。

4.腰酸、腹痛、下腹坠胀

常为腰酸或下腹坠胀，经期加重。通常无腹痛，只是在发生一些意外情况时才会出现：如浆膜下肌瘤蒂扭转时，可出现急性腹痛；妊娠期肌瘤发生红色变性时，可出现腹痛剧烈伴发热、恶心，黏膜下肌瘤被挤出宫腔时，可因宫缩引起痉挛性疼痛。

5.压迫症状

大的子宫肌瘤使子宫体积增大，可对周围的组织器官产生一定的压迫症状。如前壁肌瘤压迫膀胱可出现尿频、尿急；宫颈肌瘤可引起排尿困难、尿潴留，后壁肌瘤可压迫直肠引起便秘、里急后重；较大的阔韧带肌瘤压迫输尿管可致肾盂积水。

6.不孕或流产

肌瘤压迫输卵管使其扭曲管腔不通，或使宫腔变形，影响受精或受精卵着床，导致不孕、流产。

7.继发性贫血

长期月经过多、不规则出血，部分患者可出现继发性贫血，严重时全身乏力，面色苍白、气短、心悸。

（二）体征

肌瘤较大时，可在腹部触及质硬。表面不规则，结节状物质。妇科检查时，肌壁间肌瘤子宫增大，表面不规则，有单个或多个结节状突起。浆膜下肌瘤外面仅包裹一层浆膜，所以质地坚硬，呈球形块状物，与子宫有细蒂相连，可活动；黏膜下肌瘤突出于宫腔，像孕卵一样，所以整个子宫均匀增大，有时宫口扩张，肌瘤位于宫口内或脱出于阴道，呈红色、实质、表面光滑，若感染则表面有渗出液覆盖或溃疡形成，排液有臭味。

五、治疗原则

根据患者的年龄、症状、有无生育要求及肌瘤的大小等情况综合考虑。

（一）随访观察

若肌瘤小（子宫<孕2个月子宫）：且无症状，通常不需治疗，尤其近绝经年龄患者，雌激素水平低落，肌瘤可自然萎缩或消失，每3～6个月随访1次；随访期间若发现肌瘤增大或症状明显时，再考虑进一步治疗。

（二）药物治疗（保守治疗）

肌瘤在2个月妊娠子宫大小以内，症状不明显或较轻，近绝经年龄及全身情况不能手术者，均可给予药物对症治疗。

1.雄性激素

常用药物有丙酸睾酮。可对抗雌激素，使子宫内膜萎缩，直接作用于平滑肌，使其收缩而减少出血，并使近绝经期的患者提早绝经。

2.促性腺激素释放激素类似物（GnRH-a）

常用药物有亮丙瑞林或戈舍瑞林。可抑制垂体及卵巢的功能，降低雌激素水平，使肌瘤缩小或消失。适用于肌瘤较小、经量增多或周期缩短、围绝经期患者。不宜长期使用，以免因雌激素缺乏导致骨质疏松。

3.其他药物

常用药物有米非司酮。作为术前用药或提前绝经使用。但不宜长期使，以防其拮抗糖皮质激素的不良反应。

（三）手术治疗

为子宫肌瘤的主要治疗方法。若肌瘤≥2.5个月妊娠子宫大小或症状明显出现贫血者，应手术治疗。

1.肌瘤切除术

适用于年轻要求保留生育功能的患者，可经腹或腹腔镜切除肌瘤，突出宫内或脱出于阴道内的带蒂的黏膜下肌瘤也可经阴道或经宫腔镜下摘除。

2.子宫切除术

肌瘤较大，多发，症状明显，年龄较大，无生育要求或已有恶变者可行子宫全切。50岁以下，卵巢外观正常者，可保留卵巢。

六、护理评估

（一）健康史

了解患者一般情况，评估月经史、婚育史，是否有不孕、流产史；询问有无长期使用雌激素类药物。如果接受过治疗，还应了解治疗的方法及所用药物的名称、剂量、用法及用药后的反应等。

（二）身体状况

1.症状

了解有无月经异常、腹部肿块、白带增多或贫血、腹痛等临床表现，了解出现症状的时间及具体表现。

2.体征

了解妇科检查结果，子宫是否均匀或不规则增大、变硬，阴道有无子宫肌瘤脱出等情况。了解B超检查所示结果中肌瘤的大小、个数及部位等。

(三)心理社会状况

患者及家属对子宫肌瘤缺乏认识,担心肿瘤为恶性,对治疗方案的选择犹豫不决,对需要手术治疗而焦虑不安,担心手术切除子宫可能会影响其女性特征,影响夫妻生活。

七、护理诊断

(1)营养失调:低于机体需要量:与月经改变、长期出血导致贫血有关。

(2)知识缺乏:缺乏子宫肌瘤疾病发生、发展、治疗及护理知识。

(3)焦虑:与月经异常,影响正常生活有关。

(4)自我形象紊乱:与手术切除子宫有关。

八、护理目标

(1)患者获得子宫肌瘤及其健康保健知识。

(2)患者贫血得到纠正,营养状况改善。

(3)患者出院时,不适症状缓解。

九、护理措施

(一)心理护理

评估患者对疾病的认知程度,尊重患者,耐心解答患者提出的问题,告知患者和家属子宫肌瘤是妇科最常见的良性肿瘤,手术或药物治疗都不会影响今后日常生活和工作,让患者消除顾虑,纠正错误认识,配合治疗。

(二)缓解症状

对出血多需住院的患者,护士应严密观察并记录其生命体征变化情况,协助医师完成血常规及凝血功能检查、备血、核对血型、交叉配血等。注意收集会阴垫,评估出血量。按医嘱给予止血药和子宫收缩剂,必要时输血、补液、抗感染或刮宫止血。巨大子宫肌瘤者常出现局部压迫症状,如排尿不畅者应予以导尿;便秘者可用缓泻剂缓解不适症状。带蒂的浆膜下肌瘤发生扭转或肌瘤红色变性时应评估腹痛的程度、部位、性质,有无恶心、呕吐、体温升高征象。需剖腹探查时,护士应迅速做好急诊手术前准备和术中术后护理。保持患者的外阴清洁干燥,如黏膜下肌瘤脱出宫颈口者,应保持其局部清洁,预防感染,为经阴道摘取肌瘤者做好术前准备。

(三)手术护理

经腹或腹腔镜下行肌瘤切除或子宫切除术的患者按腹部手术患者的一般护理,并要特别注意观察术后阴道流血情况。经阴道黏膜下肌瘤摘除术常在蒂部留置止血钳 24～48 h,取出止血钳后需继续观察阴道流血情况,按阴道手术患者进行护理。

(四)健康教育

1.保守治疗的患者

需定期随访,护士要告知患者随访的目的、意义和随访时间。应每 3～6 个月定期复查,其间监测肌瘤生长状况、了解患者症状的变化,如有异常及时和医师联系,修正治疗方案。对应用激素治疗的患者,护士要向患者讲解用药的相关知识,使患者了解药物的治疗作用、使用剂量、服用时间、方法、不良反应及应对措施,避免擅自停药和服药过量引起撤退性出血和男性化。

2.手术后的患者

出院后1个月门诊复查，了解患者术后康复情况，并给予术后性生活、自我保健、日常工作恢复等健康指导。任何时候出现不适或异常症状，需及时随诊。

十、结果评价

(1)患者能叙述子宫肌瘤保守治疗的注意事项或术后自我护理措施。

(2)患者面色红润，无疲倦感。

(3)患者出院时，能列举康复期随访时间及注意问题。

(侯晓燕)

第七节 自然流产

妊娠不足28周、胎儿体重不足1 000 g而终止者，称为流产。妊娠12周前终止者，称为早期流产，妊娠12周至不足28周终止者，称为晚期流产。流产分为自然流产和人工流产。自然流产占妊娠总数的10%～15%，其中早期流产占80%以上。

一、病因

自然流产病因包括胚胎因素、母体因素、免疫功能异常和环境因素。

(一)胚胎因素

染色体异常是早期流产最常见的原因。半数以上与胚胎染色体异常有关。染色体异常包括数目异常和结构异常。除遗传因素外，感染、药物等因素也可引起胚胎染色体异常。若发生流产，多为空孕囊或已退化的胚胎。少数至妊娠足月可能娩出畸形儿，或有代谢及功能缺陷。

(二)母体因素

1.全身性疾病

孕妇患全身性疾病(如严重感染、高热等疾病)刺激子宫强烈收缩导致流产；引发胎儿缺氧(如严重贫血或心力衰竭)、胎儿死亡(如细菌毒素和某些病毒如巨细胞病毒、单纯疱疹病毒经胎盘进入胎儿血循环)或胎盘梗死(如孕妇患慢性肾炎或高血压)均可导致流产。

2.生殖器官异常

子宫畸形(如子宫发育不良、双子宫、子宫纵隔等)，子宫肿瘤(如黏膜下肌瘤等)，均可影响胚胎着床发育而导致流产。宫颈重度裂伤、宫颈内口松弛引发胎膜早破而发生晚期自然流产。

3.内分泌异常

黄体功能不足、甲状腺功能减退、严重糖尿病血糖未能控制等，均可导致流产。

4.强烈应激与不良习惯

妊娠期无论严重的躯体(如手术、直接撞击腹部、性交过频)或心理(过度紧张、焦虑、恐惧、忧伤等精神创伤)的不良刺激均可导致流产。孕妇过量吸烟、酗酒，过量饮咖啡、二醋吗啡(海洛因)等毒品，均有导致流产的报道。

5.免疫功能异常

胚胎及胎儿属于同种异体移植物。母体对胚胎及胎儿的免疫耐受是胎儿在母体内得以生存的基础。若孕妇于妊娠期间对胎儿免疫耐受降低可致流产。

6.环境因素

过多接触放射线和砷、铅、甲醛、苯、氯丁二烯、氧化乙烯等化学物质,都有可能引起流产。

二、病理

孕 8 周前的早期流产,胚胎多先死亡。随后发生底蜕膜出血并与胚胎绒毛分离、出血,已分离的胚胎组织作为异物有可引起子宫收缩,妊娠物多能完全排出。因这时胎盘绒毛发育不成熟,与子宫蜕膜联系尚不牢固,胚胎绒毛易与底蜕膜分离,出血不多。早期流产时胚胎发育异常,一类是全胚发育异常,即生长结构障碍,包括无胚胎、结节状胚、圆柱状胚和发育阻滞胚;另一类是特殊发育缺陷,以神经管畸形、肢体发育缺陷等最常见。孕 8～12 周时胎盘绒毛发育茂盛,与底蜕膜联系较牢固,流产的妊娠物往往不易完整排出,部分妊娠物滞留在宫腔内,影响子宫收缩,导致出血量较多。孕 12 周以后的晚期流产,胎盘已完全形成,流产时先出现腹痛,然后排出胎儿、胎盘。胎儿在宫腔内死亡过久,被血块包围,形成血样胎块而引起出血不止。也可因血红蛋白长久被吸收而形成肉样胎块,或胎儿钙化后形成石胎。其他尚可见压缩胎儿、纸样胎儿、浸软胎儿、脐带异常等病理表现。

三、临床表现

主要为停经后阴道流血和腹痛。

(一)孕 12 周前的早期流产

开始时绒毛与蜕膜剥离,血窦开放,出现阴道流血,剥离的胚胎和血液刺激子宫收缩,排出胚胎或胎儿,产生阵发性下腹部疼痛。胚胎或胎儿及其附属物完全排出后,子宫收缩,血窦闭合,出血停止。

(二)孕 12 周后的晚期流产

晚期流产的临床过程与早产和足月产相似,胎儿娩出后胎盘娩出,出血不多。

由此可见,早期流产的临床全过程表现为先出现阴道流血,而后出现腹痛。晚期流产的临床全过程表现为先出现腹痛(阵发性子宫收缩),而后出现阴道流血。

四、临床类型

按自然流产发展的不同阶段,分为以下临床类型。

(一)先兆流产

先兆流产是指妊娠 28 周前先出现少量阴道流血,常为暗红色或血性白带,无妊娠物排出,随后出现阵发性下腹痛或腰背痛。妇科检查宫颈口未开,胎膜未破,子宫大小与停经周数相符。经休息及治疗后症状消失,可继续妊娠;若阴道流血量增多或下腹痛加剧,可发展为难免流产。

(二)难免流产

难免流产是指流产不可避免。在先兆流产基础上,阴道流血量增多,阵发性下腹痛加剧,或出现阴道流液(胎膜破裂)。产科检查宫颈口已扩张,有时可见胚胎组织或胎囊堵塞于宫颈口内,子宫大小与停经周数基本相符或略小。

(三)不全流产

不全流产是指难免流产继续发展,部分妊娠物排出宫腔,且部分残留于宫腔内或嵌顿于宫颈口处,或胎儿排出后胎盘滞留宫腔或嵌顿于宫颈口,影响子宫收缩,导致大量出血,甚至发生休克。产科检查见宫颈口已扩张,宫颈口有妊娠物堵塞及持续性血液流出,子宫小于停经周数。

(四)完全流产

完全流产是指妊娠物已全部排出,阴道流血逐渐停止,腹痛逐渐消失。产科检查宫颈口已关闭,子宫接近正常大小。

自然流产的临床过程简示如下。

先兆流产 → 继续妊娠；难免流产 → 不全流产、完全流产

(五)其他特殊情况

流产有以下 3 种特殊情况。

1.稽留流产

又称过期流产。指胚胎或胎儿已死亡滞留宫腔内未能及时自然排出者。典型表现为早孕反应消失,有先兆流产症状或无任何症状,子宫不再增大反而缩小。若已到中期妊娠,孕妇腹部不见增大,胎动消失。产科检查宫颈口未开,子宫较停经周数小,质地不软,未闻及胎心。

2.复发性流产

复发性流产是指连续自然流产 3 次及 3 次以上者。每次流产多发生于同一妊娠月份,其临床经过与一般流产相同。早期流产常见原因为胚胎染色体异常、免疫功能异常、黄体功能不足、甲状腺功能减退症等。晚期流产常见原因为子宫畸形或发育不良、宫颈内口松弛、子宫肌瘤等。宫颈内口松弛常发生于妊娠中期,胎儿长大,羊水增多,宫腔内压力增加,羊膜囊经宫颈内口突出,宫颈管逐渐缩短、扩张。患者常无自觉症状,一旦胎膜破裂,胎儿迅即娩出。

3.流产合并感染

在流产过程中,若阴道流血时间长,有组织残留于宫腔内或非法堕胎。有可能引起宫腔感染,常为厌氧菌及需氧菌混合感染,严重感染可扩展至盆腔、腹腔甚至全身,并发盆腔炎、腹膜炎、败血症及感染性休克。

五、处理

确诊流产后,应根据自然流产的不同类型进行相应处理。

(一)先兆流产

卧床休息,禁性生活,必要时给予对胎儿危害小的镇静剂。黄体功能不足者可肌内注射黄体酮注射液10～20 mg,每天或隔天一次,也可口服维生素 E 保胎治疗;甲状腺功能减退者可口服小剂量甲状腺片。经治疗 2 周,若阴道流血停止,B 型超声检查提示胚胎存活,可继续妊娠。若临床症状加重。B 型超声检查发现胚胎发育不良(β-HCG 持续不升或下降),表明流产不可避免,应终止妊娠。此外,应重视心理治疗,使其情绪安定,增强信心。

(二)难免流产

一旦确诊,应尽早使胚胎及胎盘组织完全排出。早期流产应及时行刮宫术,对妊娠物应仔细检查,并送病理检查。晚期流产时,子宫较大,出血较多,可用缩宫素 10～20 单位加于 5%葡萄

糖注射液500 mL中静脉滴注,促进子宫收缩。当胎儿及胎盘排出后检查是否完全,必要时刮宫以清除宫腔内残留的妊娠物,并给予抗生素预防感染。

(三)不全流产

一经确诊,应尽快行刮宫术或钳刮术,清除宫腔内残留组织。阴道大量出血伴休克者,应同时输血输液,并给予抗生素预防感染。

(四)完全流产

流产症状消失,B型超声检查证实宫腔内无残留物,若无感染征象,不需特殊处理。

(五)稽留流产

处理较困难,胎盘组织机化,与子宫壁紧密粘连,致使刮宫困难。稽留时间过长可能发生凝血功能障碍,导致弥散性血管内凝血(DIC),造成严重出血。处理前应检查血常规、出凝血时间、血小板计数、血纤维蛋白原、凝血酶原时间、凝血块收缩试验及血浆鱼精蛋白副凝试验(3P试验)等,并做好输血准备。子宫<12孕周者,可行刮宫术,术中肌内注射缩宫素,手术应特别小心,避免子宫穿孔,一次不能刮净,于5～7 d后再次刮宫。子宫>12孕周者,应静脉滴注缩宫素,促使胎儿、胎盘排出。若出现凝血功能障碍。应尽早使用肝素、纤维蛋白原及输新鲜血、新鲜冷冻血浆等,待凝血功能好转后,再行刮宫。

(六)复发性流产

染色体异常夫妇应于孕前进行遗传咨询。确定是否可以妊娠;女方通过产科检查、子宫输卵管造影及宫腔镜检查明确子宫有无畸形与病变,有无宫颈内口松弛等。宫颈内口松弛者应在妊娠前行宫颈内口修补术,或于孕14～18周行宫颈内口环扎术,术后定期随诊,提前住院,待分娩发动前拆除缝线。若环扎术后有流产征象,治疗失败,应及时拆除缝线,以免造成宫颈撕裂。当原因不明的习惯性流产妇女出现妊娠征兆时,应及时补充维生素E、肌内注射黄体酮注射液10～20 mg,每天1次,或肌内注射绒毛膜促性腺激素(HCG)3 000单位,隔天1次,用药至孕12周时即可停药。应安定患者情绪并嘱卧床休息、禁性生活。有学者对不明原因的复发流产患者行主动免疫治疗,将丈夫的淋巴细胞在女方前臂内侧或臀部作多点皮内注射,妊娠前注射2～4次,妊娠早期加强免疫1～3次,妊娠成功率达86%以上。

(七)流产合并感染

治疗原则为在控制感染的同时尽快清除宫内残留物。若阴道流血不多,先选用广谱抗生素2～3 d,待感染控制后再行刮宫。若阴道流血量多,静脉滴注抗生素及输血的同时,先用卵网钳将宫腔内残留大块组织夹出,使出血减少,切不可用刮匙全面搔刮宫腔,以免造成感染扩散。术后应继续用广谱抗生素,待感染控制后再行彻底刮宫。若已合并感染性休克者,应积极进行抗休克治疗,病情稳定后再行彻底刮宫。若感染严重或有盆腔脓肿形成,应行手术引流,必要时切除子宫。

六、护理

(一)护理评估

1.病史

停经、阴道流血和腹痛是流产孕妇的主要症状。应详细询问患者停经史、早孕反应情绪;阴道流血的持续时间与阴道流血量;有无腹痛,腹痛的部位、性质及程度。此外,还应了解阴道有无水样排液,排液的色、量和有无臭味,以及有无妊娠产物排出等。对于既往病史,应全面了解孕妇在妊娠期间有无全身性疾病、生殖器官疾病、内分泌功能失调及有无接触有害物质等，以识别发生流产的诱因。

2.身心诊断

流产孕妇可因出血过多而出现休克，或因出血时间过长、宫腔内有残留组织而发生感染。因此，护士应全面评估孕妇的各项生命体征。判断流产类型，尤其须注意与贫血及感染相关的征象(表 11-2)。

表 11-2　各型流产的临床表现

类型	病史			妇科检查	
	出血量	下腹痛	组织排出	宫颈口	子宫大小
先兆流产	少	无或轻	无	闭	与妊娠周数相符
难免流产	中至多	加剧	无	扩张	相符或略小
不全流产	少至多	减轻	部分排出	扩张或有物堵塞或闭	小于妊娠周数
完全流产	少至无	无	全部排出	闭	正常或略大

流产孕妇的心理状况以焦虑和恐惧为特征。孕妇面对阴道流血往往会不知所措，甚至有过度严重化情绪，同时对胎儿健康的担忧也会直接影响孕妇的情绪反应，孕妇可能会表现伤心、郁闷、烦躁不安等。

3.诊断检查

(1)产科检查：在消毒条件下进行妇科检查，进一步了解宫颈口是否扩张、羊膜是否破裂、行无妊娠产物堵塞于宫颈口内；子宫大小与停经周数是否相符、有无压痛等，并应检查双侧附件有无肿块、增厚及压痛等。

(2)实验室检查：多采用放射免疫方法对绒毛膜促性腺激素(HCG)、胎盘生乳素(HPL)、雌激素和孕激素等进行定量测定，如测定的结果低于正常值，提示有流产可能。

(3)B 型超声显像：超声显像可显示有无胎囊、胎动、胎心等，从而可诊断并鉴别流产及其类型，指导正确处理。

(二)可能的护理诊断

1.有感染的危险

与阴道出血时间过长、宫腔内有残留组织等因素有关。

2.焦虑

与担心胎儿健康等因素有关。

(三)预期目标

(1)出院时护理对象无感染征象。

(2)先兆流产孕妇能积极配合保胎措施，继续妊娠。

(四)护理措施

对于不同类型的流产孕妇，处理原则不同，其护理措施亦有差异。护理在全面评估孕妇身心状况的基础上，综合病史及诊断检查，明确基本处理原则，认真执行医嘱，积极配合医师为流产孕妇进行诊断，并为之提供相应的护理措施。

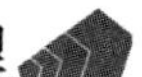

1.先兆流产孕妇的护理

先兆流产孕妇需卧床休息，禁止性生活，禁用肥皂水灌肠，以减少各种刺激。护士除了为其提供生活护理外，通常遵医嘱给孕妇适量镇静剂、孕激素等。随时评估孕妇的病情变化，如是否腹痛加重、阴道流血量增多等。此外，由于孕妇的情绪状态也会影响其保胎效果，因此护士还应注意观察孕妇的情绪反应，加强心理护理，从而稳定孕妇情绪，增强保胎信心。护士须向孕妇及家属讲明以上保胎措施的必要性，以取得孕妇及家属的理解和配合。

2.妊娠不能再继续者的护理

护士应积极采取措施，及时采取终止妊娠的措施，协助医师完成手术过程，使妊娠产物完全排出，同时开放静脉，做好输液、输血准备。并严密检测孕妇的体温、血压及脉搏。观察其面色、腹痛、阴道流血及与休克有关的征象。有凝血功能障碍者应予以纠正，然后再行引产或手术。

3.预防感染

护士应检测患者的体温、血常规及阴道流血，以及分泌物的性质、颜色、气味等，并严格执行无菌操作规程，加强会阴部的护理。指导孕妇使用消毒会阴垫，保持会阴部清洁，维持良好的卫生习惯。当护士发现感染征象后应及时报告医师，并按医嘱进行抗感染处理。此外，护士还应嘱患者流产后1个月返院复查，确定无禁忌证后，方可开始性生活。

4.协助患者顺利渡过悲伤期

患者由于失去婴儿，往往会出现伤心、悲哀等情绪反应。护士应给予同情和理解，帮助患者及家属接受现实，顺利渡过悲伤期。此外，护士还应与孕妇及家属共同讨论此次流产的原因，并向他们讲解有关流产的相关知识，帮助他们为再次妊娠做好准备。有习惯性流产史的孕妇在下一次妊娠确诊后卧床休息，加强营养，禁止性生活。补充维生素B、维生素E、维生素C等，治疗期必须超过以往发生流产的妊娠月份。病因明确者，应积极接受对因治疗。黄体功能不足者。按医嘱正确使用黄体酮治疗，以预防流产；子宫畸形者须在妊娠前先进行矫正手术。宫颈内口松弛者应在未妊娠前做宫颈内口松弛修补术。如已妊娠，则可在妊娠14～16周时行子宫内口缝扎术。

（五）护理评价

(1)护理对象体温正常，血红蛋白及白细胞数正常，无出血、感染征象。

(2)先兆流产孕妇配合保胎治疗，继续妊娠。

（杨真真）

第八节　异位妊娠

受精卵在于子宫体腔以外着床称为异位妊娠，习称宫外孕。异位妊娠依受精卵在子宫体腔外种植部位不同分为：输卵管妊娠、卵巢妊娠、腹腔妊娠、阔韧带妊娠和宫颈妊娠(图11-5)。

异位妊娠是妇产科常见的急腹症，发病率约1%，是孕产妇的主要死亡原因之一。以输卵管妊娠最常见。输卵管妊娠占异位妊娠95%左右，其中壶腹部妊娠最多见，约占78%，其次为峡部、伞部、间质部妊娠较少见。

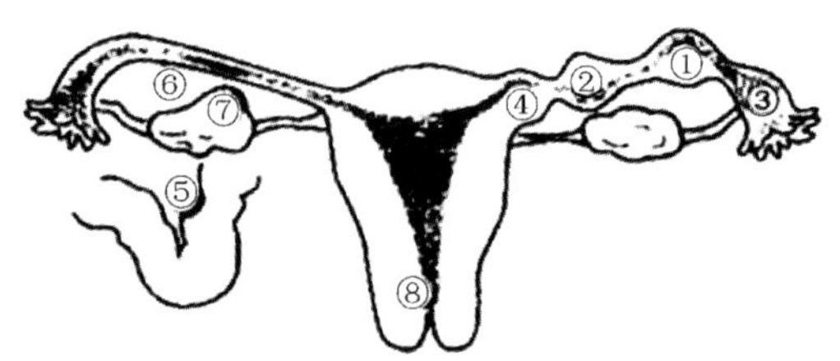

①输卵管壶腹部妊娠;②输卵管峡部妊娠;③输卵管伞部妊娠;④输卵管间质部妊娠⑤腹腔妊娠;⑥阔韧带妊娠;⑦卵巢妊娠;⑧宫颈妊娠

图 11-5 异位妊娠的发生部位

一、病因

(一)输卵管炎症

此是异位妊娠的主要病因。可分为输卵管黏膜炎和输卵管周围炎。输卵管黏膜炎轻者可发生黏膜皱褶粘连、管腔变窄。或使纤毛功能受损,从而导致受精卵在输卵管内运行受阻并于该处着床;输卵管周围炎病变主要在输卵管浆膜层或浆肌层,常造成输卵管周围粘连、输卵管扭曲、管腔狭窄、蠕动减弱而影响受精卵运行。

(二)输卵管手术史输卵管绝育史及手术史者

输卵管妊娠的发生率为10%~20%。尤其是腹腔镜下电凝输卵管及硅胶环套术绝育,可因输卵管瘘或再通而导致输卵管妊娠。曾经接受输卵管粘连分离术、输卵管成形术(输卵管吻合术或输卵管造口术)者,在再次妊娠时输卵管妊娠的可能性亦增加。

(三)输卵管发育不良或功能异常

输卵管过长、肌层发育差、黏膜纤毛缺乏、双输卵管、输卵管憩室或有输卵管副伞等,均可造成输卵管妊娠。输卵管功能(包括蠕动、纤毛活动以及上皮细胞分泌)受雌、孕激素调节。若调节失败,可影响受精卵正常运行。

(四)辅助生殖技术

近年,由于辅助生育技术的应用,使输卵管妊娠发生率增加,既往少见的异位妊娠,如卵巢妊娠、宫颈妊娠、腹腔妊娠的发生率增加。1998年,美国报道因助孕技术应用所致输卵管妊娠的发生率为2.8%。

(五)避孕失败

宫内节育器避孕失败,发生异位妊娠的机会较大。

(六)其他

子宫肌瘤或卵巢肿瘤压迫输卵管,影响输卵管管腔通畅,使受精卵运行受阻。输卵管子宫内膜异位可增加受精卵着床于输卵管的可能性。

二、病理

(一)输卵管妊娠的特点

输卵管管腔狭小,管壁薄且缺乏黏膜下组织,其肌层远不如子宫肌壁厚与坚韧,妊娠时不能形成完好的蜕膜,不利于胚胎的生长发育,常发生以下结局。

1.输卵管妊娠流产

多见于妊娠8～12周输卵管壶腹部妊娠。受精卵种植在输卵管黏膜皱襞内，由于蜕膜形成不完整，发育中的胚泡常向管腔突出，最终突破包膜而出血，胚泡与管壁分离，若整个胚泡剥离落入管腔，刺激输卵管逆蠕动经伞端排出到腹腔，形成输卵管妊娠完全流产，出血一般不多。若胚泡剥离不完整，妊娠产物部分排出到腹腔，部分尚附着于输卵管壁，形成输卵管妊娠不全流产，滋养细胞继续侵蚀输卵管壁，导致反复出血，形成输卵管血肿或输卵管周围血肿，血液不断流出并积聚在直肠子宫陷窝形成盆腔血肿，量多时甚至流入腹腔。

2.输卵管妊娠破裂

多见于妊娠6周左右输卵管峡部妊娠。受精卵着床于输卵管黏膜皱襞间，胚泡生长发育时绒毛向管壁方向侵蚀肌层及浆膜，最终穿破浆膜，形成输卵管妊娠破裂。输卵管肌层血管丰富。短期内可发生大量腹腔内出血，使患者出现休克。其出血量远较输卵管妊娠流产多，腹痛剧烈；也可反复出血，在盆腔与腹腔内形成血肿。孕囊可自破裂口排出，种植于任何部位。若胚泡较小则可被吸收；若过大则可在直肠子宫陷凹内形成包块或钙化为石胎。

输卵管间质部妊娠虽少见，但后果严重，其结局几乎均为输卵管妊娠破裂。由于输卵管间质部管腔周围肌层较厚、血运丰富，因此破裂常发生于孕12～16周。其破裂犹如子宫破裂，症状较严重，往往在短时间内出现低血容量休克症状。

3.陈旧性宫外孕

输卵管妊娠流产或破裂，若长期反复内出血形成的盆腔血肿不消散，血肿机化变硬并与周围组织粘连，临床上称为陈旧性宫外孕。

4.继发性腹腔妊娠

无论输卵管妊娠流产或破裂，胚胎从输卵管排入腹腔内或阔韧带内，多数死亡，偶尔也有存活者。若存活胚胎的绒毛组织附着于原位或排至腹腔后重新种植而获得营养，可继续生长发育，形成继发性腹腔妊娠。

(二)子宫的变化

输卵管妊娠和正常妊娠一样，合体滋养细胞产生HCG维持黄体生长，使类固醇激素分泌增加，致使月经停止来潮、子宫增大变软、子宫内膜出现蜕膜反应。若胚胎受损或死亡，滋养细胞活力消失，蜕膜白宫壁剥离而发生阴道流血。有时蜕膜可完整剥离，随阴道流血排出三角形蜕膜管型；有时呈碎片排出。排出的组织见不到绒毛，组织学检查无滋养细胞，此时血β-HCG下降。子宫内膜形态学改变呈多样性，若胚胎死亡已久，内膜可呈增生期改变，有时可见Arias-Stella(A-S)反应，镜检见内膜腺体上皮细胞增生、增大，细胞边界不清，腺细胞排列成团突入腺腔，细胞极性消失，细胞核肥大、深染，细胞质有空泡。这种子宫内膜过度增生和分泌反应，可能为类固醇激素过度刺激所引起；若胚胎死亡后部分深入肌层的绒毛仍存活，黄体退化迟缓，内膜仍可呈分泌反应。

三、临床表现

输卵管妊娠的临床表现与受精卵着床部位、有无流产或破裂，以及出血量多少与时间长短等有关。

(一)症状

典型症状为停经后腹痛与阴道流血。

1.停经

除输卵管间质部妊娠停经时间较长外，多有6～8周停经史。有20%～30%患者无停经史，将异位妊娠时出现的不规则阴道流血误认为月经。或由于月经过期仅数天而不认为是停经。

2.腹痛

腹痛是输卵管妊娠患者的主要症状。在输卵管妊娠发生流产或破裂之前，由于胚胎在输卵管内逐渐增大，常表现为一侧下腹部隐痛或酸胀感。当发生输卵管妊娠流产或破裂时，突感一侧下腹部撕裂样疼痛，常伴有恶心、呕吐。若血液局限于病变区，主要表现为下腹部疼痛，当血液积聚于直肠子宫陷凹时，可出现肛门坠胀感。随着血液由下腹部流向全腹，疼痛可由下腹部向全腹部扩散，血液刺激膈肌，可引起肩胛部放射性疼痛及胸部疼痛。

3.阴道流血

胚胎死亡后。常有不规则阴道流血，色暗红或深褐，量少呈点滴状，一般不超过月经量，少数患者阴道流血量较多，类似月经。阴道流血可伴有蜕膜管型或蜕膜碎片排出，系子宫蜕膜剥离所致。阴道流血一般常在病灶去除后方能停止。

4.晕厥与休克

由于腹腔内出血及剧烈腹痛，轻者出现晕厥，严重者出现失血性休克。出血量越多越快，症状出现越迅速越严重，但与阴道流血量不成正比。

5.腹部包块

输卵管妊娠流产或破裂时所形成的血肿时间较久者，由于血液凝固并与周围组织或器官（如子宫、输卵管、卵巢、肠管或大网膜等）发生粘连形成包块，包块较大或位置较高者，腹部可扪及。

（二）体征

根据患者内出血的情况，患者可呈贫血貌。腹部检查：下腹压痛、反跳痛明显，出血多时，叩诊有移动性浊音。

四、处理原则

处理原则以手术治疗为主，其次是药物治疗。

（一）药物治疗

1.化学药物治疗

主要适用于早期输卵管妊娠、要求保存生育能力的年轻患者。符合下列条件可采用此法：①无药物治疗的禁忌证；②输卵管妊娠未发生破裂或流产；③输卵管妊娠包块直径≤4 cm；④血β-HCG＜2 000 U/L；⑤无明显内出血，常用甲氨蝶呤（MTX），治疗机制是抑制滋养细胞增生，破坏绒毛，使胚胎组织坏死、脱落、吸收。但在治疗中若病情无改善，甚至发生急性腹痛或输卵管破裂症状，则应立即进行手术治疗。

2.中医药治疗

中医学认为本病属血瘀少腹，不通则痛的实证。以活血化瘀、消症为治则，但应严格掌握指征。

（二）手术治疗

手术治疗分为保守手术和根治手术。保守手术为保留患侧输卵管，根治手术为切除患侧输卵管。手术治疗适用于：①生命体征不稳定或有腹腔内出血征象者；②诊断不明确者；③异位妊娠有进展者（如血β-HCG处于高水平，附件区大包块等）；④随诊不可靠者；⑤药物治疗禁忌证者

或无效者。

1.保守手术

此适用于有生育要求的年轻妇女，特别是对侧输卵管已切除或有明显病变者。

2.根治手术

此适用于无生育要求的输卵管妊娠内出血并发休克的急症患者。

3.腹腔镜手术

这是近年治疗异位妊娠的主要方法。

五、护理

（一）护理评估

1.病史

应仔细询问月经史，以准确推断停经时间。注意不要将不规则阴道流血误认为末次月经，或由于月经仅过期几天，不认为是停经。此外，对不孕、放置宫内节育器、绝育术、输卵管复通术、盆腔炎等与发病相关的高危因素应予高度重视。

2.身心状况

输卵管妊娠发生流产或破裂前，症状及体征不明显。当患者腹腔内出血较多时呈贫血貌，严重者可出现面色苍白，四肢湿冷，脉快、弱、细，血压下降等休克症状。体温一般正常，出现休克时体温略低，腹腔内血液吸收时体温略升高，但不超过 38 ℃。下腹有明显压痛、反跳痛，尤以患侧为重，肌紧张不明显，叩诊有移动性浊音。血凝后下腹可触及包块。

由于输卵管妊娠流产或破裂后，腹腔内急性大量出血及剧烈腹痛，以及妊娠终止的现实都将是孕妇出现较为激烈的情绪反应。可表现为哭泣、自责、无助、抑郁和恐惧等行为。

3.诊断检查

(1)腹部检查：输卵管妊娠流产或破裂者，下腹部有明显压痛或反跳痛，尤以患侧为甚，轻度腹肌紧张；出血多时，叩诊有移动性浊音；如出血时间较长，形成血凝块，在下腹可触及软性肿块。

(2)盆腔检查：输卵管妊娠未发生流产或破裂者，除子宫略大较软外，仔细检查可能触及胀大的输卵管并有轻度压痛。输卵管妊娠流产或破裂者，阴道后穹隆饱满，有触痛。将宫颈轻轻上抬或左右摇动时引起剧烈疼痛，称为宫颈抬举痛或摇摆痛，是输卵管妊娠的主要体征之一。子宫稍大而软，腹腔内出血多时子宫检查呈漂浮感。

(3)阴道后穹隆穿刺：是一种简单、可靠的诊断方法，适用于疑有腹腔内出血的患者。由于腹腔内血液易积聚于子宫直肠陷凹，抽出暗红色不凝血为阳性，说明存在血腹症。无内出血、内出血量少、血肿位置较高或子宫直肠陷凹有粘连者，可能抽不出血液，因而穿刺阴性不能排除输卵管妊娠存在。如有移动性浊音，可做腹腔穿刺。

(4)妊娠试验：放射免疫法测血中 HCG，尤其是 β-HCG 阳性有助诊断。虽然此方法灵敏度高，异位妊娠的阳性率一般可达 80%～90%，但 β-HCG 阴性者仍不能完全排除异位妊娠。

(5)血清黄体酮测定：对判断正常妊娠胚胎的发育情况有帮助，血清黄体酮值＜5 ng/mL 应考虑宫内妊娠流产或异位妊娠。

(6)超声检查：B 型超声显像有助于诊断异位妊娠。阴道 B 型超声检查较腹部 B 型超声检查准确性高。诊断早期异位妊娠。单凭 B 型超声现象有时可能会误诊。若能结合临床表现及 β-HCG测定等，对诊断的帮助很大。

(7)腹腔镜检查:适用于输卵管妊娠尚未流产或破裂的早期患者和诊断有困难的患者,腹腔内有大量出血或伴有休克者,禁做腹腔镜检查。在早期异位妊娠患者,腹腔镜可见一侧输卵管肿大,表面紫蓝色,腹腔内无出血或有少量出血。

(8)子宫内膜病理检查:诊刮仅适用于阴道流血量较多的患者,目的在于排除宫内妊娠流产。将宫腔排出物或刮出物做病理检查,切片中见到绒毛,可诊断为宫内妊娠,仅见蜕膜未见绒毛者有助于诊断异位妊娠。现已经很少依靠诊断性刮宫协助诊断。

(二)护理诊断

1.潜在并发症

出血性休克。

2.恐惧

与担心手术失败有关。

(三)预期目标

(1)患者休克症状得以及时发现并缓解。

(2)患者能以正常心态接受此次妊娠失败的事实。

(四)护理措施

1.接受手术治疗患者的护理

(1)护士在严密监测患者生命体征的同时,配合医师积极纠正患者休克症状,做好术前准备。手术治疗是输卵管异位妊娠的主要处理原则。对于严重内出血并发休克的患者,护士应立即开放静脉,交叉配血,做好输血输液的准备。以便配合医师积极纠正休克,补充血容量,并按急症手术要求迅速做好手术准备。术前准备与术后护理的有关内容详见腹部手术患者的护理章。

(2)加强心理护理:护士于术前简洁明了地向患者及家属讲明手术的必要性,并以亲切的态度和切实的行动赢得患者及家属的信任,保持周围环境的安静、有序,减少和消除患者的紧张、恐惧心理,协助患者接受手术治疗方案。术后,护士应帮助患者以正常的心态接受此次妊娠失败的现实,向她们讲述异位妊娠的有关知识,一方面可以减少因害怕再次发生移位妊娠而抵触妊娠的不良情绪,另一方面也可以增加和提高患者的自我保健意识。

2.接受非手术治疗患者的护理

对于接受非手术治疗方案的患者,护士应从以下几方面加强护理。

(1)护士需密切观察患者的一般情况、生命体征,并重视患者的主诉,尤应注意阴道流血量与腹腔内出血量不成比例,当阴道流血量不多时,不要误认为腹腔内出血量亦很少。

(2)护士应告诉患者病情发展的一些指征,如出血增多、腹痛加剧、肛门坠胀感明显等,以便当患者病情发展时,医患均能及时发现,给予相应处理。

(3)患者应卧床休息,避免腹部压力增大,从而减少异位妊娠破裂的机会。在患者卧床期间,护士需提供相应的生活护理。

(4)护士应协助正确留取血标本,以检测治疗效果。

(5)护士应指导患者摄取足够的营养物质,尤其是富含铁蛋白的食物,如动物肝脏、肉类、豆类、绿叶蔬菜以及黑木耳等,以促进血红蛋白的增加,增强患者的抵抗力。

3.出院指导

输卵管妊娠的预后在于防治输卵管的损伤和感染,因此护士应做好妇女的健康保健工作,防止发生盆腔感染。教育患者保持良好的卫生习惯,勤洗浴、勤换衣,性伴侣稳定。发生盆腔炎后

 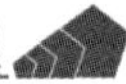

须立即彻底治疗，以免延误病情。另外，由于输卵管妊娠者中约有10%的再发生率和50%～60%的不孕率。因此，护士需告诫患者，下次妊娠时要及时就医，并且不宜轻易终止妊娠。

（五）护理评价

（1）患者的休克症状得以及时发现并纠正。

（2）患者消除了恐惧心理，愿意接受手术治疗。

（名颜颜）

第九节　前置胎盘

妊娠28周后，胎盘附着于子宫下段，甚至胎盘下缘达到或覆盖宫颈内口，其位置低于胎先露部，称为前置胎盘。前置胎盘是妊娠晚期严重并发症，也是妊娠晚期阴道流血最常见的原因。其发病率国外报道0.5%，国内报道0.24%～1.57%。

一、病因

目前尚不清楚，高龄初产妇（年龄＞35岁）、经产妇及多产妇、吸烟或吸毒妇女为高危人群。其病因可能与下述因素有关。

（一）子宫内膜病变或损伤

多次刮宫、分娩、子宫手术史等是前置胎盘的高危因素。上述情况可损伤子宫内膜，引起子宫内膜炎或萎缩性病变，再次受孕时子宫蜕膜血管形成不良、胎盘血供不足，刺激胎盘面积增大延伸到子宫下段。前次剖宫产手术瘢痕可妨碍胎盘在妊娠晚期向上迁移。增加前置胎盘的可能性。据统计发生前置胎盘的孕妇，85%～95%为经产妇。

（二）胎盘异常

双胎妊娠时胎盘面积过大，前置胎盘发生率较单胎妊娠高1倍；胎盘位置正常而副胎盘位于子宫下段接近宫颈内口；膜状胎盘大而薄，扩展到子宫下段，均可发生前置胎盘。

（三）受精卵滋养层发育迟缓

受精卵到达子宫腔后，滋养层尚未发育到可以着床的阶段，继续向下游走到达子宫下段，并在该处着床而发育成前置胎盘。

二、分类

根据胎盘下缘与宫颈内口的关系，将前置胎盘分为三类（图11-6）。

（1）完全性前置胎盘又称中央性前置胎盘，胎盘组织完全覆盖宫颈内口。

（2）部分性前置胎盘宫颈内口部分为胎盘组织所覆盖。

（3）边缘性前置胎盘胎盘附着于子宫下段，胎盘边缘到达宫颈内口，未覆盖宫颈内口。

胎盘位于子宫下段，与胎盘边缘极为接近，但未达到宫颈内口，称为低置胎盘。胎盘下缘与宫颈内口的关系可因宫颈管消失、宫口扩张而改变。前置胎盘类型可因诊断时期不同而改变，如临产前为完全性前置胎盘，临产后因口扩张而成为部分性前置胎盘。目前临床上均依据处理前最后一次检查结果来决定其分类。

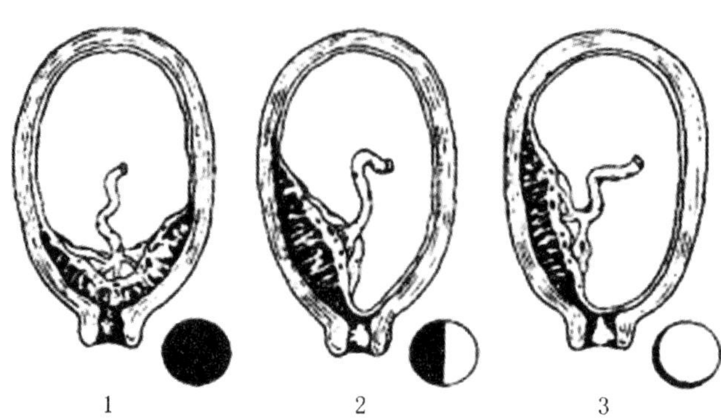

图 11-6 前置胎盘的类型

1.完全性前置胎盘;2.部分性前置胎盘;3.边缘性前置胎盘

三、临床表现

(一)症状

前置胎盘的典型症状是妊娠晚期或临产时,发生无诱因、无痛性反复阴道流血。妊娠晚期子宫下段逐渐伸展,牵拉宫颈内口,宫颈管缩短;临产后规律宫缩使宫颈管消失成为软产道的一部分。宫颈外口扩张,附着于子宫下段及宫颈内口的胎盘前置部分不能相应伸展而与其附着处分离,血窦破裂出血。前置胎盘出血前无明显诱因,初次出血量一般不多,剥离处血液凝固后,出血自然停止;也有初次即发生致命性大出血而导致休克的。由于子宫下段不断伸展,前置胎盘出血常反复发生,出血量也越来越多。阴道流血发生的迟早、反复发生次数、出血量多少与前置胎盘类型有关。完全性前置胎盘初次出血时间早,多在妊娠28 周左右,称为"警戒性出血"。边缘性前置胎盘出血多发生于妊娠晚期或临产后,出血量较少。部分性前置胎盘的初次出血时间、出血量及反复出血次数,介于两者之间。

(二)体征

患者一般情况与出血量有关,大量出血呈现面色苍白、脉搏增快微弱、血压下降等休克表现。腹部检查:子宫软,无压痛,大小与妊娠周数相符。由于子宫下段有胎盘占据,影响胎先露部入盆,故胎先露高浮,易并发胎位异常。反复出血或一次出血量过多,使胎儿宫内缺氧,严重者胎死宫内。当前置胎盘附着于子宫前壁时,可在耻骨联合上方听到胎盘杂音。临产时检查见宫缩为阵发性,间歇期子宫完全松弛。

四、处理原则

处理原则是抑制宫缩、止血、纠正贫血和预防感染。根据阴道流血量、有无休克、妊娠周数、胎位、胎儿是否存活、是否临产及前置胎盘类型等综合做出决定。

(一)期待疗法

应在保证孕妇安全的前提下尽可能延长孕周,以提高围生儿存活率。适用于妊娠<34 周、胎儿体重<2 000 g、胎儿存活、阴道流血量不多、一般情况良好的孕妇。

尽管国外有资料证明,前置胎盘孕妇的妊娠结局住院与门诊治疗并无明显差异,但我国仍应强调住院治疗。住院期间密切观察病情变化,为孕妇提供全面优质护理是期待疗法的关键措施。

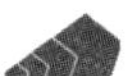

(二)终止妊娠

1.终止妊娠指征

孕妇反复发生多量出血甚至休克者,无论胎儿成熟与否,为了母亲安全应终止妊娠;期待疗法中发生大出血或出血量虽少,但胎龄达孕 36 周以上,胎儿成熟度检查提示胎儿肺成熟者;胎龄未达孕 36 周,出现胎儿窘迫征象,或胎儿电子监护发现胎心异常者;出血量多。危及胎儿;胎儿已死亡或出现难以存活的畸形,如无脑儿。

2.剖宫产

剖宫产可在短时间内娩出胎儿,迅速结束分娩,对母儿相对安全,是处理前置胎盘的主要手段。剖宫产指征应包括:完全性前置胎盘,持续大量阴道流血;部分性和边缘性前置胎盘出血量较多,先露高浮,短时间内不能结束分娩;胎心异常。术前应积极纠正贫血、预防感染等,备血,做好处理产后出血和抢救新生的准备。

3.阴道分娩

边缘性前置胎盘、枕先露、阴道流血不多、无头盆不称和胎位异常,估计在短时间内能结束分娩者,可予试产。

五、护理

(一)护理评估

1.病史

除个人健康史外,在孕产史中尤其注意识别有无剖宫产术、人工流产术及子宫内膜炎等前置胎盘的易发因素。此外妊娠中特别是孕 28 周后,是否出现无痛性、无诱因、反复阴道流血症状,并详细记录具体经过及医疗处理情况。

2.身心状况

患者的一般情况与出血量的多少密切相关。大量出血时可见面色苍白、脉搏细速、血压下降等休克症状。孕妇及其家属可因突然阴道流血而感到恐惧或焦虑,既担心孕妇的健康,更担心胎儿的安危,可能显得恐慌、紧张、手足无措。

3.诊断检查

(1)产科检查:子宫大小与停经月份一致,胎儿方位清楚,先露高浮,胎心可以正常,也可因孕妇失血过多致胎心异常或消失。前置胎盘位于子宫下段前壁时,可于耻骨联合上方听见胎盘山管杂音。临产后检查,宫缩为阵发性,间歇期子宫肌肉可以完全放松。

(2)超声波检查:B 型超声断层相可清楚看到子宫壁、胎头、宫颈和胎盘的位置,胎盘定位准确率达 95%以上,可反复检查,是目前最安全、有效的首选检查方法。

(3)阴道检查:目前一般不主张应用。只有在近临产期出血不多时,终止妊娠前为除外其他出血原因或明确诊断决定分娩方式前考虑采用。要求阴道检查操作必须在输血、输液和做好手术准备的情况下方可进行。怀疑前置胎盘的个案,切忌肛查。

(4)术后检查胎盘及胎膜:胎盘的前置部分可见陈旧血块附着呈黑紫色或暗红色,如这些改变位于胎盘的边缘,而且胎膜破口处距胎盘边缘<7 cm,则为部分性前置胎盘。如行剖宫产术,术中可直接了解胎盘附着的部分并确立诊断。

(二)护理诊断

1.潜在并发症

出血性休克。

2.有感染的危险

与前置胎盘剥离面靠近子宫颈口、细菌易经阴道上行感染有关。

(三)预期目标

(1)接受期待疗法的孕妇血红蛋白不再继续下降,胎龄可达或更接近足月。

(2)产妇产后未发生产后出血或产后感染。

(四)护理措施

根据病情须立即接受终止妊娠的孕妇,立即安排孕妇去枕侧卧位,开放静脉,配血,做好输血准备。在抢救休克的同时,按腹部手术患者的护理进行术前准备,并做好母儿生命体征护理及抢救准备工作。接受期待疗法的孕妇的护理措施如下。

1.保证休息

减少刺激孕妇需住院观察,绝对卧床休息,尤以左侧卧位为佳,并定时间断吸氧,每天 3 次,每次 1 h,以提高胎儿血氧供应。此外,还需避免各种刺激,以减少出血可能。医护人员进行腹部检查时动作要轻柔,禁做阴道检查和肛查。

2.纠正贫血

除采取口服硫酸亚铁、输血等措施外,还应加强饮食营养指导,建议孕妇多食高蛋白及含铁丰富的食物,如动物肝脏、绿叶蔬菜和豆类等,一方面有助于纠正贫血,另一方面还可以增强机体抵抗力,同时也促进胎儿发育。

3.监测生命体征

及时发现病情变化严密观察并记录孕妇生命体征,阴道流血的量、色,流血事件及一般状况,检测胎儿宫内状态。按医嘱及时完成实验室检查项目,并交叉配血备用。发现异常及时报告医师并配合处理。

4.预防产后出血和感染

(1)产妇回病房休息时严密观察产妇的生命体征及阴道流血情况,发现异常及时报告医师处理,以防止或减少产后出血。

(2)及时更换会阴垫,以保持会阴部清洁、干燥。

(3)胎儿分娩后,及早使用宫缩剂,以预防产后大出血;对新生儿严格按照高危儿处理。

5.健康教育

护士应加强对孕妇的管理和宣教。指导围孕期妇女避免吸烟、酗酒等不良行为,避免多次刮宫、引产或宫内感染,防止多产,减少子宫内膜损伤或子宫内膜炎。对妊娠期出血,无论量多少均应就医,做到及时诊断、正确处理。

(五)护理评价

(1)接受期待疗法的孕妇胎龄接近(或达到)足月时终止妊娠。

(2)产妇产后未出现产后出血和感染。

(孟青青)

第十节 胎膜早破

胎膜早破(premature rupture of membranes,PROM)是指在临产前胎膜自然破裂。它是常见的分娩期并发症,妊娠满37周的发生率为10%,妊娠不满37周的发生率为2%～3.5%。胎膜早破可引起早产及围生儿死亡率增加,亦可导致孕产妇宫内感染率和产褥期感染率增加。

一、病因

一般认为胎膜早破与以下因素有关,常为多因素所致。

(一)上行感染

可由生殖道病原微生物上行感染,引起胎膜炎,使胎膜局部张力下降而破裂。

(二)羊膜腔压力增高

常见于多胎妊娠、羊水过多等。

(三)胎膜受力不均

胎先露高浮、头盆不称、胎位异常可使胎膜受压不均导致破裂。

(四)营养因素

缺乏维生素C、锌及铜,可使胎膜张力下降而破裂。

(五)宫颈内口松弛

常因手术创伤或先天性宫颈组织薄弱,宫颈内口松弛,胎膜进入扩张的宫颈或阴道内,导致感染或受力不均,而使胎膜破裂。

(六)细胞因子

IL-1、IL-6、IL-8、TNF-α升高,可激活溶酶体酶,破坏羊膜组织,导致胎膜早破。

(七)机械性刺激

创伤或妊娠后期性交也可导致胎膜早破。

二、临床表现

(一)症状

孕妇突感有较多液体自阴道流出,有时可混有胎脂及胎粪,无腹痛等其他产兆,当咳嗽、打喷嚏等腹压增加时,羊水可少量间断性排出。

(二)体征

肛诊或阴检时,触不到羊膜囊,上推胎儿先露部可见到羊水流出。如伴羊膜腔感染时,可有臭味,并伴有发热、母儿心率增快、子宫压痛,以及白细胞计数增多、C反应蛋白升高。

三、对母儿的影响

(一)对母亲的影响

胎膜早破后,生殖道病原微生物易上行感染,通常感染程度与破膜时间有关。羊膜腔感染易发生产后出血。

(二)对胎儿的影响

胎膜早破经常诱发早产,早产儿易发生呼吸窘迫综合征。羊膜腔感染时,可引起新生儿吸入性肺炎,严重者发生败血症、颅内感染等。脐带受压、脐带脱垂时可致胎儿窘迫。胎膜早破发生的孕周越小,胎肺发育不良发生率越高,围生儿死亡率越高。

四、处理原则

预防感染和脐带脱垂,如有感染、胎儿宫内窘迫征象,及时行剖宫产终止妊娠。

五、护理

(一)护理评估

1.病史

询问病史,了解是否有发生胎膜早破的病因,确定具体的胎膜早破的时间、妊娠周数,是否有宫缩、见红等产兆,是否出现感染征象,是否出现胎儿宫内窘迫现象。

2.身心状况

观察孕妇阴道流液的色、质、量,是否有气味。孕妇常可能因为不了解胎膜早破的原因,而对不可自控的阴道流液形成恐慌,可能担心自身与胎儿的安危。

3.辅助检查

(1)阴道流液的 pH 测定:正常阴道液 pH 为 4.5~5.5,羊水 pH 为 7.0~7.5。若 pH>6.5,提示胎膜早破,准确率 90%。

(2)肛查或阴道窥阴器检查:肛查时未触到羊膜囊,上推胎儿先露部,有羊水流出。阴道窥阴器检查时见液体自宫口流出或可见阴道后穹隆有较多混有胎脂和胎粪的液体。

(3)阴道液涂片检查:阴道液置于载玻片上,干燥后镜检可见羊齿植物叶状结晶为羊水,准确率 95%。

(4)羊膜镜检查:可直视胎先露部,看不到前羊膜囊,即可诊断。

(5)胎儿纤维结合蛋白(fetal fibronectin,fFN)测定:fFN 是胎膜分泌的细胞外基质蛋白。当宫颈及阴道分泌物内 fFN 含量>0.05 mg/L 时,胎膜抗张能力下降,易发生胎膜早破。

(6)超声检查:羊水量减少可协助诊断,但不可确诊。

(二)护理诊断

(1)有感染的危险:与胎膜破裂后,生殖道病原微生物上行感染有关。

(2)知识缺乏:缺乏预防和处理胎膜早破的知识。

(3)有胎儿受伤的危险:与脐带脱垂、早产儿肺部发育不成熟有关。

(三)护理目标

(1)孕妇无感染征象发生。

(2)孕妇了解胎膜早破的知识如突然发生胎膜早破,能够及时进行初步应对。

(3)胎儿无并发症发生。

(四)护理措施

1.预防脐带脱垂的护理

胎膜早破并胎先露未衔接的孕妇绝对卧床休息,多采用左侧卧位,注意抬高臀部防止脐带脱垂造成胎儿宫内窘迫。注意监测胎心变化,进行肛查或阴检时,确定有无隐性脐带脱垂,一旦发

生，立即通知医师，并于数分钟内结束分娩。

2.预防感染

保持床单位清洁。使用无菌的会阴垫于外阴处，勤于更换，保持清洁干燥，防止上行感染。更换会阴垫时观察羊水的色、质、量、气味等。嘱孕妇保持外阴清洁，每天对其会阴擦洗 2 次。同时观察产妇的生命体征，血生化指标，了解是否存在感染征象。按医嘱一般破膜，大于 12 h 给了抗生素防止感染。

3.监测胎儿宫内情况

密切观察胎心率的变化，嘱孕妇自测胎动。如有混有胎粪的羊水流出，即为胎儿宫内缺氧的表现，应及时予以吸氧，左侧卧位，并根据医嘱做好相应的护理。

若胎膜早破孕周小于 35 周者。根据医嘱予地塞米松促进胎肺成熟。若孕周小于 37 周并已临产，或孕周大于 37 周。胎膜早破大于 18 h 后仍未临产者，可根据医嘱尽快结束分娩。

4.健康教育

孕期时为孕妇讲解胎膜早破的定义与原因，并强调孕期卫生保健的重要性。指导孕妇，如出现胎膜早破现象，无须恐慌，应立即平卧，及时就诊。孕晚期禁止性交，避免腹部碰撞或增加腹压。指导孕期补充足量的维生素和锌、铜等微量元素。如宫颈内口松弛者，应多卧床休息，并遵医嘱根据需要于孕 14～16 周时行宫颈环扎术。

（孟青青）

第十一节　产后出血

产后出血是指胎儿娩出后 24 h 内失血量超过 500 mL。它是分娩期的严重并发症。居我围产妇死亡原因首位。其发病率占分娩总数 2%～3%，其中 80%以上在产后 2 h 内发生产后出血。

一、病因

临床上产后出血的主要原因有子宫收缩乏力、胎盘因素、软产道裂伤及凝血功能障碍等，这些病因可单一存在，也可互相影响，共同并存。

（一）子宫收缩乏力

子宫收缩乏力是产后出血的最主要、最常见的病因，占产后出血总数的 70%～80%。

1.全身因素

产妇对分娩有恐惧心理，精神高度紧张；产程过长，造成产妇体力衰竭；产妇合并慢性全身性疾病；临产后过多地使用镇静剂、麻醉剂或子宫收缩抑制剂。

2.局部因素

（1）子宫过度膨胀，肌纤维过度伸展：多胎妊娠、巨大儿、羊水过多等。

（2）子宫肌水肿或渗血：前置胎盘、胎盘早剥、妊娠期高血压、宫腔感染等。

（3）宫肌壁损伤：剖宫产史、子宫肌瘤剔除术后、急产等。

（4）子宫病变：子宫肌瘤、子宫畸形等。

（二）胎盘因素

（1）胎盘滞留：胎盘大多在胎儿娩出后 15 min 内娩出，如 30 min 后胎盘仍不娩出，胎盘剥离面血窦不能关闭而导致产后出血。常见于膀胱充盈，使已剥离的胎盘滞留宫腔；宫缩剂使用不当，使剥离后的胎盘嵌顿于宫腔内；第三产程时过早牵拉脐带或挤压宫底，影响胎盘正常剥离。胎盘剥离不全部位血窦开放而出血。

（2）胎盘粘连或胎盘植入：胎盘绒毛仅穿入子宫壁表层为胎盘粘连。胎盘绒毛穿入子宫壁肌层为胎盘植入。部分性胎盘粘连或植入表现为胎盘部分剥离，部分未剥离，导致子宫收缩不良，已剥离面的血窦开放而致出血。完全性胎盘粘连或植入因胎盘未剥离而无出血。

（3）胎盘部分残留：当部分胎盘小叶、胎膜或副胎盘残留于宫腔时，影响子宫收缩而出血。

（三）软产道裂伤

常因为急产、子宫收缩过强、产程进展过快、软产道未经充分扩张、软产道组织弹性差、巨大儿分娩、会阴助产不当、未做会阴侧切或会阴侧切切口过小等，在胎儿娩出时可致软产道撕裂。

（四）凝血功能障碍

任何原因引起的凝血功能异常均可导致产后出血。

（1）妊娠合并凝血功能障碍性疾病：如血小板减少症、白血病、再生障碍性贫血、重症肝炎等。

（2）妊娠并发症导致凝血功能障碍：如重度妊娠期高血压疾病、胎盘早剥、死胎、羊水栓塞等均可影响凝血功能，从而发生弥散性血管内凝血（DIC），导致子宫大量出血。

二、临床表现

产后出血主要表现为阴道大量流血及失血性休克导致的相关症状和体征。

（一）症状

产后出血产妇会出现休克症状，面色苍白、冷汗淋漓、口渴、心慌、头晕、烦躁、畏寒、寒战，甚至表情淡漠、呼吸急促，很快会陷入昏迷状态。

胎儿娩出后立即出现鲜红色的阴道流血，应为软产道裂伤；胎儿娩出数分钟后出现暗红色阴道流血，可能是胎盘因素引起；胎盘娩出后见阴道流血较多，可能为子宫收缩乏力或胎盘、胎膜残留；胎儿娩出后阴道持续流血并且有出血不凝的现象，可能发生凝血功能障碍；如果产妇休克症状明显，但阴道流血量不多，可能发生软产道裂伤而造成阴道壁血肿，此类产妇会有尿频或明显的肛门坠胀感。

（二）体征

产妇会出现脉压缩小、血压下降、脉搏细速，子宫收缩乏力和胎盘因素所致产后出血的产妇，子宫轮廓不清、触不到宫底，按摩后子宫可收缩变硬，停止按摩子宫又变软，按摩子宫时会有大量出血。如有宫腔积血或胎盘滞留，宫底可升高，按摩子宫并挤压宫底部等刺激宫缩时，可使胎盘或者积血排出。若腹部检查宫缩较好、子宫轮廓清晰，但阴道流血不止，可考虑为软产道裂伤或凝血功能障碍所致。

三、处理原则

针对出血原因，迅速止血，补充血容量。纠正失血性休克。同时防止感染。

四、护理

(一)护理评估

1.病史

评估产妇有无与产后出血相关的病史。例如,孕前有无出血性疾病,有无重症肝炎,有无子宫肌壁损伤史,有无多次人流史,有无产后出血史。孕期产妇有无妊娠合并妊娠期高血压疾病、前置胎盘、胎盘早剥、多胎妊娠,产妇有无合并内科疾病。分娩期产妇有无过多使川镇静剂,情绪是否稳定,是否产程过长或者急产,有无产妇衰竭、有无软产道裂伤等情况。

2.身心状况

评估产妇产后出血所导致症状和体征的严重程度。产后出血发生初期,产妇有代偿功能,症状、体征可能不明显,待机体出现失代偿情况,可能很快进入休克期,并且容易发生感染。当产妇合并有内科疾病时,可能出血不多,也会很快进入休克状态。

3.辅助检查

(1)评估产后出血量:注意阴道流血是否凝固,同时估计出血量。通常有以下 3 种方法。①称重法:失血量(mL)=[胎儿娩出后所有使用纱布、敷料总重(g)-使用前纱布、敷料总重(g)]/1.05(血液比重g/mL)。②容积法:用产后接血容器收集血液后,放入量杯测量失血量。③面积法:可按接血纱布血湿面积粗略估计失血量。

(2)测量生命体征和中心静脉压:观察血压下降的情况;呼吸短促,脉搏细速,体温开始低于正常后升高,通过观察体温情况来判断有无感染征象。中心静脉压测定结果若低于 1.96×10^{-2} kPa 提示右心房充盈压力不足,即血容量不足。

(3)实验室检查:抽取产妇血进行生化指标化验,如血常规、出凝血时间、凝血酶原时间、纤维蛋白原测定等。

(二)护理诊断

(1)潜在并发症:出血性休克。

(2)有感染的危险:与出血过多、机体抵抗力下降有关。

(3)恐惧:与出血过多、产妇担心自身预后有关。

(三)护理目标

(1)及时补充血容量,产妇生命体征尽快恢复平稳。

(2)产妇无感染症状发生,体温、血常规指标等正常。

(3)产妇能理解病情,并且预后无异常。

(四)护理措施

1.预防产后出血

(1)妊娠期:加强孕前及孕期保健,如有凝血功能障碍等相关疾病的产妇,应积极治疗后再孕,定期接受产检,及时治疗高危妊娠。对有产后出血危险的高危妊娠者,应提早入院,住院待产。

(2)分娩期:第一产程严密观察产妇的产程进展,鼓励产妇进食和休息,防止疲劳和产妇衰竭,同时合理使用宫缩剂,防止产程延长或急产,适当使用镇静剂以保证产妇休息。第二产程严格执行无菌技术,指导产妇正确使用腹压;严格掌握会阴切开的时机,保护会阴,避免胎儿娩出过快,胎儿娩出后立即使用宫缩剂,以加强子宫收缩,减少出血。第三产程时,不可过早牵拉脐带,挤压子宫,待胎盘剥离征象出现后及时协助胎盘娩出,并仔细检查胎盘、胎膜,软产道有无裂伤或血肿。若阴道出血量多,应查明原因,及时处理。

(3)产后观察:产后 2 h 产妇仍于产房观察,80%的产后出血发生在这一期间。注意观察产妇子宫收缩,恶露的色、质、量,会阴切口处有无血肿,定时测量产妇的生命体征,发现异常,及时处理。督促产妇及时排空膀胱,以免因膀胱充盈影响宫缩致产后出血。尽可能进行早接触、早吸吮,可刺激子宫收缩,减少阴道出血量。重视产妇主诉,同时对有高危因素的产妇,保持静脉通畅。做好随时急救的准备。

2.针对出血原因治疗

(1)子宫收缩乏力所致产后出血,可加强子宫收缩,通过使用宫缩剂、按摩子宫、宫腔填塞或结扎血管等方法止血。①使用宫缩剂:胎儿、胎盘娩出后即刻使用宫缩剂促进子宫收缩。可用缩宫素肌内注射或静脉滴注,卡前列甲酯栓纳肛、地诺前列酮宫肌内注射射等均可促进子宫收缩,用药前注意产妇有无禁忌证;②按摩子宫:胎盘娩出后。一手置于产妇腹部。触摸子宫底部,拇指在前,其余四指在后,均匀而有节律地按摩子宫,促使子宫收缩,直至子宫收缩正常为止(图 11-7)。如效果不佳,可采用腹部-阴道双手压迫子宫方法。一手在子宫体部按摩子宫体后壁。另一手戴无菌手套深入阴道握拳置于阴道前穹隆处,顶住子宫前壁,两手相对紧压子宫,均匀而有节律地按摩,不仅可以刺激子宫收缩且可压迫子宫内血窦,减少出血(图 11-8);③宫腔填塞:一种是宫腔纱条填塞法:应用无菌纱布条填塞宫腔,有明显的局部止血作用,适用于子宫全部松弛无力,以及经过子宫按摩、应用宫缩剂仍然无效者。术者用卵圆钳将无菌纱布条送入宫腔内,自宫底由内向外填紧宫腔。压迫止血,助手在腹部固定子宫。一般于 24 h 后取出纱条,填塞纱条后要严密观察子宫收缩情况,观察生命体征,警惕填塞不紧,若留有空隙,可造成隐匿性出血,以及宫腔内继续出血、积血而阴道不流血的假象。24 h 后取出纱条,取出前应先使用宫缩剂。另一种是宫腔填塞气囊(图 11-9)。宫腔纱布条填塞可能会造成填塞不均匀、填塞不紧等情况而造成隐性出血,纱条填塞无效时或可直接使用宫腔气囊填塞。如图 11-9 所示。在气泵的作用下向气球囊充气配合止血辅料对子宫腔进行迅速止血,它对宫腔加压均匀,并且止血效果较好,操作简单,便于抢救时能及时使用;④结扎盆腔血管:如遇子宫收缩乏力、前置胎盘等严重产后出血的产妇,上述处理无效时,可经阴道结扎子宫动脉上行支或结扎髂内动脉;⑤动脉栓塞:在超声提示下,行股动脉穿刺插入导管至髂内动脉或子宫动脉,注入吸收性明胶海绵栓塞动脉。栓塞剂可于 2～3 周自行吸收,血管恢复畅通,但需要在产妇生命体征平稳时进行。⑥子宫切除:如经积极抢救无效者,危及产妇生命,根据医嘱做好全子宫切除术的术前准备。

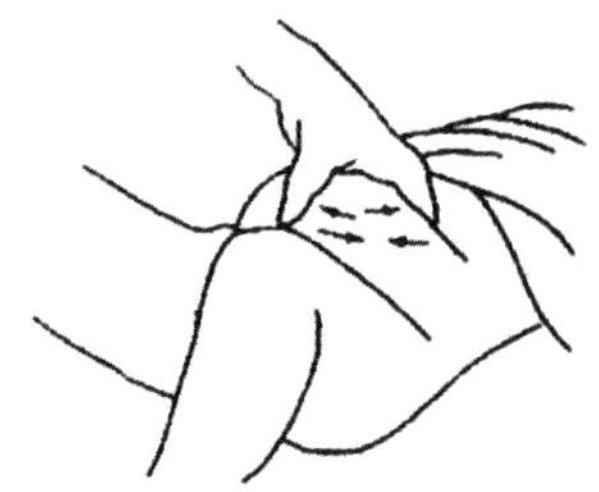

图 11-7 按摩子宫

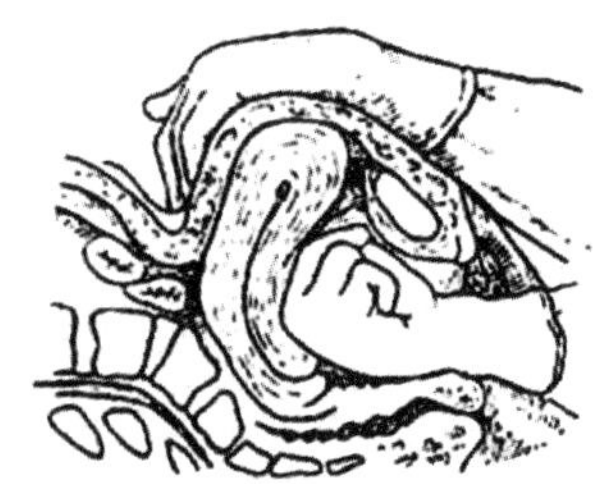

图 11-8 腹部-阴道双手压迫子宫

(2)胎盘因素:怀疑有胎盘滞留时应立即做阴道检查或宫腔探查,做好必要的刮宫准备。胎

盘已剥离者，可协助产妇排空膀胱，牵拉脐带，按压宫底，协助胎盘娩出。若胎盘部分剥离、部分粘连时，可徒手进入宫腔，协助剥离胎盘后取出。若胎盘部分残留者。徒手不能取出胎盘，使用大刮匙刮取残留胎盘；胎盘植入者，不可强行剥离，做好子宫切除的准备。

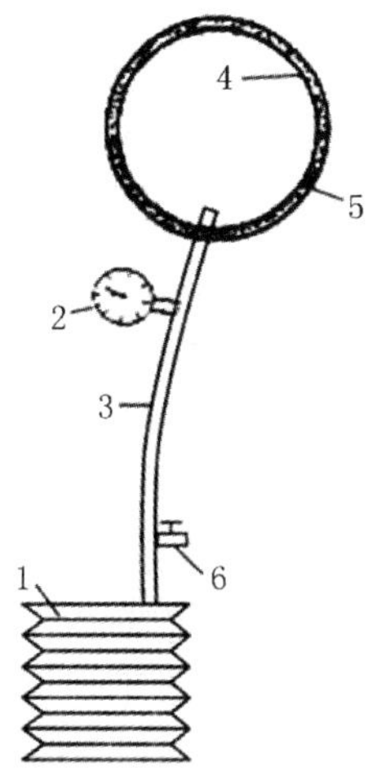

图 11-9 宫腔填塞气囊

气囊球 4 外球面上设置有止血敷料 5，硅胶管 3 一端固定连接气球囊 4，另一端连接气泵 1，硅胶管 3 上设置有压力显示表 2 和放气开关 6

(3)软产道裂伤：应及时准确地进行修复缝合。如果出现血肿，则需要切开血肿、清除积血、缝合止血，同时补充血容量，必要时可置橡皮引流。

(4)凝血功能障碍：排除以上各种因素后，根据血生化报告，针对不同病因治疗，及时补充新鲜全血，补充血小板、纤维蛋白原，或凝血酶原复合物、凝血因子等。如果发生弥散性血管内凝血应进行抗凝与抗纤溶治疗。积极抢救。

(5)失血性休克：对失血量多的产妇，其休克程度与出血量、出血速度和产妇自身状况有关。在抢救的同时，尽可能正确地判断出血量，判断出血程度，并补充相同的血量为原则，止血治疗的同时进行休克抢救。建立有效的静脉通路，测量中心静脉压，根据医嘱补充晶体和胶体，纠正低血压。给予产妇安静的环境，平卧，吸氧并保暖，纠正酸中毒，同时观察产妇的意识状态、皮肤颜色、生命体征和尿量。根据医嘱使用广谱抗生素防止感染。

3.健康指导

产后出血后，产妇抵抗力下降、活动无耐力，医护人员应主动给予产妇关心，使其增加安全感，并且帮助产妇进行生活护理，鼓励产妇说出内心感受，针对产妇的情况，逐步改善饮食，纠正贫血，逐步增加活动量，促进预后。

指导产妇加强营养和适度活动等自我保健知识，同时宣教关于自我观察子宫复旧和恶露情况，自我护理会阴伤口、功能锻炼等方法，指导其定时产后检查，随时根据医师的检查结果调节产后自我恢复的方案。向产妇提供产后避孕指导，产褥期禁止盆浴，禁止性生活。晚期产后出血可能发生于分娩 24 h 之后，于产褥期发生大量出血，也可能发生于产后 1～2 周，应予以高度警惕。

(刘　娜)

第十二节　子宫脱垂

子宫脱垂是指子宫从正常位置沿阴道下降，子宫颈外口达到坐骨棘水平以下，甚至子宫部分或全部脱出阴道口外，常伴有阴道前后壁膨出。

一、护理评估

（一）健康史

1.病因与发病机制

（1）分娩损伤：分娩损伤是最主要的原因。在分娩过程中，产妇过早屏气，第二产程延长或经阴道手术助产，盆底肌肉、筋膜以及子宫韧带过度伸展，甚至撕裂，分娩后未及时修补或修补不佳。产褥期产妇过早体力劳动，过高的腹压会压迫子宫向下移位发生脱垂。

（2）长期腹压增加：如长期慢性咳嗽、习惯性便秘、久站、久蹲等使腹内压增高，迫使子宫向下移位，导致脱出，产褥期腹压增加更容易导致子宫脱垂。

（3）盆底组织发育不良或退行性变：子宫脱垂偶见于未产妇女，主要为先天性盆底组织发育不良所致。老年妇女盆底组织萎缩退化或支持组织削弱，也可发生子宫脱垂。

2.病史评估

了解患者分娩史，评估其有无第二产程延长、阴道助产等难产史，产后恢复情况；了解患者有无慢性病病史，如长期慢性咳嗽等；是否存在先天性盆底组织发育不良。

（二）身心状况

1.症状

子宫脱垂轻度时（Ⅰ度）可无自觉症状，加重后（Ⅱ、Ⅲ度）出现以下症状。

（1）下坠感及腰背酸痛：常在久站、走路与重体力劳动时加重，卧床休息后症状减轻。

（2）肿物自阴道脱出：走路、蹲或排便等腹压增加时，阴道口有一肿物脱出。轻者平卧休息后可自行恢复，重者不能自行恢复，需用手还纳，甚至用手也难以还纳，行走不便。

（3）阴道分泌物增多：脱出的子宫及阴道壁由于反复摩擦而发生感染，有脓血性分泌物渗出。

（4）大小便异常：由于膀胱、尿道膨出，患者常伴有尿频、尿急甚至尿潴留或压力性尿失禁。直肠膨出的患者可伴有便秘和排便困难等。

2.体征

患者取膀胱截石位，根据患者向下用力屏气时子宫下降的程度，将子宫脱垂分为三度。Ⅰ度：轻型为子宫颈外口距处女膜处小于 4 cm，但未达处女膜缘；重型为宫颈外口已达处女膜缘，检查时在阴道口可见子宫颈。Ⅱ度：轻型为宫颈已脱出阴道口，但宫体仍在阴道内；重型为宫颈或部分宫体脱出阴道口外。Ⅲ度：子宫颈及宫体全部脱出至阴道口外。脱出的子宫及阴道壁由于长期暴露摩擦，导致宫颈及阴道壁可见溃疡，有少量阴道出血或脓性分泌物。

3.心理-社会状况

由于长期的子宫脱垂使患者行动不便，不能从事体力劳动，使工作和生活受到影响，患者感

 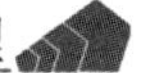

到烦恼、痛苦;严重会影响性生活,患者常出现烦躁、焦虑、情绪低落等。

二、辅助检查

注意检查血常规,注意张力性尿失禁及妇科检查情况。

三、护理诊断及合作性问题

(1)焦虑:与长期的子宫脱出影响日常生活和工作有关。
(2)舒适的改变:与子宫脱出影响行动有关。
(3)组织完整性受损:与外露子宫、阴道前后壁长期摩擦有关。

四、护理目标

(1)患者情绪稳定,能配合治疗、护理活动。
(2)患者病情缓解,舒适感增加。
(3)患者组织完整,无受损。

五、护理措施

(一)一般护理

(1)指导患者保持外阴干燥、清洁,每天用流水冲洗外阴,禁止使用刺激性强的药液。有溃疡者每天用0.02%高锰酸钾液坐浴1～2次,每次20～30 min,勤换内衣裤。

(2)有肿块脱出者及早就医,及时回纳脱出物并教会患者正确的回纳手法,病情重不能回纳者,应卧床休息,减少下地活动次数和时间。

(3)教给患者做盆底肌肉锻炼,如做提肛运动;指导患者避免增加腹压的因素,如咳嗽、久站及久蹲等;保持大便通畅,每天进食蔬菜应保持500 g。

(4)每天为患者提供酸性果汁,可保持尿液呈酸性,不利于细菌生长;指导患者练习卧床排尿;若有肿块脱出影响排尿,指导患者排尿前先将脱出物还纳;尿潴留留置尿管者,应间歇放尿以训练膀胱功能。排尿功能恢复正常后,鼓励患者每天饮水2 000 mL以上。

(5)嘱患者加强营养,进食高蛋白、高维生素食物,增强体质。

(二)心理护理

帮助患者树立战胜疾病的信心,耐心讲解子宫脱垂的知识和预后,鼓励病友间交流沟通,促进积极因素。

(三)病情监护

观察患者有无外阴异物感,子宫脱垂的程度;注意阴道分泌物的颜色、气味、性状。

(四)治疗护理

1.治疗原则

治疗以安全、简单、有效为原则。

(1)非手术治疗:用于Ⅰ度轻型子宫脱垂,年老不能耐受手术或需要生育者。①支持疗法:注意休息,增加营养,保持大便通畅,避免重体力劳动,治疗增加腹压的疾病,加强盆底肌的锻炼;②子宫托:子宫托是一种支持子宫和阴道壁使其维持在阴道内不脱出的工具,适用于各度子宫脱垂及阴道前后壁膨出的患者。重度子宫脱垂伴盆底肌明显萎缩以及宫颈或阴道壁有炎症或有溃疡者均不宜使用,经期和妊娠期停用。

(2)手术治疗:适用于非手术治疗无效或Ⅱ度、Ⅲ度子宫脱垂者。手术方式主要包括:阴道前后壁修补术;阴道前后壁修补加主韧带缩短及宫颈部分切除术,也叫曼彻斯特(Manchester)手术;经阴道子宫全切除及阴道前后壁修补术;阴道纵隔成形术等。

2.治疗配合及特殊专科护理

(1)支持治疗的护理:教会患者做盆底肌肉锻炼增强盆底肌肉张力。做缩肛运动,用力收缩3~10 s,放松5~10 s,每次连续5~10 min,每天3~4次,持续3个月。

(2)教会患者使用子宫托(图11-10)。①放托:患者排空直肠、膀胱,洗净双手,取半卧位或蹲位,双腿分开,一手持子宫托盘呈倾斜位进入阴道内,将托柄向内、向上旋转,直至托盘达子宫颈,向下屏气,使托盘吸附于宫颈,托柄弯曲度朝前,对正耻骨弓后面;②取托:手指捏住托柄轻轻摇晃,待负压消失后向后外方牵拉取出;③注意事项:放置子宫托之前阴道应有一定水平的雌激素作用,绝经后的妇女可用阴道雌激素霜剂,4~6周后再使用子宫托;经期和妊娠期停用;选择大小合适的子宫托,以放置后不脱出又无不适为宜;每晚取出洗净,次晨放入,切忌久置不取,以免过久压迫导致生殖道糜烂、溃疡甚至瘘;放托后,分别于第1、3、6个月时到医院检查1次,以后每3~6个月到医院复查。

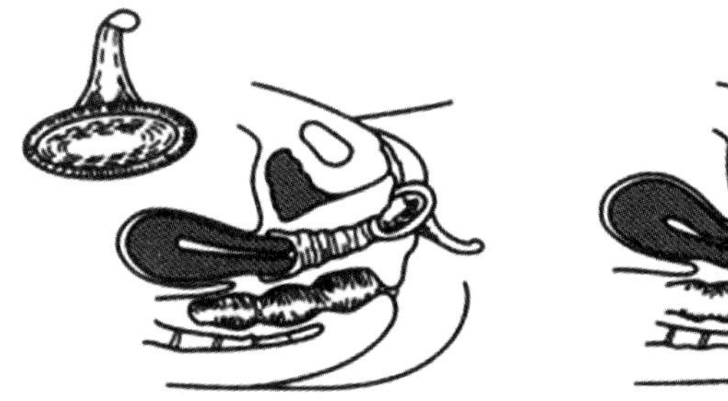

图11-10 喇叭形子宫托及放置

(3)做好术前、术后护理。术前护理同外阴、阴道手术护理。术后除按外阴、阴道手术患者的护理外,应卧床休息7~10 d,留尿管10~14 d。避免增加腹压,坚持肛提肌锻炼。

六、健康指导

休息3个月,3个月内禁止性生活、盆浴,半年内避免重体力劳动;术后2个月、3个月分别门诊复查;宣传产后护理保健知识,进行产后体操锻炼和盆底肌锻炼,增强体质;积极治疗便秘、慢性咳嗽等长期性疾病;实行计划生育。

七、护理评价

评价护理目标是否达到,护理措施的实施情况,健康指导是否落实到位,有无新的护理问题出现。

(秦晓萌)

第十三节 子宫破裂

子宫破裂是指在分娩期或妊娠晚期子宫体部或子宫下段发生破裂。是产科严重的并发症，若不及时诊治，可随时威胁母儿生命。

根据子宫破裂发生的时间可分为妊娠期破裂和分娩期破裂；根据子宫破裂发生的部位可分为子宫体部破裂和子宫下段破裂；根据子宫破裂发生的程度可分为完全性破裂和不完全性破裂。完全破裂是指子宫壁的全层破裂，导致宫腔内容物进入腹腔，破裂常发生于子宫下段。不完全破裂是指子宫内膜、肌层部分或全部破裂，而浆膜层完整，常发生于子宫下段，宫腔与腹腔不相通，而往往在破裂侧进入阔韧带之间，形成阔韧带血肿。

一、病因

（一）梗阻性难产

它是引起子宫破裂最常见的原因。骨盆狭窄、头盆不称、软产道阻塞（发育畸形、瘢痕或肿瘤等），胎位异常（肩先露、额先露），胎儿异常（巨大胎儿、胎儿畸形）等，均可以导致胎先露部下降受阻，子宫上段为克服产道阻力而强烈收缩，使子宫下段过分伸展变薄超过最大限度，而发生子宫破裂。

（二）瘢痕子宫

剖宫产、子宫修补术、子宫肌瘤剔除术等都会使术后子宫肌壁留有瘢痕，于妊娠晚期或者临产后因子宫收缩牵拉及宫腔内压力增高而致子宫瘢痕破裂。宫体部瘢痕多于妊娠晚期发生自发破裂，多为完全破裂；子宫下段瘢痕破裂多发生于临产后，为不完全破裂。前次手术后伴感染或愈合不良者，发生子宫破裂概率更大。

（三）宫缩剂使用不当

分娩前肌内注射缩宫素或过量静脉滴注缩宫素，使用前列腺素栓剂及其他子宫收缩药物使用不当，均可导致子宫收缩过强，造成子宫破裂。多产、高龄、子宫畸形或发育不良、多次刮宫史、宫腔感染等都会增加子宫破裂的概率。

（四）手术创伤

多发生于不适当或粗暴的阴道助产手术，如宫颈口未开全时行产钳或臀牵引术，强行剥离植入性胎盘或严重粘连胎盘，行毁胎术、穿颅术时器械、胎儿骨片伤及子宫等情况均可导致子宫破裂。

二、临床表现

子宫破裂多发生于分娩期，通常是个逐渐发展的过程，可分为先兆子宫破裂和子宫破裂两个阶段。其症状与破裂发生的时间、部位、范围、出血量、胎儿及子宫肌肉收缩情况有关。

（一）先兆子宫破裂

子宫病理性缩复环形成、下腹部压痛、胎心率异常、血尿，是先兆子宫破裂的四大主要表现。

1.症状

常见于产程长、有梗阻性难产因素的产妇。产妇通常在临产过程中,当宫缩愈强。但胎儿下降受阻,产妇表现为烦躁不安、疼痛难忍、下腹部拒按、呼吸急促、脉搏加快,同时膀胱受压充血,出现排尿困难及血尿。

2.体征

因胎先露部下降受阻,子宫收缩过强,子宫体部肌肉增厚变短,子宫下段肌肉变薄拉长,在两者间形成环状凹陷,称为病理性缩复环。可见该环逐渐上升至脐平或脐上,压痛明显(图 11-11)。因子宫收缩过强过频,胎儿可能触不清,胎心率先加快后减慢或听不清,胎动频繁。

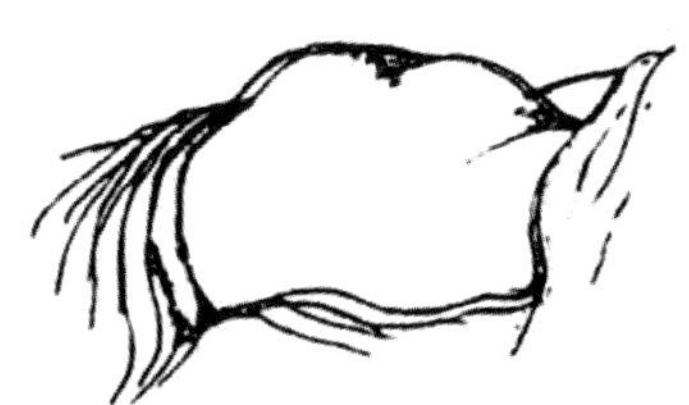

图 11-11 病理性缩复环

(二)子宫破裂

1.症状

产妇突感下腹部撕裂样剧痛,子宫收缩停止,腹部稍感舒适。后因血液、羊水进入腹腔,出现全腹持续性疼痛,伴有面色苍白、冷汗淋漓、脉搏细速、呼吸急促等现象。

2.体征

产妇全腹压痛、反跳痛,腹壁下可扪及胎体,子宫位于侧方,胎心胎动消失。阴道出血可见鲜血流出,下降中的胎儿先露部消失,扩张的宫颈口回缩,部分产妇可扪及子宫下段裂口及宫颈。若为子宫不完全破裂者,上述体征不明显,仅在不全破裂处有压痛、腹痛,若破裂口累及两侧子宫血管,可致急性大出血或形成阔韧带内血肿,查体时可在子宫一侧扪及逐渐增大且有压痛的包块。

三、处理原则

(一)先兆子宫破裂

立即抑制宫缩,使用麻醉药物或者肌内注射哌替啶,即刻行剖宫产终止妊娠。

(二)子宫破裂

在输血、输液、吸氧等抢救休克的同时,无论胎儿是否存活,都尽快做好剖宫产的准备,进行手术治疗。根据产妇全身状况、破裂的部位和程度、破裂的时间、有无感染征象等决定手术方法。

四、护理

(一)护理评估

1.病史

收集产妇既往有无与子宫破裂相关的病史,如子宫手术瘢痕、剖宫产史;此次妊娠有无出现高危因素,如胎位不正、头盆不称等;临产期间有无滥用缩宫素。

2.身心状况

评估产妇目前的临床表现和生命体征、情绪变化。如宫缩的强度、间隔时间、腹部疼痛的性

 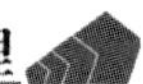

质，有无排尿困难、有无血尿、有无出现病理性缩复环，同时监测胎儿宫内情况，了解有无出现胎儿窘迫征象。产妇精神状态有无烦躁不安、恐惧、焦虑、衰竭等现象。

3.辅助检查

(1)腹部检查：可了解产妇腹部疼痛的部位和体征，从而判断子宫破裂的阶段。

(2)实验室检查：血常规检查可了解有无白细胞计数升高、血红蛋白下降等感染、出血征象；同时尿常规检查可了解有无肉眼血尿。

(3)超声检查：可协助发现子宫破裂的部位和胎儿的位置。

(二)护理诊断

1.疼痛

与产妇出现强直行宫缩、子宫破裂有关。

2.组织灌注无效

与子宫破裂后出血量多有关。

3.预感性悲哀

与担心自身预后和胎儿可能死亡有关。

(三)护理目标

(1)及时补充血容量，产妇低血容量予以纠正。

(2)能够抑制强直性子宫收缩，产妇疼痛略有缓解。

(3)产妇情绪能够得到安抚和平稳。

(四)护理措施

1.预防子宫破裂

向孕产妇宣教，做好计划生育工作，避免多次人工流产，减少多产。认真做好产前检查，如有瘢痕子宫、产道异常者提前入院待产。正确处理产程，严密观察产程进展，尽早发现先兆子宫破裂的征象并进行及时处理。严格掌握使用缩宫素的指征和禁忌证，避免滥用，滴注缩宫素时应有专人看护并记录，从小剂量起，逐渐增加，严防发生过强宫缩。

2.先兆子宫破裂的护理

密切观察产程进展，注意胎儿心率变化。待产时，如果宫缩过强过频，下腹部压痛明显，或出现病理性缩复环时，及时报告医师，停止缩宫素等一切操作，严密监测产妇生命体征，根据医嘱使用抑制宫缩药物。

3.子宫破裂的护理

迅速开放静脉通路，短时间内补充液体、输血，补足血容量，同时吸氧、保暖，纠正酸中毒，进行抗休克处理，根据医嘱做好手术前各项准备，严密监测产妇生命体征、24 h 出入量，各种实验室检查结果，评估出血量，根据医嘱使用抗生素防止感染。

4.心理支持

协助医师根据产妇的情况，向产妇及家属解释病情治疗计划，取得家属的支持和产妇的配合。如果出现胎儿死亡的产妇，要努力开解其悲伤的心情，鼓励其说出内心感受，为其提供安静的环境，同时给予关心和生活上的护理，努力帮助其接受现实，调整情绪，为产妇提供相应的产褥期休养计划，做好关于其康复的各种宣教。

（秦晓萌）

第十四节 产褥感染

产褥感染是指分娩时及产褥期生殖道受病原体感染，引起局部和全身的炎性变化。发病率为1%～7.2%，是产妇死亡的四大原因之一。产褥病率是指分娩 24 h 以后的 10 d 内用口表每天测量4 次，体温有 2 次达到或超过 38 ℃。可见产褥感染与产褥病率的含义不同。虽然造成产褥病率的原因以产褥感染为主，但也包括产后生殖道以外的其他感染与发热，如泌尿系感染、乳腺炎、上呼吸道感染等。

一、病因

(一)感染来源

1.自身感染

正常孕妇生殖道或其他部位的病原体，当出现感染诱因时使机体抵抗力低下而致病。孕妇生殖道病原体不仅可以导致产褥感染，而且在孕期即可通过胎盘、胎膜、羊水间接感染胎儿，并导致流产、早产、死胎、胎儿宫内发育迟缓(IUGR)、胎膜早破等。有些病原体造成的感染，在孕期只表现出阴道炎、宫颈炎等局部症状，常常不被患者重视，而在产后机体抵抗力低下时发病。

2.外来感染

由被污染的衣物、用具、各种手术器械、物品等接触患者后引起感染，常常与无菌操作不严格有关。产后住院期间探视者、陪伴者的不洁护理和接触，是引起产褥感染极其重要的来源，也是极容易被疏忽的感染因素，应引起产科医师、医院管理者的高度重视。

(二)感染病原体

引起产褥感染的病原体种类较多，较常见者有链球菌、大肠埃希菌、厌氧菌等，其中内源性需氧菌和厌氧菌混合感染的发生有逐渐增高的趋势。需氧性链球菌是外源性感染的主要致病菌，有极强的致病力、毒力和播散力，可致严重的产褥感染。大肠埃希菌属包括大肠埃希菌及其相关的革兰氏阴性杆菌、变形杆菌等，亦为外源性感染的主要致病菌之一，也是菌血症和感染性休克最常见的病原体。在阴道、尿道、会阴周围均有寄生，平常不致病，产褥期机体抵抗力低下时可迅速增殖而发病。厌氧性链球菌存在于正常阴道中，当产道损伤、机体抵抗力下降，可迅速大量繁殖，并与大肠埃希菌混合感染，其分泌物异常恶臭。

(三)感染诱因

1.一般诱因

机体对入侵的病原体的反应，取决于病原体的种类、数量、毒力以及机体自身的免疫力。女性生殖器官具有一定的防御功能，任何削弱产妇生殖道和全身防御功能的因素均有利于病原体的入侵与繁殖，如贫血、营养不良，和各种慢性疾病，如肝功能不良、妊娠合并心脏病、糖尿病，等等，以及临近预产期前性交、羊膜腔感染。

2.与分娩相关的诱因

(1)胎膜早破：完整的胎膜对病原体的入侵起着有效的屏障作用，胎膜破裂导致阴道内病原体上行性感染。是病原体进入宫腔并进一步入侵输卵管、盆腔、腹腔的主要原因。

(2)产程延长、滞产、多次反复的肛查和阴道检查增加了病原体入侵机会。

(3)剖宫产操作中无菌措施不严格、子宫切口缝合不当,导致子宫内膜炎的发生率为阴道分娩的20倍,并伴随严重的腹壁切口感染,尤以分枝杆菌所致者为甚。

(4)产程中宫内仪器使用不当或使用次数过多、使用时间过长,如宫内胎儿心电监护、胎儿头皮血采集等,将阴道及宫颈的病原体直接带入宫腔而感染。宫内监护超过 8 h 者,产褥病率可达 71%。

(5)各种产科手术操作(产钳助产、胎头吸引术、臀牵引等),以及产道损伤、产前产后出血、宫腔填塞纱布、产道异物、胎盘残留,等等,均为产褥感染的诱因。

二、分型及临床表现

发热、腹痛和异常恶露是最主要的临床表现。由于机体抵抗力不同,炎症反应程度、范围和部位的不同,临床表现有所不同。根据感染发生的部位可将产褥感染分为以下几种类型。

(一)急性外阴、阴道、宫颈炎

此常由于分娩时会阴损伤或手术产、孕前有外阴阴道炎者而诱发,表现为局部灼热、坠痛、肿胀,炎性分泌物刺激尿道可出现尿痛、尿频、尿急。会阴切口或裂伤处缝线嵌入肿胀组织内,针孔流脓。阴道与宫颈感染者其黏膜充血、水肿、溃疡、化脓,日久可致阴道粘连甚至闭锁。病变局限者,一般体温不超过 38 ℃,病情发展可向上或宫旁组织,导致盆腔结缔组织炎。

(二)剖宫产腹部切口、子宫切口感染

剖宫产术后腹部切口的感染多发生于术后 3～5 d,局部红肿、触痛。组织侵入有明显硬结,并有浑浊液体渗出,伴有脂肪液化者其渗出液可呈黄色浮油状,严重患者组织坏死,切口部分或全层裂开,伴有体温明显升高,超过 38 ℃。Soper 报道剖宫产术后的持续发热主要为腹部切口的感染,尤其是普通抗生素治疗无效者。

据报道,3.97%的剖宫产术患者有切口感染、愈合不良,常见的原因有合并糖尿病、妊娠期高血压疾病、贫血等。剖宫产术后子宫切口感染者则表现为持续发热,早期低热多见,伴有阴道出血增多,甚至晚期产后大出血,子宫切口缝合过紧过密是其因素之一。妇检子宫复旧不良、子宫切口处压痛明显,B 超检查显示子宫切口处隆起呈混合性包块,边界模糊,可伴有宫腔积液(血),彩色多普勒超声检查显示有子宫动脉血流阻力异常。

(三)急性子宫内膜炎、子宫肌炎

此为产褥感染最常见的类型,由病原体经胎盘剥离而侵犯至蜕膜所致者为子宫内膜炎,侵及子宫肌层者为子宫肌炎,两者常互相伴随。临床表现为产后 3～4 d 开始出现低热,下腹疼痛及压痛,恶露增多且有异味,如早期不能控制,病情加重,出现寒战、高热、头痛、心率加快、白细胞及中性粒细胞增高,有时因下腹部压痛不明显及恶露不一定多而容易误诊。Figucroa 报道急性子宫内膜炎的患者 100%有发热,61.6%其恶露有恶臭,60%患者子宫压痛明显。最常培养分离出的病原体主要有溶血性葡萄球菌、大肠埃希菌、链球菌等。当炎症波及子宫肌壁时,恶露反而减少,异味亦明显减轻,容易误认为病情好转。感染逐渐发展可于肌壁间形成多发性小脓肿,B 超检查显示子宫增大复旧不良、肌层回声不均,并可见小液性暗区,边界不清。如继续发展。可导致败血症甚至死亡。

(四)急性盆腔结缔组织炎、急性输卵管炎

此多继发于子宫内膜炎或宫颈深度裂伤,病原体通过淋巴道或血行侵及宫旁组织,并延及输

卵管及其系膜。临床表现主要为一侧或双侧下腹持续性剧痛，妇检或肛查可触及宫旁组织增厚或有边界不清的实质性包块，压痛明显，常常伴有寒战和高热。炎症可在子宫直肠聚积聚形成盆腔脓肿，如脓肿破溃则向上播散至腹腔。如侵及整个盆腔，使整个盆腔增厚呈巨大包块状，不能辨别其内各器官，整个盆腔似乎被冻结，称为“冰冻骨盆”。

（五）急性盆腔腹膜炎、弥漫性腹膜炎

炎症扩散至子宫浆膜层。形成盆腔腹膜炎，继续发展为弥漫性腹膜炎，出现全身中毒症状：高热、寒战、恶心、呕吐、腹胀、下腹剧痛，体检时下腹明显压痛、反跳痛。产妇因产后腹壁松弛，腹肌紧张多不明显。腹膜炎性渗出及纤维素沉积可引起肠粘连，常在直肠子宫陷凹形成局限性脓肿，刺激肠管和膀胱导致腹泻、里急后重及排尿异常。病情不能彻底控制者可发展为慢性盆腔炎。

（六）血栓性静脉炎

细菌分泌肝素酶分解肝素导致高凝状态，加之炎症造成的血流淤滞静脉脉壁损伤，尤其是厌氧菌和类杆菌造成的感染极易导致血栓性静脉炎。可累及卵巢静脉、子宫静脉、髂内静脉、髂总静脉及下腔静脉，病变常为单侧性，患者多在产后1～2周，继子宫内膜炎之后出现寒战、高热、反复发作，持续数周，不易与盆腔结缔组织炎鉴别。下肢血栓性静脉炎者：病变多位于一侧股静脉和腘静脉及大隐静脉，表现为弛张热、下肢持续性疼痛、局部静脉压痛或触及硬索状包块，血液循环受阻，下肢水肿，皮肤发白，称为股白肿。可通过彩色多普勒超声血流显像检测确诊。

（七）脓毒血症及败血症

病情加剧则细菌进入血液循环引起脓毒血症、败血症，尤其是当感染血栓脱落时，可致肺、脑、肾脓肿或栓塞死亡。

三、处理原则

治疗原则是抗感染。辅以整体护理、局部病灶处理、手术或中医中药治疗。

（一）支持疗法

纠正贫血与电解质紊乱，增强免疫力。半卧位以利脓液流于陶氏腔，使之局限化。进食高蛋白、易消化的食物，多饮水，补充维生素，纠正贫血和水、电解质紊乱。发热者以物理退热方法为主，高热者酌情给予50～100 mg双氯芬酸栓塞肛门退热，一般不使用安替比林退热，以免体温不升。重症患者应少量多次输新鲜血或血浆、清蛋白，以提高机体免疫力。

（二）清除宫腔残留物

有宫腔残留者应予以清宫，对外阴或腹壁切口感染者可采用物理治疗，如红外线或超短波局部照射，有脓肿者应切开引流，盆腔脓肿者行阴道后穹隆穿刺或切肿引流，并取分泌物培养及药物敏感试验。严重的子宫感染，经积极的抗感染治疗无效，病情继续扩展恶化者，尤其是出现败血症、脓毒血症者，应果断及时地行子宫全切术或子宫次全切除术，以清除感染源，拯救患者的生命。

（三）抗生素的应用

应注意需氧菌与厌氧菌以及耐药菌株的问题。感染严重者。首选广谱高效抗生素，如青霉素、氨苄阿林、头孢类或喹诺酮类抗生素等，必要时进行细菌培养及药物敏感试验，并应用相应的有效抗生素。可短期加用肾上腺糖皮质激素，提高机体应激能力。

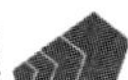

（四）活血化瘀

血栓性静脉炎者产后在抗感染同时，加用肝素 48～72 h，即肝素 50 mg 加 5%葡萄糖溶液静脉滴注，6～8 h 一次，体温下降后改为每天 2 次，维持 4～7 d，并口服双香豆素、双嘧达莫（潘生丁）等。也可用活血化瘀中药及溶栓类药物治疗。若化脓性血栓不断扩散，可考虑结扎卵巢静脉、髂内静脉等，或切开病变静脉直接取栓。

四、护理

（一）护理评估

1.病史

认真进行全身及局部体检，注意有无引起感染的诱因，排除可致产褥病率的其他因素或切口感染等，查血尿常规、C 反应蛋白（CRP）、红细胞沉降率（ESR）则有助于早期诊断。

2.身心状况

通过全身检查，三合诊或双合诊检查，有时可触到增粗的输卵管或盆腔脓肿包块，辅助检查如 B 型超声、彩色超声多普勒、CT、磁共振等检测手段能对产褥感染形成的炎性包块、脓肿以及静脉血栓做出定位及定性诊断。

3.辅助检查

病原体的鉴定对产褥感染诊断与治疗非常重要，方法有以下几点。

（1）病原体培养：常规消毒阴道与宫颈后，用棉拭子通过宫颈管。取宫腔分泌物或脓液进行需氧菌和厌氧菌的双重培养。

（2）分泌物涂片检查：若需氧培养结果为阴性，而涂片中出现大量细菌，应疑厌氧菌感染。

（3）病原体抗原和特异抗体检查：已有许多商品药盒问世，可快速检测。

（二）护理诊断

（1）疼痛：与产褥感染有关。

（2）体温过高：与伤口、宫内等感染有关。

（3）焦虑：与自身疾病有关。

（三）护理目标

（1）产妇疼痛减轻，体温正常。

（2）产妇感染得到控制，舒适感增加。

（3）产妇焦虑减轻或消失，能积极配合治疗。

（四）护理措施

（1）卧床休息：取半卧位，有利于恶露的排出及炎症的局限。

（2）注意观察子宫复旧情况：给予宫缩剂即缩宫素，促使子宫收缩，及时排出恶露。

（3）饮食：增强营养，提高机体抵抗力，高热量、高蛋白、高维生素、易消化饮食。产后 3 d 内不能吃过于油腻、汤太多的食物。饮食中必须含足量的蛋白质、矿物质及维生素。少食或不食辛辣刺激性食物。保持精神愉快，心情舒畅，避免精神刺激。

（4）体温升高的护理：严密观察体温、脉搏，每 4 h 测量 1 次，体温在 39 ℃以上者，可采取物理降温（冰帽、温水、酒精擦洗），鼓励患者多饮水。

（5）食欲缺乏者：可静脉补液，注意纠正酸中毒，纠正电解质紊乱，必要时输血。

（6）保持会阴部清洁、干燥：每天消毒、擦洗外阴 2 次；会阴水肿严重者，可用 50%硫酸镁湿热敷;会阴伤口感染扩创引流者每天用消毒液换药或酌情坐浴;盆腔脓肿切开者,注意引流通畅。

(7)抗感染治疗:使用大剂量的抗生素。应用抗生素的原则是早用、快速、足量;对于严重的病例要采取联合用药(氨苄霉素、庆大霉素、卡那霉素、甲硝唑等);必要时取分泌物做药敏试验。

(8)下肢血栓性静脉炎:卧床休息,局部保暖并给予热敷,以促进血液循环而减轻肿胀,注意抬高患肢,防栓子脱落栓塞肺部。急性期过后,指导和帮助患者逐渐增加活动。

(9)做好患者的口腔、乳房护理感染患者实施床边隔离,尤其是患者使用的便盆要严格隔离,防止交叉感染;及时消毒患者用物,产妇出院后应严格消毒所用物品。

(五)护理评价

(1)产妇疼痛减轻,体温正常。

(2)产妇感染得到控制,舒适感增加。

(3)产妇焦虑减轻或消失,积极配合治疗。

(李　倩)

第十二章

肿瘤科护理

第一节 颅内肿瘤

一、概述

颅内肿瘤即各种脑肿瘤，是常见的神经系统疾病之一。一般分为原发和继发两大类。原发性颅内肿瘤可发生于脑组织、脑膜、脑神经、垂体、血管残余胚胎组织等；继发性颅内肿瘤由身体其他部位如肺、子宫、乳腺、消化道、肝脏等的恶性肿瘤转移至脑部，或由邻近器官的恶性肿瘤由颅底侵入颅内。

据统计，就全身肿瘤的发病率而论，颅内肿瘤居第五位(6.31%)，仅低于胃、子宫、乳腺、食管肿瘤。颅内肿瘤可发生于任何年龄，以成人多见，其发病年龄、好发部位与肿瘤类型存在相互关联。少儿多发生在幕下及脑的中线部位，主要为髓母细胞瘤、颅咽管瘤及室管膜瘤；成人以大脑半球胶质瘤为最多见，如星形细胞瘤、胶质母细胞瘤、室管膜瘤等，其次为脑膜瘤、垂体瘤及颅咽管瘤、神经纤维瘤、海绵状血管瘤等；老年人以多形性胶质母细胞瘤、脑膜瘤、转移瘤等居多。

(一)病因

颅内肿瘤和其他肿瘤一样，病因尚不完全清楚，可能与以下几种因素有关。

1.遗传因素

据报道，神经纤维瘤、血管网状细胞瘤和视网膜母细胞瘤等有明显家庭发病倾向，这些肿瘤常在一个家庭中的几代人出现。胚胎原始细胞在颅内残留和异位生长也是颅内肿瘤形成的一个重要原因，如颅咽管瘤、脊索瘤、皮样囊肿、表皮样囊肿及畸胎瘤。

2.电离辐射

目前已经肯定，X线及非离子射线的电离辐射能增加颅内肿瘤发病率。颅脑放射(即使是小剂量)可使脑膜瘤发病率增加10%，胶质瘤发病率增加3%～7%；潜伏期长，可达放射后10～20年以上。

3.外伤

创伤一直被认为是脑膜瘤或胶质细胞瘤发生的可能因素。文献报道在头颅外伤的局部骨折或瘢痕处出现脑膜瘤的生长。

4.化学因素

亚硝胺类化合物、致瘤病毒、甲基胆蒽、二苯蒽等都能诱发脑瘤。

(二)临床表现

1.一般的症状和体征

脑瘤患者颅内压增高症状占90%以上。

(1)头痛、恶心、呕吐：头痛多位于前额及颞部，开始为阵发性头痛渐进性加重，后期为持续性头痛阵发性加剧，早晨头痛更重，间歇期正常。颅后窝肿瘤可致枕颈部疼痛并向眼眶放射。幼儿因颅缝未闭或颅缝分离可没有头痛只有头昏。呕吐呈喷射性，多伴有恶心，在头痛剧烈时出现。由于延髓呕吐中枢、前庭、迷走神经受到刺激，故幕下肿瘤出现呕吐要比幕上肿瘤较早而且严重。

(2)视盘水肿及视力减退：是颅内高压的重要客观体征。颅内压增高到一定时期后可出现视盘水肿。它的出现和发展与脑肿瘤的部位、性质、病程缓急有关，如颅后窝肿瘤出现较早且严重，大脑半球肿瘤较颅后窝者出现较晚而相对要轻，而恶性肿瘤一般出现较早，发展迅速并较严重。早期无视力障碍，随着时间的延长，病情的发展，出现视野向心性缩小，晚期视神经继发性萎缩则视力迅速下降，这也是与视神经炎所致的假性视盘水肿相区分的要点。

(3)精神及意识障碍及其他症状：可出现头晕、复视、一过性黑矇、猝倒、意识模糊、精神不安或淡漠等症状，甚至可发生癫痫、昏迷。

(4)生命体征变化：颅内压呈缓慢增高者，生命体征多无变化。中度与重度急性颅内压增高时，常引起呼吸、脉搏减慢，血压升高。

2.局灶性症状和体征

局灶性症状是指脑肿瘤引起的局部神经功能紊乱。主要取决于肿瘤生长的部位，因此可以根据患者特有的症状和体征做出肿瘤的定位诊断。

(1)大脑半球肿瘤的临床症状：肿瘤位于半球的不同部位可产生不同定位症状和体征。①精神症状：常见于额叶肿瘤，多表现为反应迟钝，生活懒散，近期记忆力减退，甚至丧失，严重时丧失自知力及判断力，亦可表现为脾气暴躁，易激动或欣快；②癫痫发作：额叶肿瘤较易出现，其次为颞叶、顶叶肿瘤多见。包括全身大发作和局限性发作，有的病例抽搐前有先兆，如颞叶肿瘤，癫痫发作前常有幻想、眩晕等先兆，顶叶肿瘤发作前可有肢体麻木等异常感觉。

(2)锥体束损害症状：表现为肿瘤对侧半身或单一肢体力弱或瘫痪病理征阳性。

(3)感觉障碍：为顶叶的常见症状，表现为肿瘤对侧肢体的位置觉、两点分辨觉、图形觉、质料觉、失算、失明、左右不分、手指失认，实体觉的障碍。

(4)失语症：见于优势大脑半球肿瘤，分为运动性和感觉性失语。

(5)视野改变：枕叶及颞叶深部肿瘤因累及视辐射，表现为视野缺损，同向性偏盲及闪光、颜色等幻视。

3.蝶鞍区肿瘤的临床症状

早期就出现视力、视野改变及内分泌功能紊乱等症状，颅内压增高症状较少见。

(1)视觉障碍：肿瘤向蝶鞍区上发展压迫视交叉引起视力减退及视野缺损，蝶鞍肿瘤患者常因此原因前来就诊，眼底检查可发现原发性视神经萎缩和不同类型的视野缺损。

(2)内分泌功能紊乱：如性腺功能低下，女性表现为月经期延长或闭经，男性表现为阳痿、性欲减退及发育迟缓。生长激素分泌过盛在发育成熟前可导致巨人症，如相应激素分泌过多，则发

育成熟后表现为肢端肥大症。

4.颅后窝肿瘤的临床症状

(1)小脑半球肿瘤:主要表现为患侧肢体协调动作障碍,可出现患侧肌张力减弱或无张力,膝腱反射迟钝,眼球水平震颤,有时也可出现垂直或旋转性震颤。

(2)小脑蚓部肿瘤:主要表现为躯干性和下肢远端的共济失调,行走时步态不稳,步态蹒跚,或左右摇晃如醉汉,站立时向后倾倒。

(3)脑干肿瘤:临床表现为出现交叉性麻痹,如中脑病变,表现为病变侧动眼神经麻痹;脑桥病变,可表现为病变侧眼球外展及面肌麻痹,同侧面部感觉障碍以及听觉障碍;延髓病变,可出现同侧舌肌麻痹、咽喉麻痹、舌后 1/3 味觉消失等。

(4)小脑脑桥角肿瘤:表现为耳鸣、眩晕、进行性听力减退、颜面麻木、面肌抽搐、面肌麻痹以及声音嘶哑、食水呛咳、病侧共济失调及眼球震颤。

5.松果体区肿瘤临床症状

(1)四叠体受压征:即瞳孔反应障碍、垂直凝视麻痹和耳鸣、耳聋是其特征性体征。

(2)两侧锥体束征:即尿崩症、嗜睡、肥胖、全身发育停顿,男性可见性早熟。

(三)诊断

1.病史与临床检查

这是正确诊断的基础。

(1)需要详细了解发病时间,首发症状和以后症状出现的次序,这些对定位诊断具有重要意义。

(2)临床检查:包括全身与神经系统等方面。神经系统检查注意意识、精神状态、脑神经、运动、感觉和反射的改变。需常规检查眼底,怀疑颅后凹肿瘤,需作前庭功能与听力检查。全身检查按常规进行。

2.辅助检查

原则上应选用对患者痛苦较轻、损伤较少、反应较小、意义较大与操作简便的方法。

(1)X 线检查:神经系统的 X 线检查包括头颅平片、脑脊髓血管造影、脑室、脑池及椎管造影等。脑血管造影可了解颅内肿瘤的供血情况,对血管性肿瘤价值较大。

(2)腰椎穿刺与脑脊液检查:仅作参考,颅内肿瘤常引起一定程度颅内压增高,但压力正常时,不能排除脑瘤。需要注意,已有显著颅内压增高,或疑为脑室内或幕下肿瘤时,腰穿应特别谨慎或禁忌,以免因腰穿特别是不适当的放出脑脊液,打破颅内与椎管内上下压力平衡状态,促使发生脑疝危象。

(3)CT 脑扫描与磁共振扫描:是当前对颅内瘤诊断最有价值的诊断方法。一般可发现直径 3 mm 以上的肿瘤。肿瘤 CT 异常密度和 MRI 信号变化、脑室受压和脑组织移位、瘤周脑水肿范围,可反映瘤组织及其继发改变如坏死、出血、囊变和钙化等情况,并确定肿瘤部位、大小、数目、血供和与周围重要结构的解剖关系,结合增强扫描对绝大部分肿瘤做出定性诊断。

(4)放射性核素扫描:目前主要有单光子发射计算机断层显像(SPECT)与正电子发射计算机断层显像(PET)两项技术。PET 可显示肿瘤影像和局部脑细胞功能活力情况。

(5)内分泌检查:对诊断垂体腺瘤很有价值,此外酶的改变、免疫学诊断亦有一定参考价值,但多属非特异性的。

(6)活检:肿瘤定性诊断困难,影响选择治疗方法时,可利用立体定向和神经导航技术取活检行组织学检查确诊，指导治疗。

（四）治疗

颅内肿瘤治疗可通过手术治疗、化疗、放疗、分子靶向治疗及免疫治疗等方法。目前，综合治疗对大部分中枢神经系统肿瘤来讲，是较为合适的治疗方案。

1.手术治疗

原则是凡良性肿瘤应力争全切除以达到治愈的效果；凡恶性肿瘤或位于重要功能区的良性肿瘤，应根据患者情况和技术条件予以大部切除或部分切除，以达到减压的目的。

2.放射治疗

凡恶性肿瘤或未能全切除而对放射线敏感的良性肿瘤，术后均应进行放射治疗。目前包括常规放射治疗、立体定位放射外科治疗及放射性核素内放射治疗。如肿瘤位于要害部位，无法施行手术切除，而药物治疗效果不好时，可行脑脊液分流术、颞肌下减压术、枕肌下减压术或去骨瓣减压术等姑息性手术。

3.化学治疗

恶性肿瘤，特别是胶质瘤和转移瘤，术后除放射治疗外，尚可通过不同途径和方式给予化学药物治疗。但是由于血-脑屏障的存在，颅内肿瘤不同于其他部位的肿瘤，某些化疗药物难以到达颅内肿瘤细胞而起到杀伤作用。故化疗药物应与减弱血-脑屏障的药物联合应用。

4.免疫治疗

颅内肿瘤抗原的免疫原性弱，不易引起强烈的免疫反应，又由于血-脑屏障的存在，抗癌免疫反应不易落实至脑内。这方面有一些实验研究与药物临床试验，如应用免疫核糖核酸治疗胶质瘤取得一定效果，但尚需进一步观察、总结与发展。

5.对症治疗

（1）抗癫痫治疗：幕上脑膜瘤、转移瘤等开颅手术后发生癫痫的概率较高。术前有癫痫史或术后出现癫痫者，应连续服用抗癫痫药，癫痫停止发作 6 个月后可以缓慢停药。

（2）降低颅内压：对于发生颅内高压的患者，应使用脱水药、糖皮质激素、冬眠疗法等手段减轻脑组织损伤。

颅内肿瘤患者的预后与肿瘤的性质及生长部位有关。良性肿瘤如能彻底摘除可得到根治；恶性肿瘤预后较差，绝大多数肿瘤在经过综合治疗后仍有可能复发。

二、护理

（一）护理要点

1.心理护理

面对肿瘤的威胁，患者通常要经过一个对疾病理解并接受治疗的复杂心理适应过程。护士通过为患者提供关于肿瘤和治疗信息，运用交流技巧，给患者以心理支持，可以促进患者对这一紧张状态的调整适应过程。同时，护士一定要在精神上经常地给予其安慰和鼓励，耐心解释治疗的安全性和有效性，以解除患者的焦虑和不安，这种心理上的支持，会使患者情绪稳定、乐观，有助于减轻治疗反应，使治疗顺利完成。

2.头痛的护理

（1）密切观察患者病情，包括神志、瞳孔、生命体征的变化。对于躁动的患者需加床栏保护。

（2）给予脱水等对症治疗。

(3)环境要安静,室内光线要柔和。

(4)心理护理:多与患者交流,了解思想状况,进行细致的解释和安慰,同时与家属共同体贴关心患者,减轻患者的精神压力,以利患者积极配合治疗。

(5)指导患者卧床休息,可通过看报纸、听轻柔的音乐等方式分散注意力以减轻疼痛。

(6)饮食护理:指导患者进食清淡、宜消化的软食,可食新鲜的蔬菜、水果,保持大便的通畅,若便秘应指导患者勿用力解大便,以免腹压增高引起颅内压增高。

3.癫痫的护理

(1)应尽量为其创造安静环境,以避免任何不良刺激,如疼痛、紧张、高热、外伤、过度疲劳、强烈的情绪波动(急躁、发怒)等。另外饮酒、食用刺激和油腻食物等也可诱发癫痫发作,应尽量避免其接触。

(2)仔细观察了解癫痫发作的诱因,及时发现发作前的预兆。当患者出现前驱症状时,预示其可能在数小时或数天内出现癫痫发作,这时要做好患者的心理护理,帮助其稳定情绪,同时与医师联系,在医师指导下调整癫痫药物的剂量和(或)种类,预防癫痫发作。

(3)癫痫发作时的护理,及时移开身边硬物迅速让患者平卧,如来不及上述安排,发现患者有摔倒危险时应迅速扶住患者让其顺势倒下,严防患者忽然倒地摔伤头部或肢体造成骨折。如果癫痫发作时患者的口是张开的,应迅速用缠裹无菌纱布的压舌板或筷子等物品垫在患者嘴巴一侧的上、下牙之间,以防其咬伤舌头。如患者已经咬紧牙关,则使用开口器从臼齿处插入,避免使用坚硬物品,以免其牙齿脱落,阻塞呼吸道。发作时呼吸道的分泌物较多,可造成呼吸道的阻塞或误吸窒息而危及生命,应让其头侧向一方使分泌物流出,同时解开衣领及腰带保持呼吸通畅。通知医师,给予对症处理。

4.预防跌倒的护理

评估患者易致跌倒的因素,创造良好的病室安全环境,地面保持干净无水迹,走廊整洁、畅通、无障碍物、光线明亮。定时巡视患者,严密观察患者的生命体征及病情变化,使用床栏并合理安排陪护。加强与患者及其家属的交流沟通,关注患者的心理需求。给予必要的生活帮助和护理。对使用床栏的患者需告知下床前放下床栏,勿翻越。呼叫器、便器等常用物品放在患者易取处;对患者及其家属进行安全宣教。

5.放射治疗的护理

(1)做好放疗前的健康宣教:告知患者放疗的相关知识及不良反应,耐心细致地向患者解释,消除患者对放疗的恐惧感。

(2)颅内压增高的观察和护理:当照射剂量达到 1 000～1 500 cGy 时,脑组织由于受到放射线的损伤,细胞膜的通透性发生改变,导致脑水肿而引起颅内压增高。因此,需密切观察患者的意识、瞳孔及血压的变化,如出现剧烈头痛或频繁呕吐,则有脑疝发生的可能,应立即通知医师,做好降压抢救处理。

(3)饮食护理:由于放疗后患者表现食欲差,饮食要保持色、香、味美以刺激食欲。鼓励患者进高蛋白、高维生素、高纤维的饮食,忌食过热、过冷、油煎及过硬食物。

(4)口腔护理:放射治疗期间保持口腔卫生,积极防治放射性口腔炎。加强口腔护理,每天用软毛牙刷刷牙,每次进食后用清水漱口。放疗期间以及放疗后 3 年禁止拔牙,如确须拔牙应加强抗感染治疗,以防放疗后牙床血管萎缩诱发牙槽炎、下颌骨坏死、骨髓炎。

(5)照射野皮肤的护理:放疗中保持照射野部位清洁、干燥,指导患者局部避免搔抓,避免刺激，禁用碘酒、乙醇、胶布，忌用皂类擦洗，夏天外出可戴透气性好的太阳帽或打遮阳伞，防止日光对皮肤的直接照射引起损伤。

(6)观察体温及血常规的变化：体温 38 ℃以上者，报告医师暂停放疗，观察血常规的变化，结合全身情况配合医师做好抗感染治疗。

(二)健康教育

(1)注意营养均衡，多吃蔬菜、水果、粗纤维食物及易消化的食物，多饮水，保持大便通畅。

(2)注意休息，避免重体力劳动。

(3)放疗患者出院后一个月内应注意保护照射野皮肤。

(4)定期复查。

（汪　薇）

第二节　甲状腺癌

一、概述

甲状腺癌是头颈部肿瘤中常见的恶性肿瘤，是最常见的内分泌恶性肿瘤，占全身肿瘤的1%。发病率按国家或地区而异。甲状腺癌可发生于任何年龄阶段，女性多于男性，男女比例为1∶3,20～40 岁为发病高峰期,50 岁后明显下降。

(一)病因

发生的原因不明，相关因素如下。

1.电离辐射

电离辐射是唯一一个已经确定的致癌因素。放射线对人体有明显的癌作用，尤其是儿童及青少年，被照射的小儿年龄越小、发生癌的危险度越高。

2.碘摄入异常

摄碘过量或缺碘均可使甲状腺的结构和功能发生改变，高碘或缺碘地区甲状腺癌发病率升高。

3.性别和激素

甲状腺的生长主要受促甲状腺素(TSH)支配，神经垂体释放的 TSH 是甲状腺癌发生的促进因子。有实验表明，甲状腺乳头状癌组织中女性激素受体含量较高。

4.遗传因素

5%～10%甲状腺髓样癌患者及 3.5%～6.25%乳头状癌患者有明显的家族史，推测这类癌的发生可能与染色体遗传因素有关。

5.甲状腺良性病变

如腺瘤样甲状腺肿和功能亢进性甲状腺肿等一些甲状腺增生性疾病偶尔发生癌变。

(二)病理分型

目前原发性甲状腺癌分为分化型甲状腺癌(乳头状癌、滤泡状癌)、髓样癌、未分化癌等。

1.分化型甲状腺癌

(1)乳头状癌:是甲状腺癌中最常见的类型,约占甲状腺癌的80%以上。分化良好,恶性程度低,病情发展缓慢、病程长、预后好。一般以颈淋巴结转移最为多,血行转移较少见,血行转移中以肺转移为多见。

(2)滤泡状癌:较乳头状癌少见,世界卫生组织将嗜酸性细胞癌纳入滤泡状癌中。滤泡状癌占甲状腺癌的10.6%～15%,居第二位,发展缓慢、病程长、预后较好,以滤泡状结构为主要组织学特征。患病年龄比乳头状癌患者大。播散途径主要是通过血液转移到肺、骨和肝,淋巴转移相对较少。在分化型甲状腺癌中,其预后不及乳头状癌好,以嗜酸性细胞癌的预后最差。

2.髓样癌

较少见,发生在甲状腺滤泡旁细胞,亦称为C细胞的恶性肿瘤。C细胞的特征主要为分泌甲状腺降钙素以及多种物质,并产生淀粉样物等。发病主要为散发性,少数为家族性。女性较多,以颈淋巴结转移较为多见。

3.未分化癌

此类甲状腺癌,较少见,约占甲状腺癌的1%,恶性程度较高,发展快,预后极差。以中年以上男性多见。未分化癌生长迅速,往往早期侵犯周围组织,常发生颈淋巴结转移,血行转移亦较多见。

(三)临床表现

1.症状

(1)颈前肿物:早期缺乏特征性临床表现,但95%以上的患者均有颈前肿块,质地硬而固定,表面不平。乳头状癌、滤泡状癌、髓样癌等类型颈前肿物生长缓慢,而未分化癌颈前肿物发展迅速。

(2)周围结构受侵的表现:晚期常压迫喉返神经、气管、食管而产生声音嘶哑、呼吸困难或吞咽困难等症状。

(3)其他脏器转移的表现,以及耳、枕、肩、等处疼痛。

(4)内分泌表现:可伴有腹泻或阵发性高血压,甲状腺髓样癌可出现与内分泌有关的症状,如顽固性腹泻(多为水样便)和阵发性高血压。

2.体征

(1)甲状腺结节:多呈单发,活动受限或固定,质地偏硬且不光滑。

(2)颈淋巴结肿大:乳头状癌、未分化癌、髓样癌等类型颈淋巴结转移率高,多为单侧颈淋巴结肿大。滤泡状癌以血行转移为多见。

(四)辅助检查

1.影像学检查

(1)B超检查:甲状腺B超检查有助于诊断。恶性肿瘤的超声检查可见边界不清,内部回声不均匀,瘤体内常见钙化强回声。

(2)单光子发射计算机断层显像(SPECT)检查:可以明确甲状腺的形态及功能,一般将甲状腺结节分为三种:热结节、温结节、凉(冷)结节,甲状腺癌大多表现为凉(冷)结节。

(3)颈部CT、MRI检查:可提出良、恶性诊断依据。明确显示甲状腺肿瘤的癌肿侵犯范围。

(4)X线检查:颈部正侧位片可观察有无胸骨后扩展、气管受压或钙化等,常规胸片可观察有无转移等。

(5)PET 检查:对甲状腺良恶性病变的诊断准确率高。

2.血清学检查

包括甲状腺功能检查、血清甲状腺球蛋白(Tg)、血清降钙素等。

3.病理学检查

(1)细胞学检查:细针穿刺细胞学检查是最简便的诊断方法,诊断效果取决于穿刺取材方法及阅片识别细胞的经验。

(2)组织学检查:确诊应由病理组织切片,活检检查来确定。

(五)治疗

以外科手术治疗为主,配合内、外照射治疗、内分泌治疗、化学治疗等。

1.手术治疗

如确诊为甲状腺癌,应及时行原发肿瘤和颈部转移灶的根治手术。

2.放射治疗

(1)外放射治疗:甲状腺癌对放射线的敏感性与甲状腺癌的分化程度成正比,分化越好,敏感性越差;分化越差,敏感性越高。分化型甲状腺癌如甲状腺乳头状癌对放射线的敏感性较差,其邻近组织如甲状软骨、气管软骨、食管及脊髓等,均对放射线耐受性差,照射剂量过大时常造成严重并发症,一般不宜采用外放射治疗。未分化癌恶性程度高,肿瘤发展迅速,手术切除难以达到根治目的,临床以外放射治疗为主,放疗通常宜早进行。对于手术后有残余者或手术无法切除者,术后也可辅助放疗。常规放疗照射剂量为大野照射 50 Gy,然后缩野针对残留区加量至 60～70 Gy。如采用 IMRT 可以提高靶区治疗剂量,在保护重要器官的情况下,高危区的单次剂量可提高至 2.2～2.25 Gy。

(2)内放射治疗:分化好的乳头状癌与滤泡状癌具有吸碘功能,特别是两者的转移灶都可能吸收放射性核素^{131}碘(^{131}I)。临床上常采用^{131}I 来治疗分化型甲状腺癌的转移灶,一般需行甲状腺全切或次全切除术后,以增强转移癌对碘的摄取能力后再行^{131}I 治疗。不同组织类型肿瘤吸碘不同,未分化型甲状腺癌几乎不吸碘,其次是髓样癌。

3.化学治疗

甲状腺癌对化疗敏感性差。分化型甲状腺癌对化疗反应差,化疗主要用于不可手术、摄碘能力差或远处转移的晚期癌,相比而言,未分化癌对化疗则较敏感,多采用联合化疗,常用药物为多柔比星及顺铂、多柔比星(ADM)、环磷酰胺(CTX),加紫杉类等。

4.内分泌治疗

术后长期服用甲状腺素片可以抑制 TSH 分泌及预防甲状腺功能减退,对预防甲状腺癌复发有一定疗效。对生长缓慢的分化型甲状腺癌疗效较好,对生长迅速的未分化甲状腺癌无明显疗效。

甲状腺癌的预后与病理类型、临床分期、根治程度、性别及年龄有关。年龄＜15 岁或＞45 岁者预后较差,女性好于男性。殷蔚伯等报道甲状腺癌的 10 年生存率乳头状癌可达 74%～95%,滤泡状癌为43%～95%。未分化癌预后极差,一般多在数月内死亡,中位生存率仅为 2.5～7.5 个月,2 年生存率仅为 10%。

二、护理

(一)护理措施

1.饮食护理

饮食营养应均衡,宜进食高蛋白、低脂肪、低糖、高维生素无刺激性软食,除各种肉、鱼、蛋、奶外,多吃新鲜蔬菜、水果等。戒烟禁酒,少食多餐。如出现进食时咳嗽、声音嘶哑者,应减少流质饮食,细嚼慢咽,量宜少,并注意防止食物进入气管。忌食肥腻黏滞食物,油炸、烧烤等热性食物和坚硬不易消化食物。

2.保持呼吸道通畅

指导患者做深呼吸及咳嗽运动,有痰液及时咳出。对声嘶患者多给予生活上的照顾及精神安慰。

3.放疗期间的护理

(1)^{131}I内放射治疗护理:放射性核素^{131}I是治疗分化型甲状腺癌转移的有效方法,其疗效依赖于肿瘤能否吸收碘。已有报道,^{131}I对分化型甲状腺癌肺转移及淋巴结转移治疗效果较好。给药前至少2周给予低碘饮食(日摄碘量在20～30 μg),避免食用含碘高的食物如海带、紫菜、海鱼、海参、山药等,碘盐可先在热油中炸烧使碘挥发后食用,同时鼓励患者多吃新鲜蔬菜、水果、蛋、奶、豆制品及瘦肉。并防止从其他途径进入人体的碘剂,如含碘药物摄入、皮肤碘酒消毒、碘油造影等。患者空腹口服^{131}I 2 h后方可进食,以免影响药物吸收。口服^{131}I后应注意以下几点。①2 h后嘱患者口含维生素C含片,或经常咀嚼口香糖,促进唾液分泌,以预防放射性唾液腺炎,并多饮水,及时排空小便,加速放射性药物的排泄,以减少膀胱和全身照射;②注意休息,加强口腔卫生。避免剧烈运动和精神刺激,并预防感染、加强营养;③建立专用粪便处理室,勿随地吐痰和呕吐物,大小便应该使用专用厕所,便后多冲水,严禁与其他非核素治疗的患者共用卫生间,以免引起放射性污染。建立核素治疗患者专用病房;④服药后勿揉压甲状腺,以免加重病情;⑤2个月内禁止用碘剂、溴剂,以免影响^{131}I的重吸收而降低治疗效果;⑥服药后应住^{131}I治疗专科专用隔离病房或住单间7～14 d,以减少对周围人群不必要的辐射;指导患者正确处理排泄物和污染物,衣裤、被褥进行放置衰变处理且单独清洗;⑦女性患者1年内避免妊娠。^{131}I治疗后3～6个月定期随访,不适随诊,以便及时预测疗效。

(2)放疗时加强口腔护理,嘱患者多饮水,常含话梅或维生素C,促进唾液分泌,预防或减轻唾液腺的损伤。饭前、饭后及临睡时用复方硼砂溶液漱口。黏膜溃疡者进食感疼痛,可用2%利多卡因漱口或局部喷洒金因肽。

(3)观察放疗期间的咽喉部情况,对放疗引起的咽部充血、喉头水肿应行雾化吸入,根据病情需要在雾化器内可加入糜蛋白酶、地塞米松、庆大霉素等药物,雾化液现配现用,防止污染。每天1次,严重时可行2～3次。出现呼吸不畅甚至窒息时,应立即通知医师,并做好气管切开的准备。

(二)健康教育

1.服药指导

甲状腺癌行次全或全切除者,指导患者应遵医嘱终身服用甲状腺素片,勿擅自停药或增减剂量,目的在于抑制TSH的分泌,使血中的TSH水平下降,使残存的微小癌减缓生长,甚至消失,防止甲状腺功能减退和抑制TSH增高。所有的甲状腺癌术后患者服用适量的甲状腺素片可在一定程度上预防肿瘤的复发。

2.功能锻炼

卧床期间鼓励患者床上活动，促进血液循环和切口愈合。头颈部在制动一段时间后，可开始逐步练习活动，促进颈部的功能恢复。颈淋巴结清扫术者，斜方肌可能受到不同程度损伤，因此，切口愈合后应开始肩关节和颈部的功能锻炼，随时注意保持患肢高于健侧，以纠正肩下垂的趋势。特别注意加强双上肢的活动，应至少持续至出院后3个月。

3.定期复查

复查时间，第1年应为每1～3个月复查1次。第2年可适当延长，每6～12个月复查1次。5年以后可每2～3年随诊1次。指导患者在日常生活中可间断性用双手轻柔触摸双侧颈部及锁骨窝内有无小硬结出现，有无咳嗽、骨痛等异常症状，一旦出现，随时复查及时就医。

（汪　薇）

第三节　食　管　癌

一、疾病概述

（一）概念

食管癌是常见的一种消化道癌肿。全世界每年约有30万人死于食管癌，我国每年死亡达15万余人。食管癌的发病率有明显的地域差异，高发地区发病率可高达150/10万以上，低发地区则只在3/10万左右。国外以中亚、非洲、法国北部和中南美洲为高发区。我国以太行山地区、秦岭东部地区、大别山区、四川北部地区、闽南和广东潮汕地区、苏北地区为高发区。

（二）相关病理生理

临床上将食管分为颈、胸、腹3段。胸段食管又分为上、中、下3段。胸中段食管癌较多见，下段次之，上段较少。95%以上的食管癌为鳞状上皮细胞癌，贲门部腺癌可向上延伸累及食管下段。

食管癌起源于食管黏膜上皮。癌细胞逐渐增大侵及肌层，并沿食管向上下、全周及管腔内外方向发展，出现不同程度的食管阻塞。晚期癌肿穿透食管壁、侵入纵隔或心包。食管癌主要经淋巴转移，血行转移发生较晚。

（三）病因与诱因

病因至今尚未明确，可能与下列因素有关。

1.亚硝胺及真菌

亚硝胺是公认的化学致癌物，在高发区的粮食和饮水中，其含量显著增高，且与当地食管癌和食管上皮重度增生的患病率呈正相关。各种霉变食物能产生致癌物质，一些真菌能将硝酸盐还原为亚硝酸盐，促进二级胺的形成，使二级胺比发霉前增高50～100倍。少数真菌还能合成亚硝胺。

2.遗传因素和基因

食管癌的发病常表现家族聚集现象，河南林县食管癌有阳性家族史者占60%。在食管癌高发家族中,染色体数量及结构异常者显著增多。

3.营养不良及微量元素缺乏

饮食缺乏动物蛋白、新鲜蔬菜和水果,摄入的维生素A、维生素B_1、维生素B_2、维生素C缺乏,是食管癌的危险因素。食物、饮水和土壤内的微量元素,如钼、铜、锰、铁、锌含量较低,亦与食管癌的发生相关。

4.饮食习惯

嗜好吸烟、长期饮烈性酒者食管癌发生率明显升高。进食粗糙食物,进食过热、过快等因素易致食管上皮损伤,增加了对致癌物的敏感性。

5.其他因素

食管慢性炎症、黏膜损伤及慢性刺激亦与食管癌发病有关,如食管腐蚀伤、食管慢性炎症、贲门失弛缓症及胃食管长期反流引起的Barrett食管(食管末端黏膜上皮柱状细胞化)等均有癌变的危险。

(四)临床表现

1.早期

常无明显症状,但在吞咽粗硬食物时可能有不同程度的不适感觉,包括咽下食物哽噎感,胸骨后烧灼样、针刺样或牵拉摩擦样疼痛。食物通过缓慢,并有停滞感或异物感。可能是局部病灶刺激食管蠕动异常或痉挛,或局部炎症、糜烂、表浅溃疡等所致。哽噎停滞感常通过饮水后缓解消失。症状时轻时重,进展缓慢。

2.中晚期

食管癌典型的症状为进行性吞咽困难。先是难咽干的食物,继而只能进半流质、流质,最后水和唾液也不能咽下。常吐黏液样痰,为下咽的唾液和食管的分泌物。患者逐渐消瘦、脱水、无力。若出现持续胸痛或背部肩胛间区持续性疼痛表示为晚期症状,癌已侵犯食管外组织。当癌肿梗阻所引起的炎症水肿暂时消退,或部分癌肿脱落后,梗阻症状可暂时减轻,常误认为病情好转。若癌肿侵犯喉返神经,可出现声音嘶哑;若压迫颈交感神经节,可产生霍纳(Horner)综合征。若侵入气管、支气管,可形成食管、气管或支气管瘘,出现吞咽水或食物时剧烈呛咳,并发生呼吸系统感染。后者有时亦可因食管梗阻致内容物反流入呼吸道而引起。最后出现恶病质状态。若有肝、脑等脏器转移,可出现黄疸、腹水、昏迷等状态。

(五)辅助检查

1.食管吞钡造影检查

食管吞钡造影检查是可疑食管癌患者影像学诊断的首选,采用食管吞钡X线双重对比造影检查方法。早期可见如下。

(1)食管黏膜皱襞紊乱、粗糙或有中断现象。

(2)局限性食管壁僵硬,蠕动中断。

(3)局限性小的充盈缺损。

(4)浅在龛影,晚期多为充盈缺损,管腔狭窄或梗阻。

2.内镜及超声内镜检查(EUS)

食管纤维内镜检查可直视肿块部位、形态,并可钳取活组织作病理学检查;超声内镜检查可用于判断肿瘤侵犯深度、食管周围组织及结构有无受累,有无纵隔淋巴结或腹内脏器转移等。

3.放射性核素检查

利用某些亲肿瘤的核素，如^{32}P、^{131}I等检查，对早期食管癌病变的发现有帮助。

4.纤维支气管镜检查

食管癌外侵常可累及气管、支气管，若肿瘤在隆嵴以上应行气管镜检查。

5.CT、PET/CT检查

胸、腹CT检查能显示食管癌向管腔外扩展的范围及淋巴结转移情况，而PET/CT检查则更准确地显示食管癌病变的实际长度，对颈部、上纵隔、腹部淋巴结转移诊断具有较高准确性，在寻找远处转移灶比传统的影像学方法如CT、EUS等具有更高的灵敏性。

（六）治疗原则

以手术为主，辅以放疗、化疗等综合治疗。主要治疗方法有内镜治疗、手术、放疗、化疗、免疫及中医中药治疗等。

1.非手术治疗

（1）内镜治疗：食管原位癌可在内镜下行黏膜切除，术后5年生存率可达86%～100%。

（2）放射治疗：放射和手术综合治疗，可增加手术切除率，也能提高远期生存率。术前放疗后间隔2～3周再作手术较为合适。对手术中切除不完全的残留癌组织处作金属标记，一般在手术后3～6周开始术后放疗。而单纯放射疗法适用于食管颈段、胸上段食管癌，也可用于有手术禁忌证而病变不长、尚可耐受放疗的患者。

（3）化学药物治疗：食管癌对化疗药物敏感性差，与其他方法联合应用，有时可提高疗效。

（4）其他：免疫治疗及中药治疗等亦有一定疗效。

2.手术治疗

手术治疗是治疗食管癌首选方法。对于全身情况和心肺功能良好、无明显远处转移征象者，可采用手术治疗；对估计切除可能性小的较大的鳞癌而全身情况良好的患者，可先做术前放疗，待瘤体缩小后再手术；对晚期食管癌、不能根治或放射治疗、进食有困难者，可作姑息性减状手术，如食管腔内置管术、食管胃转流吻合术、食管结肠转流吻合术或胃造瘘术等，以达到改善、延长生命的目的。

二、护理评估

（一）一般评估

1.生命体征（T、P、R、BP）

患有食管癌的患者生命体征常无变化。如肿瘤较大压迫气管可引起呼吸急促、心率加快。

2.患者主诉

患者在吞咽食物时，有无哽噎感，胸骨后烧灼样、针刺样或牵拉摩擦样疼痛；有无进行性吞咽困难等症状。

3.相关记录

包括体重、有无消瘦、饮食习惯改变、吸烟、嗜酒、排便异常情况。有无其他伴随疾病，如糖尿病、冠状动脉粥样硬化性心脏病（冠心病）、高血压、慢性支气管炎等记录。

（二）身体评估

1.局部

了解患者有无吞咽困难、呕吐等；有无疼痛，疼痛的部位和性质，是否因疼痛而影响睡眠。

2.全身

评估患者的营养状况，体重有无减轻，有无消瘦、面部颜色（贫血）、脱水或衰弱；了解患者有无锁骨上淋巴结肿大和肝肿块；有无腹水、胸腔积液等。

（三）心理-社会评估

患者对该疾病的认知程度以及主要存在的心理问题，患者家属对患者的关心程度、支持力度、家庭经济承受能力如何等。引导患者正确配合疾病的治疗和护理。

（四）辅助检查阳性结果评估

（1）血液化验检查：食管癌患者若长期进食困难，可引起营养失调低蛋白血症、贫血、维生素、电解质缺乏，但该类患者多有脱水、血液浓缩等现象，血液化验检查常不能正确判断患者的实际营养状况，应注意综合判断、科学分析。

（2）了解食管吞钡造影、内镜及超声内镜检查、CT、PET/CT 等结果，以判断肿瘤的位置、有无扩散或转移。

（五）治疗效果评估

1.非手术治疗评估要点

胸痛、背痛等症状是否改善或加重，吞咽困难是否改善或加重，放、化疗引起的胃纳减退、骨髓造血功能抑制等毒副作用有无好转。

2.手术治疗评估要点

术后患者生命体征是否平稳，有无发热、胸闷、呼吸浅快、发绀及肺部痰鸣音等；伤口是否干燥，有无渗液、渗血；各引流管是否通畅，引流量、颜色与性状等；术后有无大出血、感染、肺不张、乳糜胸、吻合口瘘等并发症的发生；患者术后进食情况，有无食物反流现象。

三、主要护理诊断（问题）

（一）营养失调

与低于机体需要量与进食量减少或不能进食、消耗增加等有关。

（二）体液不足

与吞咽困难、水分摄入不足有关。

（三）焦虑

与对癌症的恐惧和担心疾病预后等有关。

（四）知识缺乏

与对疾病的认识不足有关。

（五）潜在并发症

1.肺不张、肺炎

与手术损伤及术后切口疼痛、虚弱致咳痰无力等有关。

2.出血

与术中止血不彻底、术后出现活动性出血及患者凝血功能障碍有关。

3.吻合口瘘

与食管的解剖特点及感染、营养不良、贫血、低蛋白血症等有关。

4.乳糜胸

与伤及胸导管有关。

四、主要护理措施

（一）术前护理

1.心理护理

患者有进行性吞咽困难，日益消瘦，对手术的耐受能力差，对治疗缺乏信心，同时对手术存在着一定程度的恐惧心理。因此，应针对患者的心理状态进行解释、安慰和鼓励，建立充分信赖的护患关系，使患者认识到手术是彻底的治疗方法，使其乐于接受手术。

2.加强营养

尚能进食者，应给予高热量、高蛋白、高维生素的流质或半流质饮食。不能进食者，应静脉补充水分、电解质及热量。低蛋白血症的患者，应输血或血浆蛋白给予纠正。

3.呼吸道准备

术前严格戒烟，指导并教会患者深呼吸、有效咳嗽、排痰。

4.胃肠道准备

(1)注意口腔卫生。

(2)术前安置胃管和十二指肠滴液管。

(3)术前禁食，有食物潴留者，术前晚用等渗盐水冲洗食管，有利于减轻组织水肿，降低术后感染和吻合口漏的发生率。

(4)拟行结肠代食管者，术前需按结肠手术准备护理。

5.术前练习

教会患者深呼吸、有效咳嗽、排痰、床上排便等活动。

（二）术后护理

(1)严密观察生命体征的变化。

(2)保持胃肠减压管通畅：术后 24～48 h 引流出少量血液，应视为正常，如引出大量血液应立即报告医师处理。胃肠减压管应保留 3～5 d，以减少吻合口张力，以利愈合。注意胃管连接准确，固定牢靠，防止脱出。

(3)密切观察胸腔引流量及性质：胸腔引流液如发现有异常出血、混浊液、食物残渣或乳糜液排出，则提示胸腔内有活动性出血、食管吻合口漏或乳糜胸，应采取相应措施，明确诊断，予以处理。

(4)观察吻合口漏的症状：食管吻合口漏的临床表现为高热、脉快、呼吸困难、胸部剧痛、不能忍受；患侧呼吸音低，叩诊浊音，白细胞升高甚至发生休克。处理原则如下：①胸膜腔引流，促使肺膨胀；②选择有效的抗生素抗感染；③补充足够的营养和热量。目前多选用完全胃肠内营养(TEN)经胃造口灌食治疗，效果确切、满意；④严密观察病情变化，积极对症处理；⑤需再次手术者，积极完善术前准备。

（三）休息与活动

适当休息，保证充足的睡眠，进行呼吸功能锻炼，对手术后康复有重要的意义，可指导患者进行深呼吸、腹式呼吸、吹气球及呼吸功能训练仪（三球型）的训练，鼓励患者爬楼梯以及进行扩胸运动，以不感到疲劳为宜。

(四)饮食护理

1.术前

大多数食管癌患者因不同程度吞咽困难而出现摄入不足,营养不良,水、电解质失衡,使机体对手术的耐受力下降,故术前应保证患者营养素的摄入。

(1)能进食者,鼓励患者进食高热量、高蛋白、丰富维生素饮食;若患者进食时感食管黏膜有刺痛,可给予清淡无刺激的食物,告知患者不可进食较大、较硬的食物,宜进半流质或水分多的软食。

(2)若患者仅能进食流质而营养状况较差,可给予肠内营养或肠外营养支持。

2.术后饮食

(1)术后早期吻合口处于充血水肿期,需禁饮禁食3～4 d,禁食期间持续胃肠减压,注意经静脉补充营养。

(2)停止胃肠减压24 h后,若无呼吸困难、胸内剧痛、患侧呼吸音减弱及高热等吻合口瘘的症状时,可开始进食。先试饮少量水,术后5～6 d可进全清流质,每2 h 100 mL,每天6次。术后3周患者若无特殊不适可进普食,但仍应注意少食多餐,细嚼慢咽,进食不宜过多、过快,避免进食生、冷、硬食物(包括质硬的药片和带骨刺的鱼肉类、花生、豆类等),以防后期吻合口瘘。

(3)食管癌、贲门癌切除术后,胃液可反流至食管,致反酸、呕吐等症状,平卧时加重,嘱患者进食后2 h内勿平卧,睡眠时将床头抬高。

(4)食管胃吻合术后患者,可由胃拉入胸腔、肺受压而出现胸闷、进食后呼吸困难,建议患者少食多餐,1～2个月后,症状多可缓解。

(五)用药护理

严格按医嘱要求用药,注意控制输液速度和用量,必要时使用输液泵输注液体。注意观察有无药物不良反应,发现问题及时处理。

(六)心理护理

食管癌患者往往对进行性加重的吞咽困难、日渐减轻的体重感到焦虑不安;对所患疾病有部分认识,求生的欲望十分强烈,迫切希望能早日手术,恢复进食,但对手术能否彻底切除病灶、今后的生活质量、麻醉和手术意外、术后伤口疼痛及可能出现的术后并发症等表现出日益紧张、恐惧,甚至明显的情绪低落、失眠和食欲下降。

(1)加强与患者及家属的沟通,仔细了解患者及家属对疾病和手术的认知程度,了解患者的心理状况,并根据患者的具体情况,实施耐心的心理疏导。讲解手术和各种治疗与护理的意义、方法、大致过程、配合与注意事项。

(2)营造安静舒适的环境,以促进睡眠。必要时使用安眠、镇静、镇痛类药物,以保证患者充分休息。

(3)争取亲属在心理上、经济上的积极支持和配合,解除患者的后顾之忧。

(七)呼吸道管理

食管癌术后患者易发生呼吸困难、缺氧,并发肺不张、肺炎,甚至呼吸衰竭,主要与下列因素有关:年老的食管癌患者常伴有慢性支气管炎、肺气肿、肺功能低下等;开胸手术破坏了胸廓的完整性;肋间肌和膈肌地切开,使肺的通气泵作用严重受损;术中对肺较长时间的挤压牵拉造成一定的损伤;术后迷走神经功能亢进,引起气管、支气管黏膜腺体分泌增多;食管胃吻合术后,胃拉入胸腔,使肺受压,肺扩张受限;术后切口疼痛、虚弱致咳痰无力,尤其是颈、右胸、上腹三切口患者。护理措施包括以下几点。

(1)加强观察:密切观察呼吸形态、频率和节律,听诊双肺呼吸音是否清晰,有无缺氧征兆。

(2)气管插管者,及时吸痰,保持气道通畅。

(3)术后第1天每1～2 h鼓励患者深呼吸、吹气球、使用深呼吸训练器,促使肺膨胀。

(4)痰多、咳痰无力的患者若出现呼吸浅快、发绀、呼吸音减弱等痰阻塞现象时,立即行鼻导管深部吸痰,必要时行纤维支气管镜吸痰或气管切开吸痰,气管切开后按气管切开常规护理。

(八)胃肠道护理

1.胃肠减压的护理

(1)术后3～4 d内持续胃肠减压,妥善固定胃管,防止脱出。

(2)加强观察:严密观察引流液的量、性状及颜色并准确记录。术后6～12 h可从胃管内抽吸出少量血性液或咖啡色液,以后引流液颜色逐渐变浅。若引流出大量鲜血或血性液,患者出现烦躁、血压下降、脉搏增快、尿量减少等,应考虑吻合口出血,需立即通知医师并配合处理。

(3)保持通畅:经常挤压胃管,避免管腔堵塞。胃管不通畅者,可用少量生理盐水冲洗并及时回抽,避免胃扩张使吻合口张力增加而并发吻合口瘘。胃管脱出后应严密观察病情,不应盲目再插入,以免戳穿吻合口,造成吻合口瘘。待肛门排气、胃肠减压引流量减少后,拔除胃管。

2.结肠代食管(食管重建)术后护理

(1)保持置于结肠袢内的减压管通畅。

(2)注意观察腹部体征,了解有无发生吻合口瘘、腹腔内出血或感染等,发现异常及时通知医师。

(3)若从减压管内吸出大量血性液或呕吐大量咖啡样液伴全身中毒症状,应考虑代食管的结肠袢坏死,需立即通知医师并配合抢救。

(4)结肠代食管后,因结肠逆蠕动,患者常嗅到粪便气味,需向患者解释原因,并指导其注意口腔卫生,一般此情况于半年后可逐步缓解。

3.胃造瘘术后的护理

(1)观察造瘘管周围有无渗液或胃液漏出。由于胃液对皮肤刺激性较大,应及时更换渗湿的敷料,并在瘘口周围涂氧化锌软膏或置凡士林纱布保护皮肤,防止发生皮炎。

(2)妥善固定用于管饲的暂时性的或永久性造瘘,防止脱出或阻塞。

(九)并发症的预防和护理

1.出血

观察并记录引流液的性状、量。若引流量持续2 h都超过4 mL/(kg·h),伴血压下降、脉搏增快、躁动、出冷汗等低血容量表现,应考虑有活动性出血,及时报告医师,并做好再次开胸的准备。

2.吻合口瘘

吻合口瘘是食管癌手术后极为严重的并发症,多发生在术后5～10 d,病死率高达50%。发生吻合口瘘的原因有:食管的解剖特点,无浆膜覆盖、肌纤维呈纵形走向,易发生撕裂;食管血液供应呈节段性,易造成吻合口缺血;吻合口张力太大;感染、营养不良、贫血、低蛋白血症等影响吻合口愈合。应积极预防。术后应密切观察患者有无呼吸困难、胸腔积液和全身中毒症状,如高热、寒战;甚至休克等吻合口瘘的临床表现。一旦出现上述症状,立即通知医师并配合处理。包括:嘱患者立即禁食;协助行胸腔闭式引流并常规护理;遵医嘱予以抗感染治疗

及营养支持；严密观察生命体征，若出现休克症状，积极抗休克治疗；再次手术者，积极配合医师完善术前准备。

3.乳糜胸

食管、贲门癌术后并发乳糜胸是比较严重的并发症，多因伤及胸导管所致，多发生在术后2～10 d，少数患者可在2～3周后出现。术后早期由于禁食，乳糜液含脂肪甚少，胸腔闭式引流可为淡血性或淡黄色液，但量较多；恢复进食后，乳糜液漏出量增多，大量积聚在胸腔内，可压迫肺及纵隔并使之向健侧移位。由于乳糜液中95%以上是水，并含有大量脂肪、蛋白质、胆固醇、酶、抗体和电解质，若未及时治疗，可在短时期内造成全身消耗、衰竭而死亡，必须积极预防和及时处理。其主要护理措施包括以下几点。

(1)加强观察：注意患者有无胸闷、气急、心悸，甚至血压下降。

(2)协助处理：若诊断成立，迅速处理，即置胸腔闭式引流，及时引流胸腔内乳糜液，使肺膨胀。可用负压持续吸引，以利于胸膜形成粘连。

(3)给予肠外营养支持。

(十)健康教育

1.疾病预防

避免接触引起癌变的因素，如减少饮用水中亚硝胺及其他有害物质、防霉去毒；应用维A酸类化合物及维生素等预防药物；积极治疗食管上皮增生；避免过烫、过硬饮食等。

2.饮食指导

根据不同术式，向患者讲解术后进食时间，指导选择合理的饮食及注意事项，预防并发症的发生。

(1)宜少量多餐，由稀到干，逐渐增加食量，并注意进食后的反应。

(2)避免进食刺激性食物与碳酸饮料，避免进食过快、过量及硬质食物；质硬的药片可碾碎后服用，避免进食花生、豆类等，以免导致吻合口瘘。

(3)患者餐后取半卧位，以防止进食后反流、呕吐，利于肺膨胀和引流。

3.活动与休息

保证充足睡眠，劳逸结合，逐渐增加活动量。术后早期不宜下蹲大小便，以免引起直立性低血压或发生意外。

4.加强自我观察

若术后3～4周再次出现吞咽困难，可能为吻合口狭窄，应及时就诊。

定期复查，坚持后续治疗。

五、护理效果评估

通过治疗与护理，患者是否有以下改善。

(1)营养状况改善，体重增加；贫血状况改善。

(2)水、电解质维持平衡，尿量正常，无脱水或电解质紊乱的表现。

(3)焦虑减轻或缓解，睡眠充足。

(4)患者对疾病有正确的认识，能配合治疗和护理。

(5)无并发症发生或发生后得到及时处理。

(汪　薇)

第四节 胃 癌

一、定义

起源于胃黏膜上皮的恶性肿瘤。

二、疾病相关知识

（一）流行病学特征

它是最常见的恶性肿瘤之一，患病率仅次于肺癌。病死率高，发病率存在明显的性别差异，男性约为女性的2倍，55～70岁为高发年龄段。

（二）临床表现

1.早期

早期多无症状，部分患者可出现消化不良表现：食欲缺乏、恶心呕吐、食后胃胀、嗳气、反酸等，是一组常见而又缺乏特异性的胃癌早期信号。

2.进展期

(1)消化系统症状：上腹痛，是进展期最早出现的症状，开始有早饱感（指患者虽饥饿，但进食后即感饱胀不适），而后出现隐痛不适，最后疼痛持续不缓解。

(2)全身症状：食欲缺乏、乏力、食欲缺乏呈进行性加重，消瘦、体重呈进行性下降、贫血。

(3)肿瘤转移症状：肺部——咳嗽、呃逆、咯血；胸膜——胸腔积液、呼吸困难；腹膜——腹水、腹部胀满不适；骨骼——全身骨骼痛；胰腺——持续上腹痛，并向背部放射。

早期胃癌和进展期胃癌均可出现上消化道出血，常为黑便。少部分早期胃癌可表现为轻微的上消化道出血症状，即黑便或持续大便潜血阳性。

（三）治疗

1.手术治疗

手术治疗是唯一有可能根治胃癌的方法。

2.化学治疗

有转移淋巴结癌灶的早期胃癌及全部进展期胃癌均可化疗，以使癌灶局限、消灭残存癌灶及防止复发和转移。

3.支持治疗

应用高能量静脉营养疗法可增强患者的体质；可应用对胃癌有一定作用的生物抑制剂，以提高患者的免疫力。

（四）康复

(1)主动与医师配合并按医嘱用药。

(2)建立病案卡，定期复查。

（五）预后

胃癌的预后直接与诊断时的分期有关，5年生存率较低，早期胃癌预后佳。

三、专科评估与观察要点

(1)腹痛:观察腹痛的部位、性质、程度变化,判断有无并发症。

(2)营养状况:观察体重、贫血征的变化。

(3)观察止痛药的效果及不良反应。

四、护理问题

(一)疼痛

腹痛与胃癌或其并发症有关。

(二)营养失调:低于机体需要量

与摄入量减少及消化吸收障碍有关。

(三)活动无耐力

与疼痛、腹部不适有关。

(四)潜在并发症

消化道出血、穿孔、感染、梗阻。

五、护理措施

(一)疼痛的护理

(1)观察疼痛的部位、性质、是否有严重的恶心、呕吐、吞咽困难、呕血及黑便症状。

(2)遵医嘱使用相应止痛药、化疗药物。注意合理选择静脉,避免药液外渗。评估止痛剂效果。

(二)营养失调的护理

(1)饮食选择:鼓励能进食者尽可能进食易消化,营养丰富的流质或半流质饮食,少量多餐;监测体重,观察营养状况。

(2)建立中心静脉通路,做好相应维护。遵医嘱输注高营养物质,保证营养供给。应用生物抑制剂,以提高患者的免疫力。

(三)活动无耐力的护理

(1)注意休息,给予适量的活动,避免劳累。

(2)评估自理能力,做好基础护理,预防压疮。

(四)潜在并发症的护理

(1)监测生命体征:有无心衰、血压下降、发热等。

(2)观察呕吐物、排泄物的颜色、性质、量,如出现呕咖啡色样物和(或)排黑便考虑发生消化道出血;如有腹痛伴腹膜刺激征时考虑发生穿孔;如持续体温升高,应考虑存在感染,应寻找感染的部位及原因。以上情况均应立即通知医师,做相应处理。

(五)用药指导

1.化疗药

应用前应做好血管的评估,必要时给予中心静脉置管,避免药物外渗;注意观察药物的疗效及不良反应。

2.止痛药

严格遵医嘱用药,观察用药后患者腹痛的改善情况。

(六)晚期患者做好生活护理

包括口腔、足部、会阴的清洁。观察营养状况,消瘦明显者协助更换体位,定时翻身,保持皮肤清洁干燥,预防压疮的发生。

六、健康指导

(1)患者生活规律,保证休息,适量活动,增强抵抗力。

(2)注意个人卫生,防止继发感染。

(3)宣传与胃癌发生的相关因素,指导群众注意饮食卫生,避免或减少可致癌的食物,如熏烤、腌渍、发霉的食物。

(4)防治与胃癌有关的疾病,如萎缩性胃炎、胃溃疡等,可定期做胃镜检查,以便及时发现,高危人群应尽早治疗原发病或定期复查。

七、护理结局评价

(1)症状缓解,患者可以进行居家自我护理。

(2)患者营养状况尚可,未发生营养不良。

(3)无并发症的出现。

(4)患者心理健康,可以接受疾病,愿意配合治疗。

(汪　薇)

第五节　膀　胱　癌

膀胱癌在我国发病率居泌尿系统肿瘤首位。本病男多于女,约为 4∶1,平均发病年龄为 65 岁。大多数患者的肿瘤仅局限于膀胱,只有少于 15%的病例出现远处转移。

一、病因及病理

膀胱癌病因复杂,真正的发病原因尚不完全清楚,可能与下列因素有关。①外源性致癌物质:β-萘胺和联苯胺类化合物对致癌有关,吸烟也是导致膀胱癌的重要因素之一;②内源性致癌物质:色胺酸和烟酸代谢异常,其中间产物邻羟氨基酚类物质,能直接影响细胞的 RNA 和 DNA 的合成,具有致癌性能;③其他致癌因素:埃及血吸虫病、膀胱黏膜白斑病、腺性膀胱炎、结石、长期尿潴留、某些病毒感染等也是诱发膀胱癌的病因之一。

膀胱癌大多来源于上皮细胞,占 95%以上,而其中 90%以上为移行细胞癌。膀胱癌在病理改变上根据细胞大小、形态、染色深浅、核改变、分裂象等分为三级。Ⅰ级为高分化乳头状癌,低度恶性;Ⅱ级为中分化乳头状癌,中度恶性;Ⅲ级为低分化乳头状癌,属高度恶性。

膀胱癌最多分布在膀胱侧壁及后壁,其次为三角区和顶部。膀胱癌的扩散主要是向深部浸润,继则发生远处转移。转移途径以髂淋巴结、腹主动脉淋巴结为主,晚期少数患者可经血流转

移至肺、骨、肝等器官。膀胱癌的转移发生较晚、扩散较慢。

二、临床表现

(一)血尿

绝大多数膀胱癌患者的首发症状是间歇性无痛性肉眼血尿，若肿瘤位于三角区或其附近，血尿常为终末期出现。

(二)膀胱刺激症状

肿瘤坏死、溃疡、合并炎症以及形成感染时，患者可出现尿频、尿急、尿痛等膀胱刺激症状。

(三)其他

肿瘤较大影响膀胱容量、肿瘤发生在膀胱颈部、出血严重形成血凝块等影响尿流排出时，可引起排尿困难甚至尿潴留。膀胱肿瘤位于输尿管口附近，影响上尿路尿液排空时，可造成患侧肾积水。晚期膀胱肿瘤患者有贫血、水肿、下腹部肿块等症状。

三、辅助检查

(一)实验室检查

尿液脱落细胞检查，可查见肿瘤细胞，该检查方法简便，可做血尿患者的初步筛选。但如果肿瘤细胞分化良好者，常难与正常移行细胞相鉴别，故检出的阳性率不高。

(二)影像学检查

B超、CT扫描、静脉肾盂造影等对全面了解本病及排除上尿路有无肿瘤等都有一定价值。

(三)膀胱镜检查

对本病临床诊断具有决定性意义，绝大多数病例通过该项检查，可直接看到肿瘤生长的部位、大小、数目，并可根据肿瘤表面形态，初步估计其恶性程度，进行活检以明确诊断。

四、处理原则

出现无痛性肉眼血尿，特别是终末血尿者，首先应考虑膀胱肿瘤的可能。经膀胱镜活检可进行病理分级和分期，以决定手术方式选择。治疗原则是以手术治疗为主的综合治疗。

(一)手术治疗

根据肿瘤的病理并结合肿瘤生长部位、患者全身情况选择手术方法。常用的手术有经尿道肿瘤切除术、膀胱部分切除术、根治性膀胱全切除术等。其中，膀胱全切除术是膀胱浸润性癌的基本治疗方法，膀胱切除后需进行尿流改道。一般采用非可控性回肠膀胱术或结肠膀胱术等，对年轻患者可选择可控性尿流改道术，以提高术后患者生活质量。

(二)非手术治疗

1.放射治疗

用^{60}Co或电子加速器治疗，对肿瘤切除后预防复发及晚期癌肿控制病情发展有一定帮助。

2.化疗

化疗分全身化疗和局部化疗两种，局部化疗又有经髂内动脉内灌注和经膀胱内灌注等方法。

目前较普遍的化疗用药还是多经膀胱内灌注。

3.免疫治疗

卡介苗(BCG)膀胱内灌注对预防肿瘤复发有明显疗效,干扰素、白介素等全身应用及膀胱内灌注对预防肿瘤术后复发亦有较好作用。

五、护理评估

(1)健康史:了解患者年龄、性别、职业,有无其他伴随疾病。

(2)身体状况:了解血尿程度,肿瘤的位置、大小、数量及浸润程度、癌细胞分化程度;了解重要器官功能状况,有无转移灶的表现及恶性病质;了解术后引流及切口愈合情况,了解膀胱全切后输尿管皮肤造口、回肠膀胱或可控膀胱术后有无尿瘘、感染。

(3)心理-社会状况:了解患者及家属对病情、拟采取的手术方式、手术并发症、排尿形态改变的认知程度,心理和家庭经济承受能力等。了解患者及家属对健康教育等知识的掌握情况。

六、护理诊断及医护合作性问题

(1)恐惧或焦虑:与对癌症的恐惧、害怕手术有关。

(2)营养失调,低于机体需要量:与长期血尿、癌肿消耗、手术创伤有关。

(3)自我形象紊乱:与膀胱全切除尿流改道、造瘘口或引流装置的存在、不能主动排尿有关。

(4)潜在并发症:出血、感染。

七、护理目标

(1)患者恐惧或焦虑减轻。

(2)患者保持良好的营养状态。

(3)患者能接受自我形象改变的现实。

(4)患者未发生出血、感染等并发症。

八、护理措施

(一)减轻焦虑和恐惧

根据患者的具体情况,做耐心的心理疏导,以消除其恐惧、焦虑、绝望的心理。膀胱癌属中等恶性,一般出现血尿立即就诊的大多数尚属早期,及时手术疗效较好,5年生存率非常高。

(二)改善营养状态

病程长、体质差、晚期肿瘤出现明显血尿者,应卧床休息。给予易消化、营养丰富的饮食,纠正贫血、改善全身营养状况。

(三)帮助患者接受自我形象改变

向患者解释尿流改道的必要性,全膀胱癌切除术虽然改变了正常的排尿生理,但是可避免复发,延长寿命而且有助于治疗的彻底性。

(四)并发症的预防和护理

1.预防感染

准备做膀胱全切除、肠道代膀胱术的患者,按肠切除术准备,以减少术中污染。术后定时测体温及血白细胞变化,保持切口清洁干燥,定时翻身、叩背咳痰,若痰液黏稠给予雾化吸入,预防感染发生。

2.出血

全膀胱切除手术创伤大,应严密观察生命体征及引流物性状。若血压下降、脉搏加快、引流管内引出鲜血,则提示有出血,及时通知医师并保证输血、输液通畅。

(五)尿流改道护理

输尿管末端皮肤造口和回肠膀胱腹壁造口应保持造口处清洁,敷料渗湿后应及时更换,保证内支撑引流管固定牢靠且引流通畅。回肠膀胱或可控膀胱因肠黏膜分泌黏液,易堵塞引流管,注意及时挤压将黏液排出,有储尿囊者可用生理盐水每 4 h 冲洗 1 次。

(六)健康教育

1.康复指导

适当锻炼,加强营养;禁止吸烟,避免接触联苯胺类致癌物质。

2.自我护理

尿流改道术后腹部佩戴接尿器者,注意避免集尿器的边缘压迫造瘘口。保持清洁,定时更换尿袋。可控膀胱术后,开始每 2～3 h 导尿 1 次,逐渐延长间隔时间至每 3～4 h 导尿 1 次,定期用生理盐水或开水冲洗储尿囊,清除黏液及沉淀物。

3.术后坚持膀胱内灌注化疗药物

膀胱保留术后患者能憋尿者,遵医嘱行膀胱灌注免疫抑制剂 BCG(卡介苗)或抗癌药,可预防或推迟肿瘤复发。每周灌注 1 次,共 6 次,以后每 2 周 1 次、每月 1 次、每 2 月 1 次,持续终身。灌注方法:插导尿管排空膀胱尿,将用蒸馏水或等渗盐水稀释的药液灌入膀胱后,取俯、仰、左、右侧卧位,每 30 min 轮换体位 1 次,共 2 h。

4.定期复查

浸润性膀胱癌术后定期全身各系统检查,及早发现转移病灶;放疗、化疗期间,定期常规查血、尿,一旦出现骨髓抑制,应暂停治疗;膀胱癌保留膀胱的术后患者,定期膀胱镜复查。

九、护理评价

(1)患者的恐惧或焦虑是否减轻。

(2)患者营养状况有无改善,体重有无增加。

(3)患者能否接受自我形象紊乱的现实,主动配合治疗和护理。

(4)患者有无血尿、感染并发症,若发生,是否得到及时发现和处理。

(汪　薇)

第六节 前列腺癌

前列腺癌的发病率有明显的地理和种族差异。世界范围内,前列腺癌发病率在男性所有恶性肿瘤中位居第二。在美国前列腺癌的发病率已经超过肺癌,成为第一位危害男性健康的肿瘤。亚洲前列腺癌的发病率远远低于欧美国家,但近年来呈现上升趋势。

我国癌症中心的最新数据显示,前列腺癌自 2008 年起已成为泌尿系统中发病率最高的肿瘤。在我国,城市人口前列腺癌的发病率要高于农村人口。

一、病因

前列腺癌的病因尚未明确,可能与以下方面有关。

(一)年龄、遗传和种族

前列腺癌患者主要是老年男性,随着年龄的增长,发病率也明显升高。有前列腺癌家族史的人群有较高的患病风险。约有 9%的前列腺癌患者有家族病史。

与此同时,前列腺癌的发病率有着明显的地区和种族差异,澳大利亚、新西兰、加勒比海及斯堪的维亚地区最高,亚洲及北非地区较低。

(二)性激素

前列腺分泌功能受雄激素睾酮的调节,促性腺激素的黄体生成素发挥间接作用。幼年阉割者不发生前列腺癌。

(三)饮食与环境

长期摄入较多的高动物脂肪是一个重要的危险因素。其他危险因素还包括维生素 E、硒、木脂素类、异黄酮的摄入不足;而多食番茄、多晒太阳、多饮绿茶可能成为前列腺癌发病的预防因子。

但是,目前尚无足够的证据证实生活方式的改变(如降低动物脂肪摄入量及增加水果、谷类、蔬菜、红酒的摄入量)会降低发病风险。

二、临床表现

(一)症状

早期一般无明显症状,进展期肿瘤生长阻塞尿道或直接侵犯膀胱颈部、三角区时,患者可出现排尿困难、膀胱刺激症状;骨转移患者可以出现骨痛、病理性骨折、脊髓压迫症状、排便失禁等。

(二)体征

直肠指诊可触及前列腺结节。发生淋巴转移时,患者可出现下肢水肿。发生骨转移脊髓受压时可出现下肢痛、无力等表现。

三、辅助检查

(一)前列腺特异性抗原(prostate-specificantigen,PSA)检查

作为前列腺癌的标记物在临床上有很重要的作用。正常男性的血清 PSA 浓度应<4 ng/mL。

PSA 检查应在前列腺的直肠指诊后 1 周，膀胱镜检查、导尿等操作 48 h 后，射精 24 h 后，前列腺穿刺 1 个月后进行。PSA 检测时应无急性前列腺炎、尿潴留等疾病。

（二）直肠指检

在前列腺癌的早期诊断中极为重要。考虑到直肠指检可能影响 PSA 值，直肠指检应在抽血查 PSA 之后进行。

（三）影像学检查

(1)经直肠超声检查：可以初步判断肿瘤的大小。

(2)CT：目的主要是协助临床医师进行肿瘤的临床分期，了解前列腺邻近组织和器官有无肿瘤侵犯及盆腔内有无肿大的淋巴结。

(3)MRI：可以显示前列腺包膜的完整性、肿瘤是否侵犯前列腺周围组织及器官，还可以显示盆腔淋巴结受侵犯的情况及骨转移的病灶，在临床分期上也有较重要的作用。

(4)全身核素骨显像检查(ECT)：前列腺癌的最常见远处转移部位是骨骼。一旦前列腺癌诊断成立，建议进行 ECT 检查。

（四）前列腺穿刺活检

前列腺穿刺活检是诊断前列腺癌最可靠的检查，推荐经直肠 B 超引导下的前列腺穿刺。但是，前列腺穿刺出血可能影响影像学临床分期，因此，应在 MRI 之后进行。

四、治疗要点

前列腺癌的病理分级推荐使用 Gleason 评分系统，前列腺癌分期推荐使用 2002 年美国癌症联合委员会(AJCC)的 TNM 分期系统。

根据血清 PSA、Gleason 评分和临床分期将前列腺癌分为低、中、高危三个等级，以便指导治疗和判断预后。

（一）观察、等待

1.观察

适用于不愿意或体弱不适合接受主动治疗的前列腺癌患者，通过密切观察、随诊，直到出现局部或系统症状(下尿路梗阻、疼痛等)，才对其采取一些姑息性治疗(如下尿路梗阻的微创手术、内分泌治疗、放疗)来缓解转移病灶症状的保守治疗方法。

2.主动监测

对已明确但又不愿即刻进行主动治疗的前列腺癌患者，选择严密随访，积极监测疾病发展，在达到预先设定的疾病进展阈值时再给予治疗。

（二）前列腺癌根治性手术治疗

根治性前列腺切除术是治愈局限性前列腺癌最有效的方法。主要术式有传统的开放性经会阴、经耻骨后前列腺癌根治术及近年发展的腹腔镜前列腺癌根治术和机器人辅助前列腺癌根治术。

（三）前列腺癌的外放射治疗

外放射治疗可以应用于局限期和局部进展期的前列腺癌患者，也可用于术后辅助治疗。对于转移性前列腺癌的患者，可以延长生存时间，提高生活质量。

与手术治疗相比，外放射治疗的不良反应，如性功能障碍、尿路狭窄、尿失禁的发生率较低，但放射线有二次致癌的风险，可增加患直肠癌和膀胱癌的风险。

（四）前列腺癌近距离照射治疗

即放射性粒子的组织间种植治疗。它是通过三维治疗计划系统的准确定位，将放射性粒子植入到前列腺内，提高前列腺的局部剂量，而减少直肠和膀胱的放射剂量。

（五）试验性前列腺癌局部治疗

（1）前列腺癌的冷冻治疗（CSAP）。

（2）前列腺癌的高能聚焦超声（HIFU）治疗。

（3）组织内肿瘤射频消融（RITA）。

（六）前列腺内分泌治疗

任何去除雄激素和抑制雄激素活性的治疗均可称为内分泌治疗。内分泌治疗途径如下。

1.去势

通过手术或药物去除产生睾酮的器官或抑制产生睾酮器官的功能。

2.阻断雄激素与受体结合

（1）应用药物与雄激素竞争，阻断雄激素与前列腺细胞上雄激素受体的结合。

（2）应用药物抑制来源于肾上腺的雄激素和抑制睾酮转化为双氢睾酮。

（3）应用药物抑制雄激素合成（雄激素生物合成抑制剂醋酸阿比特龙）。

（七）前列腺癌的化疗

转移性前列腺癌往往在内分泌治疗中位缓解时间 18 个月后逐渐对激素产生非依赖性，而发展为去势抵抗性前列腺癌（castration resistant prostate cancer，CRPC）。

化疗是去势抵抗性前列腺癌的重要治疗手段，通过化疗可以延长 CRPC 患者的生存时间，控制疼痛，减轻乏力，提高生活质量。常用的化疗药物有紫杉类、米托蒽醌、环磷酰胺等。

五、护理（腹腔镜根治性前列腺切除术）

（一）术前护理

（1）按泌尿外科一般护理常规护理。

（2）心理护理：患者因为担心手术的安全性，惧怕手术疼痛、出血或出现意外，顾虑疾病预后以及术后可能会出现性功能障碍、尿失禁等并发症影响日常生活质量，因此而产生恐惧、焦虑等情绪。我们要在护理工作中，做好心理疏导，鼓励患者向家人和医护人员说出自己的忧虑和对于疾病治疗效果的顾虑，耐心倾听患者的倾诉，给予理解、同情和安慰。做好耐心解释工作，指导减轻术后尿失禁的训练方法，讲解手术的大致过程，告知患者腹腔镜的优势，鼓励患者积极配合治疗，提高战胜疾病的信心。

（3）了解患者的排尿形态，对于留置膀胱造瘘管或保留导尿管的患者，术前应嘱患者每天饮水2 000 mL以上。

（4）肠道的准备：术前 3 天开始肠道准备。

（5）盆底肌训练：术前指导患者进行盆底肌锻炼，告知患者进行盆底肌训练的意义。

（二）术后护理

1.常规护理

按泌尿外科术后一般护理常规护理。

2.病情观察

严密监测生命体征的变化。

3.管路的护理

(1)导尿管:手术后由于尿道重建,创面渗血,术后早期需要牵拉固定尿管以压迫止血,注意观察固定部位的皮肤,预防发生皮肤损伤。保持尿管通畅,妥善固定防止脱落,避免打折、弯曲受压。观察尿液颜色、性质和量的变化,并做好记录,如尿中出现粪渣有可能是术中损伤了直肠导致的,应立即通知医师并协助处理。术后导尿管保留时间较长,约 3 周,以利于尿道连续性的恢复,防止吻合口狭窄。注意会阴部及尿道口的清洁,预防泌尿系感染。

(2)伤口引流管:注意保持引流管的通畅,并妥善固定,避免打折。观察引流液的颜色、性质和量的变化,并做好记录。若引流管在较短时间内流出大量鲜红色引流液,患者伴有腹胀、腹痛、腹膜刺激征等症状,则考虑有出血发生,应及时报告医师妥善处置。若引流管引流量大且引流液颜色清亮,则多提示尿瘘或淋巴瘘。同时要注意在无菌操作下,定时更换引流袋。

4.饮食及活动指导

术后 6 h 可取半卧位并指导患者床上活动。术后 24~36 h 遵医嘱协助患者下床活动。待患者排气后鼓励患者多饮水,每天 2 000 mL 以上,之后从流食开始逐渐过渡到普食。

5.疼痛的护理

评估患者疼痛的原因,给予排除,必要时遵医嘱给予解痉镇痛药。

6.盆底肌锻炼

遵医嘱指导患者于术后 1~3 周开始进行盆底肌训练,持续 4~8 周,老年人可能需更长时间,叮嘱患者不可随意停止盆底肌训练,切记坚持训练才能起到有效的效果。及时反馈患者锻炼感受及效果。

7.并发症的观察

(1)术后出血:监测生命体征,观察伤口引流液的颜色、性质和量的变化,并做好记录。如患者出现血压持续降低、面色苍白、脉搏细速等症状,可能有活动性出血,应立即通知医师给予处理。

(2)尿瘘:早期发生多与膀胱尿道吻合欠佳或导尿管引流不畅有关,晚期多与吻合口感染、愈合不良有关。因此,保持各引流管通畅性及对引流液的观察,可早发现、早治疗。

(3)直肠损伤:术前做好肠道准备,术后注意引流液及尿液的颜色和性质是否有异常,一旦发生直肠损伤多需要结肠造口,之后再行二期修补。

(4)尿失禁:是前列腺癌术后的最常见并发症,将会影响患者的生活质量。尿失禁主要是因为尿道外括约肌的损伤或牵拉而出现的永久性尿失禁或暂时性尿失禁,临床上以暂时性尿失禁居多,一般术后 1 年内尿失禁可自愈。要注意观察患者的排尿情况,并正确指导患者进行盆底肌训练。一旦发生尿失禁的患者,应告知患者注意个人卫生,保持会阴部及床单位的干燥。必要时可在阴茎部佩戴尿套或者使用成人纸尿裤,也可在夜间使用尿垫等方法,并指导患者继续进行盆底肌的训练,还可采取生物反馈治疗等措施进行改善。

(5)勃起功能障碍:也是术后常见的并发症,术中保留勃起神经可以降低患者术后性功能障碍的发生率。对于已发生勃起功能障碍的患者,遵医嘱使用西地那非(万艾可)治疗,其间注意观察有无心血管并发症。

(三)出院指导

(1)嘱患者注意观察排尿情况,如出现异常及时到门诊就诊。

(2)生活习惯与饮食指导:多饮水,每天饮水 2 000 mL 以上,以起到内冲洗的作用;注意休息，适当运动；应多进食当季新鲜蔬菜水果、大豆及豆制品。保持大便通畅，切忌用力排便，必要时可遵医嘱服用缓泻剂。术后3个月内避免剧烈活动，禁止骑车，防止出血。术后2个月内禁止性生活，避免久坐、久站，以免腹内压增高引起出血。尿失禁的患者出院后继续进行盆底肌的锻炼。

(3)门诊随诊：告知患者定期复查PSA的意义。2年之内每1～3个月复查1次，2年以后每3～6个月复查1次，5年以后每年复查1次，并需要定期复查B超，如出现排尿困难、骨痛等不适症状及时就诊。

(4)建立留置尿管患者登记本，出院1～2周对患者进行访问，了解患者有无漏尿、憋尿等现象，并给予相关指导。提醒患者尿管拔除及复查时间，嘱患者拔除尿管时可携带成人纸尿裤，以消除尿管拔除后发生尿失禁带来的不适。

六、护理(放射性粒子植入术)

(一)术前护理

(1)按泌尿外科一般护理常规护理。

(2)心理护理：前列腺癌多为老年患者，应向其耐心讲解植入的放射性粒子与全身放射性治疗的不同，使其消除放射性物质会对身体造成很大损伤的错误认识，树立战胜疾病的信心。

(二)术后护理

(1)按泌尿外科术后一般护理常规护理。

(2)病情观察：定时监测意识状态及生命体征，如有异常及时通知医师。

(3)饮食及活动指导：术后6 h可行床上活动，术后2 d内不要剧烈活动。术后6 h进少量流食，多食粗纤维、易消化的食物，忌饮酒及辛辣刺激性食物。

(4)环境的准备：术后患者佩戴铅制防护围裙；粒子治疗后1～2个月，孕妇、儿童和小动物与患者保持1 m以上的距离。

(5)并发症的观察与护理 尿道刺激症状、放射性直肠炎、尿失禁为主要并发症，可给予相应护理。

(6)尿液的观察：确保尿管引流通畅，并观察引流管尿液颜色的变化，有无血凝块等。在拔除尿管后第一次排尿时，嘱患者将尿排到固定的容器中，以防止粒子丢失，如发现粒子，及时用镊子夹起，放入备用的铅罐中，送医院放疗科处理。

(7)医护人员的防护：操作前应穿好防护设备，操作过程中动作熟练、准确、敏捷；近距离治疗、护理时，患者也应佩戴铅制防护围裙；在不影响治疗的情况下，尽量避开粒子植入部位，以减少与放射线接触的时间。

(8)术后进行盆腔X线平片检查，观察粒子数目、分布情况，有无粒子移位、丢失等。

(三)出院指导

1.性生活指导

术后1个月可恢复性生活，但建议使用安全套。

2.生育指导

粒子植入治疗可能损伤生育能力，最好在手术之前储存精子。

3.家庭护理指导

在粒子植入后4个月内，与患者接触时需采取一定的防护措施，儿童、孕妇避免与患者同住一个房间。患者在术后半年内死亡应与医院取得联系,及时收回粒子,避免造成周围环境污染。

4.病情观察指导

出院时继续让患者观察排尿和大便情况,观察远期并发症。如有不适症状及时就诊。

5.术后随访

患者应终生随诊。定期进行胸部X线检查,以排除放射性粒子是否通过前列腺外周静脉丛进入肺内;定期进行前列腺CT扫描,以检查每个粒子在前列腺的精确位置;检查还包括普通的数字型直肠检查(DRE)和复查PSA,以观察疗效。

(汪 薇)

第十三章

重症监护室护理

第一节　急性有机磷农药中毒

有机磷农药进入人体后与胆碱酯酶迅速结合形成磷酰化胆碱酯酶，使胆碱酯酶失去分解乙酰胆碱的能力，导致组织中的乙酰胆碱过量蓄积，引起胆碱能神经功能紊乱，出现先兴奋后抑制的一系列毒蕈碱样、烟碱样和中枢神经系统症状，严重患者可因昏迷或呼吸衰竭而死亡。

一、临床表现

（一）急性中毒

胆碱能综合征为有机磷农药中毒的主要表现，患者发病时间和症状一般与毒物种类、剂量、中毒途径以及患者状态密切相关。口服者在 10 min 至 2 h 内发病、吸入者一般在 30 min 后发病、经皮肤吸收在 2～6 h 内发病。

(1)毒蕈碱样症状(即 M 样症状)：主要是副交感神经末梢兴奋所致的平滑肌痉挛和腺体分泌增加。临床表现为恶心、呕吐、腹痛、大汗、流泪、流涎、腹泻、大小便失禁、心跳减慢和瞳孔缩小、支气管痉挛和分泌物增加、咳嗽、气急，严重患者出现肺水肿或呼吸衰竭。

(2)烟碱样症状(即 N 样症状)：乙酰胆碱在横纹肌神经肌肉接头处过度蓄积和刺激，使面、眼睑、舌、四肢和全身横纹肌发生肌纤维颤动，甚至全身肌肉强直性痉挛。患者常有全身紧束和压迫感，而后发生肌力减退和瘫痪。严重者可有呼吸肌麻痹，造成周围性呼吸衰竭。此外，由于交感神经节受乙酰胆碱刺激，其节后交感神经纤维末梢释放儿茶酚胺使血管收缩，引起血压增高、心跳加快和心律失常。

(3)中枢神经系统症状：当外周血乙酰胆碱酯酶(AChE)降低明显而脑的 AChE＞60％时，通常不出现中毒症状和体征；当脑的 AChE＜60％时中枢神经系统受乙酰胆碱刺激后有头晕、头痛、烦躁不安、疲乏、共济失调、谵妄、抽搐和昏迷等症状。

（二）中间综合征

中间综合征是指有机磷毒物排出延迟、在体内再分布或用药不足等原因，使胆碱酯酶长时间受到抑制，蓄积于突触间隙内，高浓度乙酰胆碱持续刺激突触后膜上烟碱受体并使之失敏，导致冲动在神经肌肉接头处传递受阻所产生的一系列症状。一般在急性中毒后1～4 d急性中毒症状缓解后，患者突然出现以呼吸肌、脑神经运动支配的肌肉以及肢体近端肌肉无力为特征的临床表现。患者发生颈、上肢和呼吸肌麻痹。累及颅神经者，出现眼睑下垂、眼外展障碍和面瘫。肌无力可造成周围呼吸衰竭，此时需要立即呼吸支持，如未及时干预则容易导致患者死亡。

（三）迟发性多神经病

有机磷农药急性中毒一般无后遗症。个别患者在急性中毒症状消失后10～45 d可发生迟发性神经病，发生率一般为5%左右，主要累及感觉运动神经，且可发生下肢瘫痪、四肢肌肉萎缩、手足活动不灵等神经系统症状。目前认为这种病变不是由胆碱酯酶受抑制引起的，可能是由于有机磷农药抑制神经靶酯酶，并使其老化所致。

（四）其他表现

（1）迟发型猝死：患者在急性有机磷（OPI）中毒恢复期（中毒后3～15 d），患者口服乐果、对硫磷、敌敌畏、甲胺磷等农药，容易对心肌造成极大的损害，机制为OPI对心脏的迟发性毒作用，心电图可以有Q-T间期延长，重者可以发生尖端扭转型心动过速，最终导致猝死。

（2）“反跳”现象：有少部分重度有机磷农药中毒患者在经过积极治疗后症状明显缓解，但在2～8 d后病情突然加重，重新出现急性中毒症状，病死率一般较高（大于50%），临床上把这种现象称之为“反跳现象”，其中毒机制尚有争议。

（五）实验室检查

（1）血胆碱酯酶活性测定是诊断有机磷农药中毒的特异性指标，对判断中毒的程度、疗效以及预后的估计极其重要。临床一般以100%作为正常人的血胆碱酯酶活性值，其活性值在70%～50%为轻度中毒，50%～30%为中度中毒，小于30%为重度中毒。

（2）尿中OPI代谢产物的测定：敌百虫代谢为三氯乙醇，对硫磷和甲基对硫磷氧化分解为对硝基酚。如果在尿中监测三氯乙醇或者对硝基酚则有助于诊断上述毒物中毒。

（六）诊断要点

患者有有机磷农药接触史，临床表现及实验室检查，一般不难诊断。根据中毒的程度急性有机磷农药中毒可以分为以下几种。

（1）轻度中毒：主要表现为M样症状。胆碱酯酶活力一般在50%～70%。

（2）中度中毒：M样症状和N样症状都出现，胆碱酯酶活力一般在30%～50%。

（3）重度中毒：除M样症状和N样症状外，还可以出现中枢神经系统症状，胆碱酯酶活力一般在30%以下。

（七）鉴别诊断

应与心源性肺水肿相鉴别，二者都可以引起肺水肿，但根据病史一般不难做出鉴别，心源性肺水肿患者多有较重的心脏病史而有机磷农药中毒者则有毒物接触史。同时还应当与毒蕈碱、河豚毒素中毒，食物中毒以及急性胃肠炎等相鉴别。

二、治疗要点

治疗原则：迅速清除毒物，对于呼吸、心搏骤停者，应立即予以心肺脑复苏，解毒药物的使用，稳定生命体征以及对症治疗，中间综合征的治疗。

（一）切断毒源，清除毒物

将患者撤离中毒现场，脱去污染衣服，用肥皂水擦洗全身，对于眼部污染的患者，应该使用生理盐水、清水、2%碳酸氢钠溶液或3%硼酸溶液进行清洗；对于口服的患者，应立即进行反复洗胃，可以使用1∶5 000高锰酸钾溶液或2%碳酸氢钠溶液（敌百虫中毒的患者禁用），每3～4 h洗胃一次，直至洗出清亮的液体。然后使用硫酸钠20～40 g溶于20 mL的水中，口服，待半个小时后是否有导泻作用，如果没有，可再次口服或者经鼻胃管注入500 mL液体。对于有呼吸、心搏骤停的患者，应立即予以CPR。

（二）解毒药物的使用

用药原则：早期、足量、联合以及反复给药。

（1）抗胆碱药。①阿托品。主要缓解M样症状，通过阻断乙酰胆碱对交感神经和中枢神经的作用，而对N样症状无作用，应用该药应达到“阿托品化”，即M样症状消失（皮肤黏膜干燥、颜面潮红、瞳孔较之前扩大、肺部啰音消失以及心率增快）后逐渐减少药量，延长给药时间；②盐酸戊乙奎醚。它是一种新型选择性长效抗胆碱药，对M样症状、N样症状以及中枢神经系统都有拮抗作用，但对支配心脏的M2受体则无作用。盐酸戊乙奎醚的用药应达到口干、皮肤黏膜干燥、肺部啰音减少或消失为标准。

（2）胆碱酯酶复活药：该药主要恢复胆碱酯酶的活性，常用药物主要有氯解磷定、碘解磷定以及双复磷，主要缓解N样症状。

（三）稳定生命体征以及对症治疗

应注意呼吸道通畅，积极氧疗必要时行机械通气，实行心电监护以防治心律失常，一旦发生心律失常，应积极对症处理。对于脑水肿以及肺水肿患者，可以给予脱水药和糖皮质激素，惊厥者可给予镇静治疗。危重患者可行血液净化等治疗。

（四）中间综合征的治疗

唯一有效的急救措施就是机械通气，确保呼吸道通畅，以帮助患者度过呼吸衰竭，当患者自主呼吸恢复之后方可撤离机械通气，一般经过积极治疗4～18 d症状可以缓解。

三、病情观察与评估

（1）监测生命体征，观察患者有无胸闷、气短、发绀、呼吸浅速、心率加快或减慢、血压升高等症状。

（2）观察有无瞳孔缩小、流涎、多汗等毒蕈碱样症状；肌张力增强，肌束颤动、呼吸肌麻痹等烟碱样症状；以及头昏、头痛、烦躁、癫痫样抽搐等中枢神经系统症状。

（3）评估患者有无再次自伤自残的危险。

四、护理措施

（一）迅速清除毒物

1.脱离中毒现场

用清水或肥皂水彻底清洗污染的皮肤，包括指甲缝及头发。眼部受污染时用清水冲洗后滴1%阿托品眼液。

2.洗胃

口服中毒者用0.9%氯化钠注射液或2%～4%碳酸氢钠注射液持续洗胃至洗出液清亮无农药蒜臭味为止。敌百虫中毒禁用碱性溶液洗胃。

3.导泻

洗胃毕给予硫酸钠或硫酸镁注射液进行导泻。使用硫酸镁注射液,注意观察呼吸,以免加重抑制呼吸中枢。

(二)保持呼吸道通畅

患者平卧,头偏向一侧,及时清除呕吐物和分泌物,呼吸困难者立即吸氧,3～5 L/min,必要时建立人工气道行机械通气。

(三)用药护理

(1)迅速建立静脉通道,遵医嘱给予盐酸戊乙奎醚(长托宁)、解磷定肌内或静脉注射。

(2)观察药物疗效:患者出现瞳孔扩大、颜面潮红、皮肤干燥无汗、口干、心率增快提示达到阿托品化。

(3)观察药物毒副反应:患者出现瞳孔明显散大、心动过速、尿潴留、体温升高、烦躁不安、幻觉、狂躁、谵妄等精神症状应警惕阿托品中毒,遵医嘱用毛果芸香碱或新斯的明进行拮抗。

(四)饮食护理

暂禁食,减轻胃肠道负担,24 h后可视情况根据医嘱从流质饮食开始。

(五)心理护理

倾听患者的诉求,告知患者家属加强陪伴,进行心理疏导,必要时给予心理支持治疗,缓解其紧张焦虑情绪,防止再次自伤。

五、健康指导

(1)告知患者及家属有机磷农药中毒的治疗效果及预后,使其配合治疗护理。

(2)指导家属正确存放和使用有机磷农药,防止中毒。

(3)指导误服毒物后的自救和互救方法。

(4)出院后一旦有不适及时就诊,3个月内避免再次接触农药。

(郭　闯)

第二节　急性镇静催眠药中毒

一、概述

急性镇静催眠药中毒是因服用过量的镇静催眠药,导致中枢神经系统抑制。轻者嗜睡、注意力不集中、记忆力减退、步态不稳,重者出现昏迷、低血压、低体温、呼吸抑制、心动过缓或心跳停止。

二、病情观察与评估

(1)监测生命体征,观察患者有无呼吸浅慢、脉搏细速、血压降低、心动过缓等休克表现。

(2)观察患者有无中枢神经系统症状,如嗜睡、昏睡、讲话含糊不清、眼球震颤、共济失调、瞳孔缩小等表现。

(3)评估患者有无焦虑、抑郁等心理状况及再次自伤自残的危险。

三、护理措施

(一)迅速清除毒物

1.催吐

清醒患者可先常规催吐,禁用阿扑吗啡催吐,因对中枢神经系统有抑制作用。

2.洗胃

用清水或温开水或 1∶15 000～1∶20 000 高锰酸钾持续洗胃。

3.导泻

硫酸钠注射液导泻,忌用硫酸镁注射液导泻,因镁离子对呼吸中枢有抑制作用。

(二)保持呼吸道通畅

患者平卧,头偏向一侧,及时清除呼吸道分泌物,出现发绀或呼吸困难,立即吸氧,必要时建立人工气道行机械通气。

(三)血液净化治疗

当患者血苯巴比妥浓度超过 80 mg/mL 时,应给予血液净化治疗,但对苯二氮䓬类如地西泮中毒效果不明显。

(四)用药护理

1.催醒

遵医嘱使用氟马西尼催醒。氟马西尼是特异苯二氮䓬受体拮抗剂,能快速逆转昏迷。开始剂量 0.1～0.2 mg 缓慢静脉注射,必要时,30 min 后可重复给药,总量<3 mg。注射过快患者可出现焦虑、心悸、恐惧等不良反应。

2.补液利尿

每天 3 000～4 000 mL(5%葡萄糖注射液和 0.9%氯化钠注射液各半),同时密切观察尿量。予以2%～4%碳酸氢钠注射液 250 mL 静脉滴注碱化尿液,静脉推注呋塞米 20～40 mg,每天 2～3 次,要求每小时尿量在 250 mL 以上,以利于毒物的排出,同时纠正水、电解质紊乱。

3.呼吸兴奋剂

患者出现呼吸衰竭,遵医嘱使用纳洛酮、尼可刹米、洛贝林等。

(五)心理护理

倾听患者的诉求,告知患者家属加强陪伴,进行心理疏导,必要时给予心理支持治疗,缓解其紧张焦虑情绪,防止再次自伤。

四、健康指导

(1)指导失眠者到身心科门诊寻求帮助,寻找导致睡眠紊乱的原因。

(2)指导患者正确服用安眠药,不能随意增减或停药。

(3)告知家属妥善保管安眠药物,以免发生意外。

(郭 闯)

第三节 心源性猝死

一、疾病概述

(一)概念和特点

心源性猝死(sudden cardiac death,SCD)是指急性症状发作后以意识突然丧失为特征的、由心脏原因引起的自然死亡。世界卫生组织将发病 6 h 以内的死亡定为猝死,2007 年美国 ACC 会议上将发病 1 h 内的死亡定为猝死。

据统计,全世界每年有数百万人因心源性猝死丧生,占死亡人数的 15%～20%。美国每年有约 30 万人发生心源性猝死,占全部心血管病死亡人数的 50%以上,而且是 20～60 岁男性的首位死因。在我国,心源性猝死也居死亡原因的首位,虽然没有大规模的临床流生病学资料报道,但心源性猝死比例在逐年增高,且随年龄增加发病率也逐渐增高,老年人心源性猝死的概率高达 80%～90%。

心源性猝死的发病率男性较女性高,美国 Framingham 20 年随访冠心病猝死发病率男性为女性的3.8 倍;北京市的流行病学资料显示,心源性猝死的男性年平均发病率为 10.5/10 万,女性为 3.6/10 万。

(二)相关病理生理

冠状动脉粥样硬化是最常见的病理表现,病理研究显示心源性猝死患者急性冠状动脉内血栓形成的发生率为 15%～64%。陈旧性心梗也是心源性猝死的病理表现,这类患者也可见心肌肥厚、冠状动脉痉挛、心电不稳与传导障碍等病理改变。

心律失常是导致心源性猝死的重要原因,通常包括致命性快速心律失常、严重缓慢性心律失常和心室停顿。致命性快速心律失常导致冠状动脉血管事件、心肌损伤、心肌代谢异常和(或)自主神经张力改变等因素相互作用,从而引起的一系列病理生理变化,引发心源性猝死,但其最终作用机制仍无定论。严重缓慢性心律失常和心室停顿的电生理机制是当窦房结和(或)房室结功能异常时,次级自律细胞不能承担起心脏的起搏功能,常见于病变弥漫累及心内膜下浦肯野纤维的严重心脏疾病。

非心律失常导致的心源性猝死较少,常由心脏破裂、心脏流入和流出道的急性阻塞、急性心脏压塞等原因导致。心肌电机械分离是指心肌细胞有电兴奋的节律活动,而无心肌细胞的机械收缩,是心源性猝死较少见的原因之一。

(三)病因与危险因素

1.基本病因

绝大多数心源性猝死发生在有器质性心脏病的患者。Braunward 认为心源性猝死的病因有十大类。①冠状动脉疾病;②心肌肥厚;③心肌病和心力衰竭;④心肌炎症、浸润、肿瘤及退行性变;⑤瓣膜疾病;⑥先天性心脏病;⑦心电生理异常;⑧中枢神经及神经体液影响的心电不稳;⑨婴儿猝死综合征及儿童猝死;⑩其他。

(1)冠状动脉疾病:主要包括冠心病及其引起的冠状动脉栓塞或痉挛等。而另一些较少见的，如先天性冠状动脉异常、冠状动脉栓塞、冠状动脉炎、冠状动脉机械性阻塞等都是引起心源性猝死的原因。

(2)心肌问题和心力衰竭：心肌的问题引起的心源性猝死常在剧烈运动时发生，其机制认为是心肌电生理异常的作用。慢性心力衰竭患者由于其射血分数较低常常引发猝死。

(3)瓣膜疾病：在瓣膜病中最易引发猝死的是主动脉瓣狭窄，瓣膜狭窄引起心肌突发性、大面积的缺血而导致猝死。梅毒性主动脉炎、主动脉扩张引起主动脉瓣关闭不全时引起的猝死也不少见。

(4)电生理异常及传导系统的障碍：心传导系统异常、Q-T 间期延长综合征、不明或未确定原因的室颤等都是引起心源性猝死的病因。

2.主要危险因素

(1)年龄：从年龄关系而言，心源性猝死有两个高峰期，即出生后至 6 个月内及 45～75 岁。成年人心源性猝死的发病率随着年龄增长而增长，而老年人是成年人心源性猝死的主要人群。随着年龄的增长，高血压、高血脂、心律失常、糖尿病、冠心病和肥胖的发生率增加，这些危险因素促进了心源性猝死的发生率增加。

(2)冠心病和高血压：在西方国家，心源性猝死约 80%是由冠心病及其并发症引起。冠心病患者发生心肌梗死后，左室射血分数降低是心源性猝死的主要预测因素。高血压是冠心病的主要危险因素，且在临床上两种疾病常常并存。高血压患者左室肥厚、维持血压应激能力受损，交感神经控制能力下降易出现快速心律失常而导致猝死。

(3)急性心功能不全和心律失常：急性心功能不全患者心脏机械功能恶化时，可出现心肌电活动紊乱，引发心力衰竭患者发生猝死。临床上多种心脏病理类型几乎都是由心律失常恶化引发心源性猝死的。

(4)抑郁：其机制可能是抑郁患者交感或副交感神经调节失衡，导致心脏的电调节失调所致。

(5)时间：美国 Framingham 38 年随访资料显示，猝死发生以 7～10 时和 16～20 时为两个高峰期，这可能与此时生活、工作紧张，交感神经兴奋，诱发冠状动脉痉挛，导致心律失常有关。

(四)临床表现

心源性猝死可分为 4 个临床时期：前驱期、终末事件期、心搏骤停与生物学死亡。

1.前驱期

前驱症状表现形式多样，具有突发性和不可测性，如在猝死前数天或数月，有些患者可出现胸痛、气促、疲乏、心悸等非特异性症状，但也可无任何前驱症状。

2.终末事件期

终末事件期是指心血管状态出现急剧变化到心搏骤停发生前的一段时间，时间从瞬间到 1 h。心源性猝死所定义时间多指该时期持续的时间。其典型表现包括：严重胸痛、急性呼吸困难、突发心悸或眩晕等。在猝死前常有心电活动改变，其中以致命性快速心律失常和室性异位搏动为主，少部分以循环衰竭为死亡原因。

3.心搏骤停

心搏骤停后脑血流急剧减少，患者出现意识丧失，伴有局部或全身的抽搐。心搏骤停刚发生时可出现叹息样或短促痉挛性呼吸，随后呼吸停止。皮肤苍白或发绀，瞳孔散大，二便失禁。

4.生物学死亡

从心搏骤停至生物学死亡的时间长短取决于原发病的性质和复苏开始时间。心搏骤停后

4～6 min 脑部出现不可逆性损害，随后经数分钟发展至生物学死亡。心搏骤停后立即实施心肺复苏和除颤是避免发生生物学死亡的关键。

（五）急救方法

1.识别心搏骤停

在最短时间内判断患者是否发生心搏骤停。

2.呼救

在不影响实施救治的同时，设法通知急救医疗系统。

3.初级心肺复苏

初级心肺复苏即基础生命活动支持，包括人工胸外按压、开放气道和人工呼吸，被简称 CBA 三部曲。如果具备 AED 自动电除颤仪，应联合应用心肺复苏和电除颤。

4.高级心肺复苏

高级心肺复苏即高级生命支持，是在基础生命支持的基础上，应用辅助设备、特殊技术等建立更为有效的通气和血运循环，主要措施包括气管插管、电除颤转复心律、建立静脉通道并给药维护循环等。在这一救治阶段应给予心电、血压、血氧饱和度及呼气末二氧化碳分压监测，必要时还需进行有创血流动力学监测，如动脉血气分析、动脉压、中心动脉压、肺动脉压、肺动脉楔压等。早期电除颤对于救治心搏骤停至关重要，如有条件越早进行越好。心肺复苏的首选药物是肾上腺素，每 3～5 min 重复静脉推注 1 mg，可逐渐增加剂量到 5 mg。低血压时可使用去甲肾上腺素、多巴胺、多巴酚丁胺等，抗心律失常药物常用胺碘酮、利多卡因、β 受体阻滞剂等。

5.复苏后处理

处理原则是维护有效循环和呼吸功能，特别是维持脑灌注，预防再次发生心搏骤停，维护水、电解质和酸碱平衡，防治脑水肿、急性肾衰竭和继发感染等，其中重点是脑复苏。

（六）预防

1.识别高危人群、采用相应预防措施

对高危人群，针对其心脏基础疾病采用相应的预防措施能减少心源性猝死的发生率，如对冠心病患者采用减轻心肌缺血、预防心梗或缩小梗死范围等措施；对急性心梗、心梗后充血性心衰的患者应用 β 受体阻滞剂；对充血性心衰患者应用血管紧张素转化酶抑制剂。

2.抗心律失常

胺碘酮在心源性猝死的二级预防中优于传统的 Ⅰ 类抗心律失常药物。抗心律失常的外科手术治疗对部分药物治疗效果欠佳的患者有一定的预防心源性猝死的作用。近年研究证明，埋藏式心脏复律除颤器（implantable cardioverter defibrillator，ICD）能改善一些高危患者的预后。

3.健康知识和心肺复苏技能的普及

高危人群尽量避免独居，对其及家属进行相关健康知识和心肺复苏技能普及。

二、护理评估

（一）一般评估

（1）识别心搏骤停：当发现无反应或突然倒地的患者时，首先观察其对刺激的反应，并判断有无呼吸和大动脉搏动。判断心搏骤停的指标包括：意识突然丧失或伴有短阵抽搐；呼吸断续，喘息，随后呼吸停止；皮肤苍白或明显发绀，瞳孔散大，大小便失禁；颈、股动脉搏动消失；心音消失。

（2）患者主诉：胸痛、气促、疲乏、心悸等前驱症状。

(3)相关记录:记录心搏骤停和复苏成功的时间。

(4)复苏过程中须持续监测血压、血氧饱和度,必要时进行有创血流动力学监测。

(二)身体评估

1.头颈部

轻拍肩部呼叫,观察患者反应、瞳孔变化情况,气道内是否有异物。手指于胸锁乳突肌内侧沟中检测颈总动脉搏动(耗时不超过 10 s)。

2.胸部

视诊患者胸廓起伏,感受呼吸情况,听诊呼吸音判断自主呼吸恢复情况。

3.其他

观察全身皮肤颜色及肢体活动情况,触诊全身皮肤温湿度等。

(三)心理-社会评估

复苏后应评估患者的心理反应与需求,家庭及社会支持情况,引导患者正确配合疾病的治疗与护理。

(四)辅助检查结果评估

(1)心电图:显示心室颤动或心电停止。

(2)各项生化检查情况和动脉血气分析结果。

(五)常用药物治疗效果的评估

1.血管升压药的评估要点

(1)用药剂量和速度、用药的方法(静脉滴注、注射泵/输液泵泵入)的评估与记录。

(2)血压的评估:患者意识是否恢复,血压是否上升到目标值,尿量、肤色和肢端温度的改变等。

2.抗心律失常药的评估要点

(1)持续监测心电,观察心律和心率的变化,评估药物疗效。

(2)不良反应的评估:应观察用药后不良反应是否发生,如使用胺碘酮可能引起窦性心动过缓、低血压等现象,使用利多卡因可能引起感觉异常、窦房结抑制、房室传导阻滞等。

三、主要护理诊断/问题

(一)循环障碍

与心脏收缩障碍有关。

(二)清理呼吸道无效

与微循环障碍、缺氧和呼吸形态改变有关。

(三)潜在并发症

脑水肿、感染、胸骨骨折等。

四、护理措施

(一)快速识别心搏骤停,正确及时进行心肺复苏和除颤

心源性猝死抢救成功的关键是快速识别心搏骤停和启动急救系统,尽早进行心肺复苏和复律治疗。快速识别是进行心肺复苏的基础,而及时行心肺复苏和尽早除颤是避免发生生物学死亡的关键。

（二）合理饮食

多摄入水果、蔬菜和黑鱼等，可通过改善心律变异性预防心源性猝死。

（三）用药护理

应严格按医嘱用药，并注意观察常用药的疗效和毒副作用，发现问题及时处理等。

（四）心理护理

复苏后部分患者会对曾发生的猝死产生明显的恐惧和焦虑心情，应帮助患者正确评估所面对情况，鼓励患者和积极参与治疗和护理计划的制订，使之了解心源性猝死的高危因素和救治方法。帮助患者建立良好有效的社会支持系统，帮助患者克服恐惧和焦虑的情绪。

（五）健康教育

1.高危人群

对高危人群，如冠心病患者应教育会患者及家属了解心源性猝死早期出现的症状和体征，做到早发现、早诊断、早干预。教会家属基本救治方法和技能，患者外出时随身携带急救物品和救助电话，以方便得到及时救助。

2.用药原则

按时、正确服用相关药物，让患者了解常用药物不良反应及自我观察要点。

五、急救效果的评估

(1)患者意识清醒。

(2)患者恢复自主呼吸和心跳。

(3)患者瞳孔缩小。

(4)患者大动脉搏动恢复。

（郭　闯）

第四节　超高热危象

危象不是一个独立的疾病，它是指某一疾病在病程进展过程中所表现的一组急性综合征。多数危象的发生是由于某些诱发因素对基础疾病所导致的原有内环境急剧变化，并对生命重要器官特别是大脑功能构成严重的威胁。抢救不及时，死亡率和致残率均较高。但若能够及时发现治疗，护理措施得当，危象是可以得到有效控制的。

体温超过 41 ℃称为高热。超高热危象是指高热同时伴有抽搐、昏迷、休克、出血等，多有体温调节中枢功能障碍。超高热可使肌肉细胞快速代谢，引起肌肉僵硬、代谢性酸中毒及心脑血管系统等的损害，严重者可导致患者死亡。

一、病因

（一）感染性发热

任何病原体（各种病毒、细菌、真菌、寄生虫、支原体、螺旋体、立克次体等）引起的全身各系统器官的感染。

(二)非感染性发热

凡是病原体以外的各种物质引起的发热均属于非感染性发热。常见病因如下。

1.体温调节中枢功能异常

体温调节中枢受到损害,使体温调定点上移,造成发热。常见于中暑、安眠药中毒、脑外伤、脑出血等。

2.变态反应与过敏性疾病

变态反应时形成抗原抗体复合物,激活白细胞释放内源性致热源而引起发热,如血清病、输液反应、药物热及某些恶性肿瘤等。

3.内分泌与代谢疾病

如甲亢、硬皮病等。

二、临床表现

(一)体温升高

患者体温达到或超过 41 ℃,出现呼吸急促、烦躁、抽搐、休克、昏迷等症状。

(二)发热的特点

许多发热疾病具有特殊热型,根据不同热型,可提示某些疾病的诊断,如稽留热常见于伤寒、大叶性肺炎;弛张热常见于败血症、严重化脓性感染等。

(三)伴随症状

发热可伴有皮疹、寒战、淋巴结或肝脾肿大等表现。

三、实验室及其他检查

有针对性地进行血常规、尿常规、便常规、脑脊液等常规检查,病原体显微镜检查,细菌学检查,血清学检查,血沉、免疫学检查、X 线、超声、CT 检查等。

四、治疗要点

(一)治疗原则

迅速降温,有效防治并发症,加强支持治疗,对因治疗。

(二)治疗措施

1.降温

迅速而有效地将体温降至 38.5 ℃是治疗超高热危象的关键。

(1)物理降温的常用方法。①冰水擦浴:对高热、烦躁、四肢末梢灼热者可用;②温水擦浴:对寒战、四肢末梢厥冷的患者,用 32 ℃～35 ℃温水擦浴,以免寒冷刺激而加重血管收缩;③乙醇擦浴:30%～50%乙醇擦拭。④冰敷:用冰帽、冰袋置于前额及腋窝、腹股沟、腘窝等处。

物理降温的注意事项:①擦浴方法是自上而下,由耳后、颈部开始,直至患者皮肤微红,体温降至38.5 ℃左右;②不宜在短时间内将体温降得过低,以防引起虚脱;③伴皮肤感染或有出血倾向者,不宜皮肤擦浴;④降温效果不佳者可适当配合药物降温等措施。

(2)药物降温的常用药物。①复方氨基比林 2 mL 或柴胡注射液 2 mL 肌内注射;②阿司匹林、对乙酰氨基酚,地塞米松等;③对高热伴惊厥的患者,可用人工冬眠药物(哌替啶 100 mg、异丙嗪 50 mg、氯丙嗪50 mg)全量或半量静脉滴注。

药物降温的注意事项：降温药物可以减少产热和利于散热，故用药时要防止患者虚脱。及时补充水分，冬眠药物可引起血压下降，使用前应补足血容量、纠正休克，注意血压的变化。

2.病因治疗

(1)对于各种细菌感染性疾病，除对症处理外，应早期使用广谱抗生素，如有病原体培养结果及药敏试验，可针对感染细菌应用敏感的抗生素。

(2)非感染性发热，一般病情复杂，应根据患者的原发病进行有针对性的处理。

五、护理措施

(一)一般护理

保持室温在 22 ℃～25 ℃，迅速采取有效的物理降温方式，高热惊厥的患者，置于保护床内，防止坠床或碰伤，备舌钳或牙垫防止舌咬伤。建立静脉通路，保持呼吸道通畅。

(二)严密观察病情

注意观察患者生命体征、神志、末梢循环和出入量的变化，特别应注意体温的变化及伴随的症状，每4 h测一次体温，降至 39 ℃以下后，每日测体温 4 次，直至体温恢复正常。观察降温治疗的效果。避免降温速度过快，防止患者出现虚脱现象。

(三)加强基础护理

(1)患者卧床休息，保持室内空气新鲜，避免着凉。

(2)降温过程中出汗较多的患者，要及时更换衣裤被褥。保持皮肤清洁舒适。卧床的患者，要定时翻身，防止压疮。

(3)给予高热量、半流质饮食，鼓励患者多进食、多饮水、每天液体入量达 3 000 mL；保持大便通畅。

(4)加强口腔和呼吸道护理，防止感染及黏膜溃破；协助患者排痰；咳嗽无力或昏迷无咳嗽反射者，可气管切开，保持呼吸道通畅。

（郭　闯）

第五节　高血压危象

在高血压过程中，由于某种诱因使周围小动脉发生暂时性强烈痉挛，使血压进一步地急剧增高，引起一系列神经-血管加压性危象、某些器官性危象及体液性反应，这种临床综合征称为高血压危象。

一、病因

本病可发生于缓进型或急进型高血压、各种肾性高血压、嗜铬细胞瘤、妊娠高血压综合征、卟啉病等，也可见于主动脉夹层动脉瘤和脑出血，在用单胺氧化酶抑制剂治疗的高血压患者，进食过含酪胺的食物或应用拟交感药物后，均可导致血压的急剧升高。精神创伤、情绪激动、过度疲劳、寒冷刺激、气候因素、月经期和更年期内分泌改变等为常见诱因。在上述诱因的作用下，原有高血压患者的周围小动脉突然发生强烈痉挛，周围阻力骤增，血压急剧升高而导致本病的发生。

心、脑、肾动脉有明显硬化的患者，在危象发生时易发生急性心肌梗死、脑出血和肾衰竭。

二、发病机制

高血压危象的发生机制，多数学者认为是由于高血压患者在诱发因素的作用下，血液循环中肾素、血管紧张素、去甲基肾上腺素和精氨酸加压素等收缩血管活性物质突然急骤的升高，引起肾脏出入球小动脉收缩或扩张，这种情况若持续性存在，除了血压急剧增高外还可导致压力性多尿，继而发生循环血容量减少，又反射性引起血管紧张素Ⅱ、去甲肾上腺素和精氨酸加压素生成和释放增加，使循环血中血管活性物质和血管毒性物质达到危险水平，从而加重肾小动脉收缩。

三、病情评估

（一）主要症状

1.神经系统症状

剧烈头痛、多汗、视力模糊、耳鸣、眩晕或头晕、手足震颤、抽搐、昏迷等。

2.消化道症状

恶心、呕吐、腹痛等。

3.心脏受损症状

胸闷、心悸、呼吸困难等。

4.肾脏受损症状

尿频、少尿、无尿、排尿困难或血尿。

（二）主要体征

(1)突发性血压急剧升高，收缩压＞26.7 kPa(200 mmHg)，舒张压≥16.0 kPa(120 mmHg)，以收缩压升高为主。

(2)心率加快(大于110次/分钟)心电图可表现为左室肥厚或缺血性改变。

(3)眼底视网膜渗出、出血和视盘水肿。

（三）主要实验室检查

危象发生时，血中游离肾上腺素或去甲肾上腺素增高、肌酐和BUN增高、血糖增高，尿中可出现蛋白和红细胞，酚红排泄试验、内生肌酐清除率均可低于正常。

（四）详细评估

(1)有无突然性血压急剧升高。在原高血压的基础上，动脉血压急剧上升，收缩压高达26.7 kPa(200 mmHg)，舒张压16.0 kPa(120 mmHg)以上。

(2)有无存在诱发危象的因素。包括情绪激动、寒冷刺激、精神打击、过度劳累、内分泌功能失调等。

(3)血压、脉搏、呼吸、瞳孔、意识，注意有无脑疝的前驱症状。

(4)患者对疾病、治疗方法以及饮食和限盐的了解。

(5)观察尿量及外周血管灌注情况，评估出入量是否平衡。

(6)用药效果及不良反应。

(7)有无并发症发生。

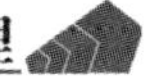

四、急救护理

(一)急救干预

(1)立即给患者半卧位,吸氧,保持安静。

(2)尽快降血压,一般收缩压小于 21.3 kPa(160 mmHg),舒张压小于 13.3 kPa(100 mmHg)左右,平均动脉压小于 16.0 kPa(120 mmHg),不必急于将血压完全降至正常:一般采用硝酸甘油、压宁定(利喜定)静脉给药。

(3)有抽搐、躁动不安者使用安定等镇静药。

(4)如有脑水肿发生可适当使用脱水药和利尿药,常用药物有 20%甘露醇和呋塞米。

(二)基础护理

(1)保持环境安静,绝对卧床休息。

(2)给氧,昏迷患者应保持呼吸道通畅,及时清除呼吸道分泌物。

(3)建立静脉通路,保证降压药的及时输入。

(4)做好心理护理,消除紧张状态,避免情绪激动,酌情使用有效镇静药。

(5)限制钠盐摄入,每天小于 6 g,多食新鲜蔬菜和水果,保证足够的钾、钙、镁摄入;禁食刺激性食物如酒、烟等,昏迷患者给予鼻饲。

(6)保持大便通畅,排便时避免过度用力。

(7)严密观察血压,严格按规定的测压方法定时测量血压并做好记录,最好进行 24 h 动态血压监测,并进行心电监护,观察心率、心律变化,发现异常及时处理。

(8)观察头痛、烦躁、呕吐、视力模糊等症状经治疗后有无好转,精神状态有无由兴奋转为安静。高血压脑病随着血压的下降,神志可以恢复,抽搐可以停止,所以应迅速降压、制止抽搐以减轻脑水肿,按医嘱适当使用脱水剂。

(9)记录 24 h 出入量,昏迷患者给予留置导尿,维持水、电解质和酸碱平衡。

(三)预见性观察

(1)心力衰竭:主要为急性左心衰,应注意观察患者的心率、心律变化,做心电监护,及时观察有否心悸、呼吸困难、粉红色泡沫样痰等情况出现。

(2)脑出血表现为嗜睡、昏迷、肢体偏瘫、面瘫,伴有或不伴有感觉障碍,应加以观察,出现情况及时处理。

(3)肾衰竭观察尿量,定期复查肾功能,使用呋塞米时尤其应注意。

(郭 闯)

第六节 垂体危象

一、概述

垂体危象即垂体功能减退性危象,是在垂体功能减退基础上,各种应激如感染、手术、创伤、寒冷、腹泻、呕吐、失水、饥饿,各种镇静剂、安眠剂、降血糖药物等可诱发垂体危象。根据临床表现分为高热型(体温>40 ℃)、低温型(体温≤30 ℃)、低血糖型、循环衰竭型、水中毒型及混合型。

二、病情观察与评估

(1)监测生命体征,观察有无体温升高或降低,有无心率加快、脉细速、血压下降、低血糖等表现。

(2)观察患者有无意识淡漠、神志模糊、谵妄、抽搐、昏迷等表现。

(3)观察神经系统体征以及瞳孔大小、对光反射的变化。

(4)观察有无心率加快、出冷汗、乏力等低血糖表现。

三、护理措施

(一)卧位

卧床休息,昏迷患者头偏向一侧。

(二)氧疗

遵医嘱吸氧,严重低氧血症和(或)休克患者常给予气管插管呼吸机辅助通气,遵循气管插管护理常规。

(三)纠正低血糖

遵医嘱予50%葡萄糖40～60 mL快速静脉推注,每小时监测血糖,维持血糖在6～10 mmol/L。

(四)纠正休克

建立静脉双通道,快速补液及遵医嘱应用升压药物等抗休克治疗措施。

(五)体温监测与护理

低温与甲状腺功能减退有关,遵医嘱给予小剂量甲状腺激素,并注意监测心率,同时采取保暖措施。高热者(体温>40 ℃)采用冰帽及大动脉处冰敷。

(六)药物护理

(1)禁用或慎用吗啡等麻醉剂、镇静剂、催眠药、降糖药,以免诱发昏迷。

(2)使用糖皮质激素者观察有无上腹部饱胀、频繁呃逆,血压下降、黑便等消化道出血的不良反应。

(3)使用血管活性药物、高糖、钾、钠等,观察血管有无红、肿、疼痛等静脉炎的表现。注意血管的选择,防止药物外渗,最好使用中心静脉输注药物。

(七)饮食护理

昏迷者留置胃管,鼻饲流质饮食。患者清醒能进食后,给予富含高热量、高蛋白、高维生素、易消化的食物,少量多餐。

四、健康指导

(1)教会患者自测心率、心律、体温,识别垂体危象的征兆,如有感染、发热、腹泻、呕吐、外伤、头痛等情况,立即就医。

(2)告知家属若发现患者有精神异常行为如兴奋、多语、情绪不稳、烦躁等及时就医。

(3)告知患者避免过度劳累、外伤、寒冷等诱发因素。

(4)告知患者不可自行减药或停药,定期门诊复诊。

(郭　闯)

第七节　重症烧伤

烧伤主要是指热力、化学物质、电能、放射线等引起的皮肤、黏膜、甚至深部组织的损害。其中以皮肤热力烧伤(如火焰、开水等)最为多见。据统计,每年因意外伤害造成的死亡人数,烧伤仅次于交通事故,排在第2位,并且在交通事故伤害中也有大量患者合并有烧伤。中国烧伤年发病率为1.5%～2%,即每年约有2 000万人会遭受不同程度烧伤,其中约5%的烧伤患者需要住院治疗。在美国,烧伤是继交通伤、跌落伤、中毒之后的第4位导致死亡的意外伤害,每年可致4 000人死亡,其中大约1 000人是15岁以下的儿童。烧伤对健康的危害既包括生理上的,也包括心理上的。

随着烧伤病理生理学的研究进展,人们已清楚地认识到,烧伤组织不单只是因为热力或其他理化因素直接损伤皮肤所造成,皮肤损伤后的继发性炎症反应和创面血液循环障碍均可加重组织的损伤程度,其他系统或器官的损害与烧伤创面的病理状态也有密切关系。因为皮肤是身体最大的器官,一旦遭到严重烧伤,就会使它重要的保护身体内环境稳定的功能受到破坏或丧失,并将导致人体发生一系列"应激"反应,产生全身免疫、代谢、病理生理、生物化学等一系列复杂的改变,进而造成全身各个脏器和系统不同程度的功能、代谢和形态上的变化,从而会引起烧伤患者出现诸如感染、休克、多器官功能不全等严重并发症,危及生命。所以,严重烧伤不单纯是一种局部的损伤,而是一种全身性疾病。

一、烧伤早期的监测与处理

(一)现场急救与转送

烧伤后急救是否及时,转送是否得当,对减轻受伤程度、减轻患者痛苦、降低伤后并发症和病死率都具有十分重要的意义。

(1)现场急救的关键是迅速排除致伤因素。中、小面积烧伤,特别是头、面及四肢烧伤,创面用大量冷水冲洗、冷敷或浸泡,需持续30～60 min,以取出后不痛或稍痛为止,而后用清洁敷料包扎,尽量减轻继发性损伤。大面积烧伤,一般趋向采用暴露。

(2)严重烧伤患者,如有心搏、呼吸骤停者,应立即给予有效的胸外心脏按压和人工呼吸。早期复苏需遵循CAB方案,C为循环支持(circulation);A为开放气道(airway);B为呼吸支持(breathing)。

(3)患者经急救后应迅速地转送到就近医院,尽量避免长途转运及反复搬动。转运过程中应注意保持呼吸道通畅,注意观察神志、脉搏、呼吸及尿量等情况。

(二)入院后的紧急处理

1.生命体征监测

患者入病室后迅速给予心电、血氧、血压等基本生命体征监测,以了解患者状态。注意应尽量避开烧伤部位。

2.扼要询问病史

了解致伤原因、时间,了解患者其他病史。迅速判断伤情,初步估计烧伤面积及深度,评估有无吸入性损伤、重度呼吸困难、休克及其他严重并发症，快速给予初步救治方案。

3.迅速建立人工气道

凡中度以上吸入性损伤、颈或胸部有环形焦痂，或头面部严重烧伤等，引起呼吸困难者，应立即建立人工气道，如气管内插管术或气管切开术等，并给予持续吸入湿化的氧气。注意，进行气管内插管时，不要将插管剪得太短，应在口外面留一段距离，因为会有面部和嘴唇的进展性肿胀。

4.建立有效的静脉通路

重度烧伤患者需长期维持补液，因而应用周围静脉应该有计划，必要时给予中心静脉穿刺术，两者均应在没有烧伤的部位，保证输液通畅、及时。

5.及时处理合并伤

特别是颅脑、胸、腹及四肢的创伤，应及时请相应科室的医师会诊，给予恰当处理。注意防治破伤风，必要时给予注射破伤风抗毒素。对于烦躁不安而易引起进行性损伤者，除了快速补液吸氧外，可给予注射止痛镇静剂。

6.整理床单位

除掉烧焦的脏衣物，注意动作要轻柔，必要时与家属沟通，经其同意后剪开衣物，以防止造成创面进行性损伤。使患者躺于清洁消毒的床单上，创面周围的毛发应剃掉，可用床上支架盖上清洁消毒的被单进行保暖。

7.进一步处理

对患者烧伤前后情况进行详细询问，对烧伤严重程度做准确判断，尽快制订进一步的治疗护理方案。补液要快速，防治休克。遵医嘱留置尿管，注意尿液的色、质、量，遵医嘱做尿常规检查，并准确记录每小时尿量。遵医嘱留置胃管，持续胃肠减压，以防止呕吐或误吸，注意观察胃液的色、质、量。记录每小时及 24 h 液体出入量。所有的插管和置管操作均应在早期进行，因为在烧伤后 24 h 内患者会出现严重的毛细血管渗出，进而严重水肿，导致操作困难。

8.早期清创术

目的在于祛除异物，清洁创面，防止感染，减轻疼痛，为创面愈合打好基础。清创应根据患者全身情况，在没有并发伤的情况下进行，尽量争取在伤后 6～8 h 内进行清创。剃除烧伤部位及其附近毛发，对于手或足的烧伤，应剪掉指(趾)甲。大多数火焰和热液烧伤的创面污染较轻，只需用无菌纱布或无菌棉球蘸取适量 0.9%氯化钠溶液轻轻擦拭便可除去污物。烧伤创面若布满未燃尽的衣物或泥沙等时，可先用0.9%氯化钠溶液适当冲洗，再用无菌纱布擦拭。创面被沥青、油渍等污染时，先用松节油或汽油擦洗，然后再酌情按上述处理。化学烧伤时，应立即使用流动水冲洗创面，冲洗时间应相对较长，以减轻化学物质中毒，并能阻止化学物质对皮肤继续损害。

9.实验室检查

根据创面分泌物的细菌培养和药敏试验结果，选择敏感抗生素。

二、烧伤休克的监测与处理

（一）一般监测

1.精神状态

烦躁不安是较早出现的症状之一，除因创面疼痛外，主要是由于血容量不足而引起脑缺氧。当循环系统功能正常，脑血流灌注良好的时候，患者神志清醒，安静合作；当脑组织灌注不良的时候，大脑缺血缺氧，患者会出现烦躁不安、不能合作，继续发展，严重者则会出现表情淡漠、反应迟钝、谵妄、意识模糊，甚至昏迷。不要片面强调镇静止痛剂的使用，在给予患者镇痛、镇静剂难以起效后，应优先考虑快速补液，预防烧伤休克。因为一氧化碳中毒和脑水肿等均可表现出脑缺氧的症状，所以同时也一定要保持呼吸道通畅和给予吸氧。患者若有比较严重的吸入性损伤，应尽早行气管切开术，防止呼吸道梗阻造成缺氧。

2.口渴

口渴是休克时胃肠道的一种反应，是烧伤休克早期较多见的临床表现之一，经补液治疗后，仍会难以消除。与细胞内、外渗透压变化及脱水对中枢神经造成影响有关。也可能与血浆渗透压变化、血容量不足，刺激下丘脑视上核侧面的口渴中枢有关。脱水时，口咽部黏膜唾液分泌减少，也可有口渴感。口渴具体发生机制尚不明确，出现后多不易缓解，甚至补足液体后也不能完全消除，因此我们不能把口渴作为补液指标，不然容易导致补液过量。烧伤越重，烦渴越明显。由于胃肠道功能减退，不能随意口服补液，否则可能发生急性胃扩张，况且这种口渴也多不因喝水而减轻。更不能给患者无节制地喝水，以免造成水中毒。

3.心率和脉搏增快

烧伤早期血容量不足时，在动脉收缩压降低之前可出现心率增快，以维持心排血量，这种现象可作为早期诊断休克的征象之一。严重烧伤患者心率可超过 120 次/分钟，小儿心率会在 140 次/分钟左右。若心率超过 150 次/分钟，心肌耗氧量增加，心室舒张期缩短，将引起冠状动脉灌流量减少和心肌供血不足，而使心肌收缩力减弱，使心排血量减少。

4.血压的变化

低血压是诊断休克的重要指标，但并非早期且敏感的指标，在判断病情时，还应综合分析。烧伤早期血压可以正常或升高，脉压减小，表示休克代偿期。若血压明显降低，表示休克失代偿期。患者表现心率增快、收缩压正常或增高，但脉压缩小时，应警惕是否发生休克，尽快采取措施预防休克。通常收缩压小于 12.0 kPa(90 mmHg)、脉压小于 2.7 kPa(20 mmHg)是休克存在的表现；血压回升、脉压增大是休克好转的征象。成人血压应维持收缩压在 12.0 kPa(90 mmHg)以上，小儿的血压应维持在收缩压＝年龄×2＋80(mmHg)，脉压＞3.3 kPa(25 mmHg)。四肢有严重烧伤而肿胀时，准确监测血压有困难，多靠其他指标观察。

5.尿量减少

肾脏是休克发展过程中受神经内分泌影响较大的脏器之一，临床上尿量被视为组织血液灌流状况和休克严重程度的敏感指标之一，一般重症监护病房记录每小时尿量。严重烧伤时，早期会出现少尿或无尿，因为血容量不足时肾脏血流量减少，肾小球滤过率降低；大面积烧伤四肢肿胀，入院后正常血压无法准确测量，应及时留置尿管，准确记录每小时尿量，这对观察全身血容量充足与否具有重要意义。一般尿量需维持在每小时 0.5～1.0 mL/kg，或成人每小时尿量 30～50 mL。特殊情况除外，如大面积深度烧伤或严重电烧伤有血红蛋白或肌红蛋白尿者，化学烧伤伴化学中毒者，每小时尿量应维持在 1.0～2.0 mL/kg，或成人每小时尿量 50～100 mL，这将有利于排出游离血红蛋白和肌红蛋白，以防阻塞肾小管，加速有毒物质的排除，有利于保护肾脏功能。伴有较重吸入性损伤、脑水肿、颅脑损伤或心肺负荷功能较低的患者，如老年人，应把尿量控制在标准水平以下，排除尿液引流不畅的因素后，不应根据尿少而盲目加大补液量，否则易发生补液过量、心衰、肺水肿或脑水肿等。收缩压＞12.0 kPa(90 mmHg)，且肾功能正常，尿量在每小时 30 mL 以上时，说明休克已得到纠正。尿量小于每小时 25 mL，尿比重增加者，表明仍然存在肾脏血管收缩，肾脏供血不足；血压正常、尿少、比重偏低者，提示有肾衰的可能。

6.末梢循环不良

末梢循环情况是反映体表灌流情况的标志。烧伤早期，若血容量不足，会导致组织血液灌注不良，而使正常皮肤黏膜的色泽苍白，甲床颜色亦变白，皮肤温度降低，肢体远端甚至发凉，表浅静脉不充盈，静脉穿刺困难，休克严重时，皮肤会出现发绀。大面积烧伤时肢体皮肤遭毁损，加之体液渗出、皮肤肿胀，通常很难观察末梢循环真实的变化情况。

7.胃肠反应

烧伤早期因中枢神经系统缺氧、输液过多、脑水肿、胃肠缺血等原因，易出现恶心、呕吐。多见于饱食后的烧伤患者或休克期胃肠功能降低而进食者，其呕吐物为胃内容物，呕吐量大者可能伴有急性胃扩张；若合并急性胃肠黏膜糜烂时，呕吐物为咖啡色或血性，出血量较多时可见柏油样便或鲜红色血便。烧伤休克时，胃肠缺血发生较早，持续时间长，容易造成胃肠黏膜蠕动功能障碍。另外，呕吐及较多的创面渗出，易导致低钾血症，而引起麻痹性肠梗阻。

（二）其他监测

1.血细胞比容和血红蛋白

可反映血液浓缩程度，指导调整补液计划。也可反映失血程度，必要时给予输血。一般在烧伤后第一个 24 h 内不需要输血，除非需要进行焦痂切除术。

2.离子浓度测定

钾、钠、钙、氯等离子测定，以便及时调整电解质平衡，维持血浆渗透压。

3.动脉血气分析

方便掌握酸碱平衡情况，进而帮助对休克程度和呼吸功能进行有效判断。

4.中心静脉压(CVP)

CVP 代表右心房或胸腔段上下腔静脉压力的变化，反映全身血容量与右心功能的关系。CVP 的正常值为 0.5～1.2 kPa(5～12 cmH_2O)。当 CVP＜0.5 kPa(5 cmH_2O)时，表示血容量不足；CVP＞1.5 kPa(15 cmH_2O)时，常可表示心功能不全、静脉血管过度收缩或肺循环阻力增高；CVP＞2.0 kPa(20 cmH_2O)时，表示发生充血性心力衰竭。

5.动脉血乳酸盐测定

休克患者组织灌注不良会引起无氧代谢和高乳酸血症，另外，大面积烧伤损害线粒体(产生 ATP 的细胞器)，会导致代谢性酸中毒，动脉血乳酸监测有助于评估休克及复苏的变化趋势。

6.弥散性血管内凝血的检测

对疑有弥散性血管内凝血(DIC)的患者，应对血小板数量和质量及凝血因子的消耗程度进行测定，并测定反映纤溶活性的多项指标。结合临床上休克及微血管栓塞的症状和出血倾向，下列 5 项中有 3 项以上异常，可诊断 DIC。

(1)血小板数＜80×10^9/L。

(2)凝血酶原时间较对照组延长 3 s 以上。

(3)血浆纤维蛋白原＜1.5 g/L 或进行性降低。

(4)血浆鱼精蛋白副凝(3P)试验阳性。

(5)血涂片中破碎的红细胞＞2%。

（三）烧伤休克的处理

1.静脉补液

静脉补液是治疗烧伤休克的最佳措施，应及时建立静脉通路，保证补液通畅。以下为国内常用的烧伤补液公式，烧伤后的第 1 个 24 h 补液量(mL)＝Ⅱ、Ⅲ度烧伤面积(%)×体重(kg)×1.5(胶体液和晶体液)＋(2 000～3 000)mL(基础水分)。胶体液和晶体液一般按 1∶2 比例分配；如果Ⅱ度烧伤面积＞70%或Ⅲ度烧伤面积＞50%，胶体液和晶体液可按 1∶1 的比例补给。烧伤后 6～8 h 内先补给所估算补液总量的半量，烧伤后第 2 和第 3 个 8 h 各补给总量的1/4。第 2 个 24 h 补液量：胶体液和晶体液的补充量为第 1 个 24 h 实际补液量的半量，基础水分不变。晶体液首选平衡盐，包括碳酸氢钠、氯化钾、0.9%氯化钠溶液等。胶体液以血浆为主，辅以全血、人体清蛋白等。水分补给以 5%葡萄糖溶液最适宜。休克复苏常用液体的作用如下。

(1)晶体溶液：补充细胞外液，短时间内有显著扩充血容量的作用。①0.9%氯化钠溶液：维持血浆晶体渗透压，但易致高氯性酸中毒。可按 2∶1 的比例静脉滴注 1.25%的碳酸氢钠液，以防治高氯性酸中毒。②平衡盐液：成分及渗透压和血浆近似，大量输入也不会引起高氯性酸中毒。③碳酸氢钠溶液：休克常合并代谢性酸中毒，静脉滴注碳酸氢钠可纠正酸中毒；对大面积烧伤或电击伤出现血红蛋白尿的患者，用碳酸氢钠可使尿液碱化，避免血红蛋白沉积于肾小管而造成肾脏损害。

(2)水分：用 5%～10%的葡萄糖溶液作为基础水分补充，成人每天 2 000～3 000 mL 遇有体温过高、气管切开、腹泻等情况时，可酌情增加补充水分。

(3)胶体液：包括血浆、清蛋白、血浆代用品和全血等。①血浆：烧伤后渗出的水肿液和水疱液的蛋白浓度约为血浆的一半，电解质浓度与血浆相近。研究证实目前用于烧伤休克复苏的胶体液中血浆是比较理想的。但在毛细血管通透性增高的情况下，输注血浆，虽能使渗出的蛋白得以补充，但同时血浆又进入了组织间隙，使第三间隙扩大，使水肿液的胶体渗透压增高，将使组织间水肿液的回收缓慢，肿胀持久不退。所以，目前烧伤休克补液治疗时，特别是烧伤后第 1 个 24 h内，是否要补充大量胶体液尚有争议。②人体清蛋白：作用同血浆，其升高血浆蛋白和增强胶体渗透压的作用高于血浆。③血浆代用品：如低分子右旋糖酐，优点是能维持胶体渗透压，改善微循环，缺点是扩容时间较短(约 3 h)。羟乙基淀粉 40 氯化钠注射液，作用同右旋糖酐。④全血：烧伤后低血容量休克主要是血浆成分丢失。大面积深度烧伤或高压电烧伤的患者，除血浆丢失外，还伴有红细胞大量破坏，如凝固和溶血均会导致红细胞丢失；但由于烧伤后体液渗出，致使血液浓缩，所以休克期并不是必须补充全血，可在补充晶体溶液后根据化验检查适当补充全血。

在英国，常用 Muir Barclay(或 Mount Vernon)补液法指导补液，即将烧伤后第 1 个 36 h(注意不是入院后第 1 个 36 h)分为 6 个时段：4 h、4 h、4 h、6 h、6 h、12 h，每隔 1 个时间段，应当给予患者 5%的血清蛋白溶液静脉滴注，速度为每小时 1.5～2 mL/kg，每 1 个时间段末期检测血细胞比容，并重新评估患者血管内液体状态，以做出调整。血细胞比容的值约为 0.35 时，便可以既保证氧气携带率，又不会增加血液黏度。

烧伤患者在复苏后通常是高动力的血液循环，心排血量增加，在烧伤后的第 1 个 48 h 内或较晚时可能迅速出现休克。

2.口服补液

大面积烧伤患者易发生休克，且胃肠功能较差，经口大量补液一定会加重胃肠道的负担，引起急性胃扩张，或容易因呕吐而发生误吸。烧伤不很严重的患者，如成人Ⅱ度烧伤面积 20%以下，小儿Ⅱ度烧伤面积 10%以下(非头面部烧伤)，在静脉补液有困难时，也可酌情给予正常饮食及根据需要喝含盐饮料。临床多配制烧伤饮料，即碳酸氢钠 0.15 g，氯化钠 0.3 g，糖适量，加水至 100 mL。另一种含盐饮料为每100 mL开水中加氯化钠 0.4 g。按伤情适量、间断、有计划服用。口服补液的注意事项。

(1)应服含盐饮料,不要单纯白开水,以防水中毒。

(2)少量多次饮用,每次不超过 200 mL。

(3)呕吐、胃潴留的患者不宜口服补液。

(4)做好计划和记录,严密观察血容量不足的表现。

3.吸氧

吸氧是烧伤早期治疗的一个重要措施,可以改善血氧分压,益于组织修复。对疑有一氧化碳中毒的患者,CO 与血红蛋白的亲和力约为氧气的 300 倍,应当给患者高浓度、高流量的持续氧气吸入,直到碳氧血红蛋白(COHb)水平降到 10%以下。

4.纠正酸碱平衡紊乱

烧伤休克期在乏氧条件下,酸性代谢产物增多、肾脏氢离子排出减少、胃肠道或肾脏丢失碳酸氢根离子过多等均可引起代谢性酸中毒。烧伤后常见的吸入性损伤,呕吐而致误吸,应用镇静或麻醉剂引起呼吸中枢抑制及胸部焦痂等损伤,均影响通气功能,而致呼吸性酸中毒。休克患者多有不同程度的酸中毒,可适当给予碱性药物,纠正酸中毒,改善组织血液灌注,另外前面提到,对大面积烧伤或电击伤伴有血红蛋白尿者,应用碱性药物还能碱化尿液,保护肾脏功能。应用碱性药物时,应该有明显代谢性酸中毒的指征,并且在通气状况良好的情况下使用。无严重的代谢性酸中毒时,多输注用 1.25%碳酸氢钠液,即 5%的碳酸氢钠 125 mL 加 0.9%氯化钠溶液 375 mL静脉滴注。烧伤后胃肠道功能紊乱,呕吐和胃肠减压丢失胃液,利尿治疗,使用大量青霉素,均可使碳酸氢根浓度升高,而导致代谢性碱中毒。烧伤后,由于紧张、疼痛等不适而引起主动通气过度,又可导致呼吸性碱中毒。治疗休克的同时,上述情况均应注意防治。

5.镇静、止痛

烧伤后剧烈的疼痛会加重应激反应,适当给予镇静、止痛可使患者平静休息,减少全身能量消耗,改善休克状况。可口服解热消炎止痛药,如布洛芬、双氯芬酸等;麻醉性镇痛药,如吗啡、哌替啶等;催眠镇静药物,如地西泮、苯巴比妥等。亦可选用冬眠药物。如需使用肌松剂,在烧伤头几个小时内应禁忌使用去极化肌松剂,如琥珀胆碱,因为它们可以加重高钾血症,应代替使用非去极化药物,如阿曲库铵、维库溴铵等。

6.抗生素的应用

感染是烧伤休克并发症的同时也会导致难治性休克,故应防治烧伤感染。根据细菌培养及药敏试验结果联合应用广谱抗生素,对防治休克有重要意义。

7.合理应用血管活性药物

血管活性药物包括缩血管药物和扩血管药物,合理应用血管活性药物能使微循环状况得以改善。当血压显著降低,短期内又无法输液扩容者,考虑使用缩血管活性药物;对于充分扩容后,仍有皮肤湿冷、苍白、尿少及意识障碍等所谓冷休克表现者,应伺机选用扩血管药物,以改善微循环和增强组织灌注。多巴胺小剂量(小于每分钟 10 μg/kg)可使心肌收缩力增强,并使肾脏和胃肠道等内脏器官血供提高;大剂量(大于每分钟 15 μg/kg)会表现为 α 受体作用,使外周血管阻力增加。

8.保护、改善重要脏器功能

(1)密切注意肺功能变化:中、重度吸入性损伤者,应尽早行气管切开,并给以雾化吸入。必要时呼吸机辅助呼吸。

(2)增强心肌收缩力,增加心排血量:选用毛花苷C 0.4 mg,烧伤后第一个24 h内给药1.2 mg,达到饱和量以后每天维持量为0.4 mg。也可选用多巴酚丁胺。

(3)少尿或无尿:鉴别是由于血容量不足还是肾脏因素。尿少,尿比重高,是因血容量或水分不足,应该输入水分或补充血容量;尿少,尿比重低,是因肾脏皮质缺血,肾脏髓质有血液循环,应输入呋塞米、利尿合剂及溶质性利尿剂等,同时输注胶体。利尿合剂配方:10%葡萄糖液500 mL内加氨茶碱0.25 g、咖啡因0.5 g、普鲁卡因1.0 g、维生素C 3.0 g,成人每次250~500 mL静脉快速滴入。溶质性利尿剂有20%甘露醇,用量为0.5~1 g/kg,24 h内达4 g/kg。经上述处理后,尿量仍不增加,则可能出现急性肾衰竭。烧伤2~5 d后,毛细血管渗漏通常会减慢,患者进入利尿期,大量组织间液重吸收进入血管并通过肾脏排出,这种自发的利尿通常很大量,在这一时间,应当减少液体和钠的输入,但必须注意血管内液体衰竭和电解质紊乱的观察。

(4)血红蛋白尿、肌红蛋白尿:主要是红细胞大量破坏或肌肉大量坏死,使血红蛋白或肌红蛋白游离血浆中,它们能刺激肾血管痉挛,并在酸性环境下沉淀阻塞肾小管,临床上表现为酱油色尿,颜色越深,表示其程度越重。处理原则:增加补液量,使尿液维持在100 mL/h以上;给予溶质性利尿剂;给予碱性药物,碱化尿液。

三、烧伤感染的监测与处理

(一)一般监测

1.创面感染的肉眼监测

正常烧伤创面分泌物为淡黄色血浆样、没有异味或有轻微血腥味。一旦创面分泌物的颜色、气味和量发生变化则表明可能发生了创面感染。不同的细菌感染会产生不同的变化。金黄色葡萄球菌(金葡菌)感染为黏稠的淡黄色分泌物;溶血性链球菌感染为稀薄的浅咖啡色分泌物;铜绿假单胞菌感染为黏稠并有甜腥气味的绿色或黄绿色分泌物;厌氧菌感染可以嗅到粪臭味;大肠埃希菌感染分泌物黏稠混浊;革兰氏阴性杆菌感染创面常出现暗灰或黑色的坏死斑。还可从以下几方面观察。

(1)创面加深或创面延迟愈合,多由于细菌侵犯深层血管而导致组织缺血坏死,使创面加深,创面延迟愈合。

(2)焦痂潮解、脱落,表示有局部感染的发生。

(3)痂皮或焦痂创面上出现灰白斑点,多表明真菌感染。斑点向创面迅速发展,融合成片状的绒毛状物,表面色泽逐渐明显,呈淡绿色、淡黄色、灰白色或褐色,数天后创面上出现一层薄粉状物。

(4)痂皮下出现脓液或脓肿。金葡菌感染时痂皮下可发生脓肿,若痂皮下脓肿为绿色有甜腥气味的脓液时多为铜绿假单胞菌感染。

(5)肉芽组织水肿、红肿或坏死。金葡菌或真菌的感染都会使肉芽组织坏死。而铜绿假单胞菌感染肉芽创面上可使其再度坏死。

(6)创面周围出现红肿、出血点或坏死斑。溶血性链球菌感染创面边缘多会出现明显的炎症反应。

2.创面感染的实验室检查

(1)血常规变化:烧伤后通常白细胞会反应性升高,而重症感染时白细胞反而下降。因为存在特殊人群,如老年人,白细胞反应不敏感,所以血常规变化仅供参考。

(2)创面分泌物细菌培养及药敏测定:这是最可靠的诊断感染的办法。

(3)活体组织检查:切除创面下或其周围正常组织,做细菌培养和病理切片,是检查深部组织感染的最好办法。但烧伤创面感染通常是多灶性感染,所以此法有一定的局限性。

3.败血症的监测

由于烧伤创面存在大量变性与坏死组织,细菌定植常常不可避免,当细菌局限于创面渗出液或坏死组织时,对全身的影响较小,但如果侵入到邻近活组织并达到一定菌量时,则会出现全身症状。早期败血症的菌种与当时创面的菌种有时不尽相同,都为肠道常驻菌种。因此肠源性感染也是引起败血症的途径之一。大面积烧伤患者由于长时间静脉输血输液,静脉炎时有发现,化脓性血栓性静脉炎也常是全身性感染的病灶。Ⅲ度烧伤致肌肉坏死、环状焦痂致进行性肌肉缺血坏死、电烧伤致深部肌肉坏死、烧伤合并有挤压伤、血管栓塞继发肌肉坏死等各种原因所致肌肉坏死都很容易诱发感染,甚至会发生气性坏疽威胁患者的生命。吸入性损伤导致不同程度的呼吸道充血、水肿及气管内黏膜坏死脱落会使呼吸道发生感染,成为感染源,而易引起败血症。输液、输血污染,气管切开后呼吸道管理不当所致感染,留置导尿管引起逆行感染,喂食、呕吐引起误吸所致的呼吸道感染等都不可忽视。败血症的临床症状如下。

(1)感染中毒症状:大多起病急,先畏寒或寒战,继而高热,热型不定;体弱者、重症营养不良者和小婴儿可无发热,甚至体温可低于正常。烦躁不安或精神萎靡,严重者颜面青灰或苍白,神志不清。四肢末梢厥冷,心率加快,呼吸急促,血压下降,婴幼儿还会出现黄疸。

(2)皮肤损伤:部分患者可见皮肤损伤,常见表现有瘀点、瘀斑、荨麻疹样皮疹、猩红热样皮疹。皮疹常出现于四肢、躯干皮肤或口腔黏膜等处。脑膜炎双球菌败血症可出现大小不等的瘀点或瘀斑;猩红热样皮疹常出现于链球菌、金葡菌败血症。

(3)胃肠道症状:常为腹痛、腹泻呕吐,甚至呕血、便血;严重的患者会出现中毒性肠麻痹或脱水、酸中毒。肠麻痹是败血症已到晚期的标志。

(4)其他症状:重症患儿通常伴有心力衰竭、心肌炎、嗜睡、意识模糊、昏迷、少尿或无尿等实质器官受损症状。革兰氏阴性菌败血症常并发休克和 DIC。金葡菌败血症常有多处迁徙性病灶;脓液、脑脊液、胸腔积液、腹水等可直接涂片,而后镜检找细菌。

4.败血症的实验室检查

(1)血常规检查:白细胞数大多明显增高,可高达$(10\sim30)\times10^9/L$,中性粒细胞百分比增高,可在 80%以上,出现明显核左移及细胞内中毒颗粒。少数革兰氏阴性菌败血症及机体免疫功能低下者白细胞总数可正常或稍低,可下降至 $5.0\times10^9/L$ 以下。

(2)中性粒细胞四唑氮蓝(NBT)试验:此试验仅在细菌感染时呈现阳性,高达 20%以上(正常在 8%以下),有助于病毒感染与细菌感染的鉴别。

(3)中性粒细胞功能检查:严重感染时,中性粒细胞的趋化功能、吞噬功能和杀菌功能均受不同程度的抑制。

(4)血培养:细菌血培养阳性是败血症的诊断依据,但不能依赖于血培养。因为患者在应用较多抗生素后可能难以获得阳性结果;血循环中菌量过少,或是耐药菌株,需培养较长时间,患者处于败血症晚期才培养出阳性结果。

（二）其他监测

1.精神状况

高反应型患者表现为高度兴奋、幻视、幻觉、谵妄，严重时出现狂躁。低反应型患者为抑制状态，表现为少语、嗜睡、甚至昏迷。

2.体温

体温表现高热或体温下降，严重烧伤患者由于超高代谢，体温通常维持在 37 ℃～38.5 ℃，若体温高达 39 ℃或降至 36 ℃以下就应注意是否有感染发生。

3.心率和脉搏

表现为加速，可达 150 次/分钟以上，若病危期脉搏缓慢，则提示预后不良。

4.呼吸

呼吸的变化是一个重要特征，表现为呼吸浅快或鼻翼扇动等呼吸困难症状。

5.血压

血压下降一般为脓毒性休克，说明病情危重，但一部分患者血压无明显变化。

（三）烧伤感染的处理

1.清洁创面

烧伤的主要死亡原因是全身感染，而创面感染是造成烧伤感染的主要问题。如何防治创面感染的发生是提高烧伤治愈率的关键。治疗原则是应尽快清除创面分泌物、脓痂及坏死组织，减轻感染，促进脱痂，培养肉芽创面。创面分泌物较多的话可用湿敷，即将浸有抗生素的湿纱布4～8 层贴敷于创面，和创面大小要一致，然后外敷油纱布再加干纱布包扎。根据分泌物和坏死组织的量，1～2 次/天。对于难于控制的严重铜绿假单胞菌感染创面，或创面发现有严重真菌感染时，可用暴露疗法，促使创面干燥，减少细菌的繁殖。对于四肢的感染创面，可用局部浸浴疗法，此法对于手、足部位烧伤尤为适合。用消毒的盆、水桶便可，无须特殊设备。其他部位的感染创面清洁用浸浴疗法具有一定的局限性，临床很少用。

2.创面外用药

适当的局部应用中西药抗菌药液，尽早封闭创面。铜绿假单胞菌感染时，可外用 1%的磺胺嘧啶银霜，磺胺嘧啶银可与细菌的 DNA 结合而起到抑制细菌生长繁殖的作用，此类革兰氏阴性菌感染，还可以用同类药物磺胺米隆，它具有吸收快、不容易产生耐药菌株的特点；真菌感染时，可外涂聚维酮碘或碘酊；一般的化脓菌（金黄色葡萄球菌、白色葡萄球菌、大肠埃希菌等）感染，可用呋喃西啉、氯己定、苯扎溴铵、含氯石灰硼酸溶液等，或黄连、四季青、虎杖、大黄等，制成药液纱布湿敷或浸洗。其他常用外用药还包括诺氟沙星银、磺胺嘧啶锌、硝酸银、灰黄霉素及它们的衍生物或混合制剂。一般情况下，还是应尽量避免抗生素外用，以防产生耐药菌株。

3.及时消除感染源

这是防治败血症的关键。常见的感染灶有感染的创面、化脓性血栓性静脉炎、肺炎、胃肠道炎症、各种置管引发的感染等。

4.合理应用抗生素

对于大面积深度的烧伤，创面大、病程长，一般需长期使用抗生素。应根据致病菌种、全身反应、敏感情况和肝肾功能等及时调整用药，病情稳定后及时减药或停药。

5.保护性隔离

接触隔离是重中之重，接触创面的敷料等物品要严格消毒，医务人员注意严格无菌操作。注意污物处理，限制人员流动等，定时通风，保持环境干燥，尽量减少感染机会。

6.全身支持疗法

全身支持疗法是烧伤感染的防治基础。烧伤后代谢亢进，能量消耗增加，热量需要量自然相应增加，若热量补给不足，短期内患者即会出现营养不良。烧伤面积>50%的患者每天需热量约14.7 kJ，消耗蛋白 110 g 以上。全身支持疗法主要是用静脉营养，维持正常的代谢的同时增加患者的营养，以增加机体的抵抗力和创面愈合力。但若营养素补充过多，对身体亦有危害。过多的糖会转化成脂肪在肝脏沉积，大剂量葡萄糖还抑制肺表面活性物质的形成，其代谢产生 CO_2 又会加重呼吸道的负担；过多的蛋白质可加重肝脏、肾脏的负担；过多脂肪可引起腹泻、肝脏肿大、胆汁淤积、凝血障碍及前列腺素代谢紊乱等，而降低机体抵抗力。同时注意防止水、电解质及酸碱平衡紊乱，提高机体免疫力。

四、重症烧伤患者的护理

(一)心理护理

大面积烧伤患者常常会无法面对自己的病情，需要较长时间的认知和适应，尤其是颜面部与身体暴露部位的烧伤，患者思想压力大，时常灰心绝望，针对患者不同时期心理的特点，给予及时的解释与安慰，使患者树立战胜疾病的信心。医务人员应在积极抢救患者的同时，及时做好患者的心理护理。要经常开导患者，与他谈心，分散其注意力，缓解患者对疼痛的敏感，以纠正患者的不良情绪。患者进入康复期后，医务人员要和家属一同做好细致的解释劝导工作，使患者接受现实，敢于面对。同时可以讲述一些恢复好的典型病例，让患者看到希望，树立信心，积极配合治疗。

烧伤患者早期心理通常处于强烈的应激状态，烧伤后精神紧张等心理应激反应会造成一系列生理改变，护士要注意进行有效的监测、评估和控制。急性期过后患者可能出现严重心理问题，大致有以下几种。

1.创伤后应激障碍(post-traumatic stress disorder，PTSD)

PTSD 是对亲身经历或目击的导致(或可能导致)自己或他人死亡(或严重身体伤害)的事件或创伤的强烈反应，是一种延迟或延长的焦虑性反应，常以梦境、持续的高警觉性、回避、情感麻木、反复回想、重新体验、对创伤性经历选择性遗忘及对未来灰心丧气为主要症状表现。少数患者会有人格改变。PTSD 起病多在烧伤后几日或烧伤数月后，症状可持续数月，甚至数年，而严重影响患者的精神生活质量和重新投入生活及工作的能力。PTSD 常导致患者自控能力降低，有的患者会产生愤怒及罪恶感，可出现自伤行为、暴怒、暴力攻击他人的行为或社会退缩行为等。

2.焦虑

焦虑是一种没有客观原因的内心不安或无根据的恐惧情绪，伴有显著的自主神经症状、肌肉紧张及运动性不安。焦虑的产生与性别、年龄、经济状况等有关；一般女性高于男性，中青年高于老年人，自费患者高于公费患者。头面部及手部的烧伤涉及患者自我形象改变和五官及手部相关重要功能损伤，焦虑发生率及程度相对较高；烧伤面积大、烧伤深度严重会加大患者心理压力，焦虑发生率及程度也较高。

3.抑郁

烧伤的剧烈刺激及治疗过程中各种痛苦体验对患者心理是一种很严重的应激，患者常表现为抑郁、恐惧、绝望。毁容和功能丧失是导致患者抑郁的原因之一；有些患者面对医疗费用的压

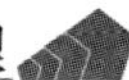

力，会为自己成为家庭的负担而不安，这是患者产生抑郁的另一重要原因。

4.悲观和孤寂

患者长期住院，特别是大面积烧伤的患者病程长，患者长期与亲友分离，且躯体受限不能参加各种社会活动，便容易感到被生活抛弃的孤寂或郁闷。再加上容貌形象改变，会使烧伤患者脱离正常生活，并且失去应有的社会地位和作用，悲观和孤寂感便会顺势滋生。

5.愤怒

因工伤或肇事所致烧伤，患者易愤怒，后悔懊恼，抱怨命运不公，甚至会将愤怒情绪向医护人员或亲属发泄，或对医院制度、治疗等表示不满，抵触医务人员对其进行的医疗护理活动，以平衡其内心的不快。

此外，大面积烧伤、头面部烧伤、肢体或五官功能损毁、形象改变的患者还较容易出现自杀倾向、思维迟缓或奔逸、谵妄等精神心理障碍。主观否定自己的身体，不愿意察看损伤的部位或照镜子，头脑中总萦绕着身体及功能改变或丧失的事情。必须运用有效的护理措施帮助患者过渡，护士可从如下几点调整患者的心理问题。

(1)鼓励其表达自己的感受，尤其是与审视自我的方式有关的感受。

(2)鼓励其询问与治疗、治疗进展及预后等有关的问题。

(3)告知其亲人对生理和情绪变化有所准备，在家庭适应中给予支持。

(4)鼓励他的朋友和亲人多来探望，让他了解自己在亲朋心目中的重要性。

(5)尽量为其提供机会，多与有共同经历的人在一起。

(6)对于身体部位或身体功能丧失的患者。①评估这种丧失对患者本人及患者家属的意义；②预计本人对于这种丧失做出的可能反应；③观察他对这种丧失的反应，鼓励他与亲人相互交流各自的感觉。④倾听并尊重患者诉说他们的感觉和悲伤；⑤鼓励局部观察、局部抚摸；⑥开发其能力和资源，使丧失尽量得以代偿。

(二)烧伤创面的护理

1.包扎创面的护理

(1)创面经清创处理后，先敷几层药液纱布，其上再覆盖 2～3 cm 吸水性强的纱垫，包扎范围大于创面边缘，而后用绷带由远至近均匀加压包扎，不宜过紧，注意尽量暴露指(趾)末端，以观察血液循环，注意有无发凉、麻木、青紫、肿胀等情况。

(2)四肢、关节等部位包扎固定时应保持功能位，防止挛缩。注意指(趾)间应用油质敷料隔开，防止形成指(趾)粘连畸形。

(3)勤翻身并经常改变受压部位，以防创面长期受压延迟愈合。经常查看敷料松紧程度，有无渗出，如有渗出应及时更换，因为敷料浸湿易引起感染。烧伤早期创面渗液较多，包扎敷料应相对厚些，待渗出少时，敷料再相对薄些。

(4)勤察看包扎部位有无红肿、发热、异味，肢端有无麻木、发绀、发凉等，如发现异常，应立即打开敷料，寻找原因。

(5)包扎后，肢体应抬高减轻局部肿胀，或以免水肿。

2.暴露创面的护理

(1)病室应温暖、干燥、清洁舒适，室温 28 ℃～32 ℃，湿度 18%～28%，注意保暖。

(2)定时翻身，一般每 2 h 1 次，尽量减少创面受压时间。若出现痂下感染，立即去痂引流。每天查看痂壳，保持其干燥、完整。接触创面处的床单、纱布、纱垫均应无菌，进行护理活动接触创面时应戴无菌手套。

(3)局部可使用电热吹风或烤灯,温度为 35 ℃~40 ℃。

(4)经常变换体位使创面充分暴露。为使腋窝会阴处创面暴露,患者体位应尽量呈“大”字形。做好会阴护理,严防大小便污染创面。

(5)创面在关节部位,应避免过度活动,防止结痂破裂出血而易引起感染。注意无菌操作,保持创面周围正常皮肤清洁。

3.创面外用药使用后的护理

(1)注意患者疼痛情况及创面有无皮疹出现,如有,应观察是否为药物过敏所致,立即停止该药,对症处理。

(2)监测白细胞计数和肝、肾功能情况。

(3)使用磺胺米隆时,为尽早发现代谢性酸中毒,应监测动脉血气分析。

4.术后创面的护理

(1)敷料应保持清洁干燥。观察敷料外有无渗血或渗血范围有无扩大,及时报告医师,立即拆开敷料检查创面,给予止血措施。

(2)肢体植皮区的护理:四肢植皮后,不能在手术肢体扎止血带,以免皮下血肿而使植皮失败。肢体应抬高,注意观察末梢血液灌注情况;头、面、颈、胸部植皮包扎后,应注意保持呼吸道通畅;下腹部植皮后,应注意观察并询问患者排尿情况,防止患者因疼痛不敢排尿而引起尿潴留,必要时留置导尿;术后 3 d,打开敷料,注意无菌操作,检查植皮情况,同时更换敷料,若发现问题及时处理;翻身时应使患者手术区域固定,以免因患者移动导致皮片移位,造成植皮失败;臀部、会阴部、双股部植皮手术后,应留置导尿并保持通畅,以免尿湿敷料,引发感染,导致植皮失败。

(三)特殊部位烧伤的护理

1.吸入性损伤

(1)予以吸氧,注意雾化湿化。通过雾化可以进行气道内药物治疗,以解痉、缓解水肿、防治感染、促进痰液排出等。湿化可以防止气管、支气管黏膜干燥受损,并有利于增强纤毛活动力,防止痰液干涸结痂,对预防肺不张和减轻肺部感染意义重大。

(2)头、面、颈部水肿的患者,应抬高床头,减轻水肿,同时可酌情去枕,保持呼吸道通畅。为避免枕后及耳郭等烧伤部位长期受压,可枕于有孔环形海绵或环形充气小橡胶圈。

(3)严密观察呼吸情况,备好气管插管或气管切开包等用物于床旁。若有呼吸道梗阻情况,及时行气管插管或气管切开。气管切开术适应证为:声门以上严重水肿且伴有面、颈部环形焦痂的患者;严重支气管黏液漏的患者;合并有 ARDS 需机械通气的患者;合并严重脑外伤或脑水肿的患者;气管插管留置 24 h 以上的患者。气管切开术后,便于药物滴入,且方便纤维支气管镜检查(这是诊断吸入性损伤及判断其严重程度的主要手段)及机械通气,同时也增加了气道及肺的感染机会,所以要注意正规操作,并加强术后护理,以避免感染。

(4)鼓励患者深呼吸并自主咳痰。掌握正确的吸痰技术,按需吸痰,及时清除口、鼻腔和气道分泌物。动作轻柔,以防呼吸道损伤。

(5)焦痂切开减压术:有颈、胸腹环形焦痂者,可使胸廓及膈肌运动范围受限,而影响呼吸或加重呼吸困难。因此,应及时行焦痂切开减压术,对改善呼吸功能、预防脑部缺氧有重要意义。

2.会阴部烧伤护理

(1)保持会阴部创面的清洁干燥。因创面不便于包扎,容易被大小便污染,所以要彻底暴露创面或加用烤灯等,促进创面干燥结痂。每次便后会阴部应用0.9%氯化钠溶液或1%苯扎溴铵冲洗干净,然后用纱布拭干。一般临床上,会阴部烧伤患者都会留置导尿,应做好尿管护理。

(2)保持患者双腿外展位,有利于保持创面干燥,避免感染。有外生殖器烧伤时,女性患者注意分开阴唇,且保持清洁,防止粘连及愈合后阴道闭锁。男性患者烧伤早期阴茎及阴囊水肿明显,可用50%硫酸镁每天湿敷,并用纱布将阴茎与阴囊隔开,防止粘连畸形。伴有臀部烧伤时,注意预防臀沟两侧的皮肤粘连愈合。

(3)若为小儿会阴部烧伤,其自制力差,多动,较难很好地给予配合,而使创面极易摩擦受损,可将患儿固定在人字架上。若同时伴有臀部烧伤,应间隔4 h翻身1次。

(4)由于中国人对性的敏感、含蓄,通常不愿在公共场合谈及性的话题,更别说将自己的会阴部暴露人前。住院期间,除婴幼患儿以外,几乎所有患者都对此部位非常敏感。在其治疗期间,因医师查房、护士护理、亲友探视等活动,使得患者的隐私部位经常被谈论、暴露,加之患者对性及生育功能的担心,如果工作过程中言行不当,极易引起不必要的麻烦,甚至容易因隐私问题引起医疗纠纷。所以,在整个护理过程中,语言及形体语言一定要适当有度,护士必须尽可能含蓄地与患者交流,特别是对异性患者,不要因职业原因而采取很直接的术语,避免引起尴尬或误会,引发患者抵触情绪。以“感觉怎么样”等双方都明白的语言询问交流,含蓄且带有关切之意。会阴部烧伤后会因肿胀等原因使其外观异于正常,患者会对周围一切都很敏感,护士应多以微笑示意,以避免因面部表情等形体语言使患者心理紧张敏感。

(四)健康教育

烧伤患者的康复治疗和功能锻炼至关重要,可促进机体恢复,减少或避免并发症,有效防止瘢痕挛缩、关节功能丧失。早期锻炼一般于烧伤后48 h病情稳定时便可开始。对于植皮术后的患者应暂停运动,一周后恢复运动。有肌腱和关节裸露的部位应制动,以免造成进行性损伤。要明确锻炼进度和要求,主动和被动运动相结合的同时以主动运动为主。烧伤患者开始进行功能锻炼时会伴有不同程度的疼痛,所以运动量要适当,循序渐进,肢体关节的活动范围要由小到大、缓慢进行,被动运动时手法要柔和,避免强制性运动,可以请专业康复治疗师进行。要使患者清楚地认识到功能锻炼的作用和重要性,以取得他们主动配合,使功能训练得以顺利进行。利用有效的沟通和指导教育,帮助患者获取必需的知识,做好出院后的自我护理,避免并发症。

(郭 闯)

第十四章

透析室护理

第一节　血液滤过和血液透析滤过治疗技术

一、血液滤过和血液透析滤过的原理

（一）对流

1.机制

溶质通过半透膜转运的第二种机制是对流。水分子小，能够通过所有半透膜。当水分子在静水压或渗透压的驱动下通过半透膜时就发生超滤，易于通过膜孔的溶质随水运行。溶质与水分子一起通过半透膜近似于原始浓度。该过程大分子溶质，尤其是大于膜孔的分子无法通过半透膜，半透膜对这些大分子溶质起到了筛滤作用。血液滤过即利用此原理。

2.影响对流的因素

包括以下因素：①膜的特性；②消毒可使膜孔收缩；③血液成分：血浆蛋白浓度、血细胞比容以及血液黏滞度影响超滤率；④液体动力学：膜表面的切变力或速度梯度影响滤过量；⑤温度：血液透析和血液滤过时，温度与超滤率呈直线关系。

（二）血液滤过

血液滤过仅仅通过对流方式清除溶质，即溶质和水一起顺着压力梯度被滤出。由于大量溶液被滤出，需补充大量的置换液（每次大于 40 L）。血液滤过比血液透析可以更好地清除大分子溶质如 β_2-微球蛋白、糖基化终产物等，提高小分子毒素的清除，稳定心血管系统，改善炎症反应。对于那些需要长期血液透析、失去肾移植机会或因体重较大常规血液透析不能获得满意 Kt/V 值的患者，血液滤过更有益处。

（三）血液透析滤过

由血液透析和血液滤过组成，同时通过对流和弥散两种方式清除溶质和水分。由于置换液被直接输入患者体内，置换液必须超纯，内毒素的污染要降至最小。此外，血液透析滤过需要高通透性、大面积半透膜、高血流速以及对置换量的精确控制。

二、血液滤过装置

(一)血液滤过器

是决定血液滤过治疗效果的关键,对滤过膜的要求与透析膜的要求不同,血液滤过膜应有大孔径、高通量,具有很高的超滤系数和水渗透性。

(二)血液滤过机

血液滤过机除了与血液透析机具有相同的动静脉压、跨膜压、漏血、空气监测等监护装置外,还增设了置换液泵和液体平衡加温装置。新型的血液滤过机均可根据需要选择血液滤过或血液透析滤过的治疗模式。血液滤过与血液透析治疗运作时的最大区别在于血液滤过不用透析液,血液透析滤过则需应用透析液。两者在治疗时都要超滤大量液体并同时补充相应量的置换液,故对液体平衡要求特别高,倘若在治疗时液体置换过量或不足,均可快速导致危及生命的容量性循环衰竭。因此,血液滤过机对液体平衡的连续监测以确保滤出液与置换液进出的平衡是安全治疗的重要环节。

(三)置换液

血液滤过时,由于大量血浆中的溶质和水被滤出,因此必须补充相当量的与正常细胞外液相似的置换液,因此必须保证其无细菌和致热源、无有机物,提高血液滤过疗效,减少并发症。如今临床上应用较为普遍的在线式血液滤过机,内置 2～3 个超微滤器,可在线生产超纯置换液,保证了透析液和置换液处方的个体化。

单纯血液滤过置换量一般为 60～90 升/周,血液透析滤过置换量为 9～15 升/次。

三、操作规程

(一)血管通路

血液滤过、血液透析滤过的血管通路与血液透析相同,但血流量要求较血液透析高,一般需250～350 mL/min的流量才能达到理想的治疗效果。

(二)置换液补充途径

1.前稀释法

置换液于滤器前的动脉端输入,其优点是血液在进入滤器前已被稀释,故血流阻力小,滤过率稳定,残余血量少,不易在滤过膜上形成蛋白质覆盖层,可减少抗凝剂用量。但清除率低于后稀释法,要达到与后稀释法相等的清除率需消耗更多的置换液。

2.后稀释法

置换液于滤器后静脉端输入。临床上最常用的是后稀释,其优点是清除率高,可减少置换液用量,节省治疗费用。缺点是水分大量被超滤以后血液浓缩,易在滤过器膜上形成覆盖物,肝素用量也较前稀释法多。

3.混合稀释法

这是一种较完善的稀释方法。为了最大限度地发挥血液滤过、血液透析滤过前稀释法或后稀释法的治疗优点,避免两者之缺点。

四、血液滤过和血液透析滤过的并发症及护理

(一)并发症

1.技术并发症

包括液体平衡误差、置换液成分错误、置换液被污染导致致热源反应、低血流量、破膜漏血、凝血等。

2.丢失综合征

血液滤过或血液透析滤过在超滤大量水分清除中分子毒素的同时,也将一些分子量小但是有益的成分清除。

(二)护理措施

(1)在血液滤过和血液透析滤过过程中密切监视机器运转情况以及动脉压、静脉压、跨膜压和血流量的变化。在治疗过程中需补充大量置换液,如果液体平衡有误,则会导致患者发生危及生命的容量性循环衰竭,因而特别要注意机器液体出入量的动态显示是否正常,确保患者液体出入量的平衡。所有的治疗参数与临床情况应每小时详细记录一次。

(2)严密观察患者的意识、血压、脉搏、呼吸、体温的变化。生命体征的波动与变化往往是急性并发症的先兆,护士在巡视中要密切注意患者的临床反应,如是否有恶心、呕吐、心慌、寒战和高热等症状。

(3)血液透析的所有并发症都有可能在血液滤过过程中出现,最值得警惕的有液体平衡误差、置换液成分错误、置换液被污染导致致热源反应、低血流量、破膜漏血、凝血等。护士在临床护理中要加强责任心、操作严格规范、积极预防可能出现的并发症。一旦发现治疗中的问题,必须及时处理,使治疗顺利进行。

(任丽苹)

第二节　连续性肾脏替代治疗技术

连续性肾脏代替治疗(CRRT)是指每天持续 24 h 或接近 24 h 进行的一种连续性的体外血液净化疗法,目前已在 ICU 危重患者中广泛使用。

一、分类

(一)连续性动脉-静脉血液滤过(CAVH)

CAVH 利用人体动静脉之间的压力差,以对流的原理清除体内大中小分子物质、水和电解质。CAVH 是连续滤过,故比血液滤过更接近于肾小球滤过生理。CAVH 具有自限超滤、持续性、稳定性和简便性的特点。

(二)连续性静脉-静脉血液滤过(CVVH)

CVVH 清除溶质的原理与 CAVH 相同,不同之处是采用中心静脉留置单针双腔导管建立血管通路。深静脉留置导管安全性高,同时应用两条血管通路,不造成再循环。CVVH 已经逐渐取代 CAVH,成为标准的治疗模式。目前主张应用高通量的 CVVH,血流量可达 200～

300 mL/min,应用前稀释置换液6～9 L/h,应用后稀释置换液 3～5 L/h。

(三)连续性动脉-静脉及静脉-静脉血液透析(CAVHD及CVVHD)

CAVHD及CVVHD溶质转运主要依赖于弥散及少量对流。当透析液流量为100～150 mL/min(此量小于血流量)时,可使透析液中全部小分子溶质呈饱和状态,从而使血浆中的溶质经过弥散机制清除。

CVVHD的原理与CAVHD的原理的区别在于CVVHD采用静脉-静脉建立血管通路。

(四)连续性动脉-静脉及静脉-静脉血液透析滤过(CAVHDF及CVVHDF)

CAVHDF与CVVHDF也是在CAVH的基础上发展起来的,它们加做透析以弥补CAVH对氮质清除不足的缺点。CAVHDF的溶质转运机制已非单纯对流,而是对流加弥散,不仅增加了小分子物质的清除率,还能有效清除中大分子物质。CAVHDF时应用高通量滤器,透析液逆向输入。

(五)缓慢连续性超滤(SCUF)

SCUF主要原理是以对流的方式清除溶质和水分,也是CRRT中的一种类型,不同点是它不补充置换液,也不用透析液,对溶质清除不理想,不能保持肌酐在可以接受的水平,有时需要加用透析治疗。

(六)连续性高流量透析(CHFD)

CHFD应用合成膜血滤器进行无置换液血液透析滤过。这个系统包括连续性血液透析和一个透析液容量控制系统,用高通量血滤器10 L碳酸氢盐透析液以100 mL/min的速度再循环。超滤过程由速度不同的两个泵控制,一个泵输送已加温的透析液,另一个泵调节透析液流出量和控制超滤。当透析4 h透析液中尿素和肌酐浓度与血浆中浓度达到平衡后予以更换。接近零超滤时,透析器内同时存在超滤和反超滤现象,不仅存在弥散清除,也有对流清除,对中大分子物质的清除量增多。

(七)高容量血液滤过(HVHF)

持续进行CVVH,每天输入置换液50 L,应用高通量滤器,面积1.6～2.2 m^2,则称为HVHF。标准HVHF有两种方法。①标准CVVH,超滤量维持在3～4 L/h;②夜间标准CVVH维持,白天开始超滤量为6 L/h,超滤总量＞60 L/d。

(八)日间连续性肾脏替代治疗(CRRT)

日间CRRT主要在日间进行,各种药物及营养液也主要集中在日间输入,在日间清除过多水分,使患者在夜间可获得足够休息,并减少人力消耗。

二、特点

(一)血流动力学稳定

CRRT的特点就是容量波动小,胶体渗透压变化程度小,基本无输液限制,能随时调整液体平衡,因而对血流动力学影响较小。CRRT也可能导致溶液大量丢失,故在治疗中要严密监测出入量。

(二)溶质清除率高

CRRT与血液透析相比,其优点为连续性治疗,可缓慢、等渗地清除水和溶质,溶质的清除量在于超滤液中该溶质的浓度乘以超滤液量,与常规血液透析相比,CRRT有更高的尿毒症毒素清除率，但置换液量必须加大，时间必须延长，频率必须增加。

（三）补充液体和胃肠外营养不受限制

行常规血液透析或腹膜透析的急性肾衰竭患者，由于少尿、补液量受限，限制了营养的补充，出现负氮平衡和热量摄入不足。CRRT 能根据患者营养需求补充大量液体，为营养支持治疗提供保障。

（四）清除炎症介质和细胞因子

临床证明，连续性血液滤过还可用于治疗败血症和多器官功能衰竭，可以清除肿瘤坏死因子（TNF-α）、炎症介质（白细胞介素-1、白细胞介素-6、白细胞介素-8）等。主要机制是通过对流和吸附清除溶质。

三、护理措施

（一）心理护理

接受连续性肾脏替代治疗的患者大多数是第一次透析，治疗时间长，一般可持续 72 h，患者往往存在紧张、恐惧的心理。因此，在治疗前要做好耐心细致的解释工作，让患者了解连续性肾脏替代治疗的过程，并在严密的监测系统下完成，以减轻患者的思想负担，积极配合治疗。

（二）严密观察病情变化

（1）采用 24 h 心电监护监测患者的血压、脉搏、呼吸、心率，每小时记录一次。观察患者有无发热、乏力、眩晕、出汗、呕吐等低血压症状。

（2）准确记录动脉压、静脉压、滤器压、跨膜压（TMP）和滤液测压等。

（3）监测治疗后 24 h、48 h、72 h 的肾功能、电解质、动脉血气值等。

（4）防止连接管路的脱落、扭曲而造成不必要的大出血或凝血。一般连接管路采用两道固定，即穿刺部位固定及床边固定。

（三）血管通路的护理

通常用双腔导管，血管通路护理同血液透析。

（四）置换液补充方法

1.前稀释法

置换液在滤器前输入，称为前稀释法（由动脉端输入）。其优点是血流阻力小、滤过率稳定、残余血量少、不易形成蛋白质覆盖层，同时因为置换液量大，又可降低血液黏稠度，减少滤器内凝血。其缺点是清除率低、所需的置换液量大（6～9 L/h），价格昂贵。

2.后稀释法

置换液在滤器后输入，称为后稀释法（由静脉端输入）。用量少（4～6 L/h），等量滤液内含溶质量比前稀释法多，增加了清除率，因为后稀释法血液未被稀释，滤液中溶质的浓度与血浆水平相同。

（五）配置置换液注意事项

CRRT 时应用大量的置换液，如配置不当，会造成渗透压的改变，或被污染后引起毒血症，故配置置换液时必须遵循以下制度。

（1）严格无菌操作，配置前先洗手，戴帽子、口罩。

（2）配置前核对药物，配置时注意各种药物剂量的准确性。

（3）碳酸氢钠置换液应现用现配。

(4)将每一组置换液利用无菌技术注入静脉高营养袋中,形成密闭状态。

(5)必要时可检测置换液的电解质浓度。

(任丽苹)

第三节 血液灌流治疗技术

一、概述

(一)血液灌流

血液灌流是指将患者的血液引出体外并经过具有光谱解毒效应的血液灌流器,通过吸附的方法来清除体内有害的代谢产物或外源性毒物,最后将净化后的血液回输患者体内的一种血液净化疗法。在临床上被广泛地用于药物和化学毒物的解毒,尿毒症、肝性脑病及某些自身免疫性疾病等的治疗。

(二)吸附剂

经典的吸附剂包括活性炭和树脂。

(1)活性炭:是一种非常疏松多孔的物质,其来源相当多样,包括植物、果壳、动物骨骼、木材、石油等,经蒸馏、炭化、酸洗及高温、高压等处理后变得疏松多孔。活性炭吸附力强的主要原因就在于多孔性,无数的微孔形成了巨大的比表面积。活性炭的特点是大面积(1 000 m^2/g 以上)、高孔隙和孔径分布宽,它能吸附多种化合物,特别是极难溶于水的化合物,对肌酐、尿酸和巴比妥类药物具有良好的吸附性能。

(2)树脂:树脂是一类具有网状立体结构的高分子聚合物,根据合成的单体及交联剂的不同分为不同的种类。血液净化吸附剂采用吸附树脂,吸附树脂又分为极性吸附树脂和非极性吸附树脂。XAD-4、XAD-7 等对有机毒物、脂溶性毒物的吸附作用大;XAD-2 树脂,对疏水集团毒素(如有机磷农药、地西泮等)的吸附力大;XAD 系列树脂的解毒作用优于活性炭,其吸附的毒物分子量为 500～20 000 D。一般认为血液灌流的吸附解毒作用优于血液透析。如对苯巴比妥钠等镇静安眠药、解热镇静剂、三环类抗忧郁药、洋地黄、地高辛、茶碱、卡马地平、有机氯、百草枯等的解毒作用优于血液透析。对脂溶性高、分布容积大、易与蛋白结合的毒物解毒作用也优于血液透析。

(三)理想的血液灌流吸附必须符合以下标准

(1)与血液接触无毒无变态反应。

(2)在血液灌流过程中不发生任何化学反应和物理反应。

(3)具有良好的机械强度,耐磨损,不发生微粒脱落,不发生变形。

(4)具有较高的血液相容性。

(5)易消毒清洗。

二、血液灌流的方法、观察及护理

(一)方法

进行血液灌流时,应将吸附罐的动脉端向下,垂直立位,位置高度相当于患者右心房水平,用5%葡萄糖溶液 500 mL 冲洗后,再用肝素盐水(2 500 U/L 盐水)2 000 mL 冲洗,将血泵速度升至 200~300 mL/min冲洗灌流器,清除脱落的微粒,并使炭颗粒吸水膨胀,同时排尽气泡。冲洗过程中,可在静脉端用止血钳反复钳夹血路以增加血流阻力,使冲洗液在灌流器内分布更均匀。灌流时初始肝素量为4 000 单位左右,由动脉端注入,维持量高,总肝素量为每次 6 000~8 000 单位,较常规血液透析量大,因活性炭可吸附肝素,要求部分凝血活酶时间、凝血酶时间及活化凝血时间达正常的 1.5~2.0 倍。

(二)血管通路

应用临时血管通路。首选股静脉、颈内静脉及锁骨下静脉。也可采用桡动脉-贵要静脉,足背动脉-大隐静脉。个别情况下也可使用内瘘或外瘘。血流量以 50 mL/min 开始,若血压、脉搏和心率稳定可提高至 150~200 mL/min。

(三)观察

每次血液灌流 2 h,足以有效地清除毒物。如果长于 2 h 吸附剂已被毒物饱和而失效。如果 1 次灌流后又出现反跳时(组织内毒物又释放入血液),可再进行第 2 次灌流,但 1 次灌流时间不能超过 2 h。血液灌流如与血液透析联合治疗,则灌流器应装于透析器之前;结束时把灌流器倒过来,动脉端在上,静脉端在下,用空气回血,不能用生理盐水,以免被吸附的物质重新释放入血。

(四)不良反应

(1)血小板减少:临床上较多见。另外活性炭也可吸附纤维蛋白原,这是造成出血倾向的原因之一。

(2)对氨基酸等生理性物质的影响:血液灌流能吸附氨基酸,尤其对色氨酸、蛋氨酸等芳香族氨基酸吸附量最大,但一般机体有代偿功能,若长期使用,应引起警惕。

(3)对药物的影响:因能清除许多药物,如抗生素、升压药等,药物治疗时应注意剂量调整。

(4)低体温:常发生于冬天使用简易无加温装置血液灌流时。

(五)护理措施及注意事项

(1)密切观察患者的生命体征、神志变化、瞳孔反应等,保持呼吸道通畅。呼吸道分泌物过多的昏迷患者,应将头侧向一边,并及时减慢血流速度,去枕平卧。使用升压药,扩充血容量,如补液及输血、清蛋白、血浆等。但药物应在血路管的静脉端注入,或经另外的补液途径注入,否则药物被灌流器吸附,达不到有效浓度。若患者在灌流之前血压已很低,则可将充满预冲液的管路直接与患者的动静脉端相连接。

(2)血液灌流前大多患者由于药物影响处于昏迷状态,随着血液灌流的作用,药物被灌流器逐渐吸附,1~1.5 h 后患者逐渐出现躁动、不安,需用床挡加以保护,以防坠床;四肢和胸部可用约束带进行约束,但不能强按患者的肢体,防止发生肌肉撕裂、骨折或关节脱位;背部应垫上软垫防止背部擦伤和椎骨骨折;必要时用包有纱布的压舌板垫在患者的上下齿之间,防止咬伤舌头,并注意防止舌后坠。

(3)保持体外循环通畅。导管应加以固定,对躁动不安的患者适当给予约束,必要时给予镇静剂。防止因剧烈活动而使留置导管受挤压变形、折断、脱出,管道的各个接头须紧密连接,防止

滑脱出血或空气进入导管引起空气栓塞。

(4)严密观察肝素抗凝情况,若发现灌流器内血色变暗、动脉和静脉壶内有血凝块,则应调整肝素剂量,必要时更换灌流器及管路。

(5)如用简易的血泵做血液灌流,没有监护装置,则必须严密观察是否有凝血、血流量不足和空气栓塞等情况。如出现动脉除泡器凹陷,则提示血流量不足,应考虑动脉穿刺针是否位置不当、动脉管道是否扭曲折叠、血压是否下降;若动脉除泡器变硬、膨胀,血液溢入除泡器的侧管,提示动脉压过高,灌流器凝血;若同时伴有静脉除泡器液面下降,则应适当增加肝素的用量;在无空气监测的情况下,一旦空气进入体内将会发生严重的空气栓塞,因此要密切注意各管道的连接,严防松脱,注意动静脉除泡器和灌流器的安全固定。

(6)维持性血液透析患者合并急性药物或毒物中毒需要联合应用血液透析和血液灌流时,灌流器应置于透析器之前,有利于血液的加温,以免经透析器脱水后血液浓缩,使血液阻力增大,导致灌流器凝血。

(7)患者有出血倾向时,应注意肝素的用法,如有需要,可遵医嘱输新鲜血或浓缩血小板。

(8)若患者在灌流 1 h 左右出现寒战、发热、胸闷、呼吸困难等反应,可能是灌流器生物相容性差所致,可静脉注射地塞米松,给予吸氧,但不要盲目终止灌流,以免延误抢救。

(9)观察反跳现象:血液灌流只是清除了血中的毒物,而脂肪、肌肉等组织已吸收的毒物的不断释放、肠道中残留毒物的再吸收等,都会使血中毒物浓度再次升高而再度引起昏迷,会出现昏迷-灌流-清醒-再昏迷-再灌流-再清醒的情况。因此,对脂溶性药物如有需要,应继续多次灌流,直至病情稳定为止。如有条件,应在灌流前后采血做毒物、药物浓度测定。

(10)血液灌流只能清除毒物本身,不能纠正毒物已经引起的病理生理的改变,故中毒时一定要使用特异性的解毒药。如有机磷农药中毒时,血液灌流不能恢复胆碱酯酶的活性,必须使用解磷定、阿托品治疗。

(11)应根据病情采取相应的治疗措施,如洗胃、导泻、吸氧、呼吸兴奋剂、强心、升压、纠正酸中毒、抗感染等。

(12)做好心理护理。多数药物中毒患者都是因对生活失去信心或与家庭成员、同事发生矛盾而服药,故当患者神志逐渐清楚时,护士要耐心劝解、开导、化解矛盾,使患者情绪稳定,从而积极配合治疗。

(任丽苹)

第四节　血浆置换治疗技术

一、概述

(一)血浆置换(PE)

PE 是一种用来清除血液中大分子物质的体外血液净化疗法,指将患者的血液引出体外,经离心法或膜分离法分离血浆和细胞成分,迅速地选择性地从循环血液中去除病理血浆或血浆中的病理成分(如自身抗体、免疫复合物、副蛋白、高黏度物质和蛋白质结合的毒物等),而将细胞成分以及补充的等量的平衡液、血浆、清蛋白溶液回输入体内，达到清除致病物质的目的。从而治疗一般疗法无效的多种疾病。

（二）每次血浆交换量

尚未标准化。每次交换 2～4 L。一般来说，若该物质仅分布于血管内，则置换第 1 个血浆容量可清除总量的 55%，如继续置换第 2 个血浆容量，却只能使其浓度再下降 15%。因此每次血浆置换通常仅需要置换 1 个血浆容量，最多不超过 2 个。

（三）置换频度

要根据基础疾病和临床反应来决定。每次血浆交换后，未置换的蛋白浓度重新升高，通过从血管外返回血管内和再合成这 2 个途径。血浆置换后血管内外蛋白浓度达到平衡需 1～2 d。因此，绝大多数血浆置换疗法的频度是间隔 1～2 d，连续 3～5 次。

（四）置换液

为了保持机体内环境的稳定，维持有效血容量和胶体渗透压。

(1)置换液种类。①晶体液，如生理盐水、葡萄糖生理盐水、林格液，用于补充血浆中各种电解质的丢失；②胶体液，如血浆代用品，主要有中分子右旋糖酐、低分子右旋糖酐、羟乙基淀粉，三者均为多糖，能短时有效的扩充和维持血容量；血浆制品，最常用的有 5%清蛋白、新鲜冰冻血浆，后者是唯一含枸橼酸盐的置换液。

(2)置换液的补充原则。①等量置换；②保持血浆胶体渗透压正常；③维持水、电解质平衡；④适当补充凝血因子和免疫球蛋白；⑤减少病毒污染机会；⑥无毒性，没有组织蓄积。

二、血浆置换的并发症及应对

（一）变态反应

1.原因

在血浆置换治疗过程中，由于弃去了含有致病因子的血浆，为了保持血浆渗透压稳定和防止发生威胁生命的体液平衡紊乱，在分离血浆后要补充等容量液体。新鲜冰冻血浆含有凝血因子、补体和清蛋白，其成分复杂，常可诱发变态反应。据文献报道，变态反应的发生率＜12%。

2.预防

在应用血浆前静脉给予地塞米松 5～10 mg 或 10%葡萄糖酸钙 20 mL；应用血浆时减慢置换速度，逐渐增加置换量。同时应选择合适的置换液。

3.护理措施

治疗过程中要严密观察，如出现皮肤瘙痒、皮疹、寒战、高热时，不可让患者随意搔抓皮肤，应及时给予激素、抗组胺药或钙剂，可为患者摩擦皮肤缓解瘙痒。另外，治疗前认真执行三查七对，核对血型，血浆输注速度不宜过快。

（二）低血压

1.原因

置换与滤出速度不一，滤出过快、置换液补充过缓；体外循环血量多，有效血容量减少；疾病原因引起，如应用血制品引起变态反应；补充晶体液时，血渗透压下降。

2.预防

血浆置换术中血浆交换应等量，即血浆出量应与置换液入量保持平衡，当患者血压下降时可先置入胶体，血压稳定时再置入晶体，避免血容量的波动。其次，要维持水、电解质的平衡，保持血浆胶体渗透压稳定。

3.护理措施

密切观察患者生命体征，每 30 min 监测生命体征一次。出现头晕、出汗、恶心、脉速、血压下降时，立即补充清蛋白，加快输液速度，减慢血浆出量，延长血浆置换时间。一般血流量应控制在 50～80 mL/min，血浆流速为 25～40 mL/min，平均置换血浆 1 000～1 500 mL/h，血浆出量与输入血浆和液体量平衡。

(三)低钙血症

1.原因

新鲜血浆含有枸橼酸钠，输入新鲜血过多、过快容易导致低钙血症，患者出现口麻、腿麻及小腿肌肉抽搐等低钙血症表现，严重时发生心律失常。

2.预防

治疗中常规静脉注射 10%葡萄糖酸钙 10 mL。

3.护理措施

严密观察患者有无低钙血症表现及血液生化改变，如出现低钙血症表现可给予热敷、按摩或补充钙剂等对症处理。

(四)出血

1.原因

血浆置换过程中血小板破坏、抗凝剂输入过多以及疾病本身导致。

2.预防

治疗前常规检测患者的凝血功能，根据情况确定抗凝剂剂量及用法。

3.护理措施

治疗中严密观察皮肤及黏膜有无出血点；进行医疗护理操作时，动作轻柔、娴熟，熟练掌握静脉穿刺技巧，尽量避免反复穿刺；一旦发生出血，立即通知医师采取措施，治疗结束时用鱼精蛋白中和肝素，用无菌纱布加压包扎穿刺点，术后 6 h 注意观察穿刺部位有无渗血。

(五)感染

1.原因

置换液含有致热源；血管通路感染；疾病原因引起的感染。

2.预防

严格无菌操作。

3.护理措施

血浆置换是一种特殊的血液净化疗法，必须严格无菌操作；患者必须置于单间进行治疗，治疗室要求清洁，操作前紫外线照射 30 min，家属及无关人员不得进入治疗场所；操作人员必须认真洗手、戴口罩和帽子，配置置换液时需认真核对、检查、消毒，同时做到现配现用。

(六)破膜

血浆分离的滤器因为制作工艺而受到血流量及跨膜压的限制，如置换时血流量过大或置换量增大，往往会导致破膜，故血流量应为 100～150 mL/min，每小时分离血浆 1 000 mL 左右，跨膜压控制于 50.0 kPa(375 mmHg)。预冲分离器时注意不要用血管钳敲打排气，防止破膜的发生。

(任丽苹)

第五节　血液透析患者心理护理及饮食护理

一、血液透析患者心理护理

（一）慢性肾衰竭患者

由于疾病的影响，慢性肾衰竭患者存在着复杂的生理、心理和社会问题，这使得他们很难接受1周3次的血液透析治疗。因此，应该了解他们的需要，并且尽所能缓解终末期肾病带给他们的压力。

（1）透析患者最关心的问题，如饮食、液体摄入及药物使用方案、内瘘问题、穿刺护士经验、透析舒适性、超滤过量或容量超负荷、机器故障和报警、治疗中意外事件、待机时间、往返透析室交通问题、失去工作和自由及寿命、相关的性功能障碍等。

（2）护士应做好患者的心理护理，特别是透析早期阶段心理护理。

学习并运用某些心理治疗手段，加强与患者沟通，帮助患者适应角色转化，增强患者对护士的信任感。建立良好的医患关系。

为了减轻患者紧张焦虑的情绪，医务人员应不断提高自己的业务水平，熟练掌握各种技能，了解各种机器的性能和简单的故障排除，针对患者在透析过程中出现的各种不适能做出及时、准确的判断，用最快速度使患者得到缓解，从而增加患者对医务人员的信任感，提高患者在透析治疗中的依从性。

加强与透析患者家属的沟通，告知家庭支持的重要性。

鼓励患者在不加重体力负荷的前提下进行规律锻炼，因为运动可增强机体的运动能力和灵活性，改善和调节中枢神经的紧张度，增强身心愉悦感，对于有严重心理障碍的患者，应鼓励患者到心理门诊进行治疗。

鼓励患者回归社会，进行力所能及的劳动，增加经济收入，减轻家庭及社会的负担。不断地充实自己，分散对疾病的注意力，实现自我价值，增加自信心，保持健康的心态，提高生活质量。

（二）急性肾衰竭

由于患者发病急，加之预后又有诸多不确定因素，透析间隔和透析时间可能很不规律，患者也可能伴随更严重的多系统疾病等。患者可能表现出各种不同的焦虑和担心，在透析过程中，医护人员应予以高度的支持和理解，并获得患者完全的信任。

二、血液透析患者的饮食护理

血液透析患者的营养问题极为重要，营养状况直接影响患者的长期存活及生活质量的改善。据报道，1年以上的血液透析患者中，几乎都有程度不同的营养不良，其中重度占10％，中度为20％～30％。

（一）导致营养不良的主要因素

（1）摄入不足，主要是由于畏食而引起。

（2）伴发感染性疾病，机体的蛋白质和脂肪进一步消耗，使营养状况恶化。

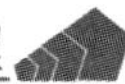

(3)代谢和激素的紊乱，如甲状旁腺激素及酸中毒可增加蛋白质的分解和消耗，减少了蛋白质的合成。

(4)血液透析本身的影响，如应用生物相容性差的透析膜所激活的补体及细胞因子，引起机体分解代谢；同时，血液透析过程中氨基酸和小分子蛋白质的丢失，也会引起营养不良。

(二)饮食指导

根据对患者既往和目前的饮食摄入情况，以及近期食欲或食物摄入的改变或对食物的偏好和厌恶等评估结果，帮助和指导患者制订食谱，使患者合理调配饮食。同时教育患者养成进餐速度慢、每口咀嚼次数多、少量多餐进食等习惯，使营养物质均匀分配在三餐中。

(三)饮食原则

1.摄取足够的蛋白质和热量

蛋白质的摄入量为 1.2～1.4 g/(kg・d)，50%以上为优质蛋白。可选用鸡蛋、牛奶、瘦肉、鱼等食物，但不宜选用干豆类及豆制品、硬果类等非必需氨基酸高的食物。每天能量的供给为 125.6～146.5 kJ/kg(30～35 kcal/kg)，饮食中每天脂肪总量以 50～60 g 为佳，其中植物油应为 20～30 mL。

2.限制钠盐的摄入

尿量正常时，不需要限制钠盐的摄入。尿量减少时，要限制钠盐的摄入，一般每天不超过 5 g。无尿的患者应控制在每天 1～2 g。应避免或减少食用含钠高的食物，如熏制食品、罐头食物、泡菜、咸鱼、咸肉、酱油、味精、快餐等。

3.限制钾的摄入

钾的摄入应根据病情如尿量、血清钾而定，一般摄入量为 2～2.5 g/d。有残余肾功能且尿量较多的患者，无须严格限制。慎用含钾高的食物，如菠菜、马铃薯、蘑菇、海菜、豆类、莲子、卷心菜、榨菜以及香蕉、橘子、椰子等；饮料如鲜果汁、咖啡、巧克力饮料、麦芽饮料等，以及巧克力、奶粉、发酵粉、盐的替代品。

可采取恰当的烹调方式使钾易溶于水，如煮菜多放水。不用肉汤、菜汤拌饭；煮马铃薯可煮沸2 次；蔬菜在炖、做沙拉和做汤前提前煮一下；避免使用高压锅和微波炉，但可以重复加热；建议将蔬菜水果分为小份，少量食用；避免生吃蔬菜，尽量做熟等。

4.限制磷的摄入

磷的摄入最好限制在 600～1 200 mg。因为几乎所有食物都含磷，所以应避免食用含磷高的食物，如蛋黄、全麦面包、内脏类、干豆类、硬核果类、奶粉、乳酪、巧克力等。早期透析时磷的摄入限制，可以防止肾性骨病继发甲状旁腺功能亢进的发生，也能够减缓终末期肾脏病的进展。

5.控制液体摄入

控制水分的摄取以 2 次透析期间体重增长不超过原体重的 4%为宜。饮水量一般以前一天尿量再增加 500 mL。如患者感觉口渴，可用热水漱口。

6.适当补充维生素

透析时由于水溶性维生素严重丢失，因此必须补充 B 族维生素等，可以口服维生素 B_1、B_2、C 及叶酸。由于有过量的危险，所以脂溶性维生素，如维生素 A 和维生素 E 一般不作为常规治疗。但由于维生素 E 有抗氧化的作用，终末期肾脏病患者补充维生素 E 在防止冠心病方面有一定的作用。

(任丽苹)

第十五章

中医骨科护理

第一节　骨性关节炎

本病属中医学“痹证”“痛证”等范畴。如《素问·长刺节论》云:“病在骨,骨重不可举,骨髓酸痛,寒气至,名曰骨痹”。又如《灵枢·寒热病》中:“骨痹,举节不用而痛”等皆与本病类似。按疼痛所在的部位,本病又可散见于“膝痹”“环跳痹”“肩痹”“腰脊痛”“肘痛”等病中;按疼痛特点,本病多属于“痛痹”;按证候特点,则本病多属于本虚标实痹、虚实错杂痹。

中医认为本病多由于素体肝肾亏虚,加以劳损外伤的基础上感受外邪而发病。“肝主筋,肾主骨”,本病早期为肝肾亏虚,寒凝痹阻表现为主;晚期肾虚痰瘀互结,肌筋僵直,严重影响关节运动。

一、辨证纲目

(一)肝肾亏虚,骨节劳损

证候:周身或局部骨关节疼痛,尤以腰膝多见,不耐劳作,劳累后尤著。腰膝酸软,活动无力,时打软腿。形体瘦弱,面色欠华,头昏目暗,或伴耳鸣,舌淡苔薄白,脉弦细无力或虚弱。

辨析。①辨证:肝主筋,肾主骨,肝肾亏虚,筋骨失去濡养,则筋骨劳损,骨节不耐劳作;骨节失荣,不荣则痛;肾主腰膝,肾虚则腰膝酸软,活动无力。肝肾精血亏虚则全身气血亦不足,故面色欠华,耳目失聪。舌脉表现均为虚象,为肝肾气血亏损之候;②病机:肝肾亏虚,筋骨痿弱,骨节劳损,不荣则痛。

(二)寒凝瘀阻,骨质增生

证候:骨节冷痛,疼痛剧烈,得寒加重,得热则减,夜间痛甚。伴关节冷感或麻木,功能活动受限,全身畏冷,四肢不温。关节疼痛于开始活动时痛甚,活动后减轻,活动时关节有摩擦声。舌淡黯,苔白,脉沉迟弦。

辨析。①辨证:气血得寒则凝而不行,得热则运行通畅。寒凝瘀阻,结于骨节,则发为骨赘,不通则痛。阳虚则寒,机体阳虚则畏冷,肢端欠温,舌淡黯,脉迟。骨质增生,影响骨节运动则功能障碍,活动时有摩擦声。脉弦而沉主寒而痛;②病机:寒邪痹阻,瘀凝不散,骨刺形成,不通则痛。

(三)虚夹痰瘀,骨节僵痹

证候:骨节疼痛,活动不灵,或骨节僵硬,活动不能,关节周围骨肉瘦削,或见关节处骨突形成,关节畸形。关节局部麻木或轻度肿胀。舌淡黯,脉细涩或迟缓。

辨析。①辨证:骨节痹痛日久,肢节失于运动,局部代谢障碍,气血运行阻滞,则骨赘继续生长,形成恶性循环,则关节痛且活动不灵,当骨刺连接成骨桥时,则关节活动不能,关节外观畸形。局部瘀痰阻滞,则关节微肿,麻木,舌质淡黯主虚夹瘀滞,脉象亦反映出阻痹;②病机:经络不通,正气虚弱,骨节失灵。

二、康复治疗方法

本病的治疗,总的原则是补虚泻实,解痉止痛,滑利关节。根据患者病痛部位,在辨证治疗的同时配合针灸推拿等外治法,效果良好。

(一)辨证选方

1.肝肾亏虚,骨节劳损

治法:补益肝肾、强筋壮骨、荣节止痛。

方药:补肾壮骨汤(《林如高正骨经验》)加味:杜仲 9 g,酒续断 9 g,芡实 9 g,补骨脂 9 g,煅狗骨 15 g,狗脊 9 g,无名异 20 g,淫羊藿 10 g,乳香 10 g,威灵仙 15 g,制川乌 10 g。上肢加桑枝15 g,羌活 9 g;脊柱加熟地黄 15 g,狗脊 10 g;下肢加木瓜 15 g,川牛膝 10 g;兼气虚者加生黄芪 30 g。

2.寒凝瘀阻,骨质增生

治法:散寒活血、祛瘀散结、滑利关节。

方药:阳和汤(《外科证治全生集》)加味:熟地黄 15 g,白芥子 10 g,麻黄 9 g,肉桂 3 g(冲服),炮姜炭6 g,鹿角胶 9 g(烊化冲服),制川草乌各 9 g,鸡血藤 15 g,蜈蚣 2 条,细辛 3 g,炮山甲 10 g,威灵仙 15 g,制乳没各 10 g,甘草 5 g。痛在上肢者加姜黄、青风藤、透骨草;痛在脊柱者加地龙、鹿衔草、补骨脂、葫芦巴;痛在下肢者加木防己、独活、木瓜、泽兰。

3.虚夹痰瘀,骨节僵痹

治法:补虚祛瘀、化痰行痹、活络利节。

方药:独活寄生汤(《千金方》)合骨刺丸(《外伤科学》经验方)加减:炙黄芪 24 g,生麻黄 9 g,秦艽 10 g,细辛 2 g,川芎 9 g,当归 10 g,鸡血藤 15 g,淫羊藿 15 g,莱菔子 15 g,白芥子 15 g,马钱子(制用)6 g,五灵脂 10 g,制乳没各 10 g,乌梢蛇 15 g,地鳖虫 10 g。上半身痛者加地龙、姜黄、蜈蚣;下半身痛者加穿山甲、鹿角霜、无名异、三棱苦。

(二)敷熨法

1.热敷法

取防风、川芎、透骨草各 200 g,当归 100 g,生川草乌各 50 g,捣碎,用醋水各 1 500 mL 煎煮 30 min 过滤。取净铁末 3 000 g,武火煅烧至红透,将药水倒入淬干。用时取铁末少许,调温水醋,袋装,热敷于患病之关节,每次 1~2 h,每天 1 次,15 d 为 1 个疗程。用时注意烫伤。

2.糟药热敷法

取原蚕沙、川芎、干姜、生麻黄、细辛、生川乌各 15 g,研细,和糟炒热,纱布包,热敷患处,冷后再炒,日 2 次。注意热敷后保持患处干暖。

3.药盐热熨法

取吴茱萸、乳香、没药、陈艾、干姜、原蚕沙、羌活、透骨草、花椒各 15 g,食盐 50 g,合炒至药物微黄色,布包,热熨患处,冷后再炒。每天 2 次,每副药用 3～5 d,5 副药为 1 个疗程。

4.药纱布热熨法

取川椒、桂枝、生川草乌、生麻黄、生南星、透骨草、红花、石菖蒲、威灵仙各 20 g,加入 75%乙醇溶液适量浸没药物,2 周后去滓留汁。将纱布叠成 5～8 层,按疼痛部位的大小,浸于药水中,用时取出,置于患处,用电吹风加热,使热量内透,每次 20～30 min,每天 2 次,20 次为 1 个疗程。

(三)搽擦疗法

取川芎、淫羊藿、威灵仙、红花、徐长卿各 50 g,米醋 1 000 mL,共煮数沸,去渣备用。用时用纱布蘸药水搽患处,至皮肤发红为度。每天 1 次,也可用正红花油、骨友灵搽剂、骨质宁搽剂等涂搽局部,注意勿搽破皮肤。

(四)熏洗疗法

取羌独活、艾绒、川椒、透骨草、苏木、威灵仙、乌梅、防风、甲珠各 15 g,煎水 3 000 mL 乘热将患处置于药水上方,先熏后洗,熏时用大毛巾盖住肢体,待稍凉后,用毛巾蘸药水热敷,最后将患处浸入药汁泡洗,每天 2 次,每剂药用 3～5 d。

(五)中药电离子导入疗法

取威灵仙 100 g,莪术 80 g,当归 120 g,生草乌 100 g,细辛 50 g,透骨草 150 g,血竭 30 g,红花 150 g,全蝎 50 g,地鳖虫 100 g,防己 100 g,制马钱子 50 g,乌梢蛇 80 g。加水 500 mL,熬至 2 000 mL,药渣再加水 2 000 mL,熬至 500 mL,取二药汁合,文火浓缩至 600 mL 贮瓶备用。用时取适量药汁,倒在消过毒的绒布垫上,将其浸透,再将浸透的绒布垫置于患处两侧,再将直流电药物离子导入机的电极置于绒布垫上,按机器使用的规定进行治疗,每天 1 次,1 周 1 个疗程,至少使用 3 个疗程。

(六)拔罐疗法

1.空气罐

取竹罐或玻璃罐,用火焰排空法,扣拔疼痛关节周围,留罐 5～10 min,每天 1 次。

2.药物罐

取当归、伸筋草、生川草乌、陈艾、白芷、川芎、石菖蒲等各 15 g,放于锅内煮,将竹罐倒扣于药汁中,待药水滚开后,迅速抽出竹罐,扣于疼痛关节周围,1～2 min 取下再拔。

(七)红外线药物疗法

取羌活、红花、松节油、威灵仙、防风、白芍、乌梅、川芎等各 15 g,加水 500 mL,反复煎熬至 40 mL,再用 40 mL 米醋相合,药物涂患处。将红外线灯对着疼痛涂药部位照射,灯距 30～50 cm,至皮肤出现桃红斑,约 45 ℃为宜,每天 1 次,每次 30 min。

(八)饮食疗法

1.千金拔狗脊炖猪尾

千斤拔 30 g,狗脊 30 g,猪尾 1 条。洗净煎汤,饮汤食肉,每天 1 剂。

2.狗骨薏米汤

狗胫骨 200 g,杜仲 15 g,薏苡仁 200 g,肉苁蓉 15 g,放于高压锅内煮烂,喝汤去渣,隔天 1 剂,忌辛辣之品,可酌加精盐少许。

(九)药酒疗法

1.乌鸡桂圆酒

桂圆肉、乌鸡、黄芪、当归、玉竹、五加皮。将药物浸于适量白酒中,15 d后取上层澄清液备用,每服20～30 mL,每天2次。

2.蛇虫酒

取蕲蛇30 g,蜈蚣2条,全蝎9 g,羌活30 g,生熟地各30 g,忍冬藤30 g,木防己15 g,威灵仙15 g,牛膝15 g,当归20 g,甘草6 g,大枣10枚,白酒1 500 mL。上方浸15 d,取酒,每服15 mL,每天3次。

(十)针灸疗法

1.针刺疗法

以痛点及局部穴位为主。如下肢:髋部取环跳、居髎、秩边、髀关;膝部取犊鼻、膝阳关、梁丘、足三里、委中、膝眼、鹤顶等;踝部取解溪、昆仑、跗阳、丘墟、中封等穴。上肢:肩部取肩髎、肩髃、天宗、巨骨、外关、肩井等,肘部取曲池、手三里、青灵、四渎、小海等;腕部取阳溪、阳池、阳谷、腕骨等穴。一般用温补法,留针20 min,隔天1次,10次1个疗程。

2.艾灸疗法

可取上述针刺之穴位施灸每次5～10壮,每次3～5穴,每天1次。

3.耳穴治疗

取穴为肾、内分泌、皮质下、肩、肘、腕、髋、膝、踝、颈椎、腰椎及耳壳反应点,每次取3～5穴,双耳交替埋耳针或贴王不留行,冬季5～7 d一换,夏季2～3 d一换。

4.穴位注射疗法

取穴以痛点及以上针刺疗法所用的穴位,适当部位可注入关节腔。用药可取当归注射液、红花注射液、马钱子注射液、骨宁注射液等,亦可取醋酸泼尼松龙或醋酸地塞米松等和盐酸利多卡因或盐酸普鲁卡因混合液。每穴用量1～2 mL,一般1周1次,严格消毒,以防感染。

(十一)按摩疗法

因部位不同可取手足三阴三阳经做提拿舒经活络法,再取局部穴位做点按推揉法,最后还可做旋转活动关节法。按摩疗法,患者可自我施行,坚持不懈。

(十二)火龙疗法

每天一次,一般选择下午进行治疗,12次为1个疗程。中药以生川乌生草乌、乳香、秦艽、杜仲、马钱子、独活、桑寄生、红花、伸筋草、当归、细辛、透骨草、川牛膝等协定组方,粉碎成粉末,每剂可用5 d。关闭门窗,给患者取舒适体位,清洁治疗区皮肤,按摩使局部肌肉放松;拔火罐数个,留至皮肤轻微发红即可;用药酒调药沫至泥状并在微波炉内加热2～3 min,温热时均匀敷于治疗区域(厚为2～4 mm),蒸热的一条毛巾敷盖上面,另两条毛巾盖于患者外露部位,设置防火墙;毛巾不宜过干或过湿,以拧不出水为宜;用注射器抽好乙醇并在毛巾上喷洒(喷洒要均匀,尽量避免在毛巾边缘喷洒,以免烧伤皮肤);点燃喷洒在毛巾上的乙醇(点火选择:上身-后背自下而上,前身自上而下;手部-手背从下向上,手心从上向下;腿部-前内从下向上、后外从上向下);点火之前要告诉.患者感觉局部热了即提醒,以免烫伤皮肤;待几分钟后患者感觉到热时即刻扑火(用蒸热的毛巾覆盖,并用中单包裹,盖被子保温);待3～5 min降温后,揭去覆盖.上面的毛巾再次喷点,反复3～5 min即可;取下毛巾及药末,清洁治疗区,整理用物。

三、骨性关节炎护理要点

(一)主要护理诊断

(1)疼痛:与软骨变性、骨质改变有关。

(2)生活自理能力下降:与关节疼痛、僵硬及关节、肌肉功能障碍等有关。

(3)躯体移动障碍:与关节疼痛、僵硬及关节、肌肉功能障碍等有关。

(4)有废用综合征的危险:与关节炎反复发作、疼痛和关节骨质破坏有关。

(5)预感性悲哀:与疾病久治不愈、关节可能致残、影响生活质量有关。

(二)一般护理措施

1.生活护理

(1)保持病室环境干燥、空气流通,避免潮湿。

(2)避免关节受到反复的冲击力或扭力,尽量减少做频繁登高运动,关节不要长时间负重,肥胖者尽可能减轻体重。

(3)床铺、马桶、椅子高度最好比普通的加高 10 cm,防止膝关节过度屈曲。

2.心理护理

进行针对性的心理指导,使患者树立战胜疾病的信心,配合治疗。

3.饮食护理

加强营养,多摄取蛋白质、高维生素及含钙食物,如牛奶、鸡蛋、豆制品、虾皮、新鲜水果和蔬菜。

4.用药护理

严格遵医嘱服药,不可随意增减药物剂量或擅自停药。向患者及家属讲解药物的作用及不良反应,注意服药后的疗效观察。

(三)症状护理

1.关节疼痛护理

骨关节炎患者的疼痛特点是隐匿发作,持续疼痛,多发生于活动后,休息可以缓解。

(1)评估患者关节疼痛的部位、程度、持续时间、性质,关节肿胀程度及活动受限的程度。

(2)注意休息和体位,关节疼痛者,创造适宜的环境,卧床休息,减少关节负重。

(3)协助患者采用冰敷、热敷、制动、伸展性锻炼,休息疼痛的关节,垫鞋垫或穿厚底、有减震功能的鞋等。

(4)使用辅助性器械,如助行器,拐杖、扶手等。

(5)遵医嘱给予止痛药并观察疗效及不良反应,及时评价患者关节疼痛的减轻或缓解程度。

2.晨僵的护理

骨关节炎患者的晨僵时间一般比较短暂,通常不会超过 30 min。

(1)评估患者晨僵的时间。

(2)指导患者在晨起后用温水浸泡僵硬的关节后再活动关节。

(3)可予僵硬的关节行穴位按摩。

3.关节肿胀的护理

(1)评估患者关节肿胀的程度及关节活动度。

(2)给予患者肿胀的关节以中药湿热敷、熏蒸、艾灸等措施,或可行适当的理疗,如静电治疗等。

(四)出院宣教

(1)生活规律,劳逸结合,注意保暖。

(2)饮食清淡、规律,富含营养及维生素、蛋白质,易消化。

(3)避免关节受到反复的冲击力或扭力,减少负重运动。

(4)严格遵医嘱服药,不可擅自增减药物或停药。

(5)定期门诊复查随访。

(杨 琳)

第二节 类风湿关节炎

类风湿关节炎(rheumatoid arthritis,RA)是一种以对称性、慢性、进行性多关节炎为主要表现的自身免疫性疾病。其侵犯的靶器官主要是关节滑膜,滑膜炎可反复发作,而致关节软骨及骨质破坏,最终导致关节畸形及功能障碍。本病可累及多器官、多系统,引起系统性病变,常见有心包炎、心肌炎、胸膜炎、间质性肺炎、肾淀粉样变以及眼部疾病等。RA 多发于 40～50 岁的中年女性,男女发病率之比为 1∶3 左右。我国发病率为 0.32%～0.36%。

根据类风湿关节炎的临床表现当属于中医学痹病的范畴,与"历节""顽痹""尪痹"等相似。对于本病,后世医家逐渐完善其理法方药,如宋代《太平圣惠方》《圣济总录》记载大量治疗本病的方药。明·李梴《医学入门》说:"顽痹,风寒湿三邪交侵……初入皮肤血脉,邪轻易治;留连筋骨,久而不痛不仁者难治,久久不愈。"强调本病的顽固性。万全《保命歌括》言:"须制对症药,日夜饮之,虽留连不愈,能守病禁",是说本病只要坚持对症用药,即使不能治愈,也能控制病情进展,强调本病治疗的长期性。

近年来,随着中医、中西医结合研究的不断深入,本病无论在基础理论研究,还是临床经验的积累方面,均取得了可喜的成果。中医药治疗本病具有自身优势和特点。

一、病因病机

一般将类风湿关节炎的病因病机概括归纳为正气亏虚、邪气侵袭、痰浊瘀血三个方面,简称为"虚、邪、瘀"。

(一)正气虚弱

即人体精气血津液等物质不足及脏腑经络组织功能失调。正气亏虚,外邪易侵。《内经》特意强调了"邪之所凑,其气必虚",在《素问·评热病论》中曰:"风雨寒热,不得虚,邪不能独伤人。"故正气不足,诸虚内存,是本病发生的重要内部原因。正虚主要与以下因素有关。①禀赋不足,《灵枢·五变》曰:"粗理而肉不坚者,善病痹",即是说先天腠理不密,肌肉疏松者,邪气易侵,而易致痹病;②劳逸失度,《素问·宣明五气》曰:"久立伤骨,久行伤筋",指出了劳累过度,耗伤正气,气血不足,而伤筋骨致痹;③病后产后,气血大亏,内失荣养,外邪易侵,而致本病。唐·昝殷《经效产宝》曰:"产后伤虚,腰间疼痛,四肢少力,不思饮食。"

（二）邪气侵袭

邪气侵袭指六淫之邪侵袭人体。《内经》中多次强调了外邪的致病作用，《素问·痹论》曰“所谓痹者，各以其时重感于风寒湿之气”。《素问·评热病论》则有“不与风寒湿气合，故不为痹”。《灵枢·刺节真邪》也有“邪气者……其中人也深，不能自去”。汉·华佗《中藏经》继承并发展了这一观点，增加了“暑邪”致痹，并首次明确了风寒暑湿为痹病的病因，提出“痹者，风寒暑湿之气中于人，则使之然也”，“痹者闭也，五脏六腑感于邪气……故曰痹”。概括的说明风、寒、湿、热邪是痹病发生发展的外部条件。邪气侵袭主要与以下因素有关：①季节气候异常；②居处环境欠佳；③起居调摄不慎。

（三）痰瘀气滞

瘀血痰浊气滞是痹病的一个重要病理变化，故《素问·痹论》说“痹在于脉则血凝而不流”，《素问·调经论》则说“血气不和，百病乃变化而生”。《素问·调经论》中曰：“血气与邪并客于分腠之间，其脉坚大。”《素问·五藏生成》说：“卧出而风吹之，血凝于肤者为痹。”《灵枢·阴阳二十五人》曰：“切循其经络之凝涩，结而不通者，此于身皆为痛痹，甚则不行，故凝涩。”《素问·平人气象论》说：“脉涩曰痹。”以上这些是说患痹之人必有“瘀血”存在，而导致气血壅滞，痹阻经脉。《中藏经》曰：“气痹者，愁忧喜怒过多……”，强调情志郁滞而致痹。宋·陈言《三因极一病证方论》谓：“支饮作痹。”明·方贤《奇效良方》则进一步说：“支饮为病，饮之为痰故也。”清·董西园提出的“痹非三气，患在痰瘀”是对此病因的最佳概括。痰瘀气滞主要与以下因素有关：①七情郁滞；②跌仆外伤；③饮食所伤。

正气亏虚、邪气侵袭、痰瘀气滞三者关系密切。正虚是 RA 发病的内在因素，起决定性作用；邪侵是发病的重要条件，在强调正虚的同时，也不能否认在一定条件下，邪气致病的重要性，有时甚至起主导作用；不通（痰瘀）是发病的病理关键。在本病发展变化过程中，病理机制甚为复杂。一般可以出现以下四种情况：①邪随虚转，证分寒热；②邪瘀搏击，相互为患，“不通”尤甚；③邪正交争，虚因邪生，“不通”“不荣”并见；④正虚痰瘀，相互为患，交结难解。痹必有虚、痹必有邪、痹必有瘀，凡 RA 患者体内虚邪瘀三者共存，缺一不可。但不同的患者，虚、邪、瘀三者的具体内容不同、程度不同。虚邪瘀三者紧密联系，相互影响，相互为患，互为因果，形成双向恶性循环，即正虚易感邪，邪不祛则正不安；正虚则鼓动气血无力易致瘀，瘀血不祛新血不生则虚更甚；瘀血阻滞则易留邪，邪滞经脉则瘀血难祛。使 RA 的临床表现错综复杂，变证丛生。

本病的病性是本虚标实，正虚（肝肾脾虚）为本，邪实、痰瘀为标。基本病机是素体本虚，气血不足，肝肾亏损，风寒湿邪痹阻脉络，流注关节，痰瘀痹阻。本病初起，外邪侵袭，多以邪实为主。病久邪留伤正，可出现气血不足、肝肾亏虚之候，并可因之造成气血津液运行无力，而风寒湿等邪气侵袭，又可直接影响气血津液运行，如此恶性循环，导致痰瘀形成。痰瘀互结终使关节肿大、强直、畸形而致残，不通不荣并现。病位在肢体、关节、筋骨、脉、肌肉，与肝、脾（胃）、肾等脏腑关系密切。病变后期多累及脏腑，可发展成脏腑痹。

二、临床表现

（一）关节表现

RA 常表现为对称性多关节炎、持续性梭形肿胀和压痛，常伴有晨僵。受累关节以近端指间关节、掌指关节、腕、肘、肩、膝和足趾关节最为多见，伴活动受限。最为常见的关节畸形是腕和肘关节强直、掌指关节的半脱位、手指向尺侧偏斜和呈“天鹅颈”样及“纽扣花”样等表现。需细致检查的具体关节包括双手近端指间、掌指关节，双侧腕关节、肘关节、肩关节及膝关节等 28 个关节，检查内容应包括关节肿胀、触痛、压痛、积液和破坏 5 个方面。

（二）关节外表现

大约有 40%的 RA 患者有关节外表现。关节外表现的出现，常提示患者预后不佳，其致死率较无关节外表现者高，尤其合并有血管炎、胸膜炎、淀粉样变性和 Felty 综合征患者。RA 的关节外表现男女发病相当，可见于各年龄段。

1.类风湿结节

多见于类风湿因子(RF)阳性的患者，其发生率为 20%～25%，类风湿结节的出现多反映病情活动及关节炎较重。其表现为位于皮下的软性无定形可活动或固定于骨膜的橡皮样小块物，大小不等，直径数毫米至数厘米，一般数个，无自觉症状，多见于关节隆突部及关节伸面经常受压部位，如肘关节的鹰嘴突、坐骨和骶骨的突出部位、头枕部及手足伸肌腱、屈肌腱及跟腱上。经过积极治疗可短期内消失。

2.血液系统异常

RA 患者可出现正细胞正色素性贫血，在患者的炎症控制后，贫血也可以改善。在病情活动的 RA 患者常可见血小板增多。当 RA 患者合并脾大以及白细胞减少时需考虑 Felty 综合征，Felty 患者也可出现血小板减少。

3.肺部病变

RA 患者肺部受累很常见，其中男性多于女性。可出现弥漫性肺间质纤维化、肺实质疾病及胸膜炎。肺间质病变是影响患者预后的重要因素，弥漫性肺间质纤维化多发生在晚期患者，出现咳嗽，呼吸困难、气促及右心衰竭表现；X 线片可见肺部弥漫性蜂窝状阴影，预后不良。肺实质结节通常无临床症状，多见于 RF 阳性、滑膜炎较为广泛的 RA 患者；X 线片上可见肺部小结节，可单发或多发。胸膜炎大多临床上没有症状；有症状者可出现胸痛、胸膜摩擦音，可以发生中至大量胸腔积液，胸膜活检可见类风湿结节。

4.心脏病变

可表现为心包炎、心肌炎、心瓣膜病变等。其中心包炎最常见，常随原发病的缓解而好转。同时 RA 本身也是发生心血管病变的独立危险因素。

5.眼部病变

常见巩膜或角膜的周围深层血管充血，视物模糊，如干燥性角结膜炎和巩膜外层炎、慢性结膜炎；其他少见的有葡萄膜炎、表层巩膜结节病变和角膜溃疡。

6.神经系统病变

神经受压是本病患者出现神经系统病变的常见原因。最常见的受累神经有正中神经、尺神经和桡神经。末梢神经损害，指、趾的远端较重，常呈手套、袜套样分布，麻木感，感觉减退，振动感丧失。

7.其他

部分患者常伴有乏力、低热、食欲减退等症状。RA 可引起肾脏损害，为并发淀粉样病变。但近来认为，既然 RA 是结缔组织病，其本身引起肾小球肾炎也是可能的。

三、辅助检查

(一)实验室检查

1.血常规检查

RA 患者的贫血一般是正细胞正色素性贫血,其程度和 RA 的病情活动度相关;血小板数增多;白细胞数大多正常,或部分升高。

2.炎性标志物

RA 患者的红细胞沉降率(ESR)和 C 反应蛋白(CRP)常升高,并且和疾病的活动度相关,其中 CRP 的升高和骨破坏有一定的相关性。

3.滑囊液检查

滑液中白细胞 5 000～50 000/mm^3,以中性粒细胞为主,占 60%～80%。葡萄糖浓度较血清减低;黏蛋白凝固试验差,补体水平多降低,类风湿因子多阳性。

4.自身抗体

目前国内检测的类风湿因子(RF)主要为 IgM 型。RF 阳性占 70%～80%。RF 并非 RA 的特异抗体,可见于多种疾病中。有些抗体诊断的特异性较 RF 明显提高,并可在疾病早期出现,如抗核周因子抗体(APF)、抗角蛋白抗体(AKA)、抗 RA33 抗体、抗聚角蛋白微丝抗体(AFA)、抗环瓜氨酸多肽抗体(CCP)、抗 Sa 抗体以及抗突变型瓜氨酸波形蛋白抗体(MCV)等。近来发现抗类风湿关节炎协同核抗原抗体(RANA)阳性,是诊断 RA 的一项有力证据,阳性率 15%左右。

5.其他免疫学检查

在急性活动期,常可见体液免疫亢进,血清免疫球蛋白 IgG、IgM 及 IgA 大多增高,尤其以 IgG 增高为最明显,IgM、IgA 变化较轻微,补体水平多正常或轻度升高。

(二)影像学检查

1.X 线

早期关节周围软组织肿胀,骨质疏松,继之出现关节间隙狭窄,关节边缘骨质破坏囊状透亮区;后期关节软骨破坏、侵蚀、关节间隙狭窄、强直和畸形。一般多查手足关节。美国风湿病学会的 X 线分期标准如下。Ⅰ期:关节或关节面骨质疏松;Ⅱ期:关节面下骨质疏松,偶见关节面囊性破坏或骨质侵蚀破坏;Ⅲ期:明显关节面破坏或骨侵蚀破坏,关节间隙狭窄,关节半脱位等改变;Ⅳ期:除Ⅱ、Ⅲ期病变外,并有纤维性或骨性强直。

2.CT、磁共振成像(MRI)

可发现早期 RA 滑膜炎及骨质破坏,对本病的早期诊断有重要价值。

四、诊断与鉴别诊断

(一)诊断标准

类风湿关节炎的诊断主要依靠临床表现,自身抗体及影像学改变。常用诊断标准为 1987 年美国风湿病学会(ACR)分类标准,但该诊断标准对于早期 RA 的敏感性较差。为了提高 RA 早期诊断率,现多采用 2010 年 ACR 和欧洲风湿病防治联合会(EULAR)联合制定的 ACR/EULAR 类风湿关节炎分类标准。

缓解标准。①晨僵时间不超过 15 min;②无疲乏感;③无关节压痛;④无关节痛,关节活动时无

痛;⑤关节或腱鞘无软组织肿胀;⑥红细胞沉降率(魏氏法)低于 30 mm/h(女性)或 20 mm/h(男性)。符合5 条或 5 条以上并至少连续 2 个月者考虑为临床缓解;有活动性血管炎表现、心包炎、胸膜炎、心肌炎和(或)近期无原因的体重下降或发热者,不能认为缓解。

(二)类风湿关节炎的分期

1.活动期

多出现在 RA 早中期,以实证为主。多表现为关节肿胀、疼痛明显,甚者可伴高热、红斑等,各项炎性指标较高。

2.缓解期

缓解期多出现在 RA 的中晚期,以虚证或虚实夹杂为主。关节症状多缓解,但晚期患者可伴关节畸形。

(三)鉴别诊断

本病应与骨痹、肾痹等相鉴别。

1.骨痹

两者均可见骨节变形之状。骨痹是以四肢关节沉重、疼痛,甚则强直畸形,屈伸或转动不利为特点,病变部位在骨,涉及脏腑主要在肾。而本病则以关节肿大、变形、僵硬,不能屈伸,筋缩肉卷,身体尪羸,骨质受损为特点,病变部位涉及全身肌肉筋骨关节,主要累及脏腑在肝肾,两者不难鉴别。

2.肾痹

两者都可见肾虚,病甚可见骨关节肿大僵硬或畸形等。肾痹为骨痹不已,加之肾虚,复感外邪,内舍于肾;或虽无肾虚,但邪舍于肾经及肾之外府,表现以"尻以代踵,脊以代头"之状。而本病是以正气亏虚,外邪侵入肾累及肝为主要特点,表现为关节疼痛,甚则关节肿大变形,蜷曲不伸,步履艰难,两者不难鉴别。

五、治疗

RA 目前尚无特效疗法,治疗的目的是保持关节活动和协调功能,在不同的病期采用不同的疗法,并充分个体化。治疗原则是:①抗炎止痛,减轻症状;②控制和减轻病情活动,防止或减少骨关节破坏;③最大限度保持关节功能;④尽量维持患者正常生活和劳动能力。

(一)一般措施

(1)RA 急性期由于关节明显肿痛,必须卧床休息,症状基本控制后才能逐渐适度活动。

(2)由于本病病程长,容易反复发作,故在调养中要十分注意生活起居。

(3)急性期过后,应逐渐增加活动锻炼,包括主动和被动活动,并与理疗相结合。

(4)在整个病程中,应避免或去除诱因,如寒冷、潮湿、疲劳、精神刺激、外伤及感染等。

(5)饮食应含丰富的蛋白质及维生素,增加营养。适宜的膳食调补,对本病的治疗有益。

(二)活动期治疗

活动期多出现在 RA 早中期,以邪实痹为主,治疗以"祛邪通络"为原则,常运用疏风散寒,清热利湿,行气活血等法。

1.辨证论治

(1)风寒湿痹:肢体关节疼痛,重着、肿胀、屈伸不利。冬春、阴雨天易作,局部皮色不红,触之不热,遇寒冷疼痛增加,得热痛减,舌质淡,苔白,脉弦。风偏胜者:疼痛游走不定,或呈放射性、闪电样，涉及多个关节，以上肢多见，或有表证；舌苔薄白，脉浮缓。寒偏胜者：痛有定处，疼痛剧烈，局部欠温，得热则缓；舌苔薄白，脉弦紧。湿偏胜者：疼痛如坠如裹，重着不移，肿胀不适，或麻木不仁，以腰及下肢为多见；舌苔白腻，脉濡。

治法：祛风通络，散寒除湿，活血养血。

方药：通痹汤(《娄多峰论治风湿病》)。当归、丹参、海风藤、独活、钻地风各 18 g，鸡血藤、透骨草、香附各 21 g。若风偏胜者，加防风 9 g，羌活 12 g，威灵仙 15 g；寒偏胜者，加制川乌、制草乌、桂枝各 9 g；湿偏胜者，加薏苡仁、萆薢各 30 g；风湿痹阻者，以羌活胜湿汤加减；兼气虚者，加黄芪、白术各 30 g；兼阳虚者，加淫羊藿、仙茅各 15 g；疼痛部位不同，可加引经药。

本证为邪实痹寒证，多见于 RA 病程的早期，好发于春秋或冬春季节更替之时，多由外感风寒湿之邪，痹阻关节经络所致，病位较浅，多在肌表经络之间，经治后易趋康复。但若体弱，或失治误治易兼见气虚、阳虚之象。患者往往对气候变化敏感，甚则局部肌肉萎缩、关节僵硬等。

(2)风湿热痹：肢体关节游走性疼痛、重着，局部灼热红肿，或有热感，痛不可触，遇热则痛重，得冷稍舒，口渴不欲饮，烦闷不安，溲黄，或有恶风发热，舌红，苔黄腻，脉濡数或浮数。

治法：疏风除湿，清热通络。

方药：清痹汤(《娄多峰论治风湿病》)。忍冬藤 60 g，败酱草、青风藤、老鹳草各 30 g，土茯苓 21 g，丹参 20 g，络石藤 18 g，香附 15 g。诸药相合，共达疏风除湿、清热通络之目的。若风邪胜者，加防风 9 g，羌活 18 g，灵仙、海桐皮各 15 g；热邪胜者，加生石膏 30 g，知母 20 g；湿邪胜者，加薏苡仁 30 g，萆薢 15 g；风热表证者，加金银花 15 g，连翘 9 g。

本证为邪实痹热证，多见于 RA 病程的早期，多由外感风湿热之邪，或感风寒湿邪郁久化热，痹阻关节经络所致，病位不深，应积极治疗。若治疗不当，热毒炽盛，病邪深入，治疗困难，故掌握病机，及时施治极为重要。

(3)湿热痹阻：肢体关节肿胀、疼痛、重着，触之灼热或有热感，口渴不欲饮，身热，舌质红，苔黄腻，脉濡数或滑数。

治法：清热利湿，活血通络。

方药：当归拈痛汤(《医学启源》)。知母、泽泻、猪苓、白术各 20 g，当归、人参、葛根、苍术各 15 g，茵陈、羌活各 12 g，升麻、防风、黄芩各 9 g，炙甘草 6 g。若发热明显者，加生石膏、忍冬藤各 30 g；关节红肿热痛、斑疹隐隐者，加生地、丹皮、元参各 20 g；关节肿胀明显者，加白花蛇舌草、菝葜各 30 g，萆薢 20 g；下肢肿痛明显者，可加川牛膝、木瓜、薏苡仁各 30 g。

本证是 RA 临床常见证型之一，多见于 RA 的活动期，治疗时尤应注重清热除湿，热邪虽可速清，而湿邪难以快除，湿与热相搏，如油入面，胶着难愈，故本证可持续时间较长。若失治误治，病延日久，病邪深入，必然殃及筋骨，而致骨质破坏。本方的特点是祛邪为主，且祛邪不伤正，兼扶正通络。临证根据情况适当加减变化，效果突出。

(4)热毒痹阻：关节红肿热痛，不可触摸，动则疼甚，屈伸不利，肌肤出现皮疹或红斑，高热或有寒战，面赤咽痛，口渴心烦，甚则神昏谵语，溲黄，大便干，舌红或绛，苔黄，脉滑数或弦数。

治法：清热解毒，凉血通络。

方药：清瘟败毒饮(《疫毒一得》)加减。生石膏、生地、犀角(水牛角代替)各 30 g，桔梗、黄芩、甘草各9 g，丹皮、生栀子、知母、玄参各 20 g，连翘、赤芍各 15 g，竹叶、黄连各 12 g。诸药合用，共奏清热解毒，凉血通络之功。若肿痛者，加防己 20 g，忍冬藤 30 g，桑枝、苍术各 15 g；高热神昏谵语者，加安宫牛黄丸；衄血、尿血者，加藕节炭 20 g，白茅根 15 g，茜草 12 g；有痰瘀化热者，加黄檗 9 g。

本证是 RA 的急性活动期，此时可配合成药针剂如清开灵注射液、双黄连注射液等清热解毒凉血通络，必要时配合西药如非甾体消炎药、糖皮质激素等以“急则治其标”。病情稳定后逐步撤减西药，以中药巩固治疗。

(5)寒湿痹阻：肢体关节冷痛、重着、顽麻，痛有定处，屈伸不利，昼轻夜重，畏冷肢凉，遇寒痛剧，得热痛减，或痛处肿胀，舌质胖淡，舌苔白滑，脉弦紧，弦缓或沉紧。

治法：祛湿散寒，通络止痛。

方药：顽痹寒痛饮(《娄多峰论治风湿病》)。独活、老鹳草、络石藤、黄芪、丹参、鸡血藤各 30 g，当归、醋元胡各 20 g，桂枝 15 g，制川乌、制草乌各 9 g，甘草 10 g。全方共奏温经散寒，通络止痛之效。若偏湿者，加薏苡仁 30 g，防己 15 g；关节畸形者，加炒山甲 9 g，乌梢蛇 15 g，全蝎 12 g 等。

本证为邪实痹寒证，多见于 RA 病程的早期，好发于春秋或冬春季节更替之时，多由外感风寒湿之邪痹阻关节经络所致，以邪实为主，应积极正确治疗，以免病久体虚，病邪深入。

(6)寒热错杂：肢体关节疼痛、肿胀，自觉局部灼热，关节活动不利，全身畏风恶寒，舌苔黄白相兼，脉象紧数；或关节红肿热痛，伴见结节红斑，但局部畏寒喜热，遇寒痛增，苔黄或白，脉弦或紧或数；或关节冷痛，沉重，局部喜暖，但伴有身热不扬，口渴喜饮；或肢体关节疼痛较剧，逢寒更甚，局部畏寒喜暖、变形，伸屈不利，伴午后潮热，夜卧盗汗，舌质红，苔薄白；或寒痹症状，但舌苔色黄；或热痹表现，但舌苔色白而厚。

治法：益气养血，通经活络。

方药：顽痹尪羸饮(《娄多峰论治风湿病》)。黄芪、桑寄生、制首乌、透骨草各 30 g，当归、丹参各 20 g，白术、五加皮各 15 g，淫羊藿、炒山甲各 10 g，乌梢蛇 12 g，甘草 9 g。全方共奏益气养血，通经活络之效。若偏寒者，加桂枝 12 g，制川乌、制草乌各 9 g；偏热者，加败酱草 20 g，丹皮 15 g；气虚重者，用黄芪 30 g；血虚者，加熟地 20 g；关节畸形者，加全蝎 15 g；肌肤麻木者，加丝瓜络 20 g；肌肉瘦削者，加山药 30 g；纳呆者，加炒山楂、炒麦芽各 15 g；不寐者，加炒枣仁 15 g，夜交藤 20 g；痰瘀互结、留恋病所者，可加破血散瘀搜风之土鳖虫、蜈蚣等虫类药。

本证可见寒热并存，其病机复杂，但非寒热之邪并侵，而多由气血不通，壅滞经脉，形成虚实寒热夹杂、错综复杂的状态，为邪实之痹。治疗扶正祛邪、清热散寒兼顾，但以益气养血，活血通络为主。

以上方药，水煎服，每天 1 剂；病情严重者，每天 2 剂。

2.特色专方

(1)乌头汤：乌头 6 g，麻黄、芍药、黄芪、炙甘草各 9 g，白蜜 400 mL。乌头与蜜先煎，然后以水600 mL，煮取 200 mL，去滓，纳蜜煎中，更煎之，服 140 mL，每天 1 剂。温经散寒，除湿宣痹。适用于 RA 寒湿痹阻证，症见关节疼痛剧烈，每逢阴雨天或值冬季频作，遇寒加剧，得温则减，痛处不红不热，恶寒，舌淡苔白或腻或滑，脉弦紧等。运用乌头汤加味治疗 RA 患者 64 例，对照组 24 例口服雷公藤多苷片，连服2 个月。结果治疗组在改善关节疼痛、肿胀、晨僵及功能障碍等方面较对照组明显好转。药理研究表明乌头汤有较明显的抗炎镇痛作用。

(2)白虎加桂枝汤：知母 18 g，石膏 30～50 g，甘草、粳米各 6 g，桂枝 9 g。水煎服，每天 1 剂。清热通络，疏风胜湿。适用于 RA 感寒后日久化热，热象偏重而寒湿未解，或病邪为湿热，但机体阳气偏盛之时，症见关节红肿疼痛，局部畏寒、怕风，口渴喜饮，舌红苔黄腻，脉数有力等。研究表明本方具有镇痛、抗炎、退热的作用。

(3)木防己汤:生石膏30 g,桂枝18 g,木防己、杏仁各12 g,生香附、炙甘草各9 g,苍术15 g。水煎服,每天1剂。清利湿热。适用于RA湿热痹阻证,症见关节红肿疼痛,屈伸不利甚则僵硬、变形。

(4)桂枝芍药知母汤:桂枝、麻黄、知母、防风各12 g,芍药9 g,甘草6 g,生姜、白术各15 g,附子10 g。水煎服,日1剂。祛风除湿,温经散寒,滋阴清热。适用于RA寒热错杂证,即对于局部或全身辨证寒热不明显,或寒热并存,症见关节局部灼热感而全身畏寒怕风,遇寒疼痛加剧;或关节肿胀畏寒,遇寒加重,但触之局部发热;或上肢热下肢凉,或下肢热上肢凉。

3.针灸疗法

(1)毫针。①辨证取穴:寒湿痹阻:肾俞、三焦、关元、命门、气海、阴陵泉、三阴交;风湿热痹:风池、肺俞、脾俞、阴陵泉、三阴交、大椎、曲池、合谷、足三里;湿热痹阻:肺俞、脾俞、合谷、足三里、阴陵泉、丰隆、三阴交;热毒痹阻:大椎、曲池、肺俞、合谷、太冲、三阴交、局部点刺放血;寒湿痹阻:肾俞、三焦、关元、命门、气海、阴陵泉、三阴交;寒热错杂:肝俞、肾俞、太溪、风池、合谷、足三里、太冲;气滞血瘀:膻中、太冲、内关、肝俞、肺俞、膈俞、合谷、足三里、血海;②按部位取穴:颈肩部,风池、颈夹脊、大椎、肩井、肩三针、外关等;髀部疼痛:环跳、环跳上、居髎、悬钟;股部疼痛:秩边、承扶、阴陵泉;膝部,血海、梁丘、内膝眼、外膝眼、阴陵泉、阳陵泉、膝阳关、三阴交、犊鼻、足三里等;双手,合谷、阳溪、神门、阳池、阿是穴等;双足,解溪、昆仑、太溪、三阴交、阿是穴等;③按症状取穴:疼痛,风胜者游走疼痛:加风池、风门、膈俞、肝俞;寒重者加命门、关元;湿重者加阴陵泉、足三里、丰隆;热重者加曲池、合谷。肿胀:加脾俞、阴陵泉、丰隆。发热:加大椎、陶道、曲池。

方法:平补平泻法,针刺得气后留针30 min,1～2 d 1次。或适当加用低频脉冲电流10 min。

(2)耳针:相应区压痛点、交感、神门;方法:强刺激,留针10～20 min,1～2 d 1次。

(3)皮肤针:阿是穴(压痛点)及受累关节周围和有关穴位。治法:采用重刺法。按病变部位取穴施治,如膝关节疼痛,可选取足阳明胃经和足太阴脾经叩打,以后再重点叩打梁丘、犊鼻、阳陵泉、膝阳关和阿是穴。方法:一是循经叩打,沿经络循行,由肢体远端向近端,或由近端向远端叩打后,在皮肤上可出现与经络走行一致的红线(皮肤小出血点);二是重点穴位叩打,即重点叩打受累关节周围的穴位。每天叩打1次。病程较久者加大疗程。适用于RA风邪、热邪较盛或瘀血明显者。

(4)刺血疗法:根据疼痛部位,按经络循行,在局部上取1～2个阿是穴和病灶局部周围处。方法:阿是穴用散刺放血法,病灶局部周围处用围刺放血。均用梅花针重叩刺(叩刺范围略大于火罐口)至皮肤出血后,或用三棱针点刺放血。针后拔罐。关节炎用闪罐法,脊背痛用走罐法。隔天1次,5次为1个疗程。适用于RA热盛或瘀血者。研究表明,本法具有改善局部血液循环,促进代谢产物排出,促进炎症、水肿的吸收和消散,调节机体免疫功能等作用。

4.拔罐与刮痧疗法

(1)拔罐疗法:用镊子夹住乙醇棉球,点燃后在火罐内壁中段绕1～2圈,或稍做短暂停留后,迅速退出并及时将罐扣在病变部位上,须注意操作时不要烧到罐口,以免灼伤皮肤。火罐一般留置5～15 min,夏季及肌肤薄处时间宜短,以免起泡。病变范围小的部位或压痛点可用单罐法;范围较广泛的可用多罐法;肌肉比较松弛或僵硬以及局部皮肤麻木或功能减退可采用闪罐法。起罐时用一手拿住火罐,另一手将火罐口边缘的皮肤轻轻按下,待空气缓缓进入罐内后,罐即落下，切不可硬拔，以免损伤皮肤。本法适应于 RA 之颈腰部僵硬疼痛、功能受限，肩、膝关节冷痛、沉重，屈伸不利者。与火针相配合可治疗近端指间关节肿胀疼痛；结合临床，配合其他疗法进行综合治疗，可以提高临床疗效，1～3 次即可显效。

(2)刮痧疗法：治疗时，患者取俯卧位，选取边缘光滑圆润的瓷勺或水牛角板，以食油或水为介质，刮取脊背夹脊穴、腘窝处，至出现痧痕为止；然后再令患者取仰卧位，刮取肘关节周围、指关节周围及膝关节前侧，到出现痧痕为止。每天 1 次。活血通络。适用于感受外邪所致 RA。若风寒湿痹则加刮八髎穴，若痰湿痹阻则加刮背部督脉诸穴，手法力度中等，操作范围较广泛。

5.外治法

(1)中药外洗。二草二皮汤：伸筋草、透骨草、海桐皮、五加皮各 60 g。若局部冷痛欠温，皮色淡暗者，加细辛、生川乌、生草乌、桂枝各 30～60 g；红肿热痛者，加大黄、芒硝、栀子各 30～60 g；刺痛明显者，加苏木、丹参、生乳香、生没药各 30～60 g；肿胀明显，按之濡，肢困者，加萆薢、防己各 30～60 g；关节坚肿、僵直、顽痰凝结者，加白芥子、半夏各 30～90 g。水煎外洗，3 天 1 剂。适用于 RA 的四肢关节病变者。

(2)热熨疗法：用中药或其他传热的物体，加热后用布包好，放在病变部位上，做来回往返或旋转移动而进行治疗的一种方法。熨法通过皮肤受热使热气进入体内，起到舒筋活络、行血消瘀、散寒祛邪、缓解疼痛等作用。适用于 RA 属于寒痹者，症见关节冷痛，得热则舒怕风怕冷等。本法又可分为砖熨、盐熨、药熨等多种。①砖熨：将砖块放在炉上烧至烫手，用厚布包好，置于患部熨之，治疗部位垫 3～5 层布，以防烫伤。热度降低后可再换 1 块热砖，反复多次；②盐熨：用食盐放于锅内文火炒至热烫，倒一半入布袋内，扎紧袋口，放在疼痛部位来回热熨，待冷后换另一半热盐装入袋中交替使用。每天 1～3 次，每次约 40 min；③药熨：大葱白 250 g，青盐 250 g。将葱白打碎放入炒烫的青盐中，再同炒 1～2 min，装入布袋，热熨痛处，药袋冷即更换。每天2 次，每次 30 min。也可根据病情采用其他温经通络、调和气血等具有芳香性味的药物粉末，用热酒、醋等炒热后，以布包或装袋，置患部熨敷，或在患部往返移动，使皮肤受热均匀。温度过低则更换，反复多次。

(3)石蜡疗法：本法适用于由 RA 引起的关节发凉、肿胀、疼痛，颈、肩、腰背部疼痛(肌肉)僵硬、功能受限。治疗前，病变局部要清洗擦净，毛发处涂以凡士林，然后按照规定的方法进行治疗。治疗结束后，除去石蜡。拭去汗液，穿好衣服休息 15～30 min，出汗过多的患者应补充盐水饮料或热茶。常用方法有以下几种。①蜡饼敷贴法：取一瓷盘，大小依病变部位的面积而定。盘内铺一层胶布。将石蜡加热熔化，倒入盘内，厚 2～3 cm。待表层石蜡冷却凝固后(表层温度为 50 ℃～53 ℃，内层温度为 54 ℃～58 ℃)，连同胶布一起取出，敷在患处。也可将熔化的石蜡液倒入无胶布的盘中，待冷却成饼之后，用刀子将石蜡与盘边分开，取出放在患处。然后，盖上油布，再用布单、棉被包裹保温。每次治疗 30～60 min，每天或隔天 1 次，20 次为 1 个疗程。本法适用于 RA 病变部位较大者。②浸蜡法：当熔化的石蜡冷却至 55 ℃时，先在患部涂一层薄蜡，然后让患者的手或足迅速伸入蜡液内，再立刻提起，经反复多次，使患者的手或足部形成 0.5～1.0 cm厚的蜡套，此时，再让患者将手或足放入蜡液内不再提起，进行治疗。每天 1 次，每次30～60 min，20 次为 1 个疗程。本法适用于 RA 四肢关节病变者。

(三)缓解期治疗

缓解期多出现于 RA 的中晚期，以正虚痹、痰瘀痹为主，多表现为本虚为主或虚实并见。病机特点多为本虚标实、虚实夹杂。故治疗以“扶正为主兼祛邪通络”为原则，标本兼顾，可选用滋补肝肾，益气养血，养阴温阳，健脾益胃等法。

1.辨证论治

(1)虚热证：四肢关节肿胀、僵硬、疼痛，局部热感，活动不利，发热(自觉发热、五心烦热、头面烘热、骨蒸潮热)或低热不退，颧红，乏力，盗汗，口鼻干燥，咽干咽痛，口干苦欲饮，小便短黄，大便干结，舌质红少津，无苔或薄黄苔，脉细数。

治法：滋阴清热，通经活络。

方药：历节清饮(《娄多峰论治风湿病》)。忍冬藤 60 g，嫩桑枝、晚蚕沙、土茯苓、萆薢、青风藤、丹参、生黄芪各 30 g，香附、怀生地、石斛、知母各 20 g，山栀子 12 g，防己 15 g。全方共奏滋阴清热，通经活络之功。若兼风热表证加连翘 9 g，葛根 20 g；气分热盛者，加生石膏 15 g；湿热盛者，加防己 12 g，白花蛇舌草、薏苡仁、菝葜各 30 g；伤阴者，加麦冬 20 g，玉竹 15 g；若痛不可触近者，加片姜黄 9 g，海桐皮 15 g。

(2)虚寒证：肢体关节筋骨冷痛，肿胀，抬举无力，屈伸不利，形寒肢冷，四肢欠温，腰膝冷痛喜温，神疲乏力，男子阳痿，女子宫寒，月经后期、痛经，小便频数色白，舌淡胖，苔白滑，脉沉迟无力。

治法：温阳散寒，通络止痛。

方药：阳和汤(《外科证治全生集》)加味。熟地、黄芪、淫羊藿、丹参各 30 g，当归、杜仲各 20 g，鹿角胶 15 g，肉桂、白芥子、姜炭、制川乌、制草乌各 9 g，制附片 3～9 g，麻黄、生甘草各 6 g。全方共奏温阳散寒，通络止痛之效。若风胜者，加防风 9 g，羌活、灵仙各 20 g；寒胜者，加细辛3～5 g；湿胜者，加炒薏苡仁30 g，萆薢 20 g，苍术 15 g；阳虚便溏明显者，加巴戟天、补骨脂各 30 g。本证临床以妇女产后感邪所致的 RA 多见，临床上除温阳散寒外，还应益气养血。

(3)肝肾亏虚：四肢关节肿胀、僵硬、疼痛，甚则变形，功能受限，伴头晕眼花、耳鸣，形体消瘦，腰膝酸困不适，失眠多梦，男子遗精，女子月经量少等，舌质红或淡红，无苔、少苔或薄黄苔，脉细数。

治法：滋补肝肾，通经活络。

方药：独活寄生汤(《备急千金要方》)。独活 25 g，桑寄生、当归、芍药、熟地各 20 g，茯苓、人参各 18 g，杜仲 15 g，牛膝、川芎、秦艽各 12 g，防风 9 g，肉桂、甘草各 6 g，细辛 3 g。诸药相伍，共奏滋补肝肾，通经活络之功。若寒偏盛者，加细辛 3 g，麻黄 9 g，或加制川乌、制草乌各 9 g；热偏重者，加生石膏 20 g，土茯苓、败酱草各 30 g，丹皮 15 g；风偏胜者，加威灵仙 15 g，重用防风 12 g；湿邪偏盛者，加防己 15 g，蚕沙 12 g，五加皮 10 g；气虚者加黄芪 30 g；关节畸形者，加炒山甲 6 g，乌蛇 15 g，全蝎 12 g；脾虚腹满，食少便溏者，加白术 30～60 g，薏苡仁 30 g，焦三仙各 9～12 g；上肢疼痛明显者，加姜黄、羌活各 15 g；阳虚明显者，加附子 9 g，淫羊藿 10 g，或配服鹿茸。本证多见于 RA 中晚期，骨质破坏者，遵循“缓则治其本”的原则，滋补肝肾，强筋壮骨，抑制骨质破坏。

(4)气血两虚：四肢骨节烦疼，僵硬，变形，肌肉萎缩，筋脉拘急，怕风怕冷，手足发麻，神疲乏力，气短懒言，面色淡白或萎黄，头晕目眩，唇甲色淡，心悸，纳呆，多梦或失眠，常伴见腰膝酸软无力、气短，女子月经量少色淡，延期甚或经闭，舌淡无华或舌淡红，苔少或无苔，脉沉细或细弱无力。

治法：益气养血，通阳蠲痹。

方药：黄芪桂枝青藤汤(《娄多峰论治风湿病》)。黄芪 90 g，桂枝 15 g，白芍、青风藤、鸡血藤各 30 g，炙甘草 6 g，生姜 5 片，大枣 5 枚。上药相伍，共奏益气养血，通阳蠲痹之功。若风邪偏盛者，加海风藤 30 g；湿邪偏盛下肢为甚者，白芍用量不宜超过 30 g，去甘草，加萆薢、茯苓各 30 g；

寒邪偏盛，冷痛局部欠温，遇寒加重，得温舒者，重用桂枝，加川乌、草乌各9 g，或加细辛3 g；痹久兼痰浊内阻，关节肿大，局部有结节或畸形，色淡暗者，加胆南星、僵蚕各9 g；兼瘀血肢体刺痛，舌质紫暗或有瘀斑者，重用鸡血藤，加山甲珠9 g，赤芍12 g，丹参30 g；气虚甚而乏力少气，倦怠者，可重用黄芪120 g，加党参15 g；伴畏风自汗者，去生姜，减青风藤、桂枝，加防风9 g，白术15 g，或加五味子10 g，牡蛎20 g；血虚心悸，肢体麻木者，重用白芍，加首乌、枸杞各15 g；偏阴血虚者，咽干耳鸣，失眠梦扰，盗汗，烦热，颧红，加左归丸治之；肿胀甚者加白芥子、皂角各6 g。

本证为正虚痹，多见于RA晚期，病久耗气伤血者。本方以扶正治本为主，是娄多峰教授在黄芪桂枝五物汤基础上加味而成。临床可根据病情将药物用量加减：如黄芪90～120 g，桂枝15～30 g，白芍30～60 g，青风藤30～45 g，鸡血藤15～30 g，炙甘草6～9 g，大枣5～10枚。临床观察，黄芪用30 g左右，疗效多不明显，用至90～120 g效果显著，曾在辨证无误的情况下，发现个别患者按方中剂量服2～3剂后，出现头胀痛、目赤、或身痛加重，或腹泻等现象，一般6剂药后，或配佐药或减量续服，上述反应可逐渐消失，故本方黄芪用量宜从30 g开始，逐步加大剂量，疗效显著。

(5)气虚血瘀：肢体关节肌肉刺痛，痛处固定不移，拒按，往往持久不愈，或局部有硬结、瘀斑，或关节变形，肌肤麻木，甚或肌萎着骨，肌肤无泽，面淡而晦暗，身倦乏力，少气懒言，口干不欲饮，妇女可见闭经、痛经，舌质淡紫有瘀斑或瘀点，脉沉涩或沉细无力。

治法：益气养血，活血化瘀。

方药：补阳还五汤(《医林改错》)加减。生黄芪30～60 g，当归尾、白术各15 g，赤芍、川芎、茯苓、丹参各12 g，红花、桃仁各9 g，地龙、党参各10 g，升麻、桂枝、甘草各6 g。诸药合用，共奏益气养血，活血化瘀之功效。若偏寒者，加制附子6 g；上肢重者，加桑枝15 g，威灵仙12 g；下肢大关节肿痛者，加川牛膝15 g，川续断、独活各20 g，生薏苡仁30 g；气虚多汗、心悸者，可合生脉散加减。

(6)痰瘀互结：关节肿痛变形，痛处不移，多为刺痛，屈伸不利，或僵硬，局部色暗，肢体麻木，皮下结节，面色黧黑，肌肤失去弹性按之稍硬，或有痰核瘀斑，或胸闷痰多，眼睑水肿，口唇紫暗；舌质紫暗或有斑点，苔白腻或薄白，脉弦涩。

治法：活血祛痰，行气通络。

方药：化瘀通痹汤(《娄多峰论治风湿病》)加减。当归18 g，丹参、透骨草各30 g，鸡血藤21 g，制乳香、制没药各9 g，香附、延胡索、陈皮各12 g，白芥子9 g，云茯苓20 g。诸药相合，共达活血化痰，行气通络之目的。若偏寒者，加桂枝12 g，制川乌9 g；偏热者，加败酱草30 g，丹皮15 g；气虚者，加黄芪30 g；血虚者，加首乌、生地各20 g；关节畸形者，加炒山甲9 g，乌蛇18 g，全蝎15 g；伴见血管炎、脉管炎患者，合四妙勇安汤以清热解毒，活血养阴，量大力专；臂肘肿胀者，多为淋巴回流阻塞，加莪术，或指迷茯苓丸配以水蛭、泽兰、蜈蚣。本证为痰瘀痹，多见于RA中晚期，病程漫长，久病不愈，正气亏虚，多痰多瘀，痰瘀胶结，难以祛除，又加重病情，形成恶性循环。因此化瘀祛痰应与扶正结合起来，痰瘀才能祛除。

以上各证型若关节疼痛甚者，可选用石楠叶、老鹳草、岗稔根、忍冬藤、虎杖、金雀根等；由于本病顽固难愈，非草木之品所能奏效，故可参以血肉有情之物如蕲蛇、乌梢蛇、白花蛇等外达肌肤，内走脏腑之截风要药，及虫蚁搜剔之虫类药。

以上方药，水煎服，每天1剂；病情严重者，每天2剂。

2.针灸疗法

(1)毫针。

辨证取穴。①虚热证:肺俞、肝俞、肾俞、太溪、照海、阴陵泉、三阴交、曲池、大椎;②虚寒证:肝俞、肾俞、太溪、关元、大椎、命门;③肝肾亏虚:肝俞、脾俞、肾俞、太溪、关元、命门、足三里、照海;④气血两虚:太溪、膈俞、气海、膻中、血海、脾俞、胃俞、足三里、合谷;⑤气虚血瘀:肺俞、脾俞、膻中、血海、合谷、足三里、关元;⑥痰瘀互结:肝俞、脾俞、肾俞、丰隆、阴陵泉、三阴交、合谷、足三里。

方法:平补平泻法,针刺得气后留针 30 min,1～2 d 1 次。

(2)水针刀:先配制抗风湿合剂(利多卡因针 4 mL,正清风痛宁针 50 mg,曲安奈德针50 mg,雪莲针4 mL,维丁胶钙针 10 mL,维生素 B_{12} 针 1 mg,混合后备用)。在患者四肢各关节周围找准肿痛之点,一般为肌腱、关节囊、滑囊、腱鞘等软组织受损处。皮肤常规消毒后,根据四肢关节大小、肌肉厚薄不同,选择大中小型号鹰嘴水针刀,按水针刀垂直进针刀法,水针刀沿肌腱神经血管平行进针,避开神经血管,待患者有酸、胀、沉感时,抽无回血,注入抗风湿合剂 1～4 mL,然后行割拉摇摆松解 3～5 下,出针刀,术毕,贴创可贴。针刀隔 3 天 1 次,5 次为 1 个疗程。适用于 RA 关节纤维强直,功能受限者。可配合手法治疗,活动关节,使其恢复屈伸功能。对于病程长、反复发作者,可注射蛇毒注射液 1～2 mL,寻骨风注射液 2～4 mL,每天 1～2 次,20 次为1个疗程。

(3)穴位埋线:由于 RA 病变部位较多,针刺治疗有时标本不能兼顾,此时可以埋线代替针刺,如治本背俞穴以埋线,关节局部治疗配合针刺,以达标本兼治之目的。本法适应证同针刺,但其作用时间比针刺更持久,可达 1 周。埋线有以下 2 种方法。①刺针埋线法(注线法):常规消毒局部皮肤,镊取一段长为 1～2 cm 已消毒的羊肠线,放置在腰椎穿刺针针管的前端,后接针芯,左手拇示指绷紧或捏起进针部位皮肤,右手持针,刺入所需深度;当出现针感后,边推针芯,边退针管,将羊肠线埋植在穴位的皮下组织或肌层内,针孔处敷盖消毒纱布;②三角针埋线法(穿线法):在距离穴位 1～2 cm 处的两侧,用龙胆紫作进出针点的标记。皮肤消毒后,在标记处用 2%的利多卡因作皮内麻醉,用持针器夹住带羊肠线的皮肤缝合针,从一侧局麻点刺入,穿过穴位下方的皮下组织或肌层,从对侧局麻点穿出,捏起两针孔之间的皮紧贴皮肤剪断两端线头,放松皮肤,轻轻揉按局部,使肠线完全埋入皮下组织内。敷盖纱布 3～5 d。埋线多选肌肉比较丰满部位的穴位,以背腰部和腹部穴最常用。选穴原则与针刺疗法相同。但取穴要精简,每次埋线1～3 穴,可间隔 2 周治疗 1 次。

(4)灸法:艾灸通过其温热刺激和艾叶的散寒功效,可达到温经通络、散寒除湿、舒筋活络的作用。适用于 RA 虚证和寒证等,以怕风怕冷为主要表现者。

一般灸法:取阿是穴、大椎、肩髃、曲池、合谷、风市、足三里、三阴交、绝骨、身柱、腰阳关、肾俞、气海。方法:每次选 4～6 穴,施艾卷温和灸,每穴施灸 10～20 min,每天 1～2 次。

箱灸:将整支艾条平均分为 7～8 份(每份 3 cm 左右),点燃后均匀地放在特制的灸箱内(注意勿与箱边接触,以防点燃灸箱),之后盖好,放置于治疗部位,等艾条燃完后把箱子取下即可。本法多与针刺配合,亦可单独使用,治疗过程中医务人员要多询问患者,防止烫伤。

发泡药膏天灸法:按患病部位选穴。肩关节痛取肩髃、肩髎、肩贞;上肢关节痛取曲池、肩髃、外关、合谷、后溪;肘关节痛取曲池、少海、手三里;下肢关节痛取环跳、阳陵泉、绝骨、足三里;髋关节痛取秩边、环跳;踝关节痛取丘墟、昆仑、太溪;膝关节痛取膝眼、阳陵泉、梁丘、曲泉;全身关节

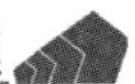

痛取曲池、足三里、外关、阳陵泉、绝骨。任取一种发泡药物研为细末，用开水调和成膏，取制备的药膏如黑豆或绿豆大1粒或若干粒，分别敷于选好的穴位上，外加大小适中的橡皮盖或小纸圆圈（以防发泡大），再用胶布固定，经8～24 h后取下。局部有绿豆大的水泡，过5～7 d后水泡自然吸收，无瘢痕，有暂时性色素沉着。每次取1～3个穴位，诸穴交替使用。每隔5～6 d在不同穴位上，轮流灸治。一般敷贴3～5次，疼痛消失。除药后局部起泡过大者，可用消毒针挑破，流尽黄水，涂以甲紫溶液。本灸法所治的RA，包括四肢多关节疼痛、肩部风湿痹痛，腰背部风湿痛等多部位，怕风怕冷，遇寒加重者。本法诸发泡药物为干品研末使用；也可用鲜药，将鲜药捣烂如泥膏状，用量、用法均同，其疗效亦相同。

3.推拿疗法

应用本法治疗RA，病情早期以和营通络，滑利关节为原则；后期骨性强直者以舒筋通络，活血止痛为原则。

4.火龙疗法

应用火龙疗法，先暴露治疗部位，将准备好的药饼贴敷于患处，取一条温热的湿毛巾拧干后，完全盖住药饼，并沿药饼边缘1 cm处略按压成环状凹陷，用注射器抽取酒精20 mL，沿环状凹陷内表面滴撒，然后点燃乙醇，待药物发热至患处难以耐受时，用另一条湿毛巾盖灭火焰，直到患处温热感消退，再次在毛巾表面滴撒20 mL酒精后点燃，待难以耐受时盖灭火焰。如此反复进行3次，为1次完整治疗，每天治疗1次。5次为1个疗程，每个疗程间隔2 d，治疗4个疗程后统计疗效。

六、类风湿关节炎护理措施

（一）护理评估

（1）关节和（或）肌肉疼痛发作的时间、性质，关节形态及活动度、舌苔、脉象。

（2）病程长短及生活自理能力。

（3）对疾病的认知程度、宗教信仰、家庭经济情况、工作生活环境等心理社会状况。

（4）通过四诊等评估归纳出患者的病因及具体证型。

（二）一般护理常规

1.生活起居

病室环境清洁干燥，空气流通，温度适宜。恶寒发热、关节红肿疼痛、屈伸不利者宜卧床休息，保持关节功能位，避免受压，病情稳定后可适当下床活动；脊柱变形者宜睡硬板床。风寒湿痹者可在痛处加用护套，阴雨寒湿天气勿外出，天晴时可多晒太阳，夏季勿贪凉，勿洗冷水澡，不宜用竹席、竹床；风湿热痹者虽不畏寒，但也不宜直接吹风。

2.病情观察

观察疼痛的部位、性质、时间及与气候变化的关系。观察皮肤、汗出、体温、舌苔、脉象及伴随症状等变化。出现心悸、胸闷、动则喘促，甚则下肢水肿，不能平卧等症状，立即汇报医师，配合处理。

3.用药护理

中药煎剂宜温服，祛风利湿药应在饭后服用，注意观察有无皮疹、口腔溃疡、消化道反应等不适症状。中药煎剂中有川草乌、附子等有毒性的药物时，服药后要注意观察有无毒性反应，如发现患者唇舌发麻、头晕心悸、脉迟、呼吸困难、血压下降等症状时，应立即停药，及时配合医师进行抢救。

4.饮食护理

饮食以高热量、高蛋白、高维生素、易消化的食物为主，忌生冷、肥甘厚腻之品。痹证急性期特别是兼有发热时的饮食应以清淡为主，久病偏虚时可适当滋补。风寒湿痹者宜食温热食物，如狗肉、羊肉、葱、姜等以疏风除湿，散寒和络。行痹者可多食豆豉、蚕蛹、荆芥粥等祛风除湿；痛痹者可多食羊肉、狗肉、乌头粥等，并可多用姜椒以散寒除湿；着痹者可常服薏苡仁、赤小豆、扁豆、茯苓粥等健脾祛湿之品。酒类性热又能通经活络，可适量饮用，如五加皮酒、木瓜酒等。风湿热痹者，应忌辛辣、煎炒和烟酒等食物，宜多食蔬菜、瓜果和清凉饮料，如丝瓜、苋菜、冬瓜、藕、香蕉、西瓜、果汁、绿豆汤等以清热除湿。

5.情志护理

本病病程较长，主动关心、体贴、耐心帮助患者，设法减轻患者的心理压力，鼓励患者树立战胜疾病的信心，积极配合治疗。

(三)临证(症)护理

(1)风寒湿痹者肢体关节疼痛处可予艾灸、隔姜灸 15～20 min；或拔火罐留罐 10 min；或食盐 500 g，大葱数段，炒热后布包熨患处 15～20 min；也可予中药熏蒸 20 min 或当归酒按摩 5～10 min 以祛风散寒、除湿止痛；还可贴狗皮膏、麝香止痛膏或伤湿止痛膏等。

(2)风湿热痹者肢体关节红肿疼痛处可予金黄散或青敷膏外敷，每天 1 次；油松节、牛膝、黄芩水煎稍冷后外洗患处，每天 1～2 次，以清热除湿、消肿止痛，局部禁用温热疗法。

(四)并发症护理

(1)卧床休息，必要时予氧气吸入。

(2)观察心率、脉搏、呼吸等变化，必要时予心电监护。

(3)夜寐不安时，可予耳穴压豆，取穴：神门、交感、心；也可予穴位按摩，取穴：攒竹、鱼腰、太阳等以宁心安神。

(4)根据病情轻重，积极配合医师处理或抢救。

(五)健康指导

(1)起居有常，室内干燥，注意防寒保暖，避免涉水、汗出当风。

(2)饮食有节，忌生冷之品。

(3)根据关节病变部位每天做一次关节功能锻炼操，如手指运动、腕掌部运动、肩肘部运动等，活动量由小到大，活动方式由被动到主动，以可耐受为度。

(4)严格按医嘱服药，不可随意增减药物剂量或自行停药，注意定期复查。

(杨　琳)

参考文献

[1] 郑学凤.实用临床护理操作与护理管理[M].北京:科学技术文献出版社,2020.
[2] 张文娟,牟宗双,李丽珍.现代临床护理研究[M].汕头:汕头大学出版社,2019.
[3] 罗尧岳,王红红.护理研究[M].长沙:中南大学出版社,2020.
[4] 张风英.实用临床护理指南[M].长春:吉林科学技术出版社,2019.
[5] 王锡唯.内科护理查房[M].杭州:浙江大学出版社,2019.
[6] 刘萍.内科临床护理技能实践[M].汕头:汕头大学出版社,2019.
[7] 马晓霞.实用临床护理技术[M].长春:吉林科学技术出版社,2019.
[8] 张世叶.临床护理与护理管理[M].哈尔滨:黑龙江科学技术出版社,2020.
[9] 王绍利.临床护理新进展[M].长春:吉林科学技术出版社,2019.
[10] 王婷,王美灵,董红岩,等.实用临床护理技术与护理管理[M].北京:科学技术文献出版社,2020.
[11] 王金保.普通外科手术技术与临床实践[M].天津:天津科学技术出版社,2020.
[12] 叶志香,吴文君,邵广宇.外科护理[M].武汉:华中科技大学出版社,2018.
[13] 彭旭玲.现代临床护理要点[M].长春:吉林科学技术出版社,2019.
[14] 魏晓莉.医学护理技术与护理常规[M].长春:吉林科学技术出版社,2019.
[15] 张俊花.临床护理常规及专科护理技术[M].北京:科学技术文献出版社,2020.
[16] 安利杰.外科护理查房案例分析[M].北京:中国医药科技出版社,2019.
[17] 黄雪冰.现代手术室护理技术与手术室管理[M].汕头:汕头大学出版社,2019.
[18] 狄树亭,董晓,李文利.外科护理[M].北京:中国协和医科大学出版社,2019.
[19] 李晓.现代外科常见病诊断与特色治疗[M].北京:科学技术文献出版社,2019.
[20] 徐宁.实用临床护理常规[M].长春:吉林科学技术出版社,2019.
[21] 任潇勤.临床实用护理技术与常见病护理[M].昆明:云南科学技术出版社,2020.
[22] 吴欣娟.临床护理常规[M].北京:中国医药科技出版社,2020.
[23] 潘洪燕,龚姝,刘清林,等.实用专科护理技能与应用[M].北京:科学技术文献出版社,2020.
[24] 刘扬,韩金艳,刘丽英.全科护理实践[M].长春:吉林科学技术出版社,2019.
[25] 胡卓弟.实用临床护理技术[M].长春:吉林科学技术出版社,2019.

[26] 陈娜,陆连生.内科疾病观察与护理技能[M].北京:中国医药科技出版社,2019.
[27] 江春霞.临床妇产与儿科护理技术[M].长春:吉林科学技术出版社,2020.
[28] 杨玉梅,余虹.基础护理[M].北京:北京出版社,2020.
[29] 高清源,刘俊香,魏映红.内科护理[M].武汉:华中科技大学出版社,2018.
[30] 曾菲菲,张绍敏.护理技术[M].北京:北京大学医学出版社,2020.
[31] 曾广会.临床疾病护理与护理管理[M].北京:科学技术文献出版社,2020.
[32] 万霞.现代专科护理及护理实践[M].开封:河南大学出版社,2020.
[33] 梅荣.中医基础护理知识与技能[M].北京:中国科学技术出版社,2019.
[34] 杨晓雪.临床中医护理理论与应用[M].长春:吉林科学技术出版社,2020.
[35] 孙治安,崔剑平,彭静.中医护理[M].武汉:华中科技大学出版社,2019.
[36] 石静静.浅谈护理工作中的人性化护理[J].医药卫生,2019,(5):137.
[37] 刘冠岐,黄晓丽.重症急性胰腺炎肠黏膜机械屏障损伤机制的研究进展[J].世界最新医学信息文摘,2020(4):31-32.
[38] 黄雪英.护理干预在纤维支气管镜检查中的应用临床疗效观察[J].名医,2020(1):195-195.
[39] 邓俊峰.浅谈 PDCA 循环管理在脑梗死护理及健康教育中的重要性[J].世界最新医学信息文摘,2020(51):247-248.
[40] 李水娥.中年妇女常见妇科疾病的治疗方案及预防保健方法[J].智慧健康,2020(7):77-78.